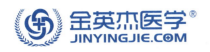

临床执业（含助理）医师资格考试
命题规律之
金题三级解析

（上册）

张 伟 ◎ 主编

金英杰医学教育研究院 ◎ 组织

全国百佳图书出版单位

化学工业出版社

·北京·

图书在版编目（CIP）数据

临床执业（含助理）医师资格考试命题规律之金题三级解析 / 张伟主编；金英杰医学教育研究院组织. —北京：化学工业出版社，2021.6（2025.1重印）

ISBN 978-7-122-38928-2

Ⅰ.①临… Ⅱ.①张…②金… Ⅲ.①临床医学–资格考试–题解 Ⅳ.①R4-44

中国版本图书馆CIP数据核字（2021）第066554号

责任编辑：邱飞婵　杨燕玲　满孝涵		文字编辑：李　平　陈小滔
责任校对：宋　夏		装帧设计：关　飞

出版发行：化学工业出版社（北京市东城区青年湖南街13号　邮政编码100011）
印　　装：大厂回族自治县聚鑫印刷有限责任公司
880mm×1230mm　1/16　印张62¼　字数2300千字　2025年1月北京第1版第7次印刷

购书咨询：010-64518888　　　　　　　　　　　　售后服务：010-64518899
网　　址：http://www.cip.com.cn
凡购买本书，如有缺损质量问题，本社销售中心负责调换。

定　　价：188.00元　　　　　　　　　　　　　　　　　　　　　版权所有　违者必究

编写人员名单

主　编　张　伟

副主编　孔繁清　路丽娜　宏　胜

编　者　张　伟　孔繁清　路丽娜　宏　胜　时　岩
　　　　　刘亚敏　张　艳　孙　慧　陈阳杰　李　晨
　　　　　任一一　刘芝江　吴启明　王文秀　马素好
　　　　　邓春雷　孟　一　刘一燃　潇　潇　刘炳凤
　　　　　莫景华　罗盼盼　刘宽浩　李　重　荆　玲
　　　　　王金珠　成美恩　宋　毅　徐　林　肖奕帆
　　　　　苏伊拉　罗　逸　闫晓丽　肖　航　张普庆
　　　　　王　蕊　唐悠悠　微　微

组　织　金英杰医学教育研究院

前 言

国家临床执业及助理医师资格考试（以下简称医师资格考试）是医师在执业道路上必须通过的一门考试。考试分为实践技能和医学综合笔试两部分。其中笔试考试难度相对较大，涵盖的科目多、内容杂，而众多的考生工作任务重、生活压力大，没有充足的复习时间，有限的时间里需要掌握那么多的内容，那么多的知识点，实属不易。对此，金英杰医学教育研究院的研发团队，结合了历年考试真题，以及多年授课经验对高频考点的掌握和授课过程中总结的重点考题，整理出了《临床执业（含助理）医师资格考试命题规律之金题三级解析》。

本书涵盖了临床医师资格考试的所有学科，对历年的考试重点、要点进行举一反三，语言简单易理解。发掘重要考点的联系并进行对比；对重要、难记的知识点，配备有独创的记忆口诀，让考生一看就明白，一下就记住，很快会做题。相信此书定能极大地减少考生的复习时间，迅速提高分数，帮助大家顺利通过考试。

尽管团队在整理的时候倾注了很多心血，在"记忆口诀"的编写方面也做出了努力，但由于能力所限，整理中难免有疏漏之处，也希望使用本书的考生能提出宝贵的意见和建议，以便我们在下一版中完善。

目 录 contents

第一章 解剖学（助理不考）/1
- 第一节 运动系统 1
- 第二节 消化系统 1
- 第三节 呼吸系统 1
- 第四节 泌尿系统 1
- 第五节 生殖系统 2
- 第六节 腹膜 2
- 第七节 脉管系统 2
- 第八节 感觉器 3
- 第九节 神经系统 3
- 第十节 内分泌系统 3

第二章 生物化学 /4
- 第一节 蛋白质的结构与功能 4
- 第二节 核酸的结构和功能 4
- 第三节 酶 4
- 第四节 糖代谢 5
- 第五节 生物氧化 6
- 第六节 脂质代谢 7
- 第七节 氨基酸代谢 7
- 第八节 核苷酸代谢 8
- 第九节 遗传信息的传递（助理不考） 8
- 第十节 蛋白质生物合成（助理不考） 8
- 第十一节 基因表达调控（助理不考） 8
- 第十二节 信号转导（助理不考） 8
- 第十三节 重组DNA技术（助理不考） 8
- 第十四节 癌基因与抑癌基因（助理不考） 9
- 第十五节 血液生化（助理不考） 9
- 第十六节 肝生化 9

第十七节　维生素（助理不考） ... 9

第三章　生理学 /10

第一节　绪论 ... 10
第二节　细胞的基本功能 ... 10
第三节　血液 ... 10
第四节　血液循环 ... 11
第五节　呼吸 ... 12
第六节　消化和吸收 ... 13
第七节　能量代谢和体温 ... 14
第八节　尿的生成和排出 ... 14
第九节　神经系统的功能 ... 15
第十节　内分泌 ... 16
第十一节　生殖 ... 16

第四章　医学微生物学（助理不考）/17

第一节　微生物基本概念 ... 17
第二节　细菌的形态与结构 ... 17
第三、四、五节　细菌的生理、消毒与灭菌、噬菌体 ... 17
第六、七节　细菌的遗传与变异、细菌的感染与免疫 ... 17
第八、九节　细菌感染的检查方法与防治原则、病原性球菌 ... 17
第十节　肠道杆菌 ... 17
第十一节　弧菌 ... 18
第十二节　厌氧性细菌 ... 18
第十三节　棒状（杆）菌 ... 18
第十四节　分枝杆菌 ... 18
第十五、十六节　放线菌和诺卡菌、动物源性细菌 ... 19
第十七节　其他细菌 ... 19
第十八节　支原体 ... 19
第十九节　立克次体 ... 19
第二十节　衣原体 ... 19
第二十一节　螺旋体 ... 19
第二十二节　真菌 ... 19
第二十三、二十四节　病毒的基本性状、病毒的感染与免疫 ... 20
第二十五节　病毒感染的检查方法与防治原则 ... 20
第二十六节　呼吸道病毒 ... 20
第二十七节　肠道病毒 ... 20
第二十八、二十九、三十节　肝炎病毒、黄病毒、出血热病毒 ... 20
第三十一、三十二节　疱疹病毒、逆转录病毒 ... 20
第三十三、三十四节　其他病毒、亚病毒 ... 20

第五章　医学免疫学（助理不考）/21

- 第一节　绪论 ... 21
- 第二、三、四节　抗原、免疫器官、免疫细胞 ... 21
- 第五节　免疫球蛋白 ... 21
- 第六节　补体系统 ... 21
- 第七、八节　细胞因子及受体、白细胞分化抗原和黏附分子 ... 21
- 第九、十节　主要组织相容性复合体、免疫应答 ... 22
- 第十一、十二节　黏膜免疫、免疫耐受 ... 22
- 第十三、十四节　抗感染免疫、超敏反应 ... 22
- 第十五节　自身免疫和自身免疫病 ... 22
- 第十六节　免疫缺陷病 ... 22
- 第十七、十八、十九节　肿瘤免疫、移植免疫、免疫学检测技术 ... 22
- 第二十节　免疫学防治 ... 23

第六章　病理学 /24

- 第一节　细胞、组织的适应、损伤与修复 ... 24
- 第二节　局部血液循环障碍 ... 25
- 第三节　炎症 ... 26
- 第四节　肿瘤 ... 26
- 第五节　心血管系统疾病 ... 27
- 第六节　呼吸系统疾病 ... 28
- 第七节　消化系统疾病 ... 29
- 第八节　泌尿系统疾病 ... 30
- 第九节　内分泌系统疾病 ... 31
- 第十节　乳腺及女性生殖系统疾病 ... 31
- 第十一节　常见传染病及寄生虫病 ... 32
- 第十二节　艾滋病、性传播疾病 ... 32
- 第十三节　免疫性疾病（助理不考） ... 33
- 第十四节　淋巴造血系统疾病（助理不考） ... 33

第七章　病理生理学(助理不考)/34

- 第一节　疾病的概述 ... 34
- 第二节　水、电解质代谢紊乱 ... 34
- 第三节　酸碱平衡和酸碱平衡紊乱 ... 34
- 第四节　缺氧 ... 35
- 第五节　发热 ... 35
- 第六节　应激 ... 36
- 第七节　缺血-再灌注损伤 ... 36
- 第八节　休克 ... 36
- 第九节　弥散性血管内凝血 ... 37
- 第十节　心功能不全 ... 37

第十一、十二节　呼吸功能不全、肝性脑病 37

第十三节　肾功能不全 37

第八章　药理学 /38

第一节　药物效应动力学 38

第二节　药物代谢动力学 38

第三节　胆碱受体激动药 38

第四节　抗胆碱酯酶药和胆碱酯酶复活药 38

第五节　M胆碱受体阻断药 39

第六节　肾上腺素受体激动药 39

第七节　肾上腺素受体阻断药 39

第八节　局部麻醉药 40

第九节　镇静催眠药 40

第十节　抗癫痫药和抗惊厥药 40

第十一节　抗帕金森病药（助理不考） 40

第十二节　抗精神失常药 41

第十三节　镇痛药 41

第十四节　解热镇痛抗炎药 41

第十五节　钙通道阻滞药 42

第十六节　抗心律失常药 42

第十七节　治疗充血性心力衰竭的药物 42

第十八节　抗心绞痛药 42

第十九节　调血脂药与抗动脉粥样硬化药 43

第二十节　抗高血压药 43

第二十一节　利尿药 43

第二十二节　作用于血液及造血器官的药物 44

第二十三节　组胺受体阻断药 44

第二十四节　作用于呼吸系统的药物 45

第二十五节　作用于消化系统的药物 45

第二十六节　肾上腺皮质激素类药物 46

第二十七节　甲状腺激素及抗甲状腺药物 46

第二十八节　胰岛素及口服降糖药 47

第二十九节　β-内酰胺类抗生素 47

第三十节　大环内酯类及林可霉素类抗生素 48

第三十一节　氨基糖苷类抗生素 48

第三十二节　四环素类及氯霉素 48

第三十三节　人工合成的抗菌药 49

第三十四节　抗真菌药和抗病毒药 49

第三十五节　抗结核药 49

第三十六节　抗疟药 50
第三十七节　抗恶性肿瘤药（助理不考）.. 50

第九章　预防医学 /51

第一节　绪论 51
第二节　医学统计学方法 51
第三节　流行病学原理和方法 53
第四节　临床预防服务 56
第五节　社区公共卫生 58
第六节　卫生服务体系与卫生管理 60

第十章　心理学 /62

第一节　绪论 62
第二节　医学心理学基础 62
第三节　心理卫生 62
第四节　心身疾病 63
第五节　心理评估 63
第六节　心理治疗 64
第七节　医患关系 65
第八节　患者的心理问题 66

第十一章　伦理学 /67

第一节　伦理学与医学伦理学 67
第二节　医学伦理学的基本原则与规范 67
第三节　医疗人际关系伦理 68
第四节　临床诊疗伦理 69
第五节　安宁疗护与死亡的伦理 69
第六节　公共卫生伦理 70
第七节　医学科研伦理（助理不考）.. 70
第八节　医学新技术研究与应用的伦理（助理不考）.............................. 71
第九节　医疗人员的医学伦理素质的养成与行为规范............................. 71

第十二章　卫生法规 /72

第一节　医师法 72
第二节　医疗机构管理条例 73
第三节　母婴保健法及其实施办法 74
第四节　传染病防治法 75
第五节　艾滋病防治条例 77
第六节　突发公共卫生事件应急条例 77
第七节　药品管理法 77
第八节　麻醉药品和精神药品管理条例 78
第九节　处方管理办法 78

第十节　献血法 79
　　第十一节　医疗损害责任 79
　　第十二节　放射诊疗管理规定 80
　　第十三节　抗菌药物临床应用管理办法 80
　　第十四节　医疗机构临床用血管理办法 81
　　第十五节　精神卫生法 81
　　第十六节　人体器官移植条例 82
　　第十七节　疫苗管理法 82

第十三章　心血管系统 /83

　　第一节　心力衰竭 83
　　第二节　心律失常 87
　　第三节　心搏骤停 94
　　第四节　原发性高血压 94
　　第五节　继发性高血压（助理不考） 97
　　第六节　冠状动脉粥样硬化性心脏病 98
　　第七节　心脏瓣膜病 102
　　第八节　感染性心内膜炎 106
　　第九节　心肌疾病 107
　　第十节　急性心包炎 108
　　第十一节　休克 108
　　第十二节　周围血管疾病 109
　　第十三节　主动脉夹层 110

第十四章　呼吸系统 /111

　　第一节　慢性阻塞性肺疾病 111
　　第二节　肺动脉高压与慢性肺源性心脏病 113
　　第三节　支气管哮喘 115
　　第四节　支气管扩张 117
　　第五节　肺炎 119
　　第六节　肺脓肿（助理不考） 122
　　第七节　肺结核 123
　　第八节　肺癌 125
　　第九节　肺血栓栓塞症（助理不考） 127
　　第十节　呼吸衰竭 129
　　第十一节　急性呼吸窘迫综合征与多器官功能障碍综合征（助理不考） 130
　　第十二节　胸腔积液 131
　　第十三节　气胸 134
　　第十四节　肋骨骨折 136
　　第十五节　纵隔肿瘤（助理不考） 136
　　第十六节　间质性肺疾病 136

第十七节　睡眠呼吸障碍 137

第十五章　消化系统 /138

第一节　食管、胃、十二指肠疾病 138
第二节　肝脏疾病 149
第三节　胆道疾病 156
第四节　胰腺疾病 161
第五节　肠道疾病 165
第六节　阑尾炎 172
第七节　直肠肛管疾病 174
第八节　消化道大出血 177
第九节　腹膜炎 179
第十节　腹外疝 182
第十一节　腹部损伤 184

第十六章　泌尿系统 /187

第一节　尿液检查 187
第二节　肾小球疾病 188
第三节　尿路感染 192
第四节　肾功能不全 194
第五节　肾结核 195
第六节　尿路结石 196
第七节　泌尿、男性生殖系统肿瘤 197
第八节　尿路梗阻 200
第九节　泌尿系统损伤 201
第十节　男性生殖系统感染 204
第十一节　泌尿、男性生殖系统先天性畸形及其他疾病 204
第十二节　肾间质疾病 205

第十七章　女性生殖系统 /207

第一节　女性生殖系统解剖 207
第二节　女性生殖系统生理 208
第三节　妊娠生理 209
第四节　妊娠诊断 210
第五节　孕期监护及孕期保健 211
第六节　正常分娩 213
第七节　正常产褥 214
第八节　病理妊娠 214
第九节　妊娠合并内、外科疾病 224
第十节　遗传咨询、产前筛查与产前诊断 225
第十一节　异常分娩 225
第十二节　分娩期并发症 227

- 第十三节 异常产褥期并发症 ... 228
- 第十四节 女性生殖系统炎症 ... 229
- 第十五节 女性生殖器官肿瘤 ... 232
- 第十六节 妊娠滋养细胞疾病 ... 236
- 第十七节 生殖内分泌疾病 ... 238
- 第十八节 子宫内膜异位症及子宫腺肌病 ... 241
- 第十九节 女性生殖器损伤性疾病 ... 242
- 第二十节 不孕症与辅助生殖技术 ... 243
- 第二十一节 计划生育 ... 243
- 第二十二节 妇女保健 ... 245

第十八章 血液系统 /246

- 第一节 贫血 ... 246
- 第二节 白血病 ... 250
- 第三节 骨髓增生异常性肿瘤（助理不考） ... 253
- 第四节 淋巴瘤 ... 254
- 第五节 多发性骨髓瘤 ... 255
- 第六节 白细胞减少症和粒细胞缺乏症 ... 256
- 第七节 出血性疾病 ... 256
- 第八节 输血 ... 259

第十九章 代谢、内分泌系统 /262

- 第一节 内分泌及代谢疾病概述 ... 262
- 第二节 下丘脑-垂体疾病 ... 262
- 第三节 甲状腺疾病 ... 264
- 第四节 甲状旁腺疾病（助理不考） ... 269
- 第五节 骨质疏松症 ... 269
- 第六节 肾上腺疾病（助理不考） ... 270
- 第七节 糖尿病与低血糖症 ... 273
- 第八节 水、电解质代谢和酸碱平衡失调 ... 275

第二十章 精神、神经系统 /278

- 第一节 神经病学概论 ... 278
- 第二节 周围神经病 ... 279
- 第三节 脊髓病变（助理不考） ... 280
- 第四节 颅脑损伤 ... 281
- 第五节 脑血管疾病 ... 285
- 第六节 中枢神经系统脱髓鞘疾病 ... 289
- 第七节 颅内肿瘤（助理不考） ... 289
- 第八节 颅内压增高 ... 290
- 第九节 脑疝（助理不考） ... 290

第十节　帕金森病……291

第十一节　偏头痛……291

第十二节　紧张性头痛（助理不考）……292

第十三节　癫痫……292

第十四节　神经-肌肉接头与肌肉疾病（助理不考）……293

第十五节　精神障碍……294

第十六节　神经认知障碍……296

第十七节　物质使用所致精神障碍……297

第十八节　精神分裂症……298

第十九节　心境障碍（情感性精神障碍）……300

第二十节　焦虑及恐惧相关障碍、强迫及相关障碍、分离障碍……302

第二十一节　应激相关障碍……305

第二十二节　喂养和进食障碍、睡眠-觉醒障碍……306

第二十一章　运动系统 /308

第一节　骨折概论……308

第二节　上肢骨折……310

第三节　下肢骨折……312

第四节　脊柱、脊髓损伤和骨盆骨折……314

第五节　关节脱位与损伤……315

第六节　手外伤及断肢（指）再植……317

第七节　周围神经损伤……317

第八节　运动系统慢性损伤……318

第九节　非化脓性关节炎……321

第十节　骨与关节感染……322

第十一节　骨肿瘤……323

第二十二章　风湿免疫性疾病 /325

第一节　概论……325

第二节　系统性红斑狼疮……325

第三节　类风湿关节炎……327

第四节　脊柱关节炎……328

第五节　高尿酸血症和痛风……329

第二十三章　儿科学 /330

第一节　绪论……330

第二节　生长发育……330

第三节　儿童保健……331

第四节　儿童营养与营养障碍性疾病……332

第五节　新生儿及新生儿疾病……335

第六节　遗传性疾病……339

第七节　儿童内分泌系统疾病 340
　　第八节　儿童风湿免疫性疾病 341
　　第九节　儿童感染性疾病 342
　　第十节　儿童结核病 345
　　第十一节　儿童神经系统疾病 347
　　第十二节　儿童呼吸系统疾病 349
　　第十三节　儿童心血管系统疾病 352
　　第十四节　儿童消化系统疾病 355
　　第十五节　儿童泌尿系统疾病 358
　　第十六节　儿童血液系统疾病 361

第二十四章　传染病、性传播疾病 /363
　　第一节　传染病总论 363
　　第二节　常见传染病 363
　　第三节　性传播疾病 370

第二十五章　其他 /372
　　第一节　围术期处理 372
　　第二节　外科患者的营养代谢 374
　　第三节　感染 374
　　第四节　创伤和火器伤 377
　　第五节　烧伤 378
　　第六节　乳房疾病 380
　　第七节　中毒 382
　　第八节　中暑 383

第二十六章　中医学基础 /385
　　第一节　中医基本特点 385
　　第二节　中医基础理论 385
　　第三节　中医四诊 388

第一章 解剖学（助理不考）

第一节 运动系统

题型 **A1 型题**

1. 骶管麻醉时，用以确定骶管裂孔的标志是
A. 骶岬　　　　B. 骶正中嵴　　　C. 骶粗隆　　　　D. 骶后孔　　　　E. 骶角
2. 肩关节脱位多发生于
A. 关节上方　　B. 关节外侧　　　C. 关节内侧　　　D. 关节下方　　　E. 关节前方
3. 膈肌收缩时
A. 膈顶上升　　B. 膈顶下降　　　C. 膈固定　　　　D. 降肋　　　　　E. 提肋
4. 膈的主动脉裂孔位置高度为
A. 平第 8 胸椎　B. 平第 9 胸椎　　C. 平第 10 胸椎　 D. 平第 11 胸椎　 E. 平第 12 胸椎
5. 可使肩关节外展的肌是
A. 大圆肌　　　B. 三角肌　　　　C. 小圆肌　　　　D. 肩胛下肌　　　E. 冈下肌

第二节 消化系统

题型 **A1 型题**

1. 胃小弯最低点弯度明显折转处是
A. 中间沟　　　B. 贲门切迹　　　C. 幽门　　　　　D. 贲门　　　　　E. 角切迹
2. 上消化道是指
A. 膈肌食管裂孔以上的消化道　　B. 从口腔到贲门　　　　C. 从口腔到幽门
D. 从口腔到十二指肠悬韧带　　　E. 为食物最主要的消化场所
3. 下列结构含有味蕾，除外
A. 丝状乳头　　　　　　　　　　B. 轮廓乳头　　　　　　C. 菌状乳头
D. 软腭、会厌的黏膜内　　　　　E. 叶状乳头
4. 颏舌肌描述正确的是
A. 成对的舌内肌　　　　　　　　B. 两侧收缩可拉舌向后上　　C. 单侧收缩，使伸舌时尖偏向对侧
D. 起于颏隆凸，止于舌两侧　　　E. 受舌神经支配

第三节 呼吸系统

题型 **A1 型题**

鼻旁窦积液最不易引流的是
A. 额窦　　　　B. 上颌窦　　　　C. 蝶窦　　　　　D. 筛窦前中群　　E. 筛窦后群

题型 **A2 型题**

男，35 岁。CT 检查：纵隔的后下部有一 3～5 cm 的边界清晰的肿块。手术切除该肿块时最可能损伤的后纵隔结构是
A. 主动脉弓　　B. 胸腺　　　　　C. 胸交感干　　　D. 膈神经　　　　E. 上腔静脉

第四节 泌尿系统

题型 **A1 型题**

1. 肾蒂内的主要结构从前至后依次是

A. 肾动脉、肾静脉、肾盂　　B. 肾静脉、肾动脉、肾盂　　C. 肾动脉、肾盂、肾静脉
D. 肾静脉、肾盂、肾动脉　　E. 肾盂、肾动脉、肾静脉
2. 肾的被膜自外至内依次为
A. 肾筋膜、脂肪囊、纤维囊　　B. 肾筋膜、纤维囊、脂肪囊　　C. 纤维囊、脂肪囊、肾筋膜
D. 纤维囊、肾筋膜、脂肪囊　　E. 脂肪囊、纤维囊、肾筋膜

第五节　生殖系统

题型　A1 型题

1. 在男性经直肠指检最易触及的结构是
A. 尿道球腺　　B. 精囊腺　　C. 输精管末端　　D. 前列腺　　E. 射精管
2. 手术中识别输卵管的标志性结构是
A. 输卵管系膜　　B. 输卵管漏斗　　C. 输卵管伞　　D. 卵巢悬韧带　　E. 子宫阔韧带
3. 维持子宫前倾的韧带主要是
A. 子宫阔韧带　　B. 子宫圆韧带　　C. 子宫主韧带　　D. 子宫骶韧带　　E. 双侧输卵管
4. 女性 25 岁，发现乳房外上象限有一肿块，诊断为乳房纤维瘤，问行乳房纤维瘤切除术时，作何种皮肤切口比较适宜
A. 水平切口　　B. 垂直切口　　C. 弧形
D. 斜形切口　　E. 沿乳头作放射状切口

题型　A2 型题

女，65 岁。腹部下坠感伴腰酸 1 年余，发现外阴有脱出肿物 6 个月，G_4P_3。妇科查体：患者平卧用力向下屏气时，可见宫颈和部分宫体脱出阴道口。与该病变发生关系最密切的结构是
A. 骶结节韧带　　B. 子宫主韧带　　C. 子宫圆韧带　　D. 子宫阔韧带　　E. 卵巢固有韧带

第六节　腹膜

题型　A1 型题

下列哪个不属于腹膜内位器官
A. 空肠　　B. 胃　　C. 横结肠　　D. 输卵管　　E. 输尿管

第七节　脉管系统

题型　A1 型题

1. 胸导管常注入
A. 右静脉角　　B. 左静脉角　　C. 左头臂静脉　　D. 上腔静脉　　E. 奇静脉
2. 奇静脉注入
A. 头臂静脉　　B. 上腔静脉　　C. 下腔静脉　　D. 右心房　　E. 锁骨下静脉
3. 营养胃底的动脉是
A. 胃短动脉　　B. 胃网膜右动脉　　C. 胃网膜左动脉　　D. 胃右动脉　　E. 胃左动脉
4. 行子宫切除术结扎子宫动脉时，应防止损伤
A. 输卵管　　B. 输尿管　　C. 卵巢　　D. 直肠　　E. 髂血管

题型　A2 型题

女，60 岁。突发右小腿疼痛 2 天。既往脑梗死 3 年，长期卧床。查体：右小腿肿胀且有深压痛。B 超显示腘静脉血栓形成。血液回流受阻可能性最大的血管是
A. 小隐静脉　　B. 大隐静脉　　C. 股内侧浅静脉　　D. 旋髂浅静脉　　E. 股外侧浅静脉

第八节 感觉器

（尚未出题）

第九节 神经系统

题型　A1 型题

1. 舌下神经核所在的部位是
   A. 中脑　　B. 丘脑　　C. 脑桥　　D. 间脑　　E. 延髓
2. 关于房水正确的是
   A. 由晶状体产生　　B. 由虹膜产生　　C. 有屈光作用
   D. 经视神经盘入眼静脉　　E. 由玻璃体产生
3. 接受旋转变速运动刺激的是
   A. 球囊斑　　B. 椭圆囊斑　　C. 壶腹嵴
   D. 螺旋器　　E. 球囊斑和椭圆囊斑
4. 动眼神经副核支配
   A. 舌下腺、下颌下腺　　B. 腮腺　　C. 泪腺
   D. 胸腹腔脏器　　E. 睫状肌、瞳孔括约肌
5. 新纹状体是指
   A. 尾状核和苍白球　　B. 豆状核和屏状核　　C. 壳和苍白球
   D. 尾状核和壳　　E. 苍白球和屏状核
6. 传导意识性本体觉和精细触觉的神经纤维其交叉水平位于
   A. 脊髓　　B. 延髓　　C. 中脑　　D. 脑桥　　E. 丘脑
7. 只接受对侧皮质核束纤维的神经核是
   A. 展神经核　　B. 动眼神经核　　C. 滑车神经核
   D. 舌下神经核　　E. 三叉神经运动核
8. 脑和脊髓的被膜由外向内依次为
   A. 硬膜、软膜、蛛网膜　　B. 硬膜、蛛网膜、软膜　　C. 软膜、蛛网膜、硬膜
   D. 软膜、硬膜、蛛网膜　　E. 蛛网膜、硬膜、软膜
9. 脑脊液产生于
   A. 脑和脊髓组织　　B. 软脑膜　　C. 蛛网膜　　D. 脑室脉络丛　　E. 硬脑膜
10. 供应枕叶的动脉来自
    A. 脉络丛前动脉　　B. 大脑中动脉　　C. 大脑前动脉　　D. 大脑后动脉　　E. 小脑上动脉
11. 某患者甲状腺次全切术后，出现声音嘶哑，术中可能损伤
    A. 迷走神经　　B. 舌下神经　　C. 面神经　　D. 喉上神经　　E. 喉返神经

题型　A2 型题

1. 男，65 岁。逐渐出现语速迟缓、语量减少、口语不流利和找词困难，但能理解家人和医生的指令。受损可能性最大的部位是
   A. 中央后回的下部　　B. 中央前回的上部　　C. 中央旁小叶的前部
   D. 额下回的后部　　E. 缘上回的上部
2. 女，55 岁。进行性加重的双手笨拙和走路不稳 2 年。每日饮用黄酒 3 两，已 30 余年。其父亲有类似症状。查体：神志清楚，肢体肌张力降低，四肢肌力Ⅴ级，痛觉和关节位置觉正常，病理征未引出。指鼻试验阳性，轮替动作不能，醉酒步态。该患者的病变部位最可能是
   A. 运动皮质　　B. 基底节　　C. 中脑　　D. 脑桥　　E. 小脑

第十节 内分泌系统

（尚未出题）

第二章 生物化学

第一节 蛋白质的结构与功能

题型　A1型题

1. 蛋白质中对 280 nm 紫外光吸收最强的氨基酸残基是
A. 谷氨酸　　　B. 赖氨酸　　　C. 丙氨酸　　　D. 组氨酸　　　E. 色氨酸
2. 下列关于蛋白质理化性质的描述，正确的是
A. 变性后溶解度提高　　　B. 溶液 pH 值为等电点时形成兼性离子
C. 复性时产生分子杂交　　　D. 具有 260 nm 特征吸收峰　　　E. 溶于高浓度乙醇
3. 多肽链中肽键的本质是
A. 磷酸二酯键　　　B. 二硫键　　　C. 糖苷键　　　D. 酰胺键　　　E. 疏水键
4. 维系蛋白质二级结构稳定的主要化学键是
A. 盐键　　　B. 氢键　　　C. 疏水作用　　　D. 肽键　　　E. 二硫键
5. 不属于蛋白质二级结构的是
A. β-折叠　　　B. 右手双螺旋　　　C. β-转角　　　D. α-螺旋　　　E. 无规卷曲

题型　A2型题

男，75岁。因呼吸衰竭去世。既往病史：记忆力进行性下降，时间定向力障碍，命名不能，双手失用，近6个月完全卧床。脑 MRI 示双侧海马萎缩。去世后尸检除肺部损伤外，还可见脑组织异常的 β 淀粉样斑块。导致这种异常蛋白质形成的生化基础是
A. 蛋白质亚基数目减少　　　B. 氨基酸的排列顺序改变　　　C. 编码该蛋白质的基因序列突变
D. 蛋白质某些氨基酸改变　　　E. 蛋白质空间结构改变

第二节 核酸的结构和功能

题型　A1型题

1. 关于 DNA 变性概念叙述，错误的是
A. 变性后 260 nm 波长吸收不改变　　　B. 变性时两条链解离
C. 变性时二级结构被破坏　　　D. 变性不伴有共价键断裂　　　E. 加热可导致变性
2. 有关 DNA 碱基组成规律的叙述，错误的是
A. 适用于不同种属　　　B. 嘌呤与嘧啶分子相等　　　C. 与遗传特性有关
D. 主要由腺嘌呤组成　　　E. 不受年龄与营养状态影响
3. 关于真核生物 mRNA 结构的描述，错误的是
A. 5'-端留有特殊的内含子　　　B. 3'-端有特殊的"尾"结构　　　C. 3'-端存在非翻译序列
D. 5'-端有特殊"帽子"结构　　　E. 含有开放阅读框架区
4. 维系 DNA 双链间碱基配对的化学键是
A. 氢键　　　B. 磷酸二酯键　　　C. 肽键　　　D. 疏水键　　　E. 糖苷键
5. 可承载生物遗传信息的分子结构是
A. 多不饱和脂肪酸的双键位置　　　B. 氨基酸的侧链基因　　　C. 脂蛋白的脂质组成
D. 核酸的核苷酸序列　　　E. 胆固醇的侧链碳原子
6. 细胞内含量最丰富的 RNA
A. miRNA　　　B. mRNA　　　C. tRNA　　　D. rRNA　　　E. hnRNA

第三节 酶

题型　A1型题

1. 关于酶活性的叙述，正确的是

A. 关键酶的活性不易被调节   B. 25℃时 Taq DNA 聚合酶活性最高
C. 酶活性检测可用于疾病的诊断   D. 多数酶最适 pH 在 8.0
E. 缺少氯离子时唾液淀粉酶失去活性
2. 有关同工酶概念的叙述，错误的是
A. 同工酶常由几个亚基组成   B. 不同器官的同工酶谱不同   C. 同工酶的理化性质不同
D. 同工酶催化不同的底物反应   E. 同工酶的免疫学性质不同
3. 下列关于酶促反应调节的叙述，正确的是
A. 温度越高反应速率越快   B. 反应速率不受底物浓度的影响
C. 底物饱和时，反应速率随酶浓度增加而增加   D. 在最适 pH 下，反应速率不受酶浓度影响
E. 反应速率不受酶浓度的影响
4. 关于体内酶促反应特点的叙述，错误的是
A. 具有高催化效率   B. 温度对酶促反应速率没有影响
C. 可大幅度降低反应活化能   D. 只能催化热力学上允许进行的反应
E. 具有可调节性
5. 磷酸吡哆醛作为辅酶参与的反应是
A. 转氨基反应   B. 酰基化反应   C. 转甲基反应   D. 过氧化反应   E. 磷酸化反应
6. 大多数脱氢酶的辅酶是
A. $FADH_2$ B. NAD^+ C. Cyt c   D. CoA   E. $NADP^+$
7. 酶化学修饰调节最多见的是
A. 别构调节   B. 磷酸化/去磷酸化   C. 酶原激活   D. 催化物调节   E. 温度调节
8. 竞争性抑制剂的作用特点是
A. 与酶的底物竞争激活剂   B. 与酶的底物竞争酶的活性中心
C. 与酶的底物竞争酶的辅基   D. 与酶的底物竞争酶的必需基团
E. 与酶的底物竞争酶的别构剂
9. 下列关于酶结构与功能的叙述，正确的是
A. 酶只在体内发挥作用   B. 酶的催化作用与温度无关   C. 酶能改变反应的平衡点
D. 酶能大大降低反应的活化能   E. 酶的催化作用不受调控
10. 辅酶的作用是
A. 辅助因子参与构成酶的活性中心，决定酶促反应的性质   B. 金属离子构成辅基，活化酶类的过程
C. 底物在酶发挥催化作用前与底物密切结合的过程   D. 抑制剂与酶底物复合物结合的过程
E. 酶由无活性变为有活性的过程

题型　B1 型题

（1～2 题共用备选答案）
A. 增大   B. 不变   C. 减小   D. 无规律   E. 先增大，后减小
1. 非竞争性抑制时，酶促反应表现 K_m 值的变化是
2. 反竞争性抑制时，酶促反应表现 V_{max} 值的变化是

第四节　糖代谢

题型　A1 型题

1. 直接参与葡萄糖合成糖原的核苷酸是
A. UTP   B. TTP   C. GTP   D. ADP   E. CTP
2. 磷酸戊糖途径的主要产物之一是
A. NADPH   B. FMN   C. CoQ   D. cAMP   E. ATP
3. 不能补充血糖的生化过程是
A. 食物中糖类的消化吸收   B. 肌糖原分解   C. 糖异生
D. 肝糖原分解   E. 葡萄糖在肾小管的重吸收
4. 长期饥饿时糖异生的生理意义之一是
A. 有利于必需氨基酸合成   B. 有利于排钠保钾   C. 有利于脂酸合成
D. 有利于补充血糖   E. 有利于脂肪合成
5. 成熟红细胞利用葡萄糖的主要代谢途径是

A. 磷酸戊糖途径　　　B. 无氧酵解　　　C. 有氧氧化　　　D. 三羧酸循环　　　E. 糖原分解
6. 属于糖异生的酶是
　　A. 6-磷酸葡萄糖脱氢酶　　　B. 苹果酸脱氢酶　　　C. 丙酮酸脱氢酶
　　D. NADPH 脱氢酶　　　E. 葡糖-6-磷酸酶
7. 脑组织在正常情况下主要利用葡萄糖供能，只有在下述某种情况下脑组织主要利用酮体
　　A. 剧烈运动　　　B. 空腹　　　C. 短期饥饿　　　D. 长期饥饿　　　E. 轻型糖尿病
8. 糖酵解、糖异生、磷酸戊糖途径、糖原合成的共同代谢物是
　　A. 1,6-二磷酸果糖　　B. F-6-P　　C. G-1-P　　D. 3-磷酸甘油醛　　E. G-6-P
9. 在有氧条件下，下述反应中能产生 FADH₂ 的步骤是
　　A. 琥珀酸→延胡索酸　　　B. 异柠檬酸→α-酮戊二酸　　　C. α-酮戊二酸→琥珀酰 CoA
　　D. 琥珀酰 CoA→琥珀酸　　　E. 苹果酸→草酰乙酸
10. 糖酵解的关键酶是
　　A. 丙酮酸羧化酶　　　B. 己糖激酶　　　C. 果糖二磷酸酶
　　D. 葡糖-6-磷酸酶　　　E. 磷酸化酶
11. 属于磷酸戊糖途径的酶是
　　A. 6-磷酸葡萄糖脱氢酶　　　B. 苹果酸脱氢酶　　　C. 丙酮酸脱氢酶
　　D. NADPH 脱氢酶　　　E. 葡糖-6-磷酸酶
12. 丙酮酸氧化脱羧生成的物质是
　　A. 丙酰 CoA　　　B. 乙酰 CoA　　　C. 羧基戊二酰 CoA
　　D. 乙酰乙酰 CoA　　　E. 琥珀酰 CoA
13. 下列哪一个酶与丙酮酸生成糖无关
　　A. 果糖二磷酸酶　　　B. 丙酮酸激酶　　　C. 丙酮酸羧化酶
　　D. 醛缩酶　　　E. 磷酸烯醇式丙酮酸羧激酶
14. 空腹 13 小时，血糖浓度的维持主要靠
　　A. 肌糖原分解　　　B. 肝糖原分解　　　C. 酮体转变成糖
　　D. 糖异生作用　　　E. 对组织中葡萄糖的利用

题型　B1 型题

（1～2 题共用备选答案）
　　A. 糖原合成　　B. 尿酸合成　　C. 糖原分解　　D. 丙酮酸羧化　　E. 酮体生成
1. 与糖尿病患者酸中毒有关的主要代谢途径是
2. 三羧酸循环中的草酰乙酸来源于
（3～4 题共用备选答案）
　　A. 糖有氧氧化　　　B. 糖酵解　　　C. 2,3-二磷酸甘油酸旁路
　　D. 糖异生　　　E. 磷酸戊糖途径
3. 供应成熟红细胞能量的主要代谢途径是
4. 成熟红细胞中，能产生调节血红蛋白运氧功能物质的代谢途径是

第五节　生物氧化

题型　A1 型题

1. 可抑制细胞氧化磷酸化速率的物质是
　　A. 磷酸戊糖　　B. 胰岛素　　C. 细胞色素 c　　D. 一氧化碳　　E. 磷酸激酶
2. 琥珀酸氧化呼吸链不含有的组分是
　　A. FMN　　　B. CoQ　　　C. Cyt c
　　D. Cyt b　　　E. Cyt a
3. 呼吸链中细胞色素的排列顺序是
　　A. b→c→c_1→aa_3→O_2　　　B. c→b→c_1→aa_3→O_2　　　C. c_1→c→b→aa_3→O_2
　　D. b→c_1→c→aa_3→O_2　　　E. c→c_1→b→aa_3→O_2
4. 在线粒体中进行的代谢过程是
　　A. 脂肪酸合成　　B. 糖酵解　　C. 糖原合成　　D. 氧化磷酸化　　E. 核糖体循环
5. 调节氧化磷酸化的重要激素是

A. 生长激素 B. 胰岛素 C. 甲状腺激素
D. 胰高血糖素 E. 甲状旁腺激素

题型 B1 型题

（1～2 题共用备选答案）
A. 氧化与磷酸化的偶联 B. CO 对电子传递的影响 C. 能量的贮存与利用
D. $2H^+$ 与 $1/2\ O_2$ 的结合 E. 乳酸脱氢酶催化的反应
1. 与 ADP 和 ATP 相互转化相关的过程是
2. 与 ATP 生成有关的主要过程是

第六节 脂质代谢

题型 A1 型题

1. 甘油异生成糖时最主要的中间产物是
A. 草酰乙酸   B. 磷酸二羟丙酮   C. 脂肪酸   D. 柠檬酸   E. 乙酰乙酸
2. 甘油三酯合成的基本原料是
A. 甘油   B. 胆固醇酯   C. 胆碱   D. 鞘氨醇   E. 胆固醇
3. 不属于体内甘油酯类正常生理功能的是
A. 保持体温   B. 传递电子   C. 参与维生素吸收
D. 构成生物膜   E. 参与信息传递
4. 饥饿时分解代谢可产生酮体的物质是
A. 维生素   B. 核苷酸   C. 葡萄糖   D. 氨基酸   E. 脂肪酸

题型 B1 型题

（1～2 题共用备选答案）
A. HMG-CoA   B. 乙酰乙酰 CoA   C. 琥珀酰 CoA   D. 丙酰 CoA   E. 丙二酰 CoA
1. 三羧酸循环的中间产物是
2. 水解脱去 CoA 生成酮体的物质是
（3～4 题共用备选答案）
A. 丙酮酸羧化   B. 乙酰 CoA 缩合   C. 糖分解   D. 黄嘌呤氧化   E. 糖原合成
3. 生成酮体的中间反应是
4. 三羧酸循环中草酰乙酸的来源是

第七节 氨基酸代谢

题型 A1 型题

1. 属于营养必需氨基酸的是
A. 甘氨酸   B. 酪氨酸   C. 丙氨酸   D. 甲硫氨酸   E. 谷氨酸
2. α-酮酸可转变成的物质是
A. CO_2 和 H_2O B. 营养必需脂肪酸   C. 维生素 A
D. 营养必需氨基酸   E. 维生素 E
3. 食物蛋白质的营养互补作用是
A. 蛋白质的营养价值与脂肪酸的作用互补   B. 营养必需氨基酸与营养必需微量元素的互补
C. 营养必需氨基酸之间的互相补充   D. 营养必需氨基酸和非营养必需氨基酸互补
E. 营养物质与非营养物质的互补
4. 参与氧化脱氨基的是
A. 谷草转氨酶   B. 乳酸脱氢酶   C. HMG-CoA 还原酶
D. 丙酮酸羧化酶   E. 琥珀酰 CoA 转硫酶
5. 可转变为黑色素的物质是
A. 天冬酰胺   B. 谷氨酸   C. 酪氨酸   D. 谷氨酰胺   E. 精氨酸

第八节　核苷酸代谢

题型　A1型题

可分解产生尿酸的物质是
A. 鸟嘌呤　　　B. β-丙氨酸　　　C. 乳清酸　　　D. 阿糖胞苷　　　E. 胞嘧啶

题型　A2型题

患者，女性，65岁。近10年来多次出现急性关节炎和尿路结石，近期因聚餐喝酒后病情加重入院。该患者发生的疾病涉及的代谢途径是
A. 糖代谢　　　B. 脂代谢　　　C. 氨基酸代谢　　　D. 嘌呤核苷酸代谢　　　E. 嘧啶核苷酸代谢

第九节　遗传信息的传递（助理不考）

题型　B1型题

（1～2题共用备选答案）
A. DNA连接酶　　　B. 核酸内切酶　　　C. 引物酶　　　D. DNA聚合酶　　　E. RNA聚合酶
1. 参与转录过程的酶是
2. 仅在复制过程中合成短链RNA分子的酶是

第十节　蛋白质生物合成（助理不考）

题型　A1型题

参与构成蛋白质合成场所的RNA是
A. 信使RNA　　　B. 核糖体RNA　　　C. 核内小RNA　　　D. 催化性RNA　　　E. 转运RNA

第十一节　基因表达调控（助理不考）

题型　A1型题

1. 原核生物基因表达调控的基本结构单元是
A. 增强子　　　B. 密码子　　　C. 沉默子　　　D. 启动子　　　E. 操纵子
2. 直接影响基因转录的蛋白质是
A. 载脂蛋白　　　B. 脂蛋白　　　C. 血红蛋白　　　D. 白蛋白　　　E. 组蛋白

第十二节　信号转导（助理不考）

题型　A1型题

不属于细胞内信息传递的第二信使物质是
A. cAMP　　　B. 钙离子　　　C. IP_3　　　D. DAG　　　E. ATP

第十三节　重组DNA技术（助理不考）

题型　A1型题

在DNA重组实验中使用DNA连接酶的目的是
A. 催化质粒与噬菌体的连接　　　B. 获得较小的DNA片段　　　C. 扩增特定DNA序列
D. 使DNA片段与载体结合　　　E. 鉴定重组DNA片段

第十四节　癌基因与抑癌基因（助理不考）

题型　A1 型题

下列哪种因素可能使癌基因活化
A. 癌基因发生点突变　　　　B. 正常基因不表达　　　　C. 正常基因表达减弱
D. 抑癌基因表达增强　　　　E. 细胞分化增加

第十五节　血液生化（助理不考）

题型　A1 型题

合成血红素的原料是
A. 乙酰 CoA、组氨酸、Fe^{2+}　　B. 琥珀酰 CoA、甘氨酸、Fe^{2+}　　C. 乙酰 CoA、甘氨酸、Fe^{2+}
D. 丙氨酰 CoA、组氨酸、Fe^{2+}　　E. 草酰 CoA、丙氨酸、Fe^{2+}

第十六节　肝生化

题型　A1 型题

1. 机体可以降低外源性毒物毒性的反应是
A. 肝生物转化　　　　B. 肌糖原磷酸化　　　　C. 三羧酸循环
D. 乳酸循环　　　　　E. 甘油三酯分解
2. 胆汁酸合成的限速酶是
A. HMG-CoA 还原酶　　　　B. 鹅脱氧胆酰 CoA 合成酶　　　　C. 胆固醇 7α- 羟化酶
D. 胆酰 CoA 合成酶　　　　E. 7α- 羟胆固醇氧化酶
3. 血中哪一种胆红素增加会在尿中出现胆红素
A. 结合胆红素　　　　B. 未结合胆红素　　　　C. 血胆红素
D. 间接胆红素　　　　E. 胆红素 -Y 蛋白

第十七节　维生素（助理不考）

题型　A1 型题

1. 摄入过多容易引起中毒的是
A. 维生素 B_1　　　　B. 维生素 B_2　　　　C. 维生素 D
D. 维生素 B_{12}　　　E. 维生素 C
2. 患有脚气病，可能是由于缺乏
A. 维生素 A　　　　B. 核黄素（维生素 B_2）　　　　C. 叶酸
D. 维生素 D　　　　E. 硫胺素（维生素 B_1）

第三章 生理学

第一节 绪论

题型　A1型题

1. 机体内环境的稳态是指
   A. 细胞外液的物理、化学因素保持着动态平衡　　　B. 细胞内液理化性质保持不变
   C. 细胞外液理化性质保持不变　　　D. 细胞内液的化学成分相对恒定
   E. 细胞外液的化学成分相对恒定
2. 分泌胃酸的细胞为
   A. 壁细胞　　　B. 主细胞　　　C. 颗粒细胞　　　D. 黏液细胞　　　E. Cajal细胞

第二节 细胞的基本功能

题型　A1型题

1. 能引起骨骼肌神经-肌接头处产生终板电位的神经递质是
   A. 去甲肾上腺素　　B. 乙酰胆碱　　C. 谷氨酸　　　D. 多巴胺　　　E. 肾上腺素
2. 由载体介导的易化扩散发生饱和现象的机制是
   A. 跨膜浓度梯度降低　　　B. 载体特异性较差　　　C. 跨膜电位梯度降低
   D. 物质转运能量不足　　　E. 载体转运达极限
3. 细胞静息电位为 $-90\ mV$，当其受到刺激后变为 $-100\ mV$ 时的膜电位变化为
   A. 极化　　　B. 复极化　　　C. 超极化　　　D. 反极化　　　E. 去极化
4. Na^+ 通过离子通道的跨膜转运过程属于
   A. 单纯扩散　　　B. 易化扩散　　　C. 主动转运
   D. 继发性主动转运　　　E. 出胞作用或者入胞作用
5. 下列关于细胞静息电位的描述，不正确的是
   A. 细胞在静息状态时处于外正内负的状态　　　B. 静息电位与膜两侧 Na^+、K^+ 泵的活动有关
   C. 静息状态下，细胞膜对 K^+ 通透性增高　　　D. 细胞膜处于极化状态
   E. 静息电位是由 K^+ 扩散形成的
6. 同一细胞兴奋传导的描述，错误的是
   A. 有髓纤维传导动作电位的速度比无髓纤维快　　　B. 兴奋在传导过程中不易发生疲劳
   C. 动作电位可沿细胞膜传导到整个细胞　　　D. 动作电位的幅度随直径增加而降低
   E. 传导方式是通过产生局部电流刺激未兴奋部位，使之出现动作电位
7. 关于钠泵生理作用的描述，不正确的是
   A. 钠泵活动使膜内钠、钾离子均匀分布　　　B. 将钠离子移出膜外，将钾离子移入膜内
   C. 建立势能储备，为某些营养物质吸收创建条件　　　D. 细胞外高钠离子可维持细胞内外正常渗透压
   E. 细胞内高钾离子保证许多细胞代谢反应进行

第三节 血液

题型　A1型题

1. 血浆晶体渗透压的主要生理作用是
   A. 决定血浆的总渗透压　　　B. 维持毛细血管内外的水平衡
   C. 影响血浆总量　　　D. 影响组织液的生成量　　　E. 保持细胞内外的水平衡
2. 体重为60kg的正常成人血浆容量约为
   A. 4.8L　　　B. 3L　　　C. 4.2L　　　D. 6L　　　E. 9L
3. 血浆蛋白浓度降低所致水肿的原因是
   A. 血浆胶体渗透压降低　　　B. 动脉血压升高　　　C. 毛细血管壁通透性增加

D. 淋巴回流量减少　　　　　　　　E. 组织液静水压升高
4. 决定红细胞血型的物质是
A. 红细胞膜特异凝集原　　　　B. 红细胞膜特异受体　　　　C. 红细胞膜特异凝集素
D. 血浆特异性凝集原　　　　　E. 血浆特异性凝集素
5. 全血在 4～6℃保存过程中，活性得到较长时间保存的血液成分是
A. 红细胞　　　B. 凝血因子Ⅷ　　　C. 凝血因子Ⅴ　　　D. 血小板　　　E. 白细胞
6. 急性溶血性输血反应的最常见原因是
A. ABO 血型不合的血小板输注　　　　　　　　B. ABO 亚型不合的红细胞输注
C. 稀有血型不合的红细胞输注　　　　　　　　D. Rh 血型不合的红细胞输注
E. ABO 血型不合的红细胞输注
7. 肝素抗凝血的主要机制是
A. 抑制 X 因子的激活　　　　B. 增强抗凝血酶Ⅲ的活性　　　C. 去除 Ca^{2+}
D. 促进纤维蛋白溶解　　　　E. 抑制血小板的作用
8. 某人血浆中含有抗 A、抗 B 凝集素，则此人的血型可能是
A. A_1 型　　　B. B 型　　　C. AB 型　　　D. A_2 型　　　E. O 型
9. 最能反映血液中红细胞和血浆相对数量变化的是
A. 血液黏滞性　　　B. 血细胞比容　　　C. 血液比重　　　D. 血浆渗透压　　　E. 血红蛋白量

第四节　血液循环

题型　A1 型题

1. 较易引起低输出量性心力衰竭的原因是
A. 二尖瓣关闭不全　　　　B. 维生素 B_1 缺乏　　　C. 动静脉瘘
D. 严重贫血　　　　　　　E. 甲状腺功能亢进
2. 引起心输出量减少的因素是
A. 甲状腺功能减退　　B. 运动　　C. 贫血　　D. 焦虑　　E. 妊娠
3. 比较不同个体之间的心泵功能，宜选用的评定标准是
A. 每搏输出量　　B. 每分输出量　　C. 射血分数　　D. 心指数　　E. 心脏做功量
4. 在一个心动周期中，下列哪个时期主动脉压最低
A. 等容收缩期末　　B. 等容舒张期末　　C. 心房收缩期末　　D. 快速充盈期末　　E. 减慢充盈期末
5. 心室肌有效不应期的长短主要取决于
A. 动作电位 0 期去极的速度　　B. 动作电位 1 期的长短　　C. 动作电位 2 期的长短
D. 动作电位 3 期的长短　　　　E. 阈电位水平的高低

题型　A2 型题

1. 男，35 岁，劳累时突发胸痛 6 小时，喘憋，不能平卧。既往体健，查体：T 37.2℃，P 110 次/分，R 26 次/分，BP 100/70mmHg，双肺可闻及细湿啰音，心律齐，心电图示Ⅰ、aVL、V_1～V_6 导联 ST 段弓背向上抬高。患者喘憋的主要生理异常是
A. 体力或精神负担过大　　　　B. 心肌收缩力下降　　　　C. 肺部感染
D. 心脏后负荷增加　　　　　　E. 心脏前负荷增加
2. 男，54 岁。活动时喘憋渐加重，出现夜间憋醒。高血压病史 10 余年。超声心动图：左心房、左心室扩大，LVEF 35%。患者喘憋的机制为
A. 左心室充盈压明显降低　　　　　　　　B. 左心室舒张功能明显受损
C. 左心室每搏功明显高于右心室每搏功　　D. 左心室心搏出量明显少于右心室心搏出量
E. 心室搏出量占心室舒张末容积的百分比明显降低
3. 男，60 岁。因剧烈胸痛 4 小时入院治疗，心电图示窦性心律，心率 55 次/分，Ⅱ、Ⅲ、aVF 导联 ST 段抬高 0.3 mV，其余导联 ST 段正常。介入治疗前植入临时起搏器起搏心室，以 60 次/分频率起搏时，监测动脉血压由 100/70 mmHg 降低至 85/60 mmHg。导致这种血压变化的最可能原因是
A. 起搏心律时外周血管阻力降低致血压下降
B. 合并右心室梗死，右室排血减少致左室充盈减少
C. 起搏心律时心率增快，舒张期缩短导致回心血量减少
D. 起搏心律时心肌收缩力较弱致心排血量降低

E. 起搏时失去心房收缩对心室的充盈作用，左室充盈减少
4. 男，35 岁。1 小时前车祸外伤出血，出血量约为 1000 mL。查体：BP 100/70 mmHg，体重 70 kg，面色苍白，心率 125 次 / 分。该患者受伤后机体首先发生的反应是
A. 外周血管阻力降低　　　　B. 循环血液中儿茶酚胺减少　　C. 外周血管阻力不变
D. 脑和心脏的血管收缩　　　E. 外周血管阻力增加
5. 女，37 岁。因阵发性室上性心动过速行射频消融治疗，术后患者突然出现胸闷、烦躁、呼吸困难。查体：BP 80/70 mmHg，颈静脉怒张，两肺呼吸音清，心界向两侧扩大。心率 120 次 / 分，律齐。各瓣膜听诊区未闻及杂音，奇脉（+）。导致其临床表现的机制是
A. 心排血量增加，静脉压升高　　　　　　　　B. 心排血量不变，静脉压升高
C. 心排血量下降，静脉压降低　　　　　　　　D. 心排血量增加，静脉压降低
E. 心排血量下降，静脉压升高
6. 男，65 岁。急性前壁心肌梗死 3 小时。既往有高血压、糖尿病病史。平时血压 140～150/70～80mmHg。查体：BP 90/70mmHg，双肺呼吸音清，心率 85 次 / 分，律齐。该患者血压降低的最可能原因是
A. 主动脉壁硬化　　　　　　B. 大动脉弹性降低　　　　　C. 心脏每搏输出量降低
D. 心率降低　　　　　　　　E. 外周阻力降低

题型	B1 型题

（1～3 题共用备选答案）
A. 心交感神经冲动增多　　　B. 交感缩血管纤维冲动增多　　C. 心迷走神经冲动增多
D. 窦神经冲动增多　　　　　E. 交感舒血管纤维冲动增多
1. 直立性低血压恢复正常时，心率加快的原因是
2. 临床按颈动脉窦治疗阵发性室性心动过速的直接作用是
3. 颈动脉窦灌注压升高时诱发降压反射的是

第五节　呼吸

题型	A1 型题

1. 肺的有效通气是
A. 肺活量　　　　　　　　　B. 每分通气量　　　　　　　C. 肺泡通气量
D. 补吸气量　　　　　　　　E. 无效腔气量
2. 肺换气的驱动力是
A. 呼吸膜两侧气体分压梯度　B. 呼吸膜气体交换面积　　　C. 呼吸膜通透性
D. 气体分子与血红蛋白亲和力　E. 气体分子溶解度
3. 与 CO_2 呼出量关系最密切的肺功能指标是
A. 肺通气量　　　　　　　　B. 肺活量　　　　　　　　　C. 肺泡通气量
D. 最大通气量　　　　　　　E. 用力呼气量
4. 临床上用于判断肺通气功能的较好指标是
A. 补吸气量 / 用力肺活量　　B. 潮气量 / 肺活量　　　　　C. 无效腔气量 / 潮气量
D. 用力呼气量 / 用力肺活量　E. 潮气量 / 功能余气量
5. 低氧对呼吸的兴奋作用是通过
A. 直接兴奋延髓吸气神经元　B. 直接兴奋脑桥呼吸调整中枢　C. 外周化学感受器所实现的反射性效应
D. 刺激中枢化学感受器而兴奋呼吸中枢　　　　　　　　　E. 直接刺激呼吸中枢
6. 下列有关肺表面活性物质的描述不正确的是
A. 维持肺泡的扩张状态　　　B. 降低肺泡表面的张力　　　C. 稳定肺泡容积
D. 降低肺的顺应性　　　　　E. 防止毛细血管内的液体流入肺泡内
7. 血液中 CO_2 的主要运输形式是
A. 和水结合形成碳酸　　　　B. 形成碳酸氢盐　　　　　　C. 形成一氧化碳血红蛋白
D. 形成氨基甲酰血红蛋白　　E. 物理溶解
8. 肺通气的直接动力是
A. 肺内压与胸内压之差　　　B. 胸内压与跨壁压之差　　　C. 大气压与肺内压之差
D. 大气压与胸内压之差　　　E. 大气压与跨壁压之差

| 题型 | A2 型题 |

1. 男，65 岁。腹部手术后出现疼痛，使用吗啡镇痛治疗，复查血气示 pH 7.32，$PaCO_2$ 50mmHg，PaO_2 54mmHg，该患者低氧血症最可能的发生机制是
A. 肺内分流　　　　　　　B. 氧耗量增加　　　　　　　C. 肺泡通气量下降
D. 弥散功能障碍　　　　　E. 通气/血流比例失衡

2. 男，56 岁。因"肺部感染、休克"入监护室治疗。血气分析提示该患者"代谢性酸中毒，Ⅰ型呼吸衰竭"，为保护患者组织灌溉，此时不宜快速纠正酸中毒，其主要原因在于酸中毒时
A. 组织氧摄取能力增加　　B. 血红蛋白结合氧增加　　C. 肺部获得更多的氧
D. 组织氧耗量减少　　　　E. 氧离曲线右移

3. 男，67 岁。反复咳嗽、咳痰、喘息 5 年，再发加重 1 周。查体：嗜睡、口唇发绀。两肺可闻及哮鸣音和湿啰音，心率 120 次/分。动脉血气分析示 pH 7.10，PaO_2 54 mmHg，$PaCO_2$ 103 mmHg。该患者发生呼吸衰竭最主要的机制是
A. 肺泡通气量减少　　　　B. 无效腔通气量减少　　　　C. 呼吸中枢抑制
D. 胸膜扩张受限　　　　　E. 弥散功能障碍

4. 男，66 岁，反复咳嗽、咳痰 12 年，呼吸困难进行性加重半年。查体：桶状胸、双肺呼吸音减弱。胸部 X 线片示：双肺野透亮度增高、膈肌低平。该患者肺功能检查项目中数值最可能增加的是
A. VC　　　B. FEV　　　C. FVC　　　D. FEV_1/FVC　　　E. FRC

5. 男，70 岁。咳嗽、咳痰、喘息 10 余年，再发加重 2 周。查体：双肺底部可闻及少许湿啰音。动脉血气分析：pH 7.30，$PaCO_2$ 70mmHg，PaO_2 46mmHg。入院后立即给予持续低流量鼻导管吸氧。采取此吸氧方式最重要的目的是
A. 保持 CO_2 对呼吸中枢的刺激　　　　　　　　B. 保持低氧及 CO_2 对呼吸中枢的刺激
C. 保持低氧对呼吸中枢的刺激　　　　　　　　　D. 保持 CO_2 对颈动脉体化学感受器的刺激
E. 保持低氧对颈动脉体化学感受器的刺激

第六节　消化和吸收

| 题型 | A1 型题 |

1. 迷走神经兴奋引起胃窦部 G 细胞分泌促胃液素的神经递质是
A. 5-羟色胺　　B. 乙酰胆碱　　C. 组胺　　D. 铃蟾素　　E. 多巴胺

2. 行胃大部切除的患者不会发生的功能变化是
A. 胃蛋白酶原的分泌减少　　B. 铁的吸收减少　　C. 胰液中 HCO_3^- 的分泌减少
D. 维生素 B_{12} 的吸收减少　　E. 食物蛋白的消化减弱

3. 食物在胃中排空速度由快到慢依次是
A. 蛋白质、脂肪、糖　　B. 脂肪、糖、蛋白质　　C. 糖、蛋白质、脂肪
D. 蛋白质、糖、脂肪　　E. 脂肪、蛋白质、糖

4. 关于正常人胰液分泌，不正确的观点是
A. 胰液的 pH 约为 8　　B. 每天分泌的量超过 1000 mL　　C. 胰液的碳酸氢钠含量较高
D. 胰液中含有羧基肽酶　　E. 胰液的分泌以神经调节为主

5. 关于胃排空的描述，正确的是
A. 食物入胃后 30 分钟开始　　B. 大块食物排空快于小颗粒　　C. 糖类最快，蛋白质最慢
D. 高渗溶液快于等渗溶液　　　E. 混合食物完全排空需 4～6 小时

6. 胃大部切除患者出现巨幼红细胞性贫血的原因是
A. 黏液减少　　B. HCl 减少　　C. HCO_3^- 减少　　D. 内因子减少　　E. 胃蛋白酶活性降低

7. 刺激小肠黏膜释放胆囊收缩素作用最强的物质是
A. 盐酸　　B. 糖类　　C. 胆酸钠　　D. 脂肪　　E. 蛋白质分解产物

8. 可促进胰液、胆汁、小肠液分泌的胃液成分是
A. 胃酸　　B. 胃蛋白酶　　C. 内因子　　D. 黏液　　E. 无机盐

9. Fe^{2+} 的主要吸收部位是
A. 十二指肠　　B. 空肠　　C. 结肠升段　　D. 结肠降段　　E. 回肠

10. 能抑制胃排空的因素是
A. 壁内神经丛反射　　　　B. 迷走-迷走反射　　　　C. 组胺

D. 进入胃内的食物　　　　　　　　E. 肠-胃反射
11. 可分泌胃蛋白酶原的主要细胞是
A. 肥大细胞　　　B. 壁细胞　　　C. 黏液细胞　　　D. 杯状细胞　　　E. 主细胞
12. 能正反馈激活自身分泌的胃液成分是
A. 内因子　　　B. 碳酸氢盐　　　C. 盐酸　　　D. 胃蛋白酶　　　E. 黏液

题型　A2型题

1. 男，22岁。反复发作，上腹部疼痛6个月。胃镜检查见十二指肠球部溃疡。该患者不出现的生理变化是
A. 迷走神经功能亢进　　　B. 促胃液素水平升高　　　C. 内因子分泌减少
D. 胃蛋白酶分泌增加　　　E. 胃酸分泌增加

2. 女，72岁。乏力、面色苍白1年。40年前行胃大部切除术。查体：T 36.5 ℃，P 90次/分，R 16次/分，BP 110/80 mmHg，皮肤及睑结膜苍白，双肺呼吸音清，心率90次/分，心律齐，各瓣膜听诊区未闻及杂音，腹软，上腹部见一长约7 cm陈旧性手术瘢痕，全腹无压痛、反跳痛，未触及包块。实验室检查：Hb 70 g/L，粪隐血（−）。胃镜：吻合口炎症。与病人贫血有关的因素不包括
A. 胃蛋白酶缺乏　　　B. 铁缺乏　　　C. 胃酸缺乏　　　D. 叶酸缺乏　　　E. 维生素 B_{12} 缺乏

3. 回肠及部分空肠切除术后出现腹泻，每日10余次稀水样便，进食后加剧。腹泻原因主要是
A. 肠道感染　　　B. 分泌增加　　　C. 消化不良　　　D. 吸收不良　　　E. 肠蠕动加快

4. 女，35岁。早饱、体重下降1年。每餐进食约50 g固体食物即感上腹部饱胀而无法继续进食。胃镜检查：黏膜光滑、花斑，以红为主。该患者胃运动障碍主要为
A. 胃体蠕动减弱　　　B. 胃窦蠕动减弱　　　C. 胃底容受性舒张障碍
D. 胃排空延迟　　　E. 幽门痉挛

第七节　能量代谢和体温

题型　A1型题

1. 基础代谢率低于正常范围的疾患是
A. 白血病　　　B. 库欣综合征　　　C. 垂体性肥胖症　　　D. 中暑　　　E. 糖尿病

2. 测定基础代谢率时，正确的做法是
A. 受试者应处于睡眠状态　　　　　　　　B. 测量前一天晚上的饮食不受任何限制
C. 测量可在24小时内任何时刻进行　　　　D. 受试者无精神紧张和肌肉活动
E. 室温不限高低，但要求恒定不变

3. 皮肤依靠辐射、传导和对流方式散热的主要途径是
A. 皮肤血管扩张　　　B. 交感神经紧张性降低　　　C. 皮肤血流量减少
D. 皮肤散热减少　　　E. 小动脉舒张和动静脉吻合支开放

4. 成年人受到持续寒冷刺激时，产热量大幅增加的主要方式是
A. 肝脏代谢增强　　　B. 基础代谢增强　　　C. 肌紧张产热
D. 骨骼肌代谢增强　　　E. 褐色脂肪组织产热

5. 在一昼夜中，体温最低的时间是
A. 清晨2～6时　　　B. 早晨7～9时　　　C. 午后1～5时　　　D. 傍晚6～7时　　　E. 睡前9～10时

6. 使基础代谢率增高的主要激素是
A. 雌激素　　　B. 肾上腺素　　　C. 糖皮质激素　　　D. 甲状腺激素　　　E. 甲状旁腺激素

7. 在实际工作中常用腋窝、口腔或直肠的温度代表体温。这三处温度由高到低的排列顺序为
A. 口腔，腋窝，直肠　　　B. 腋窝，口腔，直肠　　　C. 直肠，腋窝，口腔
D. 直肠，口腔，腋窝　　　E. 口腔，直肠，腋窝

第八节　尿的生成和排出

题型　A1型题

1. 急性肾功能不全少尿期出现高钾血症的主要原因是

A. 钾摄入过多　　　　　　　　B. 肾排钾减少　　　　　　　　C. 输入过多库存血
D. 分解代谢增强，钾从细胞内溢出　　　　E. 代谢性酸中毒，钾从细胞内溢出
2. 患者经抗肿瘤治疗后尿检发现大量葡萄糖和氨基酸。推测其肾单位受损部位是
　A. 近端小管　　B. 肾小球　　C. 集合管　　D. 髓袢升支粗段　　E. 远端小管
3. 肾小球滤过膜中，阻挡大分子物质滤过的主要屏障是
　A. 肾小囊脏层足细胞足突　　　　B. 肾小囊脏层足细胞胞体　　　　C. 肾小囊脏层足细胞足突裂隙膜
　D. 肾小球毛细血管内皮下基膜　　E. 肾小球毛细血管内皮细胞
4. 关于肾小管 HCO_3^- 重吸收的描述，不正确的是
　A. 与 H^+ 的分泌有关　　　　B. 主要在近端小管重吸收　　　　C. HCO_3^- 重吸收需碳酸酐酶的帮助
　D. HCO_3^- 以 CO_2 扩散的形式重吸收　　　　E. Cl^- 的重吸收优先于 HCO_3^- 的重吸收
5. 糖尿病患者尿量增多的原因是
　A. 饮水过多　　　　　　　　B. 肾小球滤过率增高　　　　　　C. 小管液溶质浓度过高
　D. 肾交感神经紧张度降低　　E. 肾小管重吸收 NaCl 量增加
6. 大量饮清水后，尿量增多的主要原因是
　A. 肾血浆流量增多　　　　　B. 肾小球滤过率增加　　　　　　C. 醛固酮分泌减少
　D. 血管升压素分泌减少　　　E. 血浆胶体渗透压降低
7. 剧烈运动时，少尿的主要原因是
　A. 醛固酮分泌减少　　　　　B. 抗利尿激素分泌增多　　　　　C. 肾小球滤过膜面积减少
　D. 肾小球毛细血管血压增高　E. 肾小动脉收缩，肾血流量减少

题型	B1 型题

（1～3 题共用备选答案）
A. Na^+　　B. 菊粉　　C. 葡萄糖　　D. 肌酐　　E. 对氨基马尿酸
1. 能被肾小管全部重吸收的物质是
2. 能被肾小管大部分重吸收的物质是
3. 当血液流经肾一次后，血浆中该物质几乎完全被肾清除的是

第九节　神经系统的功能

题型	A1 型题

1. 下列神经反射活动中，存在正反馈调节的是
　A. 肺牵张反射　　B. 屈肌反射　　C. 排尿反射　　D. 吞咽反射　　E. 压力感受性反射
2. 在突触传递过程中，触发神经末梢递质释放的关键因素是
　A. 末梢内囊泡数量增加　　　　B. Ca^{2+} 进入末梢内　　　　C. 末梢膜上发生超极化
　D. 末梢膜上 K^+ 通道激活　　　E. 末梢内线粒体数量增加
3. 用力牵拉肌肉时，肌张力突然降低的原因是
　A. 肌梭抑制　　B. 拮抗肌抑制　　C. 骨骼肌疲劳　　D. 协同肌兴奋　　E. 腱器官兴奋
4. 特异性投射系统的特点是
　A. 对催眠药和麻醉药敏感　　B. 点对点投射到大脑皮质特定区域　　C. 上行激活系统是其主要结构
　D. 改变大脑皮质兴奋状态是其主要功能　　　　E. 弥散投射到大脑皮质广泛区域
5. 内脏痛的主要特点是
　A. 刺痛　　B. 慢痛　　C. 定位不精确　　D. 必有牵涉痛　　E. 对牵拉不敏感
6. 交感神经兴奋时可引起
　A. 瞳孔缩小　　　　　　　　B. 逼尿肌收缩　　　　　　　　C. 消化道括约肌舒张
　D. 孕妇的子宫平滑肌收缩　　E. 支气管平滑肌收缩
7. 属于牵涉痛的情况
　A. 胆囊炎患者 Murphy 征阳性　　B. 阑尾炎患者麦氏点压痛阳性　　C. 冠心病患者胸骨后疼痛
　D. 右下肺炎患者右肩部疼痛　　　E. 肋间神经炎患者电击样痛
8. 下列关于抑制性突触后电位的描述，正确的是
　A. 具有"全或无"性质　　　　B. 是局部去极化电位　　　　　C. 是局部超极化电位
　D. 由突触前膜递质释放量减少所致　　　　E. 由突触后膜对钠通透性增加所致
9. 正常人白天作工时出现下列哪种脑电波（助理不考）

A. γ波　　　　B. β波　　　　C. α波　　　　D. δ波　　　　E. θ波

题型　A2型题

男，78岁，反复咳嗽、咳痰50年，心悸、气促10年，再发10天。吸烟40年，30支/日。查体：T 36.0℃，P 120次/分，R 32次/分，BP 135/80mmHg，SpO_2 87%（吸氧）。桶状胸，肋间隙增宽，两侧呼吸运动对称，触觉语颤减低，胸部叩诊呈过清音，双肺呼吸音减弱，双肺可闻及细湿啰音和少量哮鸣音。动脉血气分析示pH 7.398，PaO_2 50.4mmHg，$PaCO_2$ 56.8mmHg。肺功能检查：FEV_1占预计值27%，FEV_1/FVC 34%，该患者不宜吸入高浓度氧的原因是高浓度可解除
A. 外周化学感受器对低氧存在的适应现象　　　B. 低氧对呼吸中枢的直接兴奋作用
C. 中枢化学感受器对低氧存在的适应现象　　　D. 低氧对外周化学感受器的兴奋作用
E. 低氧对中枢化学感受器的兴奋作用

第十节　内分泌

题型　A1型题

1. 高浓度降钙素能迅速降低血钙的作用环节是
A. 减少肠对钙的吸收　　　B. 抑制甲状旁腺激素分泌　　　C. 抑制破骨细胞溶骨活动
D. 刺激成骨细胞成骨活动　　　E. 抑制肾小管对钙的重吸收
2. 对脑和长骨的发育最为重要的激素是
A. 雌性激素　　　B. 甲状腺激素　　　C. 雄性激素　　　D. 甲状旁腺激素　　　E. 生长激素
3. 昼夜之中人体血液中生长激素水平最高为哪个时期
A. 寒冷时　　　B. 困倦时　　　C. 觉醒时　　　D. 饥饿时　　　E. 熟睡时
4. 下列激素中，最能显著地促进胰岛素分泌的是
A. 抑胃肽　　　B. 促胃液素　　　C. 皮质醇　　　D. 促胰液素　　　E. 生长激素
5. 下列激素中，属于下丘脑调节肽的是
A. 促肾上腺皮质激素　　　B. 促甲状腺激素　　　C. 促黑素细胞激素
D. 生长抑素　　　E. 促性腺激素
6. 下列关于腺垂体合成和分泌的促甲状腺激素（TSH）描述正确的是
A. 分泌释放到血液中分布至全身
B. 因甲状腺组织主动摄取而甲状腺内浓度较高
C. 沿神经轴突纤维移动到甲状腺组织中
D. 直接分泌到甲状腺中，只在甲状腺内发现
E. 经特定血管系统输送到甲状腺组织中

题型　B1型题

（1～2题共用备选答案）
A. TSH　　　B. ACTH　　　C. LH　　　D. GH　　　E. FSH
1. 促进甲状腺激素分泌的激素是
2. 促进皮质醇分泌的激素是

第十一节　生殖

题型　A1型题

1. 雌激素结合的受体类别是
A. G蛋白耦联受体　　　B. 离子通道受体　　　C. 细胞内受体
D. 细胞因子受体　　　E. 酪氨酸激酶受体
2. 月经周期中，促进卵泡发育成熟的主要激素是
A. 卵泡刺激素　　　B. 人绒毛膜促性腺激素　　　C. 黄体生成素
D. 雌激素　　　E. 孕激素
3. 与月经周期中分泌期体温升高相关的激素是
A. 孕酮　　　B. 雌三醇　　　C. 雌二醇　　　D. 雄烯二酮　　　E. 雌酮

第四章　医学微生物学（助理不考）

第一节　微生物基本概念

（尚未出题）

第二节　细菌的形态与结构

| 题型 | B1 型题 |

（1～2 题共用备选答案）
A. 荚膜　　　　B. 质粒　　　　C. 普通菌毛　　　　D. 芽孢　　　　E. 鞭毛
1. 与耐药性的获得及转移密切相关的细菌结构是
2. 与肺炎链球菌致病性密切相关的细菌结构是

第三、四、五节　细菌的生理、消毒与灭菌、噬菌体

（尚未出题）

第六、七节　细菌的遗传与变异、细菌的感染与免疫

（尚未出题）

第八、九节　细菌感染的检查方法与防治原则、病原性球菌

（尚未出题）

第十节　肠道杆菌

| 题型 | A1 型题 |

1. 导致出血性结肠炎的细菌是
A. 霍乱弧菌　　　　　　　　B. 副溶血性弧菌　　　　　　　　C. 金黄色葡萄球菌
D. 大肠埃希菌 O157：H7　　E. 伤寒沙门菌
2. 可以引起菌血症的细菌是
A. 肉毒梭菌　　B. 霍乱弧菌　　C. 白喉棒状杆菌　　D. 破伤风梭菌　　E. 伤寒沙门菌
3. 肠道病毒一般不引起的疾病是
A. 尿道炎　　　B. 手足口病　　C. 脊髓灰质炎　　　D. 无菌性脑炎　　E. 心肌炎

| 题型 | A2 型题 |

1. 女，60 岁。5 天前无明显诱因出现右上腹胀痛，伴畏寒、寒战、发热，最高体温 39.2 ℃，食欲不振，乏力。查体：T 38.5 ℃，P 90 次 / 分，R 20 次 / 分，BP 140/80 mmHg，双肺未闻及干湿性啰音，心律齐。腹软，无肌紧张，肝肋下 5 cm，有压痛。血常规：Hb 120 g/L，WBC $12.2×10^9$/L，N 0.92，PLT $122×10^9$/L。腹部 B 超：右肝内多个直径 2～3 cm 液性暗区。抗感染治疗主要针对的细菌是
A. 大肠埃希菌　　　　　　　B. 表皮葡萄球菌　　　　　　　C. 鲍曼不动杆菌
D. 铜绿假单胞菌　　　　　　E. 梭状芽孢杆菌
2. 女，40 岁。右上腹胀痛伴畏寒，发热 2 天，巩膜黄染 1 天。查体：T 39 ℃，P 100 次 / 分，右上腹部压痛，反跳痛及肌紧张明显，肝区叩击痛阳性。血 WBC $18.2×10^9$/L，N 0.85。B 超示胆囊及胆总管结石。该患者最可能感染的致病菌是
A. 草绿色链球菌　　　　　　B. 大肠埃希菌　　　　　　　　C. 金黄色葡萄球菌
D. 铜绿假单胞菌　　　　　　E. 肺炎链球菌

3. 男，30岁。十二指肠溃疡3年。8小时前突发上腹部疼痛。查体：全腹肌紧张，压痛、反跳痛（＋）。立位腹部X线平片示右侧膈下游离气体。继发感染的常见细菌是
A. 金黄色葡萄球菌　B. 变形杆菌　　　　C. 肺炎克雷伯菌　D. 大肠埃希菌　　　E. 铜绿假单胞菌
4. 女，2岁。乏力、纳差、腹胀伴发热8天，于8月8日来诊。开始为低热，近3天高热，体温波动于39～39.8℃。查体：T 39℃，P 80次/分，躯干散在少数充血性皮疹，脾肋下可及。实验室检查：血WBC $3.6×10^9$/L，N 0.60，L 0.40。最可能感染的病原体是
A. 立克次体　　　　B. 沙门菌　　　　　C. 大肠埃希菌　　D. 军团菌　　　　　E. 布鲁氏菌

第十一节　弧菌

题型	A2型题

8月某日，某婚宴有8%用餐者先后因腹痛、腹泻就诊。大部分患者出现上腹和脐周阵发性绞痛，继而腹泻，5～10次/天，粪便呈洗肉水样。调查发现聚餐的主要食物为海鲜类食品，引起该食物中毒的病原菌最有可能是
A. 葡萄球菌　　　　B. 副溶血性弧菌　　C. 沙门菌　　　　D. 李斯特菌　　　　E. 肉毒梭菌

第十二节　厌氧性细菌

题型	A2型题

1. 女，65岁。左手示指外伤后11天，肌肉痉挛3天。查体：神志清，查体合作，苦笑面容。左手示指指尖可见伤口，已结痂。最可能感染的病原体是
A. 破伤风梭菌　　　　　　　B. 金黄色葡萄球菌　　　　　C. 产气荚膜梭菌
D. 艰难梭菌　　　　　　　　E. 大肠埃希菌
2. 男，35岁。田间耕作时被带铁锈钉刺伤右足，伤口约3 cm，自行包扎未就医，6天后患者出现全身乏力、头晕、头痛，并觉张口困难、颈强直（＋）、头后仰、角弓反张，对造成该疾病的致病菌特点的描述，正确的是
A. 细菌形态为球菌　　　　　B. 致病菌素主要为内毒素　　C. 感染必须具有缺氧环境
D. 革兰氏染色阴性　　　　　E. 芽孢对热、干燥不耐受
3. 男，40岁。右下肢肿胀，剧痛3小时。1天前用粪便在农田施肥时，右足被扎伤，半夜感胀裂样痛，症状加重，出现下肢肿胀，皮肤由紫红变成黑紫、水肿有水疱。查体：局部皮下有捻发音，伤口处有恶臭的血性浆液渗出。最可能的致病菌是
A. 乙型溶血性链球菌　　　　B. 大肠埃希菌　　　　　　　C. 表皮葡萄球菌
D. 梭状芽孢杆菌　　　　　　E. 结核分枝杆菌

第十三节　棒状（杆）菌

题型	A2型题

1. 男，45岁。因"胃溃疡"行胃部分切除术，卧床7天后出现高热、咳脓血痰、气促。查体：T 39℃，P 120次/分，R 30次/分。双肺可闻及少许湿啰音。痰液涂片检查可见大量脓细胞、成堆排列的G^+球菌。最可能感染的细菌是
A. 金黄色葡萄球菌　B. D群链球菌　　　C. A群链球菌　　　D. 脑膜炎球菌　　　E. 肺炎链球菌
2. 男，21岁。畏寒、高热、咳嗽伴左胸痛5天。查体：BP 80/50 mmHg，P 120次/分。胸部X线片见左肺下叶大片状致密影。实验室检查：血WBC $12.2×10^9$/L，N 0.87，该患者最可能感染的病原体是
A. 肺炎支原体　　　B. 肺炎链球菌　　　C. 军团菌　　　　D. 金黄色葡萄球菌　E. 结核分枝杆菌

第十四节　分枝杆菌

题型	B1型题

（1～2题共用备选答案）
A. 肺孢子菌感染　B. 病毒性肺炎　　　C. 大叶性肺炎　　D. 肺结核　　　　　E. 小叶性肺炎

1. 分枝杆菌感染引起的疾病是
2. 真菌感染引起的疾病是

第十五、十六节　放线菌和诺卡菌、动物源性细菌

（尚未出题）

第十七节　其他细菌

| 题型 | A1 型题 |

淋病奈瑟菌的形态特点是
A. 革兰氏阳性链球菌　　　　B. 革兰氏阴性球杆菌　　　　C. 革兰氏阴性螺形菌
D. 革兰氏阳性四联球菌　　　E. 革兰氏阴性双球菌

第十八节　支原体

| 题型 | A2 型题 |

女，18 岁。发热、咽痛伴阵发性刺激性咳嗽 1 周。咳少量黏痰。查体：T 39 ℃，左肺可闻及少量湿啰音。胸部 X 线片示左上肺淡薄片状阴影。血白细胞总数及中性粒细胞计数正常。经阿奇霉素治疗 7 天后复查胸部 X 线片示病灶大部分吸收。最可能感染的病原体是
A. 肺炎链球菌　　B. 结核分枝杆菌　　C. 腺病毒　　D. 肺炎支原体　　E. 嗜肺军团菌

第十九节　立克次体

（尚未出题）

第二十节　衣原体

| 题型 | A2 型题 |

男，35 岁。动物园鸟类饲养员。发热、咳嗽伴头痛、眼痛 1 周。查体：T 40 ℃，睑结膜充血，双肺可闻及湿啰音。血常规正常，胸部 X 线片示间质性肺炎。其感染的病原体最可能是
A. 肺炎支原体　　B. 腺病毒　　C. 肺炎链球菌　　D. 呼吸道合胞病毒　　E. 肺炎衣原体

第二十一节　螺旋体

| 题型 | A2 型题 |

男，40 岁。发热、头痛 2 天。1 周前到南方地区参加抗涝救灾。查体：T 39 ℃，皮肤黄染，双下肢可见少许出血点，结膜充血，肝肋下 2 cm，压痛阳性，脾肋下未触及，腓肠肌压痛明显。血常规：WBC $15.0×10^9$/L，N 0.88，Hb 100 g/L，PLT $220×10^9$/L，ALT 215 U/L，AST 120 U/L，TBil 106 μmol/L。尿常规：尿蛋白（++）。尿沉渣镜检：WBC（+），RBC（++）。最可能感染的病原体是
A. EB 病毒　　B. 伯氏疏螺旋体　　C. 新布尼亚病毒　　D. 钩端螺旋体　　E. 汉坦病毒

第二十二节　真菌

| 题型 | B1 型题 |

（1～2 题共用备选答案）
A. 真菌　　　B. 衣原体　　　C. 支原体　　　D. 病毒　　　E. 立克次体
1. 无细胞壁的原核细胞型微生物是
2. 具有典型细胞核和完善细胞器的微生物是

第二十三、二十四节　病毒的基本性状、病毒的感染与免疫

（尚未出题）

第二十五节　病毒感染的检查方法与防治原则

（尚未出题）

第二十六节　呼吸道病毒

| 题型 | A1 型题 |

最容易发生变异的呼吸道病毒是
A. 甲型流感病毒　　　　　B. 副流感病毒　　　　　C. 麻疹病毒
D. 腮腺炎病毒　　　　　　E. 呼吸道合胞病毒

第二十七节　肠道病毒

| 题型 | B1 型题 |

（1～2题共用备选答案）
A. 抗-HBs　　B. 抗-HBc IgM　　C. 抗-HBc IgG　　D. 抗-HBe　　E. 抗-HBV
1. 乙型肝炎的保护性抗体是
2. 提示体内乙型肝炎病毒处于复制状态的抗体是

第二十八、二十九、三十节　肝炎病毒、黄病毒、出血热病毒

（尚未出题）

第三十一、三十二节　疱疹病毒、逆转录病毒

（尚未出题）

第三十三、三十四节　其他病毒、亚病毒

（尚未出题）

第五章 医学免疫学（助理不考）

第一节 绪论

题型　A1 型题

机体免疫系统识别和清除突变细胞的功能是
A. 免疫调节　　B. 免疫缺陷　　C. 免疫耐受　　D. 免疫监视　　E. 免疫防御

第二、三、四节 抗原、免疫器官、免疫细胞

题型　A1 型题

$CD4^+T$ 细胞发挥抗病毒作用的主要机制不包括
A. 辅助抗体产生　　B. 杀伤被感染细胞　　C. 产生免疫记忆　　D. 辅助 $CD8^+T$ 细胞　　E. 分泌细胞因子

题型　B1 型题

（1～2题共用备选答案）
A. B 淋巴细胞　　B. 树突状细胞　　C. NK 细胞　　D. 巨噬细胞　　E. T 淋巴细胞
1. 既能产生抗体又能提呈抗原的免疫细胞是
2. 可用于艾滋病辅助诊断的免疫细胞是

第五节 免疫球蛋白

题型　A1 型题

1. 与黏膜免疫应答密切相关的免疫球蛋白是
A. IgG　　B. IgA　　C. IgE　　D. IgD　　E. IgM
2. 患者感染病原微生物后，血清中最早出现的特异性免疫球蛋白是
A. IgM　　B. IgD　　C. IgG　　D. IgA　　E. IgE

题型　A2 型题

男，35岁。反复咳嗽伴呼吸困难20年，再发1天，吸入"万托林"或口服"氨茶碱片"后可缓解。查体：双肺闻及干啰音。外周血 WBC $7.8×10^9/L$，N 0.15。与该病发生关系最密切的免疫球蛋白是
A. IgE　　B. IgM　　C. IgA　　D. IgD　　E. IgG

题型　B1 型题

（1～2题共用备选答案）
A. IgD　　B. IgE　　C. IgA　　D. IgG　　E. IgM
1. 适应性体液免疫应答中最早产生的抗体分子是
2. 能透过血-胎盘屏障的抗体分子是

第六节 补体系统

题型　A1 型题

不参与 ADCC 作用的免疫分子是
A. 补体　　B. Fc 受体　　C. 免疫球蛋白　　D. 颗粒酶　　E. 穿孔素

第七、八节 细胞因子及受体、白细胞分化抗原和黏附分子

（尚未出题）

第九、十节 主要组织相容性复合体、免疫应答

题型 A1型题

1. 初次体液免疫应答产生抗体的特点是
   A. 滴度高　　B. 主要为IgA　　C. 主要为IgG　　D. 亲和力低　　E. 持续时间长
2. 最先到达病原体感染部位的免疫细胞是
   A. T细胞　　B. 巨噬细胞　　C. NK细胞　　D. B细胞　　E. 中性粒细胞
3. 可通过非特异性方式杀伤病毒感染细胞的免疫细胞是
   A. 中性粒细胞　　B. T细胞　　C. B细胞　　D. 肥大细胞　　E. NK细胞

第十一、十二节 黏膜免疫、免疫耐受

（尚未出题）

第十三、十四节 抗感染免疫、超敏反应

题型 A1型题

属于Ⅱ型超敏反应性疾病的是
　A. 新生儿溶血　　B. 血清病　　C. 荨麻疹　　D. 过敏性鼻炎　　E. 过敏性休克

题型 A2型题

男，30岁。患再生障碍性贫血3年，由于贫血严重予以输血治疗，在输血开始后10分钟患者突发寒战、发热、腰背痛、恶心、呕吐、心悸、呼吸困难、烦躁不安、无尿，急查血浆游离血红蛋白增高，该患者发生的不良反应，所属超敏反应的类型是
　A. Ⅲ型　　B. Ⅳ型　　C. 不能定型　　D. Ⅱ型　　E. Ⅰ型

题型 B1型题

（1～2题共用备选答案）
　A. 支气管哮喘　　B. 荨麻疹　　C. 溶血性贫血　　D. 接触性皮炎　　E. 血清病
1. 由Ⅲ型超敏反应引起的疾病是
2. 由自身抗体诱导的Ⅱ型超敏反应引起的疾病是

第十五节 自身免疫和自身免疫病

题型 A1型题

主要由自身反应性T细胞介导的自身免疫性疾病的是
　A. 链球菌感染后肾小球肾炎　　B. 系统性红斑狼疮　　C. 肺出血-肾炎综合征
　D. 血小板减少性紫癜　　E. 多发性硬化

第十六节 免疫缺陷病

题型 A1型题

下列属于补体系统缺陷导致的疾病是
　A. 急性肾小球肾炎　　B. 过敏性休克　　C. 接触性皮炎
　D. 遗传性血管神经性水肿　　E. 桥本甲状腺炎

第十七、十八、十九节 肿瘤免疫、移植免疫、免疫学检测技术

（尚未出题）

第二十节 免疫学防治

| 题型 | A1 型题 |

干扰素抗病毒作用的机制是
A. 通过诱导细胞合成抗病毒蛋白发挥效应
B. 抑制病毒体成熟释放
C. 阻止病毒体与细胞表面受体特异结合
D. 增强机体适应性免疫应答
E. 直接灭活病毒

第六章 病理学

第一节 细胞、组织的适应、损伤与修复

题型　A1 型题

1. 脂肪变性最常发生的器官是
   A. 肺　　　B. 脑　　　C. 肝　　　D. 肾　　　E. 脾
2. 坏疽是指坏死组织表现为
   A. 干酪样改变　B. 淤血性改变　C. 腐败菌的感染　D. 充血性改变　E. 缺血性改变
3. 最常发生湿性坏疽的器官是
   A. 四肢　　　B. 肝　　　C. 脾　　　D. 肾　　　E. 肺
4. 下列哪种新生的细胞是机化时出现的特征细胞
   A. 平滑肌细胞　B. 成纤维细胞　C. 类上皮细胞　D. 横纹肌细胞　E. 上皮细胞
5. 下列哪项属于组织的损伤性改变
   A. 萎缩　　　B. 变性　　　C. 增生　　　D. 化生　　　E. 肥大
6. 可以发生坏疽的器官是
   A. 阑尾　　　B. 心　　　C. 脾　　　D. 肝　　　E. 脑
7. 软组织中出现骨和软骨组织，应考虑是
   A. 过度性增生　B. 再生性增生　C. 内分泌性增生　D. 组织的化生　E. 癌前病变
8. 细胞坏死的主要形态学特征是
   A. 核分裂　　　B. 细胞核异型性　C. 线粒体肿胀　D. 细胞核碎裂　E. 细胞质脂质增多
9. 属于永久性细胞的是
   A. 肝细胞　　　B. 造血细胞　　　C. 血管内皮细胞　D. 表皮细胞　　　E. 中枢神经细胞
10. 虎斑心属于
    A. 黏液变性　　B. 玻璃样变　　C. 细胞水肿　　　D. 淀粉样变　　E. 脂肪沉积（脂肪变性）
11. 病毒性肝炎肝细胞气球样变的特征是
    A. 肝细胞体积增大，双核，核仁明显
    B. 肝细胞轮廓可见，胞核浓缩，核膜消失
    C. 肝细胞体积缩小，胞质疏松，透明度增加
    D. 肝细胞体积增大，胞质疏松、淡染，透明度增加
    E. 肝细胞体积增大，胞质内大小不等的空泡，苏丹Ⅲ染色（+）
12. 肉芽组织的组成包括下列哪项
    A. 毛细血管和弹力纤维　　B. 小动脉和成纤维细胞　　C. 毛细血管和胶原纤维
    D. 成纤维细胞和小静脉　　E. 毛细血管和成纤维细胞
13. 肉芽组织的作用不包括
    A. 抗感染保护创面　　　B. 填补创口和组织缺损　　C. 机化渗出物
    D. 包裹渗出物　　　　　E. 连接组织缺损，保持器官完整性
14. 慢性萎缩性胃炎时，胃上皮常发生
    A. 鳞状上皮化生　B. 肠上皮化生　C. 结缔组织化生　D. 假黏液腺化生　E. 骨化生

题型　A2 型题

1. 男，55 岁，有 35 年吸烟史，支气管镜活检可见鳞状上皮和支气管腺体，此种病理变化属于
   A. 支气管黏膜化生　　　B. 支气管鳞状细胞癌　　　C. 支气管黏膜萎缩
   D. 支气管黏膜肥大　　　E. 支气管上皮恶变
2. 患者，男性，25 岁，吸烟，近 2 年来右下肢行走后疼痛，休息后好转，出现间歇跛行。近 1 月来，右踇趾变黑、皱缩，失去知觉，此种病变是
   A. 液化性坏死　B. 湿性坏疽　　C. 干性坏疽　　D. 固缩坏死　　E. 干酪样坏死

题型　B1 型题

（1～4 题共用备选答案）

A. 化生　　　　B. 机化　　　　C. 分化　　　　D. 再生　　　　E. 增生
1. 同一胚叶分化成熟组织转化为另一种成熟组织的过程是
2. 肉芽组织取代坏死组织、血栓以及渗出物的过程是
3. 组织细胞从胚胎期不成熟细胞到正常成熟细胞的生长发育过程是
4. 组织损伤后，由其邻近的健康细胞分裂增生完成修复的过程是

第二节　局部血液循环障碍

题型　A1型题

1. 严重外伤患者发生脂肪栓塞综合征，该综合征主要累及的部位是
A. 胰　　　　B. 肾　　　　C. 肝　　　　D. 骨　　　　E. 肺
2. 引起肺褐色硬化的最常见疾病是
A. 二尖瓣狭窄　　　　B. 肺动脉瓣狭窄　　　　C. 三尖瓣狭窄
D. 主动脉瓣闭锁不全　　　　E. 肺动脉栓塞
3. 不属于血栓结局描述的是
A. 溶解　　　　B. 钙化　　　　C. 软化　　　　D. 机化　　　　E. 硬化
4. 诊断羊水栓塞的主要病理依据是
A. 肺泡腔内透明膜形成　　　　B. 肺泡腔内有胎粪小体　　　　C. 肺泡腔内广泛出血
D. 肺血管内有角化上皮　　　　E. 微循环内透明血栓
5. 透明血栓常见于
A. DIC　　　　B. 白血栓　　　　C. 混合血栓的头部
D. 红血栓　　　　E. 混合血栓的尾部
6. 梗死灶呈地图状改变的脏器是
A. 肺　　　　B. 脑　　　　C. 肾　　　　D. 肠　　　　E. 心
7. 贫血性梗死灶呈锥体形改变的脏器是
A. 肺　　　　B. 脑　　　　C. 肾　　　　D. 肠　　　　E. 心
8. 活体内异常物体沿血液流动阻塞相应血管的过程为
A. 梗死　　　　B. 栓塞　　　　C. 栓子　　　　D. 机化　　　　E. 血栓形成
9. 在活体的血管内血液发生凝固形成的固体质块是
A. 栓塞　　　　B. 栓子　　　　C. 血栓　　　　D. 凝血　　　　E. 淤血
10. 心房纤颤时，左心房内的球形血栓是
A. 红色血栓　　　　B. 透明血栓　　　　C. 混合血栓　　　　D. 白色血栓　　　　E. 延续性血栓
11. 贫血性梗死主要发生于
A. 心、肝、肾　　　B. 心、肺、脾　　　C. 心、肾、脾　　　D. 大脑、肺、肾　　　E. 小肠、肝、心
12. 血栓形成的条件，不正确的是
A. 血管内皮损伤　　　　B. 涡流形成　　　　C. 新生血小板增多
D. 组织因子释放　　　　E. 纤维蛋白溶酶增加
13. 股骨骨折后因处理不当，大量脂肪滴进入血液，该脂肪栓子常栓塞于
A. 左心室　　　　B. 左心房　　　　C. 肺静脉及其分支
D. 主动脉分支　　　　E. 肺动脉及其分支
14. 槟榔肝的典型病变是
A. 肝细胞坏死　　　　B. 肝细胞萎缩　　　　C. 肝小叶结构破坏
D. 门静脉分支扩张淤血　　　　E. 肝血窦扩张淤血，肝细胞脂肪变性
15. 心衰细胞是含有含铁血黄素的
A. 巨噬细胞　　　B. 淋巴细胞　　　C. 中性粒细胞　　　D. 嗜酸性粒细胞　　　E. 嗜碱性粒细胞
16. 急性心力衰竭导致下列哪项病变
A. 肺气肿　　　　B. 肺不张　　　　C. 肺水肿　　　　D. 肺脓肿　　　　E. 肺褐色硬化

题型　A2型题

患者，男性，45岁，曾患风湿性心内膜炎，近日发热，皮肤、黏膜有出血点。实验室检查白细胞增高，住院治疗，医嘱绝对卧床休息。今晨患者自行起床，突感头痛，呕吐，左下肢麻木，倒地死亡。该患者最可能的死亡原因是

A. 肺炎　　　　B. 脑出血　　　　C. 肺动脉栓塞　　　D. 心肌梗死　　　E. 脑动脉栓塞

| 题型 | B1 型题 |

（1～2题共用备选答案）
A. 纤维蛋白及血小板　　　B. 血小板及粒细胞　　　C. 纤维蛋白及淋巴细胞
D. 纤维蛋白及粒细胞　　　E. 纤维蛋白及红细胞
1. 血栓头部的主要成分是
2. 血栓尾部的主要成分是

第三节　炎症

| 题型 | A1 型题 |

1. 不引起肉芽肿性炎的病原体是
A. 结核分枝杆菌　　B. 痢疾杆菌　　C. 麻风杆菌　　D. 梅素螺旋体　　E. 伤寒杆菌
2. 葡萄球菌感染灶内浸润的主要炎症细胞是
A. 单核细胞　　B. 中性粒细胞　　C. 嗜碱性粒细胞　　D. 淋巴细胞　　E. 嗜酸性粒细胞

| 题型 | A2 型题 |

1. 女，30岁。腹痛、腹泻伴里急后重3天。最初为稀便，2天后为黏液脓血便，偶见片状灰白色膜状物排出。此病变最可能的炎症类型是
A. 纤维素性炎　　B. 变质性炎　　C. 浆液性炎　　D. 出血性炎　　E. 化脓性炎
2. 男，45岁，左膝关节肿胀伴积液，经穿刺抽出清亮液体。2天后出现寒战、高热、膝关节剧痛。查体：T 39.5℃，膝关节肿胀并有压痛，实验室检查：WBC 15.0×10^9/L。左膝关节X线片见软组织肿胀、关节间隙增宽。此关节积液中主要的渗出成分依次是
A. 纤维素、脓液　　　B. 脓液、纤维素　　　C. 浆液、纤维素
D. 脓液、浆液　　　　E. 浆液、脓液
3. 女，28岁。腹痛、发热、呕吐1天。查体：T 38.9℃，P 120次/分，双肺呼吸音清，未闻及干湿性啰音，心率120次/分，律齐。右下腹麦氏点压痛、反跳痛（+）。血常规：Hb 120g/L，WBC 10.2×10^9/L，N 0.85，PLT 202×10^9/L。行阑尾切除术，手术标本病理检查可见阑尾壁各层大量弥漫性浸润的细胞是
A. 淋巴细胞　　B. 巨噬细胞　　C. 嗜碱性粒细胞　　D. 嗜酸性粒细　　E. 中性粒细胞

第四节　肿瘤

| 题型 | A1 型题 |

1. 骨肉瘤最重要的组织学特点是
A. 细胞核多形　　　　B. 血管内瘤栓　　　　C. 肿瘤性成骨
D. 细胞异型性明显　　E. 核分裂象多见
2. 下列不属于上皮组织肿瘤的是
A. 肺腺癌　　　　　　B. 胃淋巴瘤　　　　　C. 肝腺瘤
D. 乳腺导管内乳头状瘤　E. 宫颈鳞状细胞癌
3. 皮下脂肪瘤常见的肉眼特点是
A. 息肉状　　B. 乳头状　　C. 分叶状　　D. 结节状　　E. 囊状
4. 癌与肉瘤的主要区别是
A. 发生的部位不同　　B. 肿瘤的颜色不同　　C. 肿瘤的质地不同
D. 发生的年龄不同　　E. 组织来源不同
5. 肿瘤分期是指
A. 肿瘤细胞的分化程度　　B. 肿瘤细胞的恶性程度　　C. 肿瘤细胞核分裂象的多少
D. 肿瘤的生长范围和扩散程度　　E. 肿瘤细胞的浸润及转移能力
6. 不属于癌前病变的是
A. 黏膜白斑　　　　B. 溃疡性结肠炎　　　　C. 十二指肠溃疡

D. 乳腺导管上皮乳头状瘤样增生　　　　　　　　E. 家族性腺瘤性肠息肉病
7. 原位癌是指
A. 异型增生细胞累及全层，侵破基膜　　　　　　B. 异型细胞累及上皮层的下1/3
C. 上皮细胞异乎常态的增生　　　　　　　　　　D. 异型细胞累及上皮层的下2/3
E. 异型细胞累及上皮全层，未突破基膜
8. 最常引起血行转移的癌是
A. 甲状腺乳头状癌　　　　B. 肺鳞状细胞癌　　　　C. 乳腺浸润性导管癌
D. 直肠未分化癌　　　　　E. 子宫绒毛膜癌
9. 来源于间叶组织的恶性肿瘤是
A. 癌　　　　B. 肉瘤　　　　C. 母细胞瘤　　　　D. 类癌　　　　E. 原位癌
10. 诊断恶性肿瘤的主要依据是
A. 肿瘤的肉眼形态　　　　B. 肿瘤对机体的影响　　　　C. 肿瘤的大小
D. 肿瘤细胞的异型性　　　E. 肿瘤的继发改变

| 题型 | A2 型题 |

女，33岁。B超检查在左乳房外上象限发现0.3 cm×0.2 cm大小的结节，局部切除送病理检查。结节内查见癌细胞，累及上皮全层，但未侵破基底膜。正确的病理诊断是
A. 上皮内瘤变Ⅰ级　　　　B. 上皮内瘤变Ⅱ级　　　　C. 重度非典型增生
D. 原位癌　　　　　　　　E. 早期浸润癌

| 题型 | B1 型题 |

（1～2题共用备选答案）
A. 神经纤维瘤　　　　B. 软骨母细胞瘤　　　　C. 骨母细胞瘤
D. 成熟性畸胎瘤　　　E. 髓母细胞瘤
1. 属于恶性肿瘤的是
2. 含有2个胚层以上成分的肿瘤是
（3～4题共用备选答案）
A. 颈部淋巴管瘤　　　　B. 皮肤恶性黑色素瘤　　　　C. 乳腺髓样癌
D. 子宫绒毛膜癌　　　　E. 睾丸精原细胞瘤
3. 上皮组织分化的肿瘤是
4. 间叶组织分化的肿瘤是
（5～6题共用备选答案）
A. 分叶状　　　B. 乳头状　　　C. 结节状　　　D. 囊状　　　E. 菜花样
5. 皮下脂肪瘤的常见肉眼形态是
6. 乳腺纤维瘤的常见肉眼观是

第五节　心血管系统疾病

| 题型 | A1 型题 |

1. 原发性高血压时细动脉可逆性病理改变是
A. 血管壁平滑肌萎缩　　　　B. 血管纤维化　　　　C. 血管痉挛
D. 内膜下蛋白性物质沉积　　E. 血管腔狭窄
2. 不属于慢性风湿性心脏病病变的是
A. 心肌间质小瘢痕形成　　　B. 心包纤维素渗出　　　C. 主动脉瓣增厚、缩短、变形
D. McCallum 斑　　　　　　 E. 二尖瓣增厚、缩短、变形
3. 符合良性高血压血管病病变的是
A. 小动脉外膜纤维增生　　　B. 小动脉玻璃样变性　　　C. 细动脉胶原纤维增生
D. 细动脉平滑肌增生　　　　E. 细动脉玻璃样变性
4. 早期动脉粥样硬化病变，最早进入动脉内膜的细胞是
A. 红细胞　　B. 淋巴细胞　　C. 脂肪细胞　　D. 嗜中性粒细胞　　E. 巨噬细胞
5. 高血压脑出血最多见于
A. 基底节　　B. 脑桥　　C. 小脑　　D. 大脑白质　　E. 脑干

6. 高血压时的肾脏病理变化表现为
　A. 颗粒型固缩肾　　　　　　B. 肾脏单发性贫血性梗死　　　C. 肾动脉动脉瘤形成
　D. 肾的多发性大瘢痕形成　　E. 肾脏淤血
7. 动脉粥样硬化时，脂纹病变中的主要成分是
　A. 平滑肌细胞　　B. 中性粒细胞　　C. 脂肪细胞　　D. 泡沫细胞　　E. T淋巴细胞
8. 下列关于风湿性心肌炎病变累及部位，描述正确的是
　A. 心肌细胞　　　　　　　　B. 心肌间质结缔组织　　　　　C. 心肌间质神经组织
　D. 心肌间质的小血管　　　　E. 心肌间质的嗜银纤维

| 题型 | A2 型题 |

男，55岁。反复活动时胸痛，快步行走及上楼梯可诱发，休息可缓解。冠状动脉造影见前降支阻塞80%，血管病变的始动环节是
　A. 巨噬细胞形成泡沫细胞　　　　B. 纤维帽破裂、血栓形成　　　C. 平滑肌细胞增殖和迁移
　D. 内皮细胞受损及功能失调　　　E. 内皮下脂质沉积

第六节　呼吸系统疾病

| 题型 | A1 型题 |

1. 原发性肺结核和继发性肺结核病均可见的病理类型是
　A. 慢性纤维空洞型肺结核　　B. 浸润性肺结核　　　　　　C. 结核球
　D. 局灶性肺结核　　　　　　E. 粟粒型肺结核
2. 最有可能引起副肿瘤综合征的肺癌类型是
　A. 小细胞癌　　B. 鳞状细胞癌　　C. 腺鳞癌　　D. 肉瘤样癌　　E. 乳头状腺癌
3. 慢性支气管炎患者发生阻碍性通气功能障碍的病变基础是
　A. 支气管上皮细胞变性、坏死　　　　　　　　B. 支气管平滑肌萎缩
　C. 支气管软骨萎缩、纤维化　　D. 支气管腺体增生、肥大　　E. 细支气管炎及细支气管周围炎
4. 肺组织切片检查，光镜下见细支气管上皮脱落，腔内及周围肺泡腔内亦有多少不等的脓性渗出物，应诊断为
　A. 大叶性肺炎灰色肝变期　　B. 慢性肺淤血　　　　　　　C. 小叶性肺炎
　D. 大叶性肺炎溶解消散期　　E. 肺纤维化
5. 周围型肺癌最常见的病理类型是
　A. 小细胞肺癌　　B. 鳞癌　　C. 腺癌　　D. 大细胞肺癌　　E. 类癌
6. 肺癌最常见的组织学类型是
　A. 鳞状细胞癌　　B. 腺癌　　C. 小细胞癌　　D. 大细胞癌　　E. 燕麦细胞癌
7. 肺硅沉着病最常见的并发症是（助理不考）
　A. 肺真菌感染　　B. 肺栓塞　　C. 胸膜间皮瘤　　D. 肺结核　　E. 肺鳞癌
8. 在生产过程中形成的呼吸性粉尘是指（助理不考）
　A. 能随呼吸进入人体并沉积于呼吸道的粉尘　　　　B. 分散度较小的粉尘
　C. 直径小于5μm的粉尘　　D. 分散度较大的粉尘　　E. 直径小于15μm的粉尘

| 题型 | A2 型题 |

男，50岁。反复咳嗽、咳痰5年余，咳白色黏痰，晨起明显，受凉后加重，秋冬季症状明显。本次加重3天。吸烟史10余年，约20支/日，饮酒史20余年，其支气管黏膜活检最主要的炎症细胞是
　A. 嗜酸性粒细胞　　　　　B. 淋巴细胞　　　　　　　C. 中性粒细胞
　D. 巨噬细胞　　　　　　　E. 肥大细胞

| 题型 | B1 型题 |

（1～2题共用备选答案）
　A. 以浆液渗出为主　　　　B. 以纤维素渗出为主　　　　C. 以淋巴细胞渗出为主
　D. 以中性粒细胞渗出为主　E. 以嗜酸性粒细胞渗出为主
1. 符合小叶性肺炎炎症特点的是

2. 符合大叶性肺炎炎症特点的是
（3～4题共用备选答案）
A. 列兵样排列　　　　　B. 形成管状结构　　　　　C. 形成乳头状结构
D. 有角化珠　　　　　　E. 有假菊形团结构
3. 最符合肺小细胞癌组织学特点的是
4. 最符合高分化鳞癌组织学特点的是

第七节　消化系统疾病

题型　A1型题

1. 大肠癌最好发的部位是
A. 升结肠　　　B. 直肠　　　C. 乙状结肠　　　D. 横结肠　　　E. 降结肠
2. 肝硬化时，脾肿大的主要原因是
A. 脾窦巨噬细胞增多　　　　B. 脾索纤维组织增生　　　C. 脾窦扩张红细胞淤滞
D. 淋巴小结内大量中性粒细胞浸润　　　　E. 脾窦淋巴细胞聚集
3. 符合早期胃癌诊断条件的是
A. 肿瘤仅限于胃窦　　　　B. 癌未累及肌层　　　　C. 肿瘤直径小于 0.5cm
D. 黏膜皱襞消失　　　　　E. 肿瘤直径小于 1cm
4. 慢性肝炎导致肝硬化的基本病理变化
A. 肝细胞坏死　　　　　　B. 肝细胞缺氧改变　　　　C. 大量肝细胞嗜酸性变性
D. 大量肝细胞脂肪变性　　E. 大量肝小叶改建形成假小叶
5. 病毒性肝炎中见明显碎片状坏死和桥接坏死的是
A. 慢性持续性肝炎　　　　B. 亚急性重型肝炎　　　　C. 急性黄疸型肝炎
D. 慢性活动性肝炎　　　　E. 细菌性肝炎
6. 肝体积明显缩小，外观黄绿色，表面呈结节状。光镜下见肝细胞大片坏死，同时可见肝细胞再生结节，明显淤胆，大量炎症细胞浸润，结节间纤维组织及小胆管明显增生。根据上述病变应诊断为
A. 门脉性肝硬化　　　　　B. 重度慢性肝炎　　　　　C. 急性重型肝炎
D. 亚急性重型肝炎　　　　E. 急性黄疸性普通型肝炎
7. 门脉性肝硬化形成假小叶，其病理特点不正确的是
A. 肝细胞排列紊乱　　　　B. 肝细胞可变性坏死　　　C. 肝细胞可有双核出现
D. 小胆管闭塞、假胆管　　E. 中央静脉可偏位、缺如
8. 下列有关早期食管癌的描述不正确的是
A. 常无明显临床症状　　　B. 可以是黏膜内癌　　　　C. 可以是黏膜下癌
D. 可以是原位癌　　　　　E. 可以侵及浅肌层
9. 下列哪项最符合胃溃疡的病理变化
A. 部位多在胃小弯近贲门处　　B. 直径多在 2 cm 左右　　C. 边缘隆起不整齐
D. 底部凹凸不平　　　　　E. 周围黏膜皱襞向溃疡集中

题型　A2型题

1. 男，72岁。反酸，烧心36年。呼吸困难，乏力2个月。间断口服质子泵抑制剂治疗，起初有效，近2个月效果不佳。胃镜检查示：食管下段及贲门区隆起溃疡性病变，质脆、易出血。最有可能的活组织检查为
A. 淋巴瘤　　　　　　　　B. 神经内分泌肿瘤　　　　C. 胃肠间质瘤
D. 鳞癌　　　　　　　　　E. 腺癌
2. 男，48岁。右季肋区疼痛3个月。既往乙型病毒性肝炎病史10年。B超检验见肝右叶巨大肿块。血AFP增高。符合该肿瘤病理学特点的是
A. 肿瘤组织间质较多　　　B. 癌细胞呈腺管状排列　　C. 癌细胞分泌黏液且血管少
D. 癌细胞与肝细胞类似　　E. 发生于肝内胆管上皮最多见
3. 男，78岁。间断餐后上腹痛、嗳气40年，无反酸，曾行胃镜及病理检查提示重度萎缩性胃炎。近期出现乏力及消瘦，胃镜发现胃角巨大溃疡，周边不规则隆起，中心有较大血凝块附着，其余部位无出血病变。行手术治疗。术后病理最可能为
A. 胃淋巴瘤　　B. 胃间质瘤　　C. 胃癌　　D. 胃溃疡　　E. 胃结核

4. 男，46岁，湖北农民。肝功能反复异常10余年。1个月来出现腹胀、尿黄。查体：面色晦暗，巩膜黄染，见肝掌及蜘蛛痣，腹水征（+）。实验室检查：ALT 180 U/L，TBIL 37μmol/L，PTA 60%，HBsAg（−），抗HCV（−）。肝脏最可能的病理变化是
A. 肝脏呈干线状纤维化，肝脏表面有大小不等的结节   B. 肝细胞水肿，有大片炎症细胞浸润
C. 肝细胞亚大块坏死   D. 肝细胞大块坏死
E. 肝细胞水肿，假小叶形成

5. 男，32岁，恶心、呕吐、腹胀、乏力4天，发热、胡言乱语1天。既往无肝病史。查体：巩膜明显黄染，肝浊音界缩小，扑翼样震颤阳性。实验室检查：血ALT 130 U/L，TBIL 240μmol/L。该患者的肝脏可能发生的主要病理改变是
A. 肝淤血性改变   B. 假小叶形成   C. 肝细胞气球样变
D. 肝细胞广泛坏死   E. 肝细胞碎屑样坏死

6. 男，45岁，HBsAg（+）20年。超声检查：肝脏回声不均匀，脾大，门静脉增宽，中等量腹水。肝穿刺病理的特征性发现是
A. 肝细胞变性坏死   B. 弥漫性肝纤维化   C. 肝细胞气球样变
D. 毛细胆管胆汁淤积   E. 假小叶形成

题型　B1型题

（1～2题共用备选答案）
A. 直径1.6 cm   B. 直径1.2 cm   C. 直径0.8 cm
D. 直径0.4 cm   E. 直径2.0 cm

1. 符合小胃癌的肿瘤大小是
2. 符合微小胃癌的肿瘤大小是

第八节　泌尿系统疾病

题型　A1型题

1. 急性链球菌感染后肾小球肾炎电镜下的典型表现是
A. 广泛足突消失
B. 电子致密物呈"飘带"样在肾小球基底膜沉积
C. 毛细管腔内中性粒细胞浸润
D. 电子致密物呈"驼峰"样在上皮下沉积
E. 电子致密物在系膜区沉积

2. 急性弥漫性增生性肾小球肾炎中增生的主要细胞是
A. 肾小球周围的成纤维细胞及系膜细胞   B. 肾球囊壁层上皮细胞及毛细血管内皮细胞
C. 肾小球毛细血管内皮细胞及系膜细胞   D. 肾球囊脏层上皮细胞及系膜细胞
E. 肾球囊脏层上皮细胞及壁层上皮细胞

3. 以肾小球壁层上皮细胞增生为主的肾炎类型是
A. 膜增生性肾小球肾炎   B. 微小病变型肾小球肾炎   C. 新月体性肾小球肾炎
D. 系膜增生性肾小球肾炎   E. 急性弥漫性增生性肾小球肾炎

4. 慢性肾盂肾炎大体描述正确的是
A. 肾弥漫性颗粒状   B. 肾肿大、苍白   C. 肾表面散在出血点
D. 肾不对称性缩小   E. 肾弥漫性肿大

题型　A2型题

1. 女孩，10岁，全身水肿2周。尿蛋白定量4.5g/24h，血浆白蛋白20g/L，血脂升高。行肾脏穿刺活检，光镜下肾小球未见异常。电镜下肾小球最可能的病理变化是
A. 脏层上皮细胞足突消失   B. 系膜区电子致密物沉积   C. 上皮下驼峰样电子致密物沉积
D. 基底膜弥漫性增厚   E. 基底膜内电子致密物沉积

2. 男，56岁，间断发热1个月，进行性少尿、咯血10天，查体：BP165/100mmHg，双肺听诊可闻及湿啰音。双下肢水肿。尿常规：蛋白（++）。尿沉渣镜检：RBC 40～50/HP。血肌酐455μmol/L，尿素氮18.5mmol/L，ANA（−），抗中性粒细胞胞浆抗体（+）。B超示双肾增大。该患者肾脏最可能的病理特征是

A. 肾小球纤维化、玻璃样变　　B. 新月体形成　　　　　　C. 弥漫性 GBM 增厚，钉突形成
D. 系膜局灶性节段性增宽或弥漫性增宽　　　　　　　　　E. 系膜局灶性节段性硬化、玻璃样变性
3. 男，17 岁，水肿 1 周，辅助检查：尿蛋白（+++），尿沉渣镜检示红细胞 0～1/HP，24 小时尿蛋白定量 7.6g，血肌酐 76μmol/L，肾穿刺提示微小病变型肾病。其主要发病机制为
A. 补充 C3 异常　　　　　　B. 免疫复合物沉积　　　　　C. T 细胞功能紊乱
D. 肾小球微血栓形成　　　　E. 抗基底膜抗体形成

| 题型 | A3/A4 型题 |

（1～2 题共用题干）
男，25 岁。间断咳嗽、咳痰带血 1 个月，乏力、纳差伴尿少、水肿 1 周。实验室检查：血 WBC 8.6×10⁹/L，血红蛋白 80g/L，尿蛋白（++），尿沉渣镜检红细胞 8～10/HP，血肌酐 268μmol/L，尿素氮 22.6mmol/L，抗肾小球基底膜抗体（+），ANCA 阴性。
1. 其肾脏最可能的病理类型为
A. 微小病变型　　　　　　　B. 新月体性肾小球肾炎　　　C. 系膜增生性肾小球肾炎
D. 毛细血管内增生性肾小球肾炎　　　　　　　　　　　　E. 膜性肾病
2. 最可能的免疫病理所见是
A. 无或仅微量免疫复合物
B. IgG 和 C3 呈颗粒状沉积于系膜区及毛细血管壁
C. IgG、IgA、IgM、C3 呈多部位沉积
D. IgG 和 C3 呈细颗粒状沿毛细血管壁沉积
E. IgG 和 C3 呈线条状沉积于毛细血管

第九节　内分泌系统疾病

| 题型 | A1 型题 |

1. 糖尿病一般不会出现的血管病变是
A. 玻璃样变性　　B. 淀粉样变性　　C. 纤维素样坏死　　D. 纤维化　　E. 钙化
2. 免疫标记降钙素阳性的甲状腺肿瘤是
A. 梭形细胞癌　　B. 滤泡腺癌　　　C. 髓样癌　　　　　D. 巨细胞癌　E. 乳头状癌

| 题型 | A2 型题 |

1. 女，30 岁。甲状腺右叶包块 3 年，无不适症状，包块增大缓慢。B 超见包块内有点状钙化。行甲状腺右叶和峡部全切、左叶次全切除术。根据术后病理报告判断为预后良好的一种恶性肿瘤，但需终身服用甲状腺素片治疗。病理诊断的主要依据是
A. 有复杂分支乳头样结构　　B. 可见印戒细胞　　　　　C. 腺腔高度扩张呈囊状
D. 含大量黏液　　　　　　　E. 癌巢少而间质纤维组织多
2. 女，35 岁。颈部肿块 4 年余，随吞咽上下移动。近 3 个月肿块增大明显。手术切除后病理诊断为甲状腺滤泡状腺癌。其最主要的病理诊断依据是
A. 甲状腺滤泡上皮细胞明显异型性　　　　　　　　　　　B. 甲状腺间质中出现大量淀粉样物质
C. 甲状腺滤泡上皮细胞侵犯包膜　　　　　　　　　　　　D. 甲状腺滤泡上皮细胞核呈毛玻璃样改变
E. 甲状腺组织内出现乳头结构

第十节　乳腺及女性生殖系统疾病

| 题型 | A1 型题 |

1. 下列乳腺癌类型中常表现为粉刺癌的是
A. 浸润性小叶癌　　　　　　B. 浸润性导管癌　　　　　C. 导管内原位癌
D. 小叶原位癌　　　　　　　E. 髓样癌
2. 与 EB 病毒感染无关的疾病是

A. 鼻咽癌　　　　　　　　　B. 淋巴组织增生性疾病　　　C. 宫颈癌
D. 非洲儿童恶性淋巴瘤　　　E. 传染性单核细胞增多症
3. 侵蚀性葡萄胎与葡萄胎病理的主要区别点是
A. 绒毛细胞滋养层细胞　　　B. 绒毛合体滋养层细胞增生　C. 子宫深肌层见水泡状绒毛
D. 绒毛间质血管消失　　　　E. 绒毛水肿呈水泡状
4. 属于乳腺癌特殊类型的是
A. 浸润性导管癌　　　　　　B. 导管原位癌　　　　　　　C. 浸润癌
D. 小管癌　　　　　　　　　E. 小叶原位癌

题型　A2型题

1. 女，50岁。右乳头皮肤脱屑、结痂半年。去除痂皮可见糜烂样创面，刮片细胞学检查可见大而异型、胞质透明的肿瘤细胞。这种细胞为
A. 镜影细胞　　　　　　　　B. L&H型细胞　　　　　　　C. 陷窝细胞
D. Paget细胞　　　　　　　　E. 多核瘤巨细胞
2. 女，45岁。接触性阴道流血3个月余。妇科检查：宫颈前唇有直径约2cm菜花状赘生物。镜下见异型细胞浸润性生长，巢状排列，可见病理核分裂象。最可能先转移到的器官是
A. 子宫颈旁淋巴结　　　　　B. 腹股沟淋巴结　　　　　　C. 肺
D. 盆腔　　　　　　　　　　E. 脑
3. 女，45岁。体检发现右乳肿块，直径2cm，活动度差，边界不清。术后病理可见乳腺间质中有串珠样单行癌细胞排列。最可能诊断的是
A. 导管原位癌　　B. 小叶原位癌　　C. 小叶浸润癌　　D. 髓样癌　　E. 导管浸润癌

第十一节　常见传染病及寄生虫病

题型　A1型题

1. 流行性乙型脑炎的炎症性质是
A. 化脓性炎　　　B. 肉芽肿性炎　　C. 出血性炎　　　D. 纤维素性炎　　E. 变质性炎
2. 流行性脑脊髓膜炎典型的病理变化是
A. 神经细胞变性坏死　　　　B. 淋巴细胞血管周围袖套状浸润
C. 蛛网膜下腔脓性渗出物聚集　D. 噬神经细胞现象
E. 脑软化上形成

题型　A2型题

1. 女，18岁。持续发热10天，于9月2日来诊，体温逐日升高，伴乏力、纳差。查体：T39.8℃，P80次/分，精神萎靡，腹部可见6个充血性皮疹，腹部胀气，脾肋下可及。实验室检查：血WBC 3.7×10^9/L。此患者所患疾病的主要病理特点是
A. 基本病变是小血管炎　　　B. 全身单核-巨噬细胞系统增生性反应
C. 小肠黏膜苍白、水肿　　　D. 主要病变在淋巴结和胸腺
E. 肠黏膜呈弥漫性纤维蛋白渗出性炎症
2. 男，35岁。持续高热、恶心、呕吐、食欲不振伴腹泻5天入院。查体：皮肤、巩膜轻度黄染，胸部可见数枚淡红色斑丘疹，脾脏肋下可触及。实验室检查：血WBC 3.2×10^9/L，PLT 100×10^9/L。ALT 140U/L，TBIL 45μmol/L。肥达反应O 1:32。该疾病的特征性病理变化是
A. 全身单核-巨噬细胞系统增生　　　　　　　B. 肠黏膜淤血水肿
C. 嗜酸性脓肿　　　D. 中性粒细胞浸润　　　E. 干酪样坏死性肉芽肿

第十二节　艾滋病、性传播疾病

题型　A1型题

1. 梅毒树胶样肿区别于结核肉芽肿的主要表现是
A. 易见朗汉斯巨细胞　　　　B. 见大量中性粒细胞　　　　C. 见干酪样坏死

D. 见大量浆细胞 E. 见大量上皮样细胞
2. 艾滋病患者肺部机会性感染最常见的病原体是
A. 白念珠菌 B. 结核分枝杆菌 C. 疱疹病毒
D. 巨细胞病毒 E. 肺孢子菌

第十三节 免疫性疾病（助理不考）

题型　A1 型题

SLE 中较具特异性的自身抗体是
A. 抗双链 DNA 抗体和抗 Sm 抗体 B. 抗组蛋白抗体
C. 抗血小板抗体 D. 抗线粒体抗体 E. 抗 RNA-非组蛋白性蛋白抗体

第十四节 淋巴造血系统疾病（助理不考）

题型　A1 型题

1. 在我国最多见的淋巴瘤类型是
A. MALT 淋巴瘤 B. 弥漫性大 B 细胞淋巴瘤 C. NK/T 细胞淋巴瘤
D. 蕈样霉菌病 E. 滤泡性淋巴瘤
2. 霍奇金淋巴瘤具有诊断意义的细胞是
A. 霍奇金细胞 B. 陷窝细胞 C. 多形性细胞
D. R-S 细胞 E. 未分化细胞

第七章 病理生理学（助理不考）

第一节 疾病的概述

题型　A1 型题

1. 有关健康的正确说法是
 A. 不生病就是健康
 B. 健康是指身体的完好状态
 C. 健康是指精神上的完好状态
 D. 健康是指社会适应能力的完好状态
 E. 健康是指没有疾病或病痛，躯体上、精神上和社会上的完全良好状态
2. 能够促进疾病发生发展的因素称为
 A. 疾病的危险因素　B. 疾病的病因　C. 疾病的条件　D. 疾病的诱因　E. 疾病的内因
3. 下述哪项不属于生物学致病因素
 A. 细菌　B. 病毒　C. 一氧化碳　D. 血吸虫　E. 支原体
4. 导致青霉素过敏的致病因素属于
 A. 生物性因素　B. 遗传性因素　C. 先天性因素　D. 免疫性因素　E. 营养性因素

第二节 水、电解质代谢紊乱

题型　A1 型题

1. 一般情况下正常成人每天出入水量为
 A. 3000～4000mL　B. 2500～3000mL　C. 2000～2500mL
 D. 1500～2000mL　E. 1000～1500mL
2. 抗利尿激素（ADH）的作用部位是
 A. 近曲小管和远曲小管　B. 髓袢降支和远曲小管　C. 髓袢升支和远曲小管
 D. 近曲小管和集合管　E. 远曲小管和集合管
3. 细胞外液渗透压增高时首先会引起哪一项变化
 A. ADH↑　B. 醛固酮↑　C. 心钠素↑　D. 细胞内外钠交换↑　E. 血管内外钠交换↑
4. 下述有关体液描述哪项正确的
 A. 不同年龄体液占体重都是60%
 B. 年龄越小，体液越少
 C. 因年龄、性别、胖瘦而异　D. 与进水量关系十分密切　E. 体瘦者体液含量少
5. 大量体液丢失后滴注葡萄糖液会导致
 A. 高渗性脱水　B. 低渗性脱水　C. 等渗性脱水　D. 慢性水中毒　E. 血清钾升高
6. 低渗性脱水患者体液丢失的特点是
 A. 细胞内液无丢失，仅丢失细胞外液
 B. 细胞内液无丢失，仅丢失血浆
 C. 细胞内液无丢失，仅丢失组织间液
 D. 细胞外液无丢失，仅丢失细胞内液
 E. 细胞内液和外液均明显丢失
7. 哪一类水、电解质失衡最容易发生休克
 A. 低渗性脱水　B. 高渗性脱水　C. 等渗性脱水　D. 水中毒　E. 低钾血症
8. 临床上对低容量性低钠血症一般首先应用
 A. 高渗性氯化钠液　B. 低渗性氯化钠液　C. 等渗性氯化钠液
 D. 10%葡萄糖液　E. 50%葡萄糖液
9. 短期内大量丢失小肠液首先常出现
 A. 高渗性脱水　B. 低渗性脱水　C. 等渗性脱水　D. 低钠血症　E. 高钾血症

第三节 酸碱平衡和酸碱平衡紊乱

题型　A1 型题

1. AG增高反映发生了

A. 正常血氯性代谢性酸中毒　　B. 高血氯性代谢性酸中毒　　C. 代谢性碱中毒
D. 呼吸性酸中毒　　E. 呼吸性碱中毒

2. AG 增高型代谢性酸中毒常见于
A. 腹泻　　B. 使用乙酰唑胺利尿　　C. 糖尿病
D. 肾小管性酸中毒　　E. 慢性肾衰竭早期

3. AB＞SB 表明可能有
A. 代谢性酸中毒　　B. 代谢性碱中毒　　C. 高 AG 代谢性酸中毒
D. 混合性碱中毒　　E. 呼吸性酸中毒

4. 乳酸酸中毒时，血钾变化是
A. 升高　　B. 不变　　C. 降低　　D. 先升后降　　E. 先降后升

5. 酸中毒时引起心肌收缩力
A. 增强　　B. 减弱　　C. 先增强后减弱　　D. 先减弱后增强　　E. 不变

6. 急性呼吸性酸中毒对机体主要的影响是
A. 心肌收缩减弱　　B. 高钾引起心律失常　　C. 肺性脑病
D. 功能性肾衰　　E. 缺氧

| 题型 | A2 型题 |

女，35 岁，下肢严重挤压伤 2 小时。查体：BP 105/70 mmHg。实验室检查：血清 K⁺ 6.0 mmol/L，Na⁺ 138 mmol/L，Cl⁻ 105 mmol/L。该患者最可能出现的酸碱平衡紊乱是
A. 细胞外液碱中毒、尿液呈酸性　　　　　　　　B. 细胞外液酸中毒、尿液呈酸性
C. 细胞外液酸中毒、尿液呈碱性　　　　　　　　D. 细胞内液碱中毒、尿液呈酸性
E. 细胞外液碱中毒、尿液呈碱性

第四节　缺氧

| 题型 | A1 型题 |

1. 氧中毒发生主要取决于
A. 氧的湿化程度　　B. 氧分压　　C. 氧流　　D. 给氧时间　　E. 给氧方式

2. 某地一鸡场的封闭鸡舍，冬季燃煤取暖，某天早晨，突然发现大批雏鸡死亡，请问原因可能是
A. 亚硝酸盐中毒　　B. 食盐中毒　　C. 急性传染病　　D. CO 中毒　　E. 气温过低

第五节　发热

| 题型 | B1 型题 |

（1～3 题共用备选答案）
A. 血液温度高于体温调定点的阈值，体温不断升高
B. 血液温度低于体温调定点的阈值，体温不断升高
C. 血液温度等于体温调定点的阈值，体温不再升高
D. 血液温度高于体温调定点的阈值，体温开始回降
E. 血液温度低于体温调定点的阈值，体温开始回降

1. 高热持续期
2. 体温下降期
3. 体温上升期

（4～7 题共用备选答案）
A. 外毒素　　B. 内毒素　　C. 淋巴因子　　D. 抗原抗体复合物　　E. 本胆烷醇酮

4. 革兰氏阴性细菌引起发热主要由于有
5. 葡萄球菌能引起发热主要由于有
6. 变态反应引起发热的原因是
7. 输液反应引起发热的原因是

第六节 应激

题型　B1 型题

（1～2 题共用备选答案）
A. 蓝斑-去甲肾上腺素能神经元 / 交感-肾上腺髓质系统兴奋　　B. 下丘脑-垂体-肾上腺皮质系统兴奋
C. 肾素-血管紧张素-醛固酮系统兴奋　　D. 急性期反应蛋白　　E. β-内啡肽
1. 应激时可导致机体血液重新分布
2. 可维持循环系统对儿茶酚胺的敏感性

第七节 缺血-再灌注损伤

题型　A1 型题

1. 全脑功能的永久性停止称为
   A. 植物状态　　B. 脑死亡　　C. 濒死状态　　D. 临床死亡　　E. 生物学死亡
2. 死亡的标志是
   A. 脑死亡　　B. 脑电波零电位　　C. 瞳孔散大　　D. 反射消失　　E. 呼吸停止、心跳停止
3. 下列哪一种情况不会发生缺血-再灌注损伤
   A. 输血输液后　　B. 溶栓疗法后　　C. 器官移植后　　D. 冠脉搭桥后　　E. 体外循环后
4. 下列哪一种因素不会影响缺血-再灌注损伤的发生
   A. 缺血时间的长短　　B. 组织侧支循环有无　　C. 对氧需求的高低
   D. 组织的营养状态　　E. 电解质浓度
5. 自由基是指
   A. 极易被电离的原子、原子团和分子
   B. 极易起氧化还原反应的原子、原子团和分子
   C. 具有单价的原子、原子团和分子
   D. 外层轨道上具有配对电子的原子、原子团和分子
   E. 外层轨道上具有不配对电子的原子、原子团和分子

第八节 休克

题型　A1 型题

1. 休克时交感-肾上腺髓质系统处于
   A. 强烈兴奋　　B. 先抑制后兴奋　　C. 先兴奋后抑制，最后衰竭
   D. 改变不明显　　E. 强烈抑制
2. 休克缺血性缺氧期引起微循环血管收缩最主要的体液因素改变是
   A. 血管紧张素Ⅱ　　B. 加压素　　C. 儿茶酚胺　　D. MDF　　E. TXA_2
3. 休克缺血性缺氧期微循环灌流的特点
   A. 多灌少流，灌多于流　　B. 少灌多流，灌少于流　　C. 多灌多流，灌多于流
   D. 少灌少流，灌少于流　　E. 少灌少流，灌多于流
4. 休克缺血性缺氧期，下列哪一项变化不存在
   A. 微动脉收缩　　B. 后微动脉收缩　　C. 毛细血管前括约肌收缩
   D. 微静脉收缩　　E. 动-静脉吻合支收缩

题型　A2 型题

男 50 岁。转移性右下腹痛伴发热 2 天。糖尿病病史 10 年。查体：T 38.5℃，P 110 次 / 分，R 20 次 / 分，BP 130/90mmHg。血常规：WBC $19.2×10^9$/L，N 0.91。给予补液、抗感染治疗。入院 2 小时后患者出现腹痛加重伴烦躁不安。T 40℃，P 132 次分，R 28 次 / 分，BP 75/50mmHg。全腹肌紧张，板状腹。该患者最可能发生的休克是

A. 神经源性休克　　B. 心源性休克　　C. 失血性休克　　D. 感染性休克　　E. 过敏性休克

第九节　弥散性血管内凝血

| 题型 | B1 型题 |

（1～2 题共用备选答案）
　A. 恶性肿瘤转移　　　　　B. 慢性肝病　　　　　　C. 肝血管瘤
　D. 缺铁性贫血　　　　　　E. 肾移植急性排斥反应
1. 急性型 DIC 见于
2. 亚急性型 DIC 见于

第十节　心功能不全

| 题型 | A1 型题 |

1. 较易引起低输出量性心力衰竭的原因是
　A. 二尖瓣关闭不全　　　　B. 维生素 B_1 缺乏　　　C. 动静脉瘘
　D. 严重贫血　　　　　　　E. 甲状腺功能亢进
2. 引起心输出量减少的因素是
　A. 甲状腺功能减退　　　　B. 运动　　　　　　　　C. 贫血
　D. 焦虑　　　　　　　　　E. 妊娠

第十一、十二节　呼吸功能不全、肝性脑病

| 题型 | B1 型题 |

（1～2 题共用备选答案）
　A. 5-羟色胺　　B. 多巴胺　　C. 去甲肾上腺素　　D. 组胺　　E. 酪胺
1. 苯乙醇胺的化学结构与上述何种物质相似
2. 羟苯乙醇胺的化学结构与上述何种物质相似
（3～5 题共用备选答案）
　A. 兴奋性神经递质　　　　B. 抑制性神经递质　　　C. 假性神经递质
　D. 混合性神经递质　　　　E. 非神经递质
3. 谷氨酸是
4. 谷氨酰胺是
5. 苯乙醇胺是

第十三节　肾功能不全

| 题型 | A1 型题 |

急性肾功能不全少尿期出现高钾血症的主要原因是
　A. 钾摄入过多　　　　　　B. 肾排钾减少　　　　　C. 输入过多库存血
　D. 分解代谢增强，钾从细胞内溢出　　　　　　　　E. 代谢性酸中毒，钾从细胞内溢出

| 题型 | B1 型题 |

（1～2 题共用备选答案）
　A. 2500 mL　　B. 1500 mL　　C. 1000 mL　　D. 350 mL　　E. 40 mL
1. 24 小时尿量在哪一数值是属少尿
2. 24 小时尿量在哪一数值是属多尿

第八章 药理学

第一节 药物效应动力学

题型 A1 型题

药物的副作用是指
A. 治疗量时出现的与用药目的无关的作用
B. 用量过大或用药时间过长出现的对机体有害的作用
C. 继发于治疗作用后出现的一种不良后果
D. 与剂量无关的一种病理性免疫反应
E. 停药后血药浓度降至阈浓度以下时出现的生物效应

题型 B1 型题

（1~4题共用备选答案）
A. 体内氯霉素浓度过高引起的"灰婴综合征"
B. 服用巴比妥药物，次晨血药浓度已降至阈浓度以下时出现的乏力、困倦现象
C. 青霉素引起的过敏性休克
D. 反应性质与药物原有效应有关，用药理性拮抗药解救有效
E. 由于药物选择性低出现的与治疗无关的效应
1. 变态反应是指
2. 毒性反应是指
3. 后遗效应是指
4. 特异质反应是指

第二节 药物代谢动力学

题型 A1 型题

一级消除动力学的特点为（助理不考）
A. 药物的半衰期不是恒定值
B. 为一种少数药物的消除方式
C. 单位时间内实际消除的药量随时间递减
D. 其消除速度与初始血药浓度高低有关
E. 药物的半衰期随剂量而改变

第三节 胆碱受体激动药

题型 A1 型题

毛果芸香碱滴眼后会产生下列哪些症状
A. 扩瞳、降眼压、调节痉挛   B. 扩瞳、升眼压、调节麻痹   C. 缩瞳、升眼压、调节痉挛
D. 缩瞳、降眼压、调节痉挛   E. 缩瞳、升眼压、调节麻痹

第四节 抗胆碱酯酶药和胆碱酯酶复活药

题型 A1 型题

1. 新斯的明主要的临床应用是
   A. 阵发性室上性心动过速   B. 青光眼   C. 重症肌无力
   D. 机械性肠梗阻   E. 阿尔茨海默病
2. 有机磷农药中毒的机制是
   A. 抑制磷酸二酯酶   B. 抑制单胺氧化酶   C. 抑制胆碱酯酶

D. 抑制腺苷酸环化酶　　　　　E. 直接激动胆碱受体

题型　A2 型题

1. 男，45 岁。双上睑下垂伴四肢无力 1 年，晨轻暮重。治疗过程中出现呼吸困难、多汗、流涎、瞳孔缩小，最可能的原因是
A. 5-HT 系统亢进　　　　　B. 重症肌无力危象　　　　　C. 胆碱能系统抑制
D. 肾上腺素能系统抑制　　　E. 胆碱能系统亢进
2. 女，35 岁。1 年前出现左眼睑下垂，视物成双，伴四肢无力，休息后减轻，疲劳后加重。半年前出现右眼睑下垂，伴饮水呛咳、声音嘶哑。该病的产生机制是
A. 终板膜因胆碱酯酶失活而持续去极化　　　　　B. 神经-骨骼肌接头处乙酰胆碱释放减少
C. 终板膜上的乙酰胆碱受体受到破坏　　　　　　D. 骨骼肌肌膜上的电压门控 Na^+ 通道失活
E. 运动神经末梢电压门控 Ca^{2+} 通道失活
3. 女，35 岁。进行性四肢乏力 1 年，早晨较轻，下午加重。既往有胸腺瘤病史，否认甲状腺功能亢进症病史。运动疲劳试验阳性。目前临床考虑为重症肌无力，给予胆碱酯酶抑制剂后症状缓解，但随之最可能出现的新症状是
A. 腹泻　　　　B. 心动过速　　　　C. 瞳孔扩大　　　　D. 口干　　　　E. 呼吸困难

第五节　M 胆碱受体阻断药

题型　A1 型题

1. 具有缓解肠胃痉挛作用的自主神经递质受体阻断药是
A. 阿替洛尔　　　B. 阿托品　　　C. 酚妥拉明　　　D. 育亨宾　　　E. 筒箭毒碱
2. 能耗竭递质，导致骨骼肌神经-肌接头处传递效应降低的物质是
A. α-银环蛇毒　　B. 新斯的明　　C. 筒箭毒碱　　D. 黑寡妇蜘蛛毒　　E. 有机磷农药
3. 阿托品抗休克的主要机制是
A. 加快心率，增加输出量　　　　　　　　　　　B. 扩张支气管，改善缺氧状态
C. 扩张血管，改善微循环　　　D. 兴奋中枢，改善呼吸　　　E. 收缩血管，升高血压

第六节　肾上腺素受体激动药

题型　A1 型题

1. 延缓普鲁卡因局部吸收的药物是
A. 肾上腺素　　B. 异丙肾上腺素　　C. 胰岛素　　D. 去甲肾上腺素　　E. 庆大霉素
2. 多巴胺药理作用不包括
A. 减少肾血流量，使尿量减少　　　　　　　　　B. 直接激动心脏受体
C. 小剂量的多巴胺主要用于急性肾衰竭的治疗　　D. 激动肾脏、肠系膜、冠脉的多巴胺受体
E. 升高血压

题型　A2 型题

1. 女，15 岁。诊断为急性扁桃体炎。青霉素皮试：（-）。但肌内注射青霉素后不足 1 分钟，患者即出现面色苍白、呼吸困难、血压下降。此时，应首选下列哪种药物抢救
A. 肾上腺素　　B. 去甲肾上腺素　　C. 苯海拉明　　D. 间羟胺　　E. 地塞米松
2. 男，30 岁。过敏性休克，使用肾上腺素，心血管系统可出现的反应是
A. 减慢心率　　　　　　　　　B. 降低机体代谢　　　　　C. 心率加快
D. 禁止用于支气管哮喘　　　　E. 扩张肾动脉

第七节　肾上腺素受体阻断药

题型　A1 型题

1. 普萘洛尔的药理作用为

A. 松弛支气管平滑肌　　　　B. 升高眼内压　　　　　　C. 拮抗交感神经活性
D. 促进肾素释放　　　　　　E. 促进血小板聚集
2. 关于β受体阻断药的描述正确的是
A. 可使心率加快、心排出量增加　　　　　　　　　　B. 有时可诱发或加重哮喘发作
C. 升高眼内压作用　　　　D. 促进肾素分泌　　　　　E. 促进脂肪分解
3. 能使肾上腺素升压作用翻转的药物有
A. 普萘洛尔　　　B. 山莨菪碱　　　C. 地西泮　　　D. 酚妥拉明　　　E. 间羟胺

第八节　局部麻醉药

题型　A1型题

关于普鲁卡因的作用说法正确的是
A. 可用于浸润麻醉　　　　　B. 脂溶性高　　　　　　　C. 穿透力强
D. 作用较丁卡因强　　　　　E. 可用于表面麻醉

第九节　镇静催眠药

题型　A1型题

癫痫持续状态首选的治疗药物是
A. 苯妥英钠　　　B. 地西泮　　　C. 水合氯醛　　　D. 异戊巴比妥　　　E. 苯巴比妥钠

题型　B1型题

（1～2题共用备选答案）
A. 地西泮　　　B. 异丙嗪　　　C. 乙琥胺　　　D. 氯丙嗪　　　E. 苯妥英钠
1. 治疗脊髓损伤所引起的肌强直的药物是
2. 治疗顽强固性呃逆的药物是

第十节　抗癫痫药和抗惊厥药

题型　A1型题

1. 地西泮静脉注射是治疗哪种疾病的首选药物
A. 失眠症　　　B. 焦虑症　　　C. 癫痫持续状态　　　D. 腰肌劳损　　　E. 精神分裂症
2. 乙琥胺是治疗何种癫痫的常用药物
A. 失神性小发作　　　　　　B. 大发作　　　　　　　　C. 癫痫持续状态
D. 部分性发作　　　　　　　E. 中枢疼痛综合征

题型　B1型题

（1～2题共用备选答案）
A. 乙琥胺　　　B. 地西泮　　　C. 氯丙嗪　　　D. 苯妥英钠　　　E. 异丙嗪
1. 治疗脊髓损伤引起肌强直的药物是
2. 治疗癫病大发作和局限性发作的药物

第十一节　抗帕金森病药（助理不考）

题型　A1型题

1. 帕金森病的主要发病原因是
A. 黑质-纹状体多巴胺通路受损　　　　　　　　　　B. 纹状体受损
C. 丘脑基底核受损　　　　　　　　　　　　　　　　D. 大脑皮层-纹状体回路受损
E. 大脑皮层运动区受损

2. 帕金森患者可能出现的症状是
A. 静止性震颤　　　　B. 意向性震颤　　　　C. 运动共济失调　　　　D. 骨骼肌张力降低　　　　E. 皮肤感觉迟钝
3. 左旋多巴抗帕金森病的作用机制是
A. 在外周脱羧变成多巴胺起作用　　　　　　　B. 促进脑内多巴胺能神经释放递质起作用
C. 在脑内直接激动多巴胺受体　　　　　　　　D. 进入脑后脱羧生成多巴胺起作用
E. 在脑内抑制多巴胺再摄取
4. 增加左旋多巴抗帕金森病疗效，减少不良反应的药物是
A. 卡比多巴　　　　B. 维生素 B_6　　　　C. 利血平　　　　D. 苯乙肼　　　　E. 丙胺太林

第十二节　抗精神失常药

题型　A1 型题

1. 不属于氯丙嗪临床应用的选项是
A. 精神分裂症　　　　B. 感染中毒性精神病　　　　C. 顽固性呃逆
D. 洋地黄引起的呕吐　　E. 前庭刺激所致晕动症
2. 氯丙嗪抗精神病的作用机制主要是
A. 阻断中枢多巴胺受体　　　B. 激动中枢 M 胆碱受体　　　C. 抑制脑干网状结构上行激活系统
D. 阻断中枢 5-HT 受体　　　E. 阻断中枢 α 肾上腺素受体
3. 用于抗抑郁症的药物是
A. 碳酸锂　　　　B. 氯丙嗪　　　　C. 地西泮　　　　D. 三氟拉嗪　　　　E. 丙米嗪

题型　B1 型题

（1～2 题共用备选答案）（助理不考）
A. 卡马西平　　　　B. 氯丙嗪　　　　C. 碳酸锂　　　　D. 阿普唑仑　　　　E. 氟西汀
1. 上述各项中属于抗躁狂症的抗精神病药物是
2. 上述各项中属于选择性 5-羟色胺重吸收抑制剂的是

第十三节　镇痛药

题型　A1 型题

1. 吗啡和哌替啶的共同作用不包括
A. 直立性低血压　　B. 止泻　　　　C. 抑制呼吸　　　　D. 镇痛　　　　E. 成瘾性
2. 胎儿娩出前 2～4 小时内不宜使用的镇痛药物是
A. 喷他佐辛　　　　B. 丙磺舒　　　　C. 布洛芬　　　　D. 对乙酰氨基酚　　　　E. 哌替啶
3. 吗啡的适应证为
A. 急性严重创伤疼痛　　　　B. 分娩止痛　　　　C. 颅脑外伤疼痛
D. 哺乳期妇女止痛　　　　　E. 诊断未明急腹症疼痛
4. 吗啡的药理作用有
A. 镇痛、镇静、止吐　　　B. 镇痛、镇静、抑制呼吸　　　C. 镇痛、镇静、兴奋呼吸
D. 镇痛、欣快、止吐　　　E. 镇痛、欣快、散瞳

第十四节　解热镇痛抗炎药

题型　A1 型题

1. 解热镇痛药的解热作用机制是
A. 抑制中枢 PG 合成　　　B. 抑制外周 PG 合成　　　C. 抑制中枢 PG 降解
D. 抑制外周 PG 降解　　　E. 增加中枢 PG 释放
2. 阿司匹林影响血栓形成的原因是
A. 抑制血小板中 TXA_2 生成　　　　　　　B. 抑制血管内皮细胞中 TXA_2 生成
C. 促进血小板中 TXA_2 生成　　D. 促进血管内皮细胞中 PGI 生成　　　E. 促进血中凝血酶原生成

第十五节 钙通道阻滞药

题型　A1 型题

1. 下列药物中对脑血管具有较强扩张作用的钙通道阻滞药是
 A. 硝苯地平　　B. 维拉帕米　　C. 尼群地平　　D. 地尔硫䓬　　E. 尼莫地平
2. 维拉帕米对哪种心律失常疗效最好
 A. 房室传导阻滞　　　　B. 室性心动过速　　　　C. 室性早搏
 D. 阵发性室上性心动过速　　E. 强心苷过量的心律失常

第十六节 抗心律失常药

题型　A1 型题

1. 治疗无血流动力学障碍的持续性室性心动过速，药物治疗应首选
 A. 毛花苷 C　　　　B. 腺苷　　　　C. 利多卡因
 D. 胺碘酮　　　　E. 普罗帕酮
2. 胺碘酮的作用机制是
 A. 延长 APD，阻滞 Na^+ 内流　　B. 缩短 APD，阻滞 Na^+ 内流　　C. 延长 ERP，促进 K^+ 外流
 D. 缩短 ERP，阻断 α 受体　　　　E. 缩短 APD，阻断 β 受体
3. 下列药物对心房颤动无治疗作用的是
 A. 奎尼丁　　B. 利多卡因　　C. 强心苷　　D. 普萘洛尔　　E. 维拉帕米
4. 下列药物中属于Ⅰc 类的抗心律失常药物是
 A. 维拉帕米　　B. 奎尼丁　　C. 普罗帕酮　　D. 利多卡因　　E. 胺碘酮

题型　A2 型题

男，64 岁。突发心悸 4 小时就诊。心电图示：P 波消失，代之以 f 波，心室率 130 次 / 分，节律绝对不规则。为减慢心室率，应选择的药物是
 A. 美托洛尔　　B. 阿托品　　C. 沙丁胺醇　　D. 利多卡因　　E. 新斯的明

第十七节 治疗充血性心力衰竭的药物

题型　A1 型题

1. 下列哪种药物能防止和逆转慢性心功能不全的心室肥厚并能降低病死率
 A. 地高辛　　B. 米力农　　C. 氢氯噻嗪　　D. 硝普钠　　E. 卡托普利
2. 强心苷治疗心力衰竭的最基本作用是
 A. 加强心肌收缩性　　　　B. 降低室壁张力，降低心肌耗氧量
 C. 加快心房与心室肌传导　　D. 降低心率　　　　E. 缩小扩大的心室容积
3. 卡托普利抗心力衰竭作用的机制是
 A. 减少前列腺素合成　　B. 增加去甲肾上腺素分泌　　C. 拮抗钙离子的作用
 D. 减少血管紧张素Ⅱ的生成　　E. 增加肾上腺素

题型　A2 型题

某心源性水肿患者，用地高辛和氢氯噻嗪治疗，3 周后患者出现多源性室性期前收缩，其主要机制是
 A. 低血钾　　B. 高血镁　　C. 低血钠　　D. 低血钙　　E. 低血容量

第十八节 抗心绞痛药

题型　A1 型题

1. 普萘洛尔与硝酸酯类合用治疗心绞痛的协同作用是

A. 降低心肌耗氧量　　　　B. 保护缺血心肌细胞　　　　C. 增加心室容积
D. 加强心肌收缩力　　　　E. 松弛血管平滑肌
2. 治疗变异型心绞痛的药物是
A. 多巴胺　　　B. 肾上腺素　　　C. 维拉帕米　　　D. 麻黄碱　　　E. 普萘洛尔
3. 心绞痛急性发作时，为迅速缓解症状，应首选
A. 皮下注射阿托品　　　　B. 肌内注射哌替啶　　　　C. 口服对乙酰氨基酚
D. 舌下含化硝酸甘油　　　E. 口服硝酸甘油

第十九节　调血脂药与抗动脉粥样硬化药

题型　A2 型题

1. 男，50 岁，高血压 5 年。规律服用培哚普利、美托洛尔和阿司匹林治疗，无胸痛，查体无异常。实验室检查：血 TC 3.8mmol/L，LDL-C 2.0mmol/L，TG 5.9mmol/L，HDL-C 0.9mmol/L，首选的降脂药物是
A. 依折麦布　　　B. 考来烯胺　　　C. 普罗布考　　　D. 非诺贝特　　　E. 阿托伐他汀
2. 女，70 岁，冠心病、高血压、糖尿病患者。近 1 个月调整用药为阿司匹林、比索洛尔、辛伐他汀、二甲双胍。近 3 天双下肢无力及疼痛，双侧足背动脉搏动一致。实验室检查：血 CK 2200U/L，cTn 10.01ng/mL，血肌酐 368μmol/L。出现双下肢无力及疼痛的最可能原因是
A. 糖尿病足　　　B. 主动脉夹层　　　C. 间歇性跛行　　　D. 横纹肌溶解　　　E. 腰椎间盘突出症
3. 女，65 岁，活动时胸痛 1 年余。高血压病史 20 余年，脑出血病史 3 年。动脉造影示右冠状动脉近段狭窄 90%，实验室检查：血肌酐 140 μmol/L，ALT 45.3U/L。关于患者使用他汀类降脂药物的使用原则，正确的是
A. 降低胆固醇水平有可能达恶性，不能使用
B. 降低胆固醇水平有可能诱发脑出血，不必使用
C. 基础低密度脂蛋白胆固醇水平不高，不必使用
D. 基础肝肾功能不正常，不能使用
E. 确诊冠心病，只要无禁忌证，应长期用

第二十节　抗高血压药

题型　A1 型题

1. 利尿药初期降压机制可能是
A. 降低血管对缩血管剂的反应性　　　　B. 增加血管对扩血管剂的反应性
C. 降低动脉壁细胞的 Na^+ 含量　　　　D. 排钠利尿，降低细胞外液及血容量
E. 诱导动脉壁产生扩血管物质
2. 患糖尿病的高血压患者，不宜选用
A. 利血平　　　B. 氢氯噻嗪　　　C. 硝普钠　　　D. 卡托普利　　　E. 硝苯地平
3. 高血压伴心绞痛及哮喘者，出现肾功能不全时，最适合的治疗药物是
A. 卡托普利　　　B. 普萘洛尔　　　C. 硝苯地平　　　D. 氢氯噻嗪　　　E. 哌唑嗪
4. 下列哪种降压药物常引起干咳的发生
A. 氯沙坦　　　B. 维拉帕米　　　C. 硝苯地平　　　D. 普萘洛尔　　　E. 卡托普利

题型　A2 型题

女，66 岁。乏力 1 个月。既往高血压病史 4 年。查体：BP 150/70mmHg，P 67 次/分，律齐。腹软，腹部未闻及血管杂音。实验室检查：血钾 2.9mmol/L，血肾素水平降低，醛固酮水平升高。CT 示左侧肾上腺增生。该患者的最适宜降压药物是
A. 氢氯噻嗪　　　B. 美托洛尔　　　C. 呋塞米　　　D. 螺内酯　　　E. 普萘洛尔

第二十一节　利尿药

题型　A1 型题

下列药物中，治疗急性心源性肺水肿的首选药物是

A. 呋塞米　　　B. 螺内酯　　　C. 氢氯噻嗪　　　D. 氨苯蝶啶　　　E. 乙酰唑胺

| 题型 | A2 型题 |

男，60 岁，突发喘憋 1 小时。查体，BP 160/70mmHg，双肺满布湿啰音，心率 105 次 / 分。该患者最适宜的治疗措施是
A. 口服氨苯蝶啶　　　B. 静脉滴注小剂量多巴胺　　　C. 静脉推注呋塞米
D. 口服螺内酯　　　　E. 口服氢氯噻嗪

| 题型 | B1 型题 |

（1～2 共用备选答案）
A. 远曲小管近端 Na^+-Cl^-　　　B. 抑制血管紧张素转换酶活性
C. 加快心率　　　　　　　D. 阻滞 Ca^{2+} 通道　　　E. 增强心肌收缩力
1. 卡托普利的作用机制是
2. 氢氯噻嗪的作用机制是

第二十二节　作用于血液及造血器官的药物

| 题型 | A1 型题 |

1. 肝素的抗凝血作用机制是
A. 抑制凝血因子的合成　　　　　　　　　B. 直接灭活各种凝血因子
C. 加速抗凝血酶Ⅲ灭活各种凝血因子的作用　　D. 激活纤溶酶
E. 抑制血小板聚集
2. 链激酶属于
A. 促凝血药　　B. 纤维蛋白溶解药　　C. 抗贫血药　　D. 抗血小板药　　E. 补血药
3. 新生儿出血首选
A. 维生素 K　　B. 维生素 B　　C. 氨甲环酸　　D. 二氢叶酸　　E. 对氨基苯甲酸
4. 哪种药物对抗肝素过量的自发性出血最有效
A. 维生素 K　　B. 维生素 C　　C. 垂体后叶素　　D. 鱼精蛋白　　E. 右旋糖酐
5. 失血性休克扩充血容量宜选用
A. 叶酸　　B. 维生素 B_{12}　　C. 硫酸亚铁　　D. 右旋糖酐　　E. 红细胞生成素

| 题型 | A2 型题 |

男，57 岁。咳嗽、咯血 2 天，突发呼吸困难 1 小时。血 D- 二聚体明显升高，心电图见 $S_IQ_{III}T_{II}$，确诊为急性肺栓塞，经 rt-PA 50mg 溶栓治疗后症状改善。此时应采取的治疗措施是
A. 口服华法林　　　　B. 皮下注射低分子量肝素　　　C. 口服氯吡格雷
D. 维持 rt-PA 静脉滴注　　E. 口服阿司匹林

第二十三节　组胺受体阻断药

| 题型 | A1 型题 |

1. 具有抗组胺 H_1 效应的药物是
A. 哌唑嗪　　B. 哌嗪　　C. 异丙嗪　　D. 丙米嗪　　E. 氯丙嗪
2. 某驾驶员患有过敏性鼻炎，工作期间最宜使用
A. 苯海拉明　　B. 异丙嗪　　C. 赛庚啶　　D. 阿司咪唑　　E. 氯苯那敏
3. 苯海拉明中枢镇静作用的机制是
A. 激动 H_1 受体　　B. 阻断 H_1 受体　　C. 激动 H_2 受体　　D. 阻断 M 受体　　E. 激动 D_2 受体
4. 治疗晕动病可选用
A. 西咪替丁　　B. 苯海拉明　　C. 尼扎替丁　　D. 特非那定　　E. 雷尼替丁

第二十四节　作用于呼吸系统的药物

题型　A1 型题

1. 支气管哮喘患者突然出现喘息症状时,为缓解症状宜首选的治疗是
   A. 口服糖皮质激素　　　　B. 吸入糖皮质激素　　　　C. 吸入短效 β_2 受体激动剂
   D. 口服短效 β_2 受体激动剂　　E. 口服氨茶碱
2. 控制支气管哮喘气道慢性炎症最有效的药物是
   A. 白三烯调节剂　　　　　B. M 受体拮抗剂　　　　　C. H_1 受体拮抗剂
   D. 糖皮质激素　　　　　　E. β_2 受体激动剂
3. 控制哮喘急性发作期宜首选药物
   A. 倍氯米松吸入　　　　　B. 色甘酸钠吸入　　　　　C. 沙丁胺醇吸入
   D. 异丙肾上腺素吸入　　　E. 氨茶碱口服
4. 氨茶碱的主要平喘机制为
   A. 直接舒张支气管　　　　B. 抑制磷酸二酯酶　　　　C. 激活鸟苷酸环化酶
   D. 抑制腺苷酸环化酶　　　E. 促进肾上腺激素的释放
5. 下列哪种平喘药对 β 受体有选择性激动作用
   A. 氨茶碱　　B. 色甘酸钠　　C. 沙丁胺醇　　D. 肾上腺素　　E. 异丙肾上腺素
6. 下列哪种药物主要用于预防支气管哮喘
   A. 氨茶碱　　B. 特布他林　　C. 肾上腺素　　D. 色甘酸钠　　E. 异丙肾上腺素

题型　A2 型题

1. 男,68 岁。反复咳嗽、咳痰 20 余年,气短 5 年。患者长期使用吸入糖皮质激素及支气管舒张剂治疗,近一周症状控制欠满意,联合使用某药物治疗,此后出现排尿困难。该患者近来增加的药物最可能的是
   A. 氨茶碱类　　　　　　　B. M 受体拮抗剂　　　　　C. β_2 受体激动剂
   D. 口服糖皮质激素　　　　E. 祛痰
2. 男,28 岁。胸闷气促 3 年,支气管激发试验阳性。剧烈运动后气促加重,应用沙丁胺醇气雾剂吸入后可缓解症状。其主要作用机制是
   A. 抑制嗜酸性粒细胞聚集　　B. 对抗过敏介质的作用　　C. 舒张支气管平滑肌
   D. 抑制肥大细胞释放过敏介质　E. 减少支气管黏液分泌

第二十五节　作用于消化系统的药物

题型　A1 型题

1. 奥美拉唑的临床应用适应证是
   A. 消化性溃疡　　　　　　B. 胃肠平滑肌痉挛　　　　C. 慢性腹泻
   D. 消化道功能紊乱　　　　E. 萎缩性胃炎
2. 奥美拉唑抑制胃酸分泌的机制是
   A. 阻断 H_2 受体　　　　　B. 抑制胃壁细胞 H^+ 泵的功能　　C. 阻断 M 受体
   D. 阻断胃泌素受体　　　　E. 直接抑制胃酸分泌

题型　A2 型题

1. 男,65 岁。反复反酸、烧心、上腹胀 4 年,加重 1 个月。胃镜检查:食管下段见 3 条纵行黏膜破损,相互融合。目前最主要的治疗药物是
   A. 硫糖铝　　B. 西咪替丁　　C. 铝碳酸镁　　D. 奥美拉唑　　E. 枸橼酸铋钾
2. 男,22 岁,饥饿性上腹痛伴反酸 1 个月余。2 小时前呕吐咖啡色液体 1 次,量约 200mL。近期体重无明显变化,否认慢性肝病史。查体:贫血貌,腹软,上腹部压痛,无反跳痛,肝脾肋下未触及。最适合的药物是
   A. 氨甲环酸　　B. 法莫替丁　　C. 奥美拉唑　　D. 凝血酶　　E. 垂体后叶素
3. 男,68 岁,恶心、上腹隐痛、呕吐少许咖啡样液体 2 天。血压升高,血脂异常病史 2 年,长期口服阿

司匹林 100mg/d，胃镜检查可见胃窦黏膜多发糜烂，表面附着血性黏液。最适应的治疗药物是
A. 多潘立酮　　　　B. 奥美拉唑　　　　C. 枸橼酸铋钾　　　　D. 硫糖铝　　　　E. 法莫替丁
4. 男，50岁。因高血压、高脂血症服用阿司匹林3个月，1个月来反复出现上腹疼痛，查体：腹软，中上腹压痛，下列治疗药物中首选的是
A. 阿莫西林　　　　B. 克拉霉素　　　　C. 奥美拉唑　　　　D. 多潘立酮　　　　E. 硫酸镁

第二十六节　肾上腺皮质激素类药物

题型　A1型题

1. 不属于糖皮质激素类药物抗休克作用机制的是
A. 增强心肌收缩力　　　　B. 抑制炎性细胞因子释放　　　　C. 中和细菌外毒素
D. 扩张痉挛收缩的血管　　E. 稳定溶酶体膜
2. 不属于地塞米松药理作用的是
A. 刺激骨髓造血功能　　　B. 抑制毛细血管和成纤维细胞增生　　　C. 增强机体对细胞内毒素的耐受力
D. 抑制体内环氧化酶　　　E. 稳定溶酶体膜
3. 糖皮质激素类药物不具有的作用是
A. 抗炎　　　　B. 抗菌　　　　C. 兴奋中枢　　　　D. 免疫抑制　　　　E. 抗休克
4. 长期应用糖皮质激素治疗，停药时应注意
A. 检查患者血细胞　　　　B. 了解胃黏膜有无损伤　　　C. 多补充水
D. 服用抗糖皮质激素药物　E. 逐次减量至停药
5. 糖皮质激素类药物可用于治疗下列哪种疾病
A. 原发性血小板增多症　　B. 急性淋巴细胞白血病　　　C. 真性红细胞增多症
D. 巨幼细胞贫血　　　　　E. 骨质疏松

题型　A2型题

患者，男性，48岁。因胆道梗阻并发休克入院。使用升压药后血压不易维持，波动较大，应用氢化可的松后血压升高并维持平稳，治疗3天时，患者出现精神失常、躁狂。出现此症状是因为氢化可的松下列哪项作用
A. 提高中枢神经的兴奋性　　B. 加速蛋白质的分解代谢　　　C. 减少脑组织对葡萄糖的利用
D. 过量引起感染的扩散　　　E. 增强升压药的作用

第二十七节　甲状腺激素及抗甲状腺药物

题型　A1型题

1. 硫脲类抗甲状腺的作用机制是
A. 抑制垂体前叶促甲状腺素的分泌
B. 抑制甲状腺对碘的摄取
C. 抑制碘离子的氧化和碘化酪氨酸的缩合
D. 抑制甲状腺球蛋白的水解，使甲状腺素释放减少
E. 加速甲状腺素的破坏
2. 治疗黏液性水肿的主要药物是
A. 甲巯咪唑　　　B. 丙硫氧嘧啶　　　C. 甲状腺素　　　D. 小剂量碘剂　　　E. 卡比马唑
3. 丙硫氧嘧啶治疗甲亢的严重不良反应是
A. 瘙痒　　　　B. 药疹　　　　C. 粒细胞缺乏　　　　D. 关节痛　　　　E. 咽痛、喉水肿
4. 大剂量碘产生抗甲状腺作用的主要原因是
A. 抑制甲状腺激素的合成　　B. 使腺泡上皮破坏、萎缩　　　C. 抑制免疫球蛋白的生成
D. 抑制甲状腺激素的释放　　E. 抑制碘泵

题型　A3/A4型题

(1～2题共用题干)
女，27岁。多食、善饥、大便次数增多，体重下降1个月。经甲巯咪唑治疗1个月后，FT₃、FT₄正常，TSH 0.01μmol/mL。查体：P 78/次分，BP 120/60mmHg，甲状腺Ⅲ度肿大，左侧明显气管右偏。

1. 患者拟行甲状腺手术治疗，术前准备应选择的药物是
   A. 左甲状腺素钠   B. 普萘洛尔   C. 糖皮质激素   D. 丙硫氧嘧啶   E. 复方碘溶液
2. 甲状腺切除术后半年，患者出现乏力、便秘、怕冷、体重增加，最可能需要的治疗药物是
   A. 左甲状腺素钠   B. 普萘洛尔   C. 糖皮质激素   D. 丙硫氧嘧啶   E. 复方碘溶液

第二十八节　胰岛素及口服降糖药

题型　A1 型题

1. 激活过氧化物酶增殖体活化因子受体的是（助理不考）
   A. 磺酰脲类降血糖药   B. 双胍类降血糖药   C. α-葡萄糖苷酶抑制剂
   D. 噻唑烷二酮类   E. 胰岛素
2. 延缓肠道碳水化合物吸收的是
   A. 磺酰脲类降血糖药   B. 双胍类降血糖药   C. α-葡萄糖苷酶抑制剂
   D. 噻唑烷二酮类   E. 胰岛素
3. 双胍类药物治疗糖尿病的机制是
   A. 增强胰岛素的作用   B. 促进组织摄取葡萄糖   C. 刺激内源性胰岛素的分泌
   D. 阻滞 ATP 敏感的钾通道   E. 增加靶细胞膜上胰岛素受体的数目

题型　A3/A4 型题

（1～2 题共用题干）
女，55 岁。糖尿病病史 1 年，服用二甲双胍治疗出现明显胃肠道反应，改为格列齐特缓释片 30mg/d 治疗 6 个月，复查空腹血糖 6.5mmol/L，餐后 2 小时血糖 10mmol/L，HbA1c 7.5%，时有午餐前心慌、出汗。查体：BP 150/90mmHg，双下肢水肿，BMI 30。
1. 该患者心慌、出汗的原因，最可能是
   A. 低血糖   B. 过敏反应   C. 高血压   D. 焦虑   E. 心律失常
2. 该患者目前最合理的治疗是改用
   A. 瑞格列奈   B. 阿卡波糖   C. 吡格列酮   D. 甘精胰岛素   E. 格列吡嗪

（3～4 题共用题干）
男，40 岁。体检发现空腹血糖升高 2 个月。2 次查空腹血糖分别为 7.8mmol/L、7.4mmol/L，无口干、多饮、多食、多尿、体重下降。查体：身高 170cm，体重 90kg，BMI 31.1，余无异常。实验室检查：HbA1c 7.8%。
3. 该患者首选的药物是
   A. 罗格列酮   B. 胰岛素   C. 阿卡波糖   D. 二甲双胍   E. 格列本脲
4. 药物治疗 2 个月后，空腹血糖降至 6.2mmol/L，餐后 2 小时血糖 9～10mmol/L，拟采用药物联合治疗。首选的治疗药物是
   A. 罗格列酮   B. 格列本脲   C. 胰岛素   D. 二甲双胍   E. 阿卡波糖

（5～6 题共用题干）
男，57 岁，体检发现血糖升高。既往有高血压、高脂血症史。其母患糖尿病。查体：BP 160/100mmHg，身高 175cm，体重 90kg。双肺听诊未见异常。心律 76 次/分，律齐，肝脾肋下未触及。实验室检查：空腹血糖 7.8mmol/L，HbA1c 8.0%
5. 该患者首选的降糖治疗药物是
   A. 吡格列酮   B. 格列齐特   C. 二甲双胍   D. 西格列汀   E. 阿卡波糖
6. 下列降压药物中，应首选的是
   A. 血管紧张素转换酶抑制剂   B. 钙通道阻滞剂   C. α 受体拮抗剂
   D. β 受体拮抗剂   E. 利尿药

第二十九节　β-内酰胺类抗生素

题型　A1 型题

1. 不属于青霉素 G 不良反应的是

A. 荨麻疹　　　　B. 赫氏反应　　　C. 听力减退　　　D. 过敏性休克　　　E. 用药局部红肿
2. 青霉素抗革兰氏阳性（G⁺）菌的作用机制是
A. 干扰细菌蛋白质合成　　　　B. 抑制细菌核酸代谢　　　　C. 抑制细菌脂代谢
D. 抑制细菌细胞壁肽聚糖（黏肽）的合成　　　　　　　　E. 破坏细菌细胞膜结构
3. 关于第三代头孢菌素的特点描述正确的是
A. 对铜绿假单胞菌作用较弱　　　　　　　　B. 主要用于轻、中度呼吸道和尿路感染
C. 对革兰氏阴性菌有较强的作用　　　　　　D. 对肾脏毒性较第一、二代头孢菌素大
E. 对β内酰胺酶的稳定性较第一、二代头孢菌素低

| 题型 | A2 型题 |

男，75 岁，慢性阻塞性肺疾病急性加重复出现，抗感染治疗时，为杀灭铜绿假单胞菌，下列抗菌药物首选的是
　A. 莫西沙星　　　B. 阿米卡星　　　C. 头孢他啶　　　D. 阿奇霉素　　　E. 阿莫西林

| 题型 | B1 型题 |

（1～2 题共用备选答案）
　A. 抑制细菌蛋白质合成　　　　B. 抑制细菌细胞壁合成　　　　C. 影响细菌细胞膜通透性
　D. 干扰细菌叶酸代谢　　　　　E. 抑制细菌 DNA 螺旋酶
1. 头孢菌素类药物的抗菌机制是
2. 氨基糖苷类药物的抗菌机制是

第三十节　大环内酯类及林可霉素类抗生素

| 题型 | A1 型题 |

红霉素是下列哪种疾病的首选用药
　A. 支原体肺炎　　　　　　B. 感染性心内膜炎　　　　　C. 立克次体感染
　D. 斑疹伤寒　　　　　　　E. 泌尿道感染

第三十一节　氨基糖苷类抗生素

| 题型 | A1 型题 |

1. 下列哪项是氨基糖苷类抗生素的主要不良反应
　A. 肝毒性　　　B. 抑制骨髓　　　C. 耳毒性　　　D. 心脏毒性　　　E. 消化道反应
2. 下列对铜绿假单胞菌作用最强的氨基糖苷类抗生素是
　A. 链霉素　　　B. 庆大霉素　　　C. 卡那霉素　　　D. 妥布霉素　　　E. 阿米卡星

第三十二节　四环素类及氯霉素

| 题型 | A1 型题 |

下列哪种抗生素可能引起二重感染、再生障碍性贫血和灰婴综合征
　A. 氯霉素　　　B. 两性霉素　　　C. 制霉菌素　　　D. 妥布霉素　　　E. 四环素

| 题型 | A2 型题 |

男，50 岁。持续高热，剧烈头痛入院，用青霉素、链霉素治疗 3 天，无明显效果，发病第 5 日于胸、肩、背等处发现直径 2～4 mm 的圆形鲜红色丘疹，经进一步检查诊断为斑疹伤寒，宜选用
　A. 庆大霉素　　B. 磺胺嘧啶　　C. 头孢他啶　　D. 林可霉素　　E. 四环素

第三十三节　人工合成的抗菌药

题型　A1 型题

喹诺酮类药物的抗菌作用机制是
A. 抑制 70S 始动复合物的形成，抑制蛋白质合成　　　B. 抑制 DNA 螺旋酶，阻碍 DNA 合成
C. 竞争二氢叶酸合成酶，使敏感菌的二氢叶酸合成受阻　D. 抑制二氢叶酸还原酶，影响核酸合成
E. 抑制细菌细胞壁黏肽合成酶，阻碍细胞壁黏肽合成

第三十四节　抗真菌药和抗病毒药

题型　B1 型题

（1～2 题共用备选答案）
　A. 奥司他韦　　　B. 环磷酰胺　　　C. 利福平　　　D. 伯氨喹　　　E. 酮康唑
1. 上述药物属于广谱抗真菌药的是
2. 上述药物中用于治疗麻风病的药物是
（3～4 题共用备选答案）
　A. 具有较强抗铜绿假单胞菌作用　　　　　　　　B. 具有抗 DNA 病毒的作用
　C. 对念珠菌有强大抗菌作用　　　　　　　　　　D. 为支原体肺炎首选药物
　E. 主要用于金黄色葡萄球菌引起的骨及关节感染
3. 阿昔洛韦的药理作用是
4. 克林霉素的药理作用是
（5～7 题共用备选答案）
　A. 氟康唑　　　B. 林可霉素　　　C. 四环素　　　D. 利巴韦林　　　E. 妥布霉素
5. 上述药物中对立克次体感染最有效的药物是
6. 上述药物中能有效控制铜绿假单胞菌感染的药物是
7. 上述药物中能抑制 DNA 病毒的药物是

第三十五节　抗结核药

题型　A1 型题

1. 异烟肼的抗菌作用特点是
A. 对静止期结核菌无抑菌作用　　　　　　　　　　B. 对其他细菌有效
C. 对细胞内结核菌有杀菌作用　　　　　　　　　　D. 单用不易产生耐受性
E. 与其他同类药间有交叉耐药性
2. 下列药物中可引起周围神经炎的是
A. 异烟肼　　　B. 利福平　　　C. 吡嗪酰胺　　　D. 阿昔洛韦　　　E. 卡那霉素

题型　A2 型题

1. 女，67 岁。因右侧胸腔积液给予规律三联试验性抗结核治疗 2 个月，近 2 天出现视力异常。导致上述表现最可能的原因是
A. 类赫氏反应　　　B. 溶血尿毒综合征　　　C. 乙胺丁醇不良反应
D. 异烟肼不良反应　　E. 利福平不良反应
2. 男，35 岁。反复发热、头痛伴消瘦 3 个月。查体：颈抵抗（+），双侧克氏征（－）。实验室检查：结核感染 T 细胞检测（+）、脑脊液抗酸染色（+）。胸部 CT 示双肺多发斑点、小结节影（双上肺为著）。给予异烟肼、利福平、吡嗪酰胺、乙胺丁醇四联治疗。若患者长期应用上述四联治疗，最可能缺乏的维生素是
A. 维生素 B_2　　　　　B. 维生素 B_{12}　　　　　C. 维生素 B_1
D. 维生素 B_6　　　　　E. 维生素 B_5

第三十六节　抗疟药

题型　A1型题

1. 控制复发和传播的抗疟药是
 A. 乙胺嘧啶　　B. 氯喹　　C. 伯氨喹　　D. 奎宁　　E. 青蒿素
2. 关于抗疟药，下列哪项叙述是正确的
 A. 氯喹对肠内阿米巴痢疾有效
 B. 氯喹可根治间日疟
 C. 青蒿素治疗疟疾最大缺点是复发率高
 D. 伯氨喹可用作疟疾病因性预防
 E. 乙胺嘧啶能引起急性溶血性贫血
3. 杀灭肝内期疟原虫的唯一药物是
 A. 乙胺嘧啶　　B. 伯氨喹　　C. 氯喹　　D. 哌喹　　E. 青蒿素
4. 久用可致巨幼细胞贫血的药物是
 A. 氯喹　　B. 奎宁　　C. 伯氨喹
 D. 乙胺嘧啶　　E. 青蒿素

第三十七节　抗恶性肿瘤药（助理不考）

题型　A1型题

1. 甲氨蝶呤抗肿瘤的主要机制是
 A. 抑制二氢叶酸合成酶　　B. 抑制二氢叶酸还原酶　　C. 破坏DNA结构和功能
 D. 嵌入DNA干扰转录RNA　　E. 干扰蛋白质合成
2. 环磷酰胺对何种肿瘤疗效最显著
 A. 恶性淋巴瘤　　B. 卵巢癌　　C. 肺癌
 D. 多发性骨髓瘤　　E. 急性淋巴细胞白血病
3. 干扰转录过程和阻止RNA合成的抗癌药物的是
 A. 卡铂　　B. 环磷酰胺　　C. 氟尿嘧啶　　D. 柔红霉素　　E. 长春新碱
4. 最容易引起出血性膀胱炎的抗癌药是
 A. 氟尿嘧啶　　B. 紫杉醇　　C. 阿霉素　　D. 博来霉素　　E. 环磷酰胺

第九章 预防医学

第一节 绪论

题型　A1 型题

1. 以下既属于第一级预防，也属于第三级预防的是
  A. 体力活动促进　　　　B. 环境有害因素的整治　　　C. 脑卒中病人的功能锻炼
  D. 高血压管理　　　　　E. 控烟
2. 关于流行病学，下列说法正确的是
  A. 从个体的角度研究疾病和健康状况分布及其影响因素
  B. 侧重研究传染病的流行特征和防治措施
  C. 研究人群中疾病与健康状况的分布及影响因素
  D. 只研究疾病的防治措施
  E. 侧重研究慢性病的危险因素
3. 属于第二级预防措施的是
  A. 遗传咨询　　　B. 疾病筛检　　　C. 病后康复　　　D. 健康促进　　　E. 疫苗接种
4. 以下各项中不适合采取第一级预防的是
  A. 职业病　　　　B. 糖尿病　　　　C. 心血管疾病　　D. 病因不明的疾病　E. 脑卒中
5. 下列疾病的预防以第一级预防为主要控制策略的是
  A. 结肠直肠癌　　B. 类风湿关节炎　C. 乳腺癌　　　　D. 胰腺癌　　　　E. 碘缺乏病
6. 预防医学的特点不包括
  A. 着重于个体治疗　　　　　　　　　　　　　　　　B. 研究方法上注重微观和宏观结合
  C. 研究对象包括个体和群体　　D. 以环境、人群为研究重点　　E. 着重于疾病预防

第二节 医学统计学方法

题型　A1 型题

1. 欲描述某省 2010 年鼻咽癌患者的职业构成情况，宜绘制的统计图是
  A. 普通线图　　　B. 半对数线图　　C. 直方图　　　　D. 散点图　　　　E. 圆图
2. 编制统计表时，做法错误的是
  A. 同一指标的小数位数保留一致　　　　　　　　　　B. 表内数据一律用阿拉伯数字表示
  C. 统计表需要标题　　　D. 表中必须有竖线　　　　E. 表中若缺或未记录可用"…"表示
3. 描述一组正态分布资料离散程度大小的最佳指标是
  A. 四分位数间距　B. 标准差　　　　C. 极差　　　　　D. 离均差平方和　E. 百分位数
4. 在假设检验中为了减小犯 Ⅱ 型错误的概率，应
  A. 严格做到均衡　　　　B. 保留有效数字更多位数　　C. 减小犯 Ⅱ 型错误的概率
  D. 增加样本量　　　　　E. 更好随机抽样
5. 实验设计的对照原则是为了
  A. 控制非实验因素的干扰，显现实验因素效应　　　　B. 提高实验效应
  C. 控制实验因素的干扰，增强可比性　　D. 提高组间均衡性　　E. 保证组间均衡性
6. 反映均数抽样误差大小的指标是
  A. 全距　　　　　B. 标准误　　　　C. 均数　　　　　D. 标准差　　　　E. 变异系数
7. 已知人体血铅值仅以过高为异常，且其服从正偏态分布，若要估计某地成年人血铅含量的 95% 医学参考值范围，宜采用
  A. $>P_5$　　　B. $P_{2.5} \sim P_{97.5}$　　C. $P_5 \sim P_{95}$　　D. $<P_{95}$　　E. $<P_{97.5}$
8. 呈对数正态分布的数值变量资料，描述集中趋势的指标最好选用
  A. 几何均数　　　B. 众数　　　　　C. 算数均数　　　D. 调和均数　　　E. 中位数
9. 研究者预计比较两种中成药对口腔溃疡的治疗效果是否有差别，用"有效、一般、无效"作为评价疗

效的指标。宜采用的统计分析方法是
A. t 检验　　　B. 方差分析　　　C. Z 检查　　　D. 秩和检验　　　E. 回归分析

10. 两样本均数比较的 t 检验，差别有统计学意义时，P 越小，说明
A. 两总体均数的差别不大　　　B. 两总体均数的差别越大　　　C. 越有理由认为两总体均数的差别很大
D. 越有理由认为两样本均数不同　　　E. 越有理由认为两总体均数不同

11. 若用统计图直观地表示某城市在 8 年中肝炎的病发率随时间的变化情况，宜选择
A. 圆图　　　B. 直条图　　　C. 普通线图　　　D. 直方图　　　E. 散点图

12. 为了解 5 年内城市人口高血压的患病情况，随机抽取城市人口的 15% 进行调查，为防止调查产生偏性，下列措施不正确的是
A. 对于那些检查血压时不肯合作的人，应以较合适的人代替
B. 对 5 年内死亡的调查人群的成员，应追踪其死亡是否与高血压有关
C. 应当使用统一的血压计
D. 应反复多次对调查人群观察、测量
E. 对 5 年期间调查人群中搬出该城市的那部分人，应尽量查明新地址，继续测量他们的血压变化情况

13. 某煤矿职工医院欲探讨二、三期硅肺患者胸部平片阴影密度级别（+、++、+++、++++）间是否不同，可选择
A. 线性回归　　　B. 成组设计比较的秩和检验　　　C. 直线相关
D. 两样本 t 检查　　　E. 四个表 χ^2 检查

14. 某医师为评价某新药对流感的治疗效果，共收治了 100 例流感病人，一周后治愈的有 90 例，由此认为该新药对流感疗效显著，针对此实验，正确的观点是
A. 结论正确，因为治愈率达 90%
B. 结论不能肯定，因为未做重复试验
C. 结论不能肯定，因为未设对照组
D. 结论不能肯定，因为未做统计学处理
E. 结论不能肯定，因为实验样本含量较少

15. 根据一项包括 50 例病例和 50 例对照的调查结果，两组关于可能病因因素分布的差异没有统计学意义。可能据此得出结论
A. 这个差异可能是由抽样误差所致
B. 病例和对照组的可比性已被证实
C. 观察者或调查者的偏性已被消除
D. 该因素与疾病可能有联系
E. 这个差异临床上可能是显著的

16. 为了解某地区铅污染的情况，抽样收集了 130 人的尿铅值，经分析发现数据为偏态分布。若要对数据进行描述，应选择集中趋势和离散程度的指标为
A. 中位数和标准差　　　B. 中位数和极差　　　C. 中位数和四分位数间距
D. 算术均数和标准差　　　E. 算术均数和四分位数间距

17. 随机抽样调查甲、乙两地正常成年男子身高，得甲地身高的均值为 175 cm，乙地为 179 cm，经 t 检验得 $P < \alpha$，差别有统计学意义。其结论为
A. 可认为两地正常成年男子平均身高相差不大
B. 甲、乙两地正常成年男子身高均值相差较大
C. 两地接受调查的正常成年男子平均身高不同
D. 可认为两地正常成年男子平均身高不同
E. 两地接受调查的正常成年男子平均身高差别较大

18. 某年，甲、乙两人群中，几种特殊部位的肿瘤新报告病例的构成比如下表：

甲、乙两人群几种特殊部位肿瘤某年新报告病例的构成比

癌肿部位	甲人群 /%	乙人群 /%
肺癌	15.0	7.7
乳腺癌	30.0	20.0
子宫颈癌	25.0	15.7
其他肿瘤	30.0	56.6
合计	100.0	100.0

据此推论甲人群较乙人群更易患肺癌、乳腺癌和子宫颈癌。该推论
A. 不正确，因为未用率指标测量
B. 不正确，因为未进行率的标化
C. 不正确，因为未设对照组
D. 正确
E. 不正确，因为未区分发病率或死亡率

| 题型 | B1 型题 |

（1～2 题共用备选答案）
A. 标准差　　　　B. 四分位数间距　　　C. 算数均数　　　D. 几何均数　　　E. 中位数
1. 反映一组观察值离散程度最好的指标是
2. 若偏态分布资料一端或两端无确切的数值，描述其集中趋势指标是

（3～5 题共用备选答案）
A. 散点图　　　　B. 圆图　　　　C. 直条图　　　　D. 直方图　　　　E. 线图
3. 用于描述连续性变量资料频率分布的统计图是
4. 可用于描述两连续性变量之间相关关系的统计图是
5. 描述事物内部各组成部分所占比重宜使用

（6～7 题共用备选答案）
A. 入院率偏倚　　　　　　B. 不依从偏倚　　　　　　C. 回忆偏倚
D. 失访偏倚　　　　　　　E. 现患病例-新发病例偏倚
6. 开展膳食与糖尿病关系的病例对照研究，若选用确诊一年以上的糖尿病患者作为病例组，则最常见的偏倚是
7. 开展以医院为基础的病例对照研究，最常见的偏倚是

第三节　流行病学原理和方法

| 题型 | A1 型题 |

1. 队列研究的观察终点是
A. 观察对象出现了预期的结果　　B. 观察对象因非研究因素退出研究　　C. 整个研究工作结束
D. 观察对象死于车祸等意外　　　E. 随访者与观察对象失去了联系
2. 疾病监测的目的不包括
A. 验证病因假设　　　　　　B. 预测疾病流行　　　　　　C. 评价预防效果
D. 描述疾病分布　　　　　　E. 监测疾病暴发
3. 以下属于评价筛查试验本身的真实性的一组指标是
A. 特异度、标准差　　　　　B. 灵敏度、特异度　　　　　C. 灵敏度、变异系数
D. 约登指数、预测值　　　　E. 正确指数、变异系数
4. 描述暴发疫情严重性的最佳指标是
A. 死亡率　　　B. 续发率　　　C. 发病人数　　　D. 罹患率　　　E. 患病人数
5. 为尽量发现病人，在制订筛选方法标准过程中，常采用
A. 提高假阴性率　　　　　　B. 降低假阳性率　　　　　　C. 提高方法的特异度
D. 提高方法的灵敏度　　　　E. 使假阴性率与假阳性率相等
6. 有关筛检，错误的是
A. 筛检试验应费用低廉　　　B. 应能迅速出结果　　　　　C. 目的是早期发现罕见病病例
D. 检查对象为表面上无病的人　　　　　　　　　　　　　　E. 筛检试验应对人体无害
7. 以下相对数指标中，属于频率指标的是
A. 死亡率　　　　　　　　　B. 人口年龄别构成　　　　　C. 门诊病历中内科病例的百分比
D. 抚养比　　　　　　　　　E. 性别比
8. 流行病学基本研究方法包括
A. 分析性研究、病例对照研究、队列研究　　　B. 统计学检验、控制偏性、观察性研究
C. 实验性研究、干预性研究、分析性研究　　　D. 描述性研究、统计学检验、观察性研究
E. 描述性研究、分析性研究、实验性研究
9. 观察某种新研制甲肝疫苗的预防效果，研究对象最好选择
A. 甲肝高发区无免疫人群　　B. 医院中非肝病区患者　　　C. 甲肝低发区无免疫人群
D. 医院中血制品接触者　　　E. 近期曾有甲肝暴发地区的人群
10. 流行病学研究的观察法与实验法的根本区别在于
A. 盲法　　　　　　　　　　B. 是否有人为干预　　　　　C. 统计学检验
D. 设立对照组　　　　　　　E. 不设立对照组
11. 选定暴露和未暴露于某种因素的两种人群，追踪其各自的发病结局，比较两者发病结局的差异，从而判断暴露因素与发病有无因果及关联程度，该研究为

A. 病例对照研究　　B. 现场干预研究　　C. 队列研究　　D. 临床试验研究　　E. 现况研究
12. 为加强妇女保健工作，某大型企业组织全体女职工进行健康查体，采用快速的医学检查方法，从表面健康的女职工中查出乳腺癌和宫颈癌的患者，再进一步确诊后给予早期治疗，这种疾病防御措施策略属于
　　A. 早期特异预防　　　　　B. 疾病的筛查　　　　　　C. 高危人群的健康体检
　　D. 重点疾病的抽样检查　　E. 一般健康促进
13. 疾病的三间分布是指
　　A. 国家、地区和城乡分布　　B. 职业、家庭和环境分布　　C. 短期波动、季节性和周期性分布
　　D. 年龄、性别和种族分布　　E. 时间、地区和人群分布
14. 疾病检测最重要的目的是
　　A. 向卫生行政部门报告某人群中某病的流行状况　　　　B. 及时掌握疾病的变化趋势，采取控制措施
　　C. 收集和分析健康资料　　D. 消灭传染源　　E. 确定致病因素
15. 已知某省山区、丘陵、湖区婴幼儿体格发育有较大的差异，现需制定该省婴幼儿体格发育有关指标的参考值范围，抽样方法最好采取
　　A. 分层抽样　　B. 整群抽样　　C. 系统抽样　　D. 机械抽样　　E. 单纯随机抽样
16. 下列哪项不是表示疾病流行强度的指标
　　A. 暴发　　B. 大流行　　C. 短期波动　　D. 散发　　E. 流行
17. 在流行病学研究中，由因到果的研究为
　　A. 生态学研究　　B. 筛检　　C. 队列研究　　D. 现状研究　　E. 病例对照研究
18. Meta 分析中异质性检验的目的是检验各个独立研究结果的
　　A. 真实性　　B. 同质性　　C. 代表性　　D. 敏感性　　E. 可靠性
19. 某地区在1个月内对居民进行了糖尿病的普查，可计算当地居民糖尿病的
　　A. 发病率　　B. 罹患率　　C. 死亡率　　D. 患病率　　E. 二代发病率
20. 关于疾病监测的论述，正确的是
　　A. 疾病检测是一种横向研究　　B. 疾病监测获得的信息应该纵向反馈，而不能横向反馈
　　C. 漏报调查属于主动监测　　D. 常规报告系统是一种主动监测　　E. 哨点监测属于被动监测
21. 计算患病率的分子是
　　A. 观察期间某病的暴露人口数　　　　　　　　B. 观察期间某病的新旧病例数
　　C. 观察期间某病的新发病例数　　　　　　　　D. 观察开始之前某病的患病人数
　　E. 观察期间所有人口数
22. 流行病学中与发病相关的常用指标除发病率外还包括
　　A. 死亡率、续发率　　B. 死亡率、流行率　　C. 死亡率、病死率
　　D. 病死率、流行率　　E. 罹患率、患病率

题型	A2 型题

1. 某乡有4万人，约1万户。欲抽样调查4000人，按该乡家庭人口登记名册，以户为单位，随机抽取第1户，随后每间隔10户再抽取1户，对被抽到的家庭进行调查。这种抽样方法称为
　　A. 单纯随机抽样　　B. 系统抽样　　C. 整群抽样　　D. 多级抽样　　E. 分层抽样
2. 为探索胃癌发病的危险因素，研究者选择2015年3月至2016年3月间确诊的胃癌患者206例，同时选取与病例同性别、年龄相近、居住在同村的非肿瘤居民206名进行调查，该研究属于
　　A. 队列研究　　B. 社区试验研究　　C. 病例对照研究　　D. 临床试验研究　　E. 现况调查
3. 某学者在某镇开展了一项持续多年的啤酒狂欢节饮酒者与心血管疾病死亡关系的研究。研究初，有70名啤酒狂欢节饮酒者和1500名未饮酒者，在研究结束时，7名啤酒狂欢节饮酒者死于心血管疾病，45名啤酒狂欢节未饮酒者死于心血管疾病。该研究为
　　A. 生态学研究　　B. 临床试验　　C. 病例对照研究　　D. 队列研究　　E. 横断面研究
4. 已知甲地老年人比例大于乙地，经普查甲地冠心病死亡率为5‰，乙地冠心病死亡率为4‰。若希望比较甲、乙两地冠心病死亡率的高低，则
　　A. 计算标化率后再比较　　B. 应做秩和检验　　C. 可用两地的死亡率直接进行比较
　　D. 应做率的 Z 检验　　E. 应做两个率比较的 χ^2 检验

题型	A3/A4 型题

（1～2题共用题干）
某医师进行一项随机对照临床试验以观察三种降血糖药物 A、B、C 的临床疗效，结果如下表。

三种药物的临床疗效

药物	有效	无效	合计
A	99	21	120
B	78	41	119
C	77	43	120

1. 该资料的类型 为
A. 多项有序分类资料 B. 二项分类资料 C. 等级资料
D. 定量资料 E. 多项无序分类资料
2. 该研究设计方案的类型 为
A. 配对设计 B. 队列研究 C. 随机区组设计
D. 病例对照研究 E. 完全随机设计

（3～5题共用题干）
用一种筛检乳腺癌的试验，对400例患有乳腺癌的妇女和400名正常妇女进行筛检，结果前者中80例阳性，后者中40例阳性。结果如下表。

试验	病例	对照	合计
阳性	a 真阳性（80）	b 假阴性（40）	a+b
阴性	c 假阴性（320）	d 真阴性（360）	c+d
合计	a+c（400）	b+d（400）	

3. 该试验的灵敏度 为
A. 25% B. 12% C. 67% D. 20% E. 80%
4. 该试验的特异度 为
A. 80% B. 20% C. 50% D. 90% E. 10%
5. 该试验的阳性似然比 为
A. 0.5 B. 5 C. 4 D. 10 E. 2

（6～8题共用题干）
某学者为探讨某药物对某病的疗效，选取了120例该病患者，随机分为服用该药的治疗组和使用标准疗法的对照组，随访观察时，观察者与患者均不知道两组接受的措施，1个月后，观察疗效，结果治疗组60名患者中有40人有效，对照组60名中有20人有效，经统计学检查，两组差异具有统计学意义。
6. 该药物对疾病治疗的有效率 为
A.（20/120）×100%=16.7% B.（40/60）×100%=66.7% C. [(40+20)/120]×100%=50.0%
D.（40/120）×100%=33.3% E.（20/60）×100%=33.3%
7. 由结果推出的结论 为
A 该药对该疾病有效 B. 资料不足，尚不能下结论
C. 该药对疾病的治疗效果低于标准疗法的疗效 D. 标准疗法无效
E. 该药对该疾病无效
8. 该研究采用的盲法 为
A. 没有盲法 B. 三盲 C. 双盲 D. 随机盲法 E. 单盲

（9～11题共用题干）
用钼靶X线摄片检查方法做乳腺癌的筛检试验，分别检查了100名经活检确诊为乳腺癌的妇女和100名未患乳腺癌的妇女，结果如下表：

筛检结果	活检确诊结果		合计
	乳腺癌	非乳腺癌	
阴性	36	84	120
阳性	64	16	80

9. 此项筛检试验汇总灵敏度 为
A. 16% B. 84% C. 64% D. 36% E. 74%
10. 此项筛检中特异度 为
A. 16% B. 84% C. 64% D. 36% E. 74%

11. 此项筛检试验的 粗一致性 为
A. 16%　　　　B. 84%　　　　C. 64%　　　　D. 36%　　　　E. 74%

第四节　临床预防服务

题型　A1 型题

1. 高血压患者遵从医嘱服药的 强化因素 是
A. 患者的经济条件足以支付较高的医药费
B. 患者对治疗高血压采取积极态度
C. 患者能方便地就医、取药
D. 患者在按医嘱服药后血压得到有效控制
E. 患者知晓服药能有效控制血压
2. 对某无工业污染山村的儿童生长发育、智力发育和疾病发病状况的调查发现，该地区部分 儿童身体发育迟缓和智力低下，除此外，未发现其他异常。当地儿童所患的疾病最可能是
A. 硒缺乏病　　B. 砷中毒　　C. 铅中毒　　D. 碘缺乏病　　E. 氟中毒
3. 关于身体活动的说法，不正确 的是
A. 不同的身体活动类型促进健康的作用不相同
B. 适度增加身体活动可以获得更大的健康效益
C. 高强度的身体活动可能造成伤害
D. 成人每周应至少参加五次以上中等强度的身体活动
E. 高血压患者不应该参加身体活动
4. 临床预防服务的主要内容 不包括
A. 健康咨询　　B. 筛检　　C. 药物治疗　　D. 化学预防　　E. 免疫接种
5. 根据行为改变阶段模式，如果某服务对象处在 行为维持阶段，应该采取的干预措施是
A. 改变环境以消除或减少诱惑
B. 促使他们针对危险行为对自身、他人和环境的影响作出评判
C. 促使参与者作出改变行为的承诺
D. 促使他们进行思考，认识到危险行为的危害、权衡改变行为的利弊
E. 从情感上评估自己的健康风险行为
6. 在居民小区建设健康步道，改善小区绿化环境，以 鼓励他们参加体育锻炼，这种方法属于
A. 健康促进　　B. 卫生宣传　　C. 社区启蒙　　D. 健康教育　　E. 临床预防服务
7. 在健康信念模式中，促进个体行为改变的 关键事件和暗示 称为
A. 对疾病易感性的认识　　B. 自我效能　　C. 行为能力
D. 对疾病严重性的认识　　E. 行为线索
8. 平衡膳食宝塔提示，每日每人大豆类摄入量相当于 干豆 50 g，其目的主要是
A. 保证膳食纤维摄入　　B. 保证水和糖的摄入　　C. 提高必需脂肪酸摄入水平
D. 提高膳食蛋白质质量　　E. 补充人体必需氨基酸
9. 对儿童进行乙型肝炎疫苗接种的临床试验研究，为评价其流行病学 预防效果，最好选用的指标是
A. 发病率　　B. 效果指数　　C. 感染率　　D. 死亡率　　E. 病死率
10. 属于人际水平的健康 行为改变理论 的是
A. 健康信念模式　　B. 社会认知理论　　C. "知-信-行" 理论
D. 创新扩散理论　　E. 社会组织理论
11. 筛检 的目的是
A. 对可疑病人进行确诊　　B. 评价筛检试验的敏感度　　C. 验证病因
D. 评价筛检试验的特异度　　E. 从表面健康的人群中查出某病的可疑患者或某病的高危人群
12. 健康管理的 首要步骤 一般是
A. 收集健康信息　　B. 人群的健康检查　　C. 健康维护计划的制订
D. 健康维护计划的实施　　E. 疾病危险度评估
13. 健康维护计划的制订原则 不包括
A. 以健康为导向　　B. 个人积极参与　　C. 普适性
D. 综合利用　　E. 动态性
14. 中国营养学会提出的 平衡膳食宝塔 提供了
A. 食物分类的概念　　B. 膳食中营养素的适宜摄入量　　C. 比较理想的膳食模式
D. 理想的一日食谱　　E. 每日必须摄入的食物数量

15. 某吸烟者，上个月开始戒烟。按行为改变的阶段模式，他目前处于
    A. 准备阶段   B. 打算阶段   C. 维持阶段   D. 无打算阶段   E. 行动阶段
16. 临床预防服务的对象是
    A. 遗传病人   B. 病房病人   C. 健康人   D. 传染病人   E. 慢性病病人
17. 5A 戒烟法中的第四步重点放在
    A. 识别戒烟愿望   B. 建议戒烟者戒烟   C. 帮助制订戒烟计划
    D. 劝阻吸烟者戒烟   E. 准备戒烟方案
18. 小白菜在烹调过程中最易损失的营养素是
    A. 维生素 A   B. 维生素 E   C. 维生素 D   D. 维生素 B   E. 维生素 C
19. 下列含锌最丰富的食物是
    A. 鱼贝类   B. 水果   C. 木耳   D. 绿色蔬菜   E. 牛乳及乳制品
20. 对于铁的摄入，最好的食物来源是
    A. 豆类   B. 粮谷类   C. 蔬菜、水果   D. 动物肝脏   E. 奶及奶制品
21. 某男性成人出现疲倦，体重下降，机体免疫力下降，伴有伤口愈合不良、营养性水肿。血常规检查 Hb < 130 g/L，血浆蛋白低于正常。此时最适宜采取的膳食措施是
    A. 补充糖类   B. 补充优质蛋白质   C. 补充铁制剂
    D. 补充铁与维生素 C   E. 补充高热能食物
22. 一位 68 岁的健康老人进行饮食咨询，给他提出的建议不应包括
    A. 少量多餐   B. 精米精面为主食   C. 多吃蔬菜
    D. 饮食清淡   E. 饮食多样化
23. 儿童生长发育迟缓、食欲减退或异食癖，可能缺哪种物质
    A. 钙   B. 硒   C. 镁   D. 铁   E. 钠

题型　A2 型题

1. 王女士，44 岁，体质指数为 27.1 kg/m²，她意识到自己体重超重，打算通过运动控制体重，但总是觉得没有适合自己的运动方式，迟迟没有开始行动。按照行为改变阶段理论划分，王女士处于行为改变的
   A. 行动阶段   B. 无打算阶段   C. 准备阶段   D. 打算阶段   E. 行为维持阶段
2. 一名 45 岁的男性，由于患肺结核病而就诊，经问诊得知他已经吸烟 20 年，每天吸一包烟。他表示考虑在未来的一个月内戒烟，作为一名临床医生，你要做的是
   A. 强调戒烟的好处   B. 和病人一起确定戒烟日   C. 提供戒烟药物
   D. 随访   E. 告知戒烟的危害
3. 男，68 岁。吸烟、饮酒 40 多年。有高血压病史。某冬天晨起时发现左下肢不能动，入院后诊断为脑卒中。以下医生建议不合理的是
   A. 不良的生活方式是疾病原因之一，应戒烟戒酒   B. 控制血压，预防再发
   C. 告知患者定期来医院检查身体   D. 告知患者康复注意事项
   E. 告知患者天气太冷是引起该病的直接原因
4. 某糖尿病患者为了控制血糖，在医生的建议下准备和营养师一起制订一份饮食计划。患者家属表示积极配合，本人也了解饮食控制的好处，但总认为无法管住自己，计划难以实施。对于这样患者的干预重点是
   A. 提高自我效能   B. 培养行为能力   C. 建立支持性环境
   D. 提供社会支持   E. 提高结果预期

题型　A3/A4 型题

（1～3 题共用题干）
男，45 岁。因反复咳嗽一个月到社区卫生服务中心就诊。医生与其交谈中得知该患者已经吸烟 20 多年，3 年前曾经尝试戒烟一个月，并得到家人的支持和鼓励。但后来患者由于听说戒烟会生病等传闻而不再考虑戒烟。
1. 家人对其的戒烟督促属于影响行为的
   A. 倾向因素   B. 促成因素   C. 强化因素   D. 内在因素   E. 诱导因素
2. 根据行为改变的阶段模式，目前该患者处于
   A. 维持阶段   B. 行动阶段   C. 无打算阶段   D. 打算阶段   E. 准备阶段
3. 针对该患者的情况，根据提高患者戒烟动机的干预措施与"5R"法，此时医生应侧重于采用下列哪项

措施进行干预
- A. 建议改吸低焦油卷烟
- B. 使患者认识到戒烟不能的障碍
- C. 强调吸烟与其家人健康的相关性
- D. 指出二手烟暴露的健康危害
- E. 说明戒烟的益处

第五节　社区公共卫生

题型　A1 型题

1. 属于大气中二次污染物的是
   A. 酸雨　　　B. SO_2　　　C. CO　　　D. NO　　　E. 苯并（a）芘
2. 接触职业性有害因素的劳动者是否发生职业性疾病，主要取决于
   A. 有害因素种类　　　B. 接触方式　　　C. 接触机会
   D. 接触的浓度（强度）和时间　　　E. 人体的健康状况
3. 环境污染物危险度评价中的暴露评价可以估计出
   A. 某化学物在环境介质中的浓度　　　B. 某化学物对机体产生危害的程度
   C. 某化学物是否对机体产生危害　　　D. 危险物特征
   E. 人群对某化学物暴露的强度、频率和持续时间
4. 为保障工人的健康，预防职业病的发生，按照《职业病防治法》的要求，某化工厂定期进行生产环境监测，为工人进行健康查体，建立健康档案并定期分析。以上所做的工作为
   A. 职业流行病学的研究　　　B. 现场劳动卫生学调查　　　C. 生物监测
   D. 健康监护　　　E. 职业危险风险评估
5. 20世纪90年代，某地水源污染引发一起传染病暴发流行。在80万人的供水范围内，有40.3万人罹患经自来水传播的隐孢子病。此次突发公共卫生事件突出体现的特点是
   A. 局限性　　　B. 普遍性　　　C. 常规性　　　D. 散发性　　　E. 聚集性
6. 某厂工人经常接触职业性有害因素。该地区疾病预防控制中心（CDC）每年对该厂工人进行职业健康检查，以尽早发现病损并及时处理。CDC进行的此项工作属于
   A. 健康监护　　　B. 临床治疗　　　C. 职业卫生学现场调查
   D. 病因预防　　　E. 预防性职业卫生监督
7. 炎热夏季的某一天，气压很低，强烈的阳光照射着交通繁忙的城市，一些居民突然出现了不同程度的眼睛红肿、流泪、咽痛、喘息、咳嗽、呼吸困难、头痛、胸闷等症状，导致出现这些症状的原因
   A. CO急性中毒　　　B. 煤烟型烟雾　　　C. 光化学烟雾
   D. 附近火山喷发烟雾　　　E. 某种传染病流行
8. 在生产过程中形成的呼吸性粉尘是指
   A. 能随呼吸进入人体并沉积于呼吸道的粉尘　　　B. 分散度较小的粉尘
   C. 直径小于 5 μm 的粉尘　　　D. 分散度较大的粉尘　　　E. 直径小于 15 μm 的粉尘
9. 确定食物中毒的可疑食物主要是根据
   A. 在同一场所同一时间未发病者未进食的食物　　　B. 潜伏期最短者
   C. 病人的潜伏期特有的中毒症状　　　D. 病人的潜伏期呕吐物和排泄物
   E. 发病者的临床症状
10. 属于工作相关疾病的是
    A. 职业性肿瘤　　　B. 职业有关抑郁症　　　C. 职业性铅中毒
    D. 职业性苯中毒　　　E. 工伤
11. 在环境卫生评价中，剂量-反应关系是指
    A. 随暴露量增加引起个体效应严重程度不同的规律　　　B. 不同的暴露引起不同疾病的规律
    C. 人群健康效应谱发生的规律性变化　　　D. 暴露人群分布变化的规律
    E. 人群发病率随暴露因素的剂量增加而呈规律性变化
12. 苯急性中毒主要影响
    A. 造血系统　　　B. 消化系统　　　C. 中枢神经系统　　　D. 呼吸系统　　　E. 内分泌系统
13. 下列关于食物中毒的发病特点叙述正确的是
    A. 人与人之间有传染性　　　B. 发病曲线呈缓慢上升趋势　　　C. 发病与某种食物有关
    D. 潜伏期较长　　　E. 临床症状完全不同
14. 农业生产中主要职业危害不包括

A. 硅尘引起的肺部疾患　　　　B. 谷物粉尘引起的肺部疾患　　C. 农药中毒
D. 化肥中毒　　　　　　　　　E. 窑内气体中毒
15. 关于大气二次污染物的说法，不正确的是
A. 经化学或光化学作用生成　　　　　　　　　B. 与一次污染物的化学性质不同的新污染物
C. 毒性往往比一次污染物更大　　　　　　　　D. 光化学烟雾是二次污染物
E. 沉降的污染物因刮风再次进入大气是二次污染物
16. 河豚毒素最主要的毒作用是
A. 引起颅神经损害　　　　B. 引起中毒性休克　　　　C. 引起随意肌进行性麻痹
D. 引起肾功能急性衰竭　　E. 以上都不是
17. 我国发病率最高的食物中毒是
A. 化学性食物中毒　　　　B. 有毒动物中毒　　　　　C. 有毒植物中毒
D. 细菌性食物中毒　　　　E. 真菌毒素食物中毒
18. 亚硝酸盐食物中毒的机制是
A. 与胺作用形成亚硝胺　　　　　　　　　　　　B. 使亚铁血红蛋白氧化为高铁血红蛋白
C. 转化为硝酸盐　　　　　D. 抵制乙酰胆碱酯酶　　E. 溶血
19. 下列食物未煮熟煮透时易导致食物中毒的是
A. 豌豆　　　B. 四季豆　　　C. 荷兰豆　　　D. 赤豆　　　E. 绿豆
20. 慢性病防治的基本原则不包括
A. 高危人群为主　　　　　B. 三级预防并重　　　　　C. 以健康教育和健康促进为主要手段
D. 以社区和家庭为基础　　E. 生命全程预防

题型　A2 型题

1. 南方某村，居民以玉米为主食，某年秋天突然有十余人出现发热、呕吐、厌食、黄疸，随后出现腹水、水肿，因抢救及时未出现死亡病例。经医生诊断排除传染性肝炎，分析原因与居民主食玉米有关。该情况最可能是
A. 污水灌田引起玉米中镉超标　　B. 玉米晾晒过程中被多环芳烃污染　　C. 玉米油农药残留
D. 玉米被黄曲霉毒素污染　　　　E. 玉米中混进了有毒植物种子
2. 男，14 岁。午餐进食海鱼后，即出现头痛、头晕、胸闷、心跳呼吸加快，伴有眼结膜充血，颜面部及全身潮红。测体温正常，无呕吐、腹泻等症状。患者最可能是
A. 河豚中毒　　　　　　　B. 组胺中毒　　　　　　　C. 肉毒梭菌毒素中毒
D. 麻痹性贝类中毒　　　　E. 副溶血性弧菌中毒
3. 男，46 岁。从事粮食烘干工作 25 年，近期出现视物模糊，确诊为白内障。最可能的致病原因是
A. 微波　　　B. 铅　　　C. 苯胺　　　D. 拟除虫菊酯　　　E. 紫外线辐射
4. 男性，55 岁。自述头痛、乏力，声音嘶哑，吞咽困难。查体：视力下降，眼睑下垂，瞳孔散大，对光反射迟钝。据悉近两周以来，进食过自制的臭豆腐及鱼制品，该患者最可能的诊断是
A. 致病性大肠埃希菌中毒　　B. 沙门菌属食物中毒　　　C. 毒蕈中毒
D. 肉毒梭菌毒素中毒　　　　E. 副溶血性弧菌中毒
5. 某一家 4 口，晨起先后出现恶心、呕吐、腹痛、腹泻，大便呈黄绿色水样便，有恶臭，4 人伴有体温升高，其中 3 人为 38 ℃左右，1 人为 40.1 ℃。据了解发病的前晚，晚餐进食米饭、肉炖蛋、炒青菜、肉丝榨菜蛋汤，可能引起食物中毒的细菌是
A. 沙门菌　　　　　　　　B. 变形杆菌　　　　　　　C. 肉毒梭状芽孢杆菌
D. 副溶血性弧菌　　　　　E. 葡萄球菌
6. 男，35 岁。温度计厂工人。主诉：易激动，易怒（示情感障碍），2 年前有唇、手指等细小震颤，现发展到全身震颤，并出现书写震颤。有口腔炎反复发作。该病人的可能诊断为
A. 汞中毒　　　B. 铅中毒　　　C. 苯中毒　　　D. 镉中毒　　　E. 砷中毒
7. 某石棉厂工人，工作 30 年。近期频繁出现心慌、气短等症状，经 X 线检查发现该工人肺部有团块状阴影。确诊为硅肺。该病属于
A. 职业性伤害　　B. 职业性工伤　　C. 职业病　　D. 职业性损伤　　E. 工作有关疾病

题型　B1 型题

（1～2 题共用备选答案）
A. 硝酸盐　　　B. 酸雨　　　C. 水体富营养化　　　D. 甲基汞　　　E. 光化学烟雾

1. 空气中大量 SO₂ 污染产生的二次污染物是
2. 氮氧化物与挥发性有机物在日光下生成的二次污染是

第六节 卫生服务体系与卫生管理

| 题型 | A1 型题 |

1. 卫生保健的公平性是指卫生服务的利用
A. 以市场经济规律为导向　　B. 以社会阶层为导向　　C. 以收入多少为导向
D. 以支付能力为导向　　E. 以需要为导向
2. 在医疗费用控制措施中，不属于控制医疗服务供方措施的是
A. 设置最高支付限额　　B. 按服务单元付费　　C. 总额预付制
D. 按人头预付方式　　E. 按病种付费
3. 城镇基本医疗保险费用的缴付方主要为
A. 职工个人和国家　　B. 用人单位和职工个人　　C. 用人单位
D. 国家和用人单位　　E. 国家
4. 某地区死因统计发现，成年人的首位死因是心脏病。下列各项措施中不是该地区优先策略的是
A. 建设健康步道，提高人群身体活动水平
B. 加强室内公共场所、工作场所的控烟工作
C. 对社区人群进行心脏病危险因素的宣教
D. 以高胆固醇血症和家族史为指标，划定高危人群并开展干预
E. 大力发展心脏专科医院，为病人提供血管成形术或旁路移植的治疗
5. 我国卫生事业的性质是
A. 政府实行福利政策的事业　　B. 政府通过购买形式为人民提供服务的事业
C. 政府许可的营利性事业　　D. 实行一定福利政策的社会公益事业　　E. 政府实行的社会公益事业
6. 卫生服务反应性中的"对人的尊重"包括
A. 尊严、自主性和保密性　　B. 尊严、及时性和社会支持　　C. 社会支持、及时性和保密性
D. 社会支持、自主性和保密性　　E. 自主性、保密性和及时性
7. 我国社区卫生服务体系建设内容不包括
A. 坚持公益性质，完善社区卫生服务功能
B. 建设大型综合性医院
C. 加强社区卫生服务队伍建设与完善社区卫生服务运行机制
D. 建立社区卫生服务机构与预防保健机构、医院合理的分工协作关系
E. 坚持政府主导、鼓励社会参与，建立健全社会卫生服务网络
8. 医疗保险基金主要由雇主和雇员按一定比例缴纳，政府适当补贴。这种模式属于
A. 商业医疗保险　　B. 补充医疗保险　　C. 储蓄医疗保险
D. 国家医疗保险　　E. 社会医疗保险
9. 卫生服务需求形式的条件是
A. 消费者的便利程度和购买愿望　　　　　　　　B. 消费者的购买愿望和服务提供者的水平
C. 消费者的支付能力和便利程度　　　　　　　　D. 消费者的支付能力和服务提供者的水平
E. 消费者的购买愿望和支付能力
10. 实现"人人享有卫生保健"目标的关键是
A. 推行合作医疗保险　　B. 加强医德医风建设　　C. 开展初级卫生保健
D. 深化医药卫生体制改革　　E. 促进妇幼卫生保健
11. 关于经济因素对健康的影响，不正确的说法是
A. 经济因素对健康的影响是多方面的
B. 经济的发展应与社会发展及促进人群健康水平同步
C. 人群收入的绝对水平决定着经济对健康的影响程度
D. 单纯注重经济增长将危害人类的健康
E. 人群的健康水平影响经济的发展
12. 下列不属于职业卫生服务原则的是
A. 保护和预防原则　　B. 全面的初级卫生保健原则　　C. 适应原则
D. 健康促进原则　　E. 治疗优先原则

13. 医疗保险设置开始支付医疗费用的最低标准，低于该标准的医疗费用由患者自付，该标准被称为
A. 自付线　　　　B. 共付线　　　　C. 封顶线　　　　D. 起付线　　　　E. 封底线
14. 目前我国发展社区卫生服务的基本原则描述最恰当的是
A. 以政府为中心　　　　B. 以经济效益为中心　　　　C. 以疾病治疗为中心
D. 以市场化为主导　　　E. 以区域卫生规划为指导
15. 关于社区卫生服务的理解，下列错误的是
A. 以人的健康为中心　　　　B. 以一、二级预防为主　　　　C. 以家庭为单位开展
D. 以区域卫生规划为指导　　E. 服务方式是以三甲医院服务为主

| 题型 | A2 型题 |

1. 某人因病住院 20 天，治疗费用共 53000 元，结算费用时被告知其中 50000 元以下的部分由医保支付，另外 3000 元需个人支付，该案例中的 50000 元是
A. 起付线　　　　B. 封顶线　　　　C. 自付线　　　　D. 共同付费　　　　E. 封底线
2. 某企业职工因为冠心病在某三甲医院住院 6 天，共产生医药费用 9000 元。出院结算时，医院先扣除自费项目 1200 元，在剩下的 7800 元中，扣除起付标准 800 元后，对剩余部分医疗费用的 7000 元，由统筹基金按 90% 比例给予报销，其余 10% 由该职工本人支付。这 7000 元的支付方式属于
A. 封顶线　　　　B. 共同付费　　　　C. 起付比例　　　　D. 自费线　　　　E. 起付线

| 题型 | B1 型题 |

（1～3题共用备选答案）
A. 卫生服务需要　　　　B. 卫生服务购买　　　　C. 卫生服务利用
D. 卫生服务提供　　　　E. 卫生服务需求
1. 需求者实际利用卫生服务的数量是
2. 从经济和价值观念出发，在一定时期和价格水平上人们愿意而且有能力消费的卫生服务量是
3. 依据人们的实际健康状况与理想健康状态之间存在差距而提出的对预防保健、医疗、康复等服务的客观要求是

第十章 心理学

第一节 绪论

题型 A1型题

1. 行为主义的开创者是
A. 斯金纳　　　B. 班杜拉　　　C. 华生　　　D. 詹姆士　　　E. 巴甫洛夫
2. 医学心理学的研究任务不包括
A. 人格特征或行为模式在健康中的意义
B. 如何运用心理治疗的方法达到保健的目的
C. 医学管理中存在的心理问题解决办法
D. 心理社会因素在疾病的发展和变化过程中作用的规律
E. 心理评估手段在疾病的预防中的作用
3. 根据沙赫特有关情绪研究的观点,对个体情绪的性质和程度起决定性作用的是
A. 心理应对方式　　B. 认知的方式　　C. 人格的特点　　D. 社会支持程度　　E. 智力的水平
4. 医学心理学的基本观点不包括
A. 个性特征作用的观点　　B. 认知评价的观点　　C. 主动适应与调节的观点
D. 情绪因素作用的观点　　E. 遗传决定论的观点
5. 不属于医学心理学研究分支的是
A. 临床心理学　　B. 健康心理学　　C. 发展心理学　　D. 神经心理学　　E. 护理心理学

第二节 医学心理学基础

题型 A1型题

1. 思维是属于心理活动的
A. 意志过程　　B. 认知过程　　C. 情感过程　　D. 人格倾向　　E. 人格特征
2. "前有悬崖,后有追兵"这种动机冲突是
A. 双趋冲突　　B. 双避冲突　　C. 趋避冲突　　D. 双重趋避冲突　　E. 双趋双避冲突
3. 心理冲突的类型不包括
A. 双避冲突　　B. 双趋冲突　　C. 趋避冲突　　D. 多重趋避冲突　　E. 矛盾冲突
4. 人正常生活的最基本的心理条件是
A. 人际和谐　　B. 情绪稳定　　C. 人格完整　　D. 智力正常　　E. 适应环境

题型 A2型题

1. 男,28岁。平时表现出有强烈的时间紧迫感,工作速度快,好胜心强,雄心勃勃,脾气急躁。此人的行为属于
A. A型行为　　B. B型行为　　C. C型行为　　D. D型行为　　E. E型行为
2. 男,22岁。大学生。平常乐于助人,尊师爱校。不仅在学习上经常帮助同学,而且在生活上也常常照顾他人,并能积极组织班级的集体活动。这种行为方式在性格的特征中属于
A. 行为特征　　B. 意志特征　　C. 态度特征　　D. 情绪特征　　E. 理智特征
3. 某心外科医生在实施一例先天性心脏手术之前的晚上,在自己脑海中反复想象手术的过程、路径以及手术以外的应对措施等,这种思维方式是
A. 聚合思维　　B. 形象思维　　C. 发散思维　　D. 抽象思维　　E. 创造思维

第三节 心理卫生

题型 A1型题

1. "人际和谐"的特点一般不包括

A. 乐于助人　　　B. 乐于交往　　　C. 宽以待人　　　D. 自我完善　　　E. 不卑不亢
2. 个体自我意识发展的开始时期是在（助理不考）
A. 胎儿期　　　B. 婴儿期　　　C. 幼儿期　　　D. 学龄期　　　E. 青春期
3. 在印度丛林有两个被狼抚养的孩子，他们与狼共同生活7年，被人们发现之后，将其带回人类，10年后，他们还是不会人类的语言，只会一些简单的表达，但是他们还是能够听懂狼的语言，这事件说明
A. 人类的自制力存在关键期　　B. 儿童时期对人的发展很重要　　C. 人的语言与智力发展存在关键期
D. 人格发展存在关键期　　　　E. 人接受一种语言后很难改变

| 题型 | A2型题 |

女婴，10个月，由母亲抱至儿童保健门诊接受常规体检。护士教其母亲抚爱孩子的方法和频率，并告知建立依恋关系和防止分离焦虑的重要性。此时护士所依据的婴幼儿期心理卫生的原则是
A. 促进运动能力　　　　　　B. 促进大脑发育　　　　　　C. 增进母爱
D. 母乳喂养　　　　　　　　E. 促进智力发展

第四节　心身疾病

| 题型 | A1型题 |

1. 心理社会因素在发病、发展过程中起重要作用的躯体器质性疾病称为
A. 心理疾病　　　B. 神经症　　　C. 转换性障碍　　　D. 心身疾病　　　E. 躯体疾病
2. 根据心身疾病的定义，以下不属于心身疾病的是
A. 原发性高血压　　B. 腹股沟斜疝　　C. 神经性皮炎　　D. 消化性溃疡　　E. 支气管哮喘
3. 心身疾病的治疗原则，不包括
A. 药物缓解治疗　　　　　　B. 自我心理调节　　　　　　C. 矫正不良习惯
D. 不间断发泄　　　　　　　E. 心理护理
4. 面对同样的社会应激，有人难以适应而得病，有人很快渡过难关。医学心理学解释此现象的基本观点为
A. 社会影响的观点　　　　　B. 情绪作用的观点　　　　　C. 人格特征的观点
D. 心身统一的观点　　　　　E. 主动调节的观点

第五节　心理评估

| 题型 | A1型题 |

1. 360度评估是指由员工本人、领导、下属、同事和顾客等从全方位、各个角度来评估员工的方法。按照心理评估的分类，这种方法属于
A. 调查法　　　B. 会谈法　　　C. 心理测验法　　　D. 观察法　　　E. 临床评定量表
2. 心理评估的常用方法不包括
A. 会谈法　　　B. 测验法　　　C. 调查法　　　D. 观察法　　　E. 实验法
3. 心理测量的误差主要来源于
A. 实施条件　　　B. 主试者动机　　　C. 应试者动机　　　D. 应试者生理状态　　　E. 以上都是
4. 心理测验的原则是
A. 标准化　　　B. 稳定性　　　C. 社会化　　　D. 道德性　　　E. 独特性
5. IQ=15（X-M）/S+100 是指
A. 混合智商　　　B. 晶体智商　　　C. 比率智商　　　D. 离差智商　　　E. 液体智商

| 题型 | A2型题 |

1. 男，37岁。因有明显的幻觉及妄想表现而到医院就诊。经询问病情后，医生欲采用心理测验对其进行评估，以协助诊断。针对该患者，通常可采用的心理测验工具为
A. EPQ　　　B. MMPI　　　C. SAS　　　D. SCL-90　　　E. TAT
2. 男孩，8岁，上课反应迟钝，一般的学习任务难以完成，家长带其来心理门诊就诊。心理治疗师应该首先考虑使用的心理评估工具是
A. WISC　　　B. SDS　　　C. 16PF　　　D. EPQ　　　E. SAS

3. 刘女士2周前经剖宫产产下一女婴，产后奶水不足令孩子啼哭不止。加之家里老人身体不好，婴儿及产妇的照顾和护理也是问题，刘女士因此萌生了悲观厌世的想法。对于医护人员来说，为了解患者的心理状况，比较简便的心理评估工具为
A. TAT（主题统觉测验）　　　B. H-RB（神经心理成套测验）　C. SDS（抑郁自评量表）
D. EPQ（艾森克人格问卷）　　E. MMPI（明尼苏达多相人格调查表）

4. 男，12岁，因注意力不集中、学习困难而求助心理治疗师。心理治疗师给他一些散乱的木块，要求其尽可能快地将这些木块拼成一个物件。这种心理测验属于
A. 言语测验　　B. 操作测验　　C. 问卷测验　　D. 主观测验　　E. 投射测验

第六节　心理治疗

题型　A1型题

1. 本能冲动和被压抑愿望属于
A. 意识冲突　　B. 潜意识冲突　　C. 前意识冲突　　D. 下意识冲突　　E. 意识控制

2. 潜意识又称无意识，在人的心理活动中一般处于
A. 警觉状态　　B. 缓冲状态　　C. 知觉状态　　D. 清晰状态　　E. 压抑状态

3. "病人仰卧在躺椅上畅所欲言，治疗者在倾听和询问中解释病人的潜意识、情绪或幼年的特殊生活事件的方法"称为
A. 梦的分析　　B. 自由联想　　C. 系统脱敏　　D. 厌恶疗法　　E. 生物反馈

4. 下列不属于行为疗法的是
A. 系统脱敏　　B. 厌恶疗法　　C. 冲击疗法　　D. 自由联想　　E. 前提控制

5. 下列不属于心理治疗原则的是
A. 中立原则　　B. 正义原则　　C. 真诚原则　　D. 保密原则　　E. 回避原则

6. 精神分析学派认为，在心理地形图中，当前能被注意到的各种心理活动为
A. 想象　　B. 前意识　　C. 意识　　D. 表象　　E. 潜意识

7. 心理治疗医生是否成熟称职的重要条件及心理治疗成败的关键是
A. 医生的技术水平　　　　B. 心理治疗实施的计划性　　　C. 是否坚持保密原则
D. 建立良好的医患关系　　E. 治疗方法的灵活性

8. 不适合接受心理治疗的疾病是
A. 焦虑症　　　　B. 恐惧症　　　　C. 精神分裂症急性发作
D. 强迫症　　　　E. 创伤后应激障碍

题型　A2型题

1. 男，23岁，大四学生。自述从上大学开始出现与人沟通时紧张、心慌、表达不流畅的现象；因临近毕业需要面试，前来寻求心理帮助。心理治疗师布置了一个面试的现场，让其直接面对"面试官"陈述自己的职业倾向和胜任能力。这种治疗方法为
A. 系统脱敏法　　B. 示范法　　C. 催眠疗法　　D. 厌恶疗法　　E. 满灌疗法

2. 男，16岁。在一次考试中成绩很差，使他很受打击、情绪低落。老师告诉他没关系，这次考试只是一次阶段性考核，还可以通过复习将不会的知识点搞清楚，该生的情绪因此得到很大改善。导致其情绪改善的主要原因是
A. 改变了认知　　　B. 调整了防御方式　　　C. 改变了环境
D. 增强了意志　　　E. 学会了放松训练

3. 某女生在一次动物实验中，因抓大白鼠方法不对被咬，引起焦虑和恐惧发作，而后表现为见鼠就尖叫、害怕、心跳剧烈。病人主动求医，心理治疗方法是
A. 自由联想法　　B. 厌恶疗法　　C. 奖励疗法　　D. 系统脱敏法　　E. 生物反馈疗法

4. 某病人，13岁，在生活中养成不良抽烟习惯，父母非常恼火，心理医师建议其采取的较有效的行为治疗是
A. 条件刺激和非条件刺激相结合　　　　B. 环境因素和操作动作相结合
C. 厌恶刺激与不良行为相结合　　　　　D. 通过对不良行为的认识来矫正
E. 用转变注意力的方法来矫正

5. 男，46岁，患汽车恐惧症，不敢独自在马路上走，原因是怕车流，担心这些车辆要撞伤自己，治疗医师决定陪伴他站在马路边面对飞驰的汽车，该种治疗方法属于

A. 厌恶疗法　　　B. 暗示疗法　　　C. 系统脱敏疗法　　D. 自我劝导疗法　　E. 冲击疗法

6. 女，22岁。每逢路过商店时就会有被售货员怀疑偷窃的想法，无法自制，十分痛苦。遂到心理门诊寻求帮助，心理治疗师指导其每当出现该想法时就用力拉弹手腕上的橡皮筋，使其产生疼痛，从而逐步消除其强迫症状。这种方法是
A. 厌恶疗法　　B. 系统脱敏疗法　C. 习惯转换法　　D. 冲击疗法　　　E. 代币疗法

7. 男，22岁，因为怕脏和反复洗手等被诊断为强迫症。心理治疗师要求患者触摸地面、门把手等，之后不允许其洗手并要求其必须接着做事。经治疗，该患者的强迫症状逐渐减轻。这种治疗方法属于
A. 系统脱敏疗法　B. 行为塑造　　C. 厌恶疗法　　　D. 冲击疗法　　　E. 逐级暴露疗法

8. 王某，女，19岁。最近因高考失利而出现情绪低落和失眠的情况。王某的母亲知道王某有位表哥是心理治疗师，比较熟悉和了解王某的情况，要求其给王某做心理治疗，但被这位表哥拒绝了。其表哥拒绝提供治疗服务所依据的原则为
A. 保密原则　　　B. 回避原则　　C. 发展原则　　　D. 灵活原则　　　E. 中立原则

9. 男孩，8岁。孤独症患者。心理治疗师在对其进行治疗的过程中，每当了解到他有主动向老师问好、递给小朋友玩具或整理好自己的衣服等情形时，就奖励他一个纸质小星星作为强化物。该心理治疗师采用的行为治疗技术是
A. 自我管理　　　B. 代币疗法　　C. 系统脱敏　　　D. 满灌疗法　　　E. 差别强化

10. 某单位女职工，在一家医院接受过心理评估与心理治疗。其所在单位领导获悉后想了解该患者的心理问题现状，遂向医院索要心理评估的结果，但被患者的心理医生拒绝。该心理医生所遵循的原则是
A. 耐心原则　　　B. 真诚原则　　C. 客观原则　　　D. 回避原则　　　E. 保密原则

11. 男，46岁，投资顾问。因社交焦虑接受心理治疗，在心理治疗师的帮助下焦虑明显改善。患者心存感激，欲将掌握的投资信息告知心理治疗师以作报答，但被婉言谢绝。在此治疗关系中，该心理治疗师遵循的原则是
A. 保密性　　　　B. 正式性　　　C. 单向性　　　　D. 时限性　　　　E. 系统性

题型　A3/A4型题

（1～3题共用题干）
男，48岁。因右胫骨平台骨折术后软组织感染1个月余入院治疗。骨科主治医师王某建议进行专家会诊。会诊后决定采用保守治疗，既避免手术治疗造成软组织的进一步损伤，又能节约费用。治疗期间患者经常出现紧张、焦虑，害怕出现组织坏死甚至截肢等严重后果，影响睡眠和康复

1. 针对该患者的紧张焦虑，最适合的心理干预技术是
A. 冲击疗法　　　B. 梦的分析　　C. 厌恶疗法　　　D. 系统脱敏法　　E. 放松训练

2. 本案例中，专家会诊决定的治疗方案体现的临床诊断伦理原则是
A. 保密守信原则　　　　　B. 患者至上原则　　　　　C. 公平公正原则
D. 知情同意原则　　　　　E. 最优化原则

3. 骨科主治医师应当对患者实施的医学措施是
A. 精神障碍治疗　B. 心理健康指导　C. 精神障碍鉴定　D. 精神障碍诊断　E. 精神障碍检查

第七节　医患关系

题型　A1型题

1. 对长期慢性病患者，宜采取的医患关系模式是
A. 主动-被动型　B. 被动-主动型　C. 指导-合作型　D. 共同参与型　E. 合作-指导型

2. 适用于"主动-被动型"医患关系模式的患者群体中一般不包括
A. 昏迷患者　　　　　　　B. 婴幼儿患者　　　　　　C. 焦虑症患者
D. 痴呆患者　　　　　　　E. 精神分裂症缺乏自知力患者

3. 医患交流中，能够使得沟通更为有效与顺畅的方法是
A. 尽量多用书面沟通　　　B. 避免表达态度和情感　　C. 善用问句引导话题
D. 尽量使用医学术语　　　E. 提供的信息越多越好

4. 有助于患者记忆的信息沟通方式不包括
A. 重要医嘱首先提出　　　B. 归纳总结医嘱内容　　　C. 指导问题力求具体
D. 语言表达通俗易懂　　　E. 规范使用医学缩略术语

第八节 患者的心理问题

| 题型 | A1 型题 |

1. 不把自己当病人，仍坚持工作是患者角色的
   A. 角色行为缺如   B. 角色行为冲突   C. 角色行为减退
   D. 角色行为强化   E. 角色行为异常
2. 某人已被确诊为某病，而本人否认自己有病，此人角色行为的改变属于
   A. 角色行为冲突   B. 角色行为减退   C. 角色行为强化
   D. 角色行为缺如   E. 角色行为异常
3. 患者表现平静，客观面对患病现实，关注自身疾病，遵行医嘱所体现的患者角色行为类型为
   A. 角色行为冲突   B. 角色行为减退   C. 角色行为异常
   D. 角色行为缺如   E. 角色行为适应

第十一章 伦理学

第一节 伦理学与医学伦理学

题型　A1 型题

1. 医学人道观的基本内容不包括
   A. 尊重患者的平等医疗保健权　　　　　　　　B. 消除或减轻影响患者健康的危险因素
   C. 对患者尽量使用高新技术　D. 尊重患者的人格　　E. 尊重患者的生命
2. 医学伦理学属于
   A. 元伦理学　　B. 规范伦理学　　C. 环境伦理学　　D. 描述伦理学　　E. 社会伦理学
3. "夫医者，非仁爱之士不可托也；非聪明理达不可任也；非廉洁淳良不可信也。"此语出自
   A. 宋代林逋　　B. 唐代孙思邈　　C. 清代王清任　　D. 晋代杨泉　　E. 明代陈实功
4. 最先提出"不伤害原则"的西方医学家是
   A. 希波克拉底　　B. 盖仑　　C. 维萨里　　D. 白求恩　　E. 桑德斯
5. 第一个人体试验的伦理文献
   A.《纽伦堡法典》　　　　　B.《道德与文明》　　　　　C.《希波克拉底誓言》
   D.《日内瓦公约》　　　　　E.《荷兰会议》
6. 医院和医务人员在战争中对伤病员中立的是
   A.《纽伦堡法典》　　　　　B.《道德与文明》　　　　　C.《希波克拉底誓言》
   D.《日内瓦公约》　　　　　E.《荷兰会议》
7. 西方国家最古老的医学道德文献
   A.《纽伦堡法典》　　　　　B.《道德与文明》　　　　　C.《希波克拉底誓言》
   D.《日内瓦宣言》　　　　　E.《荷兰会议》
8. 关于生物-心理-社会医学模式，下述提法中错误的是
   A. 人们关于健康和疾病的基本观点　　　　　　B. 医学道德进步的重要标志
   C. 医学临床活动和医学研究的指导思想　　　　D. 医学实践的反映和理论概括
   E. 对医德修养和医德教育的最全面认识

第二节 医学伦理学的基本原则与规范

题型　A1 型题

1. 在选择和确定疾病的诊疗方案时，告知患者病情并最终由其决定，体现的是
   A. 协同一致原则　B. 有利原则　　C. 整体性原则　　D. 知情同意原则　　E. 最优化原则
2. 医学伦理学中尊重原则所涵盖的权利不包括
   A. 自主选择权　B. 社会免责权　　C. 个人隐私权　　D. 知情同意权　　E. 人格尊严权
3. 病人的健康放在首位，切实为病人谋利益，该原则是
   A. 不伤害原则　B. 尊重原则　　C. 公正原则　　D. 有利原则　　E. 公平原则
4. 在医疗实践活动中分配医疗收益与负担时，类似的个案适用相同的准则，不同个案适用不同的准则。这所体现的医学伦理基本原则是
   A. 尊重原则　　B. 不伤害原则　　C. 公正原则　　D. 有利原则　　E. 公益原则

题型　A2 型题

1. 女，30 岁。孕 40 周，无剖宫产适应证，但产妇及家属坚决要求剖宫产。术后新生儿出现呼吸困难，诊断新生儿湿肺，家属对此提出质疑。主治医师称，产妇本不该手术，自然分娩该病发生的概率较低，这些信息已告知且产妇及家属已签字。但家属认为：医生是权威，应由医生决定是否进行手术，如果医生讲清楚剖宫产会导致新生儿湿肺，我们不会再坚持。本案例中，该医师违背的临床诊疗伦理要求是
   A. 履行知情同意手续　　　　B. 药品合理配伍　　　　C. 严格掌握适应证
   D. 医护精诚协作　　　　　　E. 认真做好术前准备

2. 患者因原发性醛固酮增多症住院治疗，科室医护人员在其床头卡上的姓名标注为"原醛症"。医护人员的做法违背的医学伦理学基本原则是
A. 尊重原则　　B. 不伤害原则　　C. 公益原则　　D. 公正原则　　E. 有利原则
3. 女，23岁。遵医嘱需肌内注射，在注射室内尚有男患者时，护士让该患者露出臀部进行注射，引起她的不满，护士则认为来看病就无须避嫌。该护士的观点和做法违背的伦理原则
A. 公正原则　　B. 尊重原则　　C. 不伤害原则　　D. 公益原则　　E. 有利原则
4. 李某，因妊娠异常需行剖宫产术，经治医生在告知孕妇丈夫手术相关信息并取得签字后实施手术。胎儿被取出后发现产妇患有双侧卵巢畸胎瘤，遂告知其丈夫并建议切除双侧卵巢。李某丈夫立即打电话与其他家属商议，医师在尚未得到家属商议结果的情况下，继续手术并切除双侧卵巢，于是发生医患纠纷。此案例中，医师侵犯的患者权利是
A. 疾病认知权　　B. 知情同意权　　C. 隐私保护权　　D. 生命权　　E. 健康权

题型　A3/A4型题

（1~3题共用题干）

女，28岁。妊娠2个月，到某大学附属医院妇产科接受人工流产手术。接诊医师在给患者检查时，旁边有10多位男女见习医学生。患者要求见习医学生出去，被接诊医师拒绝，随后医师边操作边给医学生讲解。术后患者质问医师为何示教未事先告知，医师认为患者在医院无隐私，后患者以隐私权被侵犯为由，要求当地卫生行政部门进行处理

1. 基于该案例，下列说法符合伦理的是
A. 临床教学观摩应征得患者同意
B. 患者应无条件配合接诊医师的教学工作
C. 对于不接受临床示教的患者不应做人工流产手术
D. 教学医院的患者没有拒绝临床教学观摩的权利
E. 教学医院就诊的患者没有要求保护隐私的权利
2. 基于该案例，该患者就诊期间未被满足的心理需要为
A. 尊重的需要　　　　　　B. 生理的需要　　　　　　C. 归属与爱的需要
D. 自我实现的需要　　　　E. 安全的需要
3. 基于该案例，卫生行政部门给予当事医师警告处分。处分的依据是
A. 医师法　　B. 药品管理法　　C. 行政处罚法　　D. 母婴保健法　　E. 精神卫生法

第三节　医疗人际关系伦理

题型　A1型题

1.《柳叶刀》曾发表的《新世纪的医师职业精神——医师宣言》提出："信任是医患关系的核心，而利他主义是这种信任的基础。"该观点揭示的医患关系性质是
A. 信托关系　　B. 互助关系　　C. 利益关系　　D. 消费关系　　E. 契约关系
2. 医患关系的实质是
A. 具有经济性质的商业关系　　B. 具有契约性质的信托关系　　C. 具有法律性质的契约关系
D. 具有市场性质的交换性质　　E. 具有宗教性质的文化关系
3. 医患沟通中的非言语沟通形式不包括
A. 面部表情　　B. 人际距离　　C. 引导话题　　D. 身段姿态　　E. 目光接触
4. 医生与患者交谈的原则应具有
A. 隐蔽性　　B. 情绪性　　C. 广泛性　　D. 指令性　　E. 针对性
5. 医务人员与患者沟通时，适宜的方式是
A. 回避目光　　B. 多用自我表露　　C. 加快语速　　D. 多用术语　　E. 注意倾听
6. 下列关于医患关系特点的表述错误的是
A. 医者应保持情感的中立性　　B. 双方目的的一致性　　C. 人格尊严、权利上的平等性
D. 医学知识和能力的对称性　　E. 医患矛盾存在的必然性
7. 医务人员就医疗行为进行说明的首选对象是
A. 患者朋友　　　　　　B. 患者同事　　　　　　C. 患者所在单位领导
D. 患者本人　　　　　　E. 患者亲属
8. 对于切除阑尾的术后病人，宜采取的医患模式是

A. 主动-被动型　　B. 被动-主动型　　C. 指导-合作型　　D. 共同参与型　　E. 合作-指导型
9. 某医院急诊医生接诊了一位遭遇车祸后昏迷的患者，立即给予心肺复苏、气管插管等抢救措施。此时的医患关系所属的类型是
　A. 共同参与型　　B. 主动-被动型　　C. 指导-合作型　　D. 合作-监督型　　E. 主动权威型
10. 不属于患者道德权利的是
　A. 根据病情获得休息和免除一定社会义务　　　　B. 医疗保障权
　C. 医疗服务的选择权　　　D. 疾病的认知权　　　E. 对医疗机构及其医务人员进行监督
11. 医务人员彼此协作的基础是
　A. 没有分歧　　B. 彼此独立　　C. 互相学习　　D. 互相信任　　E. 彼此竞争
12. 协调医务人员之间关系的首要思想基础和道德要求是
　A. 彼此信任，相互协作　　　B. 维护健康，救治生命　　　C. 彼此独立，相互支持
　D. 彼此平等，相互尊重　　　E. 互相学习，共同提高

第四节　临床诊疗伦理

题型　A1 型题

1. 医师在诊疗活动中，不过度医疗所体现的医师行为规范是
　A. 规范行医　　B. 严格权限　　C. 救死扶伤　　D. 重视人文　　E. 规范文书
2. 按照临床诊疗道德的最优化原则，医务人员不需要考虑的是
　A. 患者的地位　　B. 医疗安全　　C. 医疗效果　　D. 医疗费用　　E. 患者的痛苦
3. 对临床诊疗道德中最优化原则理解全面的是
　A. 采取没有风险的治疗手段　　　　B. 选择以最小代价获得最大效果的治疗方案
　C. 选择让患者花费最少的治疗方案　　D. 尽可能使用保守治疗方案
　E. 采取使患者没有痛苦的治疗手段
4. 术前治疗最重要的伦理原则是
　A. 检查周全　　B. 知情同意　　C. 减轻患者的疑惑　　D. 安慰家属　　E. 决定手术方式
5. 急救工作对医生的道德要求是
　A. 全神贯注　　B. 精确操作　　C. 合理配伍　　D. 镇静从容　　E. 争分夺秒
6. 询问病史的道德要求是
　A. 全神贯注　　B. 精确操作　　C. 合理配伍　　D. 镇静从容　　E. 争分夺秒
7. 药物治疗对医生的道德要求是
　A. 全神贯注　　B. 精确操作　　C. 合理配伍　　D. 镇静从容　　E. 争分夺秒

题型　A2 型题

女，50 岁。因子宫肌瘤行全子宫切除术。术中医生发现患者左侧卵巢有病变应切除，在未征得患者及其家属同意的情况下，将左侧卵巢与子宫一并切除。术后患者恢复良好。该案例中，医生违背的临床诊疗伦理原则是
　A. 知情同意原则　　B. 患者至上原则　　C. 守信原则　　D. 最优化原则　　E. 保密原则

题型　B1 型题

（1～2 题共用备选答案）
　A. 耐心倾听，正确引导　　　B. 对症下药，剂量安全　　　C. 严谨求实，防止差错
　D. 尊重患者，公正无私　　　E. 尊重患者，知情同意
1. 医师在询问病史过程中应遵循的主要伦理要求是
2. 男医师给女患者进行妇科检查时需有护士或其他医务人员在场的规定遵循的伦理要求是

第五节　安宁疗护与死亡的伦理

题型　A1 型题

1. 医务人员遵从临终患者和家属的请求，给予减轻痛苦的维持治疗，直至生命自行终止。这种做法属于

A. 积极安乐死　　B. 终止治疗　　C. 医助自杀　　D. 消极安乐死　　E. 主动安乐死

2. 实施主动安乐死的首要社会条件是
A. 家属的主动要求　　　　B. 安乐死的合法化　　　　C. 患者的主动要求
D. 能够减轻患者的痛苦　　E. 维护患者的尊严

3. 实施脑死亡标准的直接伦理目的是
A. 减轻家属的身心痛苦　　B. 促进人体器官移植　　C. 维护死者的尊严
D. 节约卫生资源　　　　　E. 尊重患者死亡的权利

4. 临终关怀的伦理意义表现在
A. 有利于建立和谐社会　　　B. 体现生命神圣、质量和价值的统一
C. 理解临终患者的需求　　　D. 维护临终患者的生命尊严　　E. 同情和关心临终患者的家属

5. 下列符合临终关怀伦理要求的做法是
A. 优先考虑临终患者家属的权益　　　　B. 尽力满足临终患者的生活需求
C. 帮助临终患者抗拒死亡　　　　　　　D. 满足临终患者结束生命的要求
E. 建议临终患者选择安乐死

6. 世界上第一个安乐死合法化的国家是
A. 澳大利亚　　B. 挪威　　C. 比利时　　D. 新西兰　　E. 荷兰

题型　A2型题

女，17岁。脑部受伤住院，入院后虽经积极救治，但3天后患者进入脑死亡状态。医师告知其父母，并建议撤掉呼吸机。其父母看到女儿在呼吸机支持下仍有呼吸，并能触及女儿的脉搏，坚决不接受医师的建议。此时，该医师符合伦理的做法是
A. 尊重其父母的意愿并不惜一切代价救治　　B. 执行脑死亡标准并劝说其父母捐献患者器官
C. 直接撤掉呼吸机并填写死亡报告　　　　　D. 请公证机关来公证患者已经死亡
E. 向患者父母解释脑死亡，征得同意后撤掉呼吸机

第六节　公共卫生伦理

题型　A1型题

1. 某市一双苯厂车间发生连续爆炸后，苯类污染物污染了附近的河流，市政府决定立即在全市停止供应源于被污染河流的自来水。市政府的做法遵循的公共卫生伦理原则是
A. 社会公正原则　　　B. 信息公开原则　　　C. 社会公益原则
D. 互助协同原则　　　E. 全民参与原则

2. 对疑似甲类传染病患者予以隔离所体现的公共卫生伦理原则是
A. 社会公益原则　　　B. 互助协同原则　　　C. 信息公开原则
D. 社会公正原则　　　E. 全社会参与原则

3. 下列不属于传染病防控工作伦理要求的是
A. 采取走访患者家庭以预防医患冲突　　B. 做好传染病的监测和报告
C. 尊重传染病患者的人格和权利　　　　D. 尊重科学事实
E. 开展传染病的预防宣传教育

第七节　医学科研伦理（助理不考）

题型　A1型题

1. 某医学科研人员将处于试验阶段的药物用于临床并向患者收取费用。该做法主要违背的医学科研伦理要求是
A. 敢于创新　　B. 规范操作　　C. 精益求精　　D. 动机纯正　　E. 公私兼顾

2. 某研究员在其发表的一篇论文中使用了他人的部分图表及数据，但未加注明，后被杂志社撤稿。该研究员的做法违背的医学科研伦理要求是
A. 知情同意　　B. 敢于怀疑　　C. 知识公开　　D. 诚实严谨　　E. 团结协作

3. 对涉及人的生物医学研究进行伦理审查的根本目的是
A. 保护受试者的尊严和权利　　B. 保护受试者的经济利益　　C. 尊重研究者的基本权利

D. 确保医学科研的规范性　　　　E. 维护研究机构的科研利益
4. 下列符合动物实验伦理要求的是
A. 对医学研究中的低等动物无需考虑人道问题
B. 用尽可能少的实验动物获得尽可能多的实验数据
C. 医学研究的科学性不能以牺牲动物的福利为代价
D. 尽可能用活体动物代替无知觉的实验材料
E. 尽可能用高等动物代替低等动物
5. 人体试验的道德原则，下列除外哪项均正确
A. 严谨的医学态度　　　　B. 符合医学目的　　　　C. 受试者知情同意
D. 医学发展至上　　　　　E. 维护受试者利益

第八节　医学新技术研究与应用的伦理（助理不考）

题型　A1 型题

1. 按照我国"人类辅助生殖技术伦理原则"的要求，目前允许实施的辅助生殖技术是
A. 人卵胞浆移植　　　　B. 精子捐赠助孕　　　　C. 胚胎赠送助孕
D. 人卵核移植　　　　　E. 商业性代孕
2. 不符合我国人类精子库管理伦理原则要求的是
A. 捐精者有权随时停止捐精　　　　　　　　　B. 捐精行为应完全自愿
C. 捐精者有权知道捐精的用途　　　　　　　　D. 禁止同一捐精者的精子使5名妇女受孕
E. 捐精者应与精子库的医务人员保持互盲
3. 下列说法符合人类辅助生殖技术伦理要求的是
A. 社会名人负有捐赠其精/卵子的法律义务
B. 医疗机构不得保留供精人工受孕妇女的病历资料
C. 医疗机构不得向未婚大龄妇女提供助孕技术
D. 实施人工授精时，精子库必须保证提供新鲜精液
E. 我国大陆已婚女性，若其丈夫同意可提供无偿代孕服务
4. 1986年国际移植学会发布的"分配尸体器官的准则"不包括的内容是
A. 将所收集的捐赠器官给以最佳利用
B. 依据医学标准将器官给以最合适移植的患者
C. 必须经由国家或地区的器官分配网分配器官
D. 参与移植医生不应从事该类宣传
E. 不可付钱给捐赠者，但补偿其因手术和住院等所付出的开支和损失是可以的
5. 胚胎移植技术，可能产生的伦理问题不包括
A. 用剩余胚胎进行干细胞研究　　　B. 代孕母亲　　　C. 妇女的"贞操"
D. 卵子商品化　　　　　　　　　　E. 对胚胎进行非医学目的的性别鉴定

第九节　医疗人员的医学伦理素质的养成与行为规范

题型　A1 型题

1. 医师在旅游途中救治了1位突发心脏病的旅客，该医师履行的是
A. 岗位职责　　B. 医师职权　　C. 政治义务　　D. 法律义务　　E. 道德义务
2. 对医务人员进行道德评价的首要标准是看其医疗行为是否有利于
A. 患者疾病的缓解和康复　　　　　　　　　B. 医学科学的发展和社会的进步
C. 人类生存环境的保护和改善　　　　　　　D. 减轻患者及其家庭的经济负担
E. 优生和人群的健康、长寿
3. 属于医务人员自我道德评价方式的是
A. 慎独　　B. 内心信念　　C. 传统习俗　　D. 监督　　E. 社会舆论
4. 医德修养要坚持
A. 集体性　　B. 组织性　　C. 实践性　　D. 强制性　　E. 机动性

第十二章 卫生法规

第一节 医师法

题型　A1型题

1. 医师在执业活动中违反卫生行政规章制度造成严重后果的，卫生行政部门可以责令其暂停一定期限的执业活动。该期限是
   A. 6个月以上1年以下　　B. 1年以上1年半以下　　C. 1年以上2年以下
   D. 1个月以上3个月以下　　E. 3个月以上6个月以下

2. 下列不属于行政处罚的是
   A. 警告　　B. 行政拘留　　C. 责令停产停业　　D. 查封、扣押　　E. 罚款

3. 《医师法》明确规定，医师在执业过程中应当履行的职责是
   A. 以病人为中心，实行人道主义精神　　B. 防病治病，救死扶伤
   C. 遵守职业道德，保护患者隐私　　D. 树立敬业精神，尽职尽责为患者服务
   E. 防病治病，救死扶伤，保护人民健康

4. 医师中止执业活动的情形消失后，需要恢复执业活动的，应当经所在地的县级以上卫生行政部门委托的机构或者组织考核合格，并依法申请办理
   A. 准予注册手续　　B. 中止注册手续　　C. 注销注册手续
   D. 变更注册手续　　E. 重新注册手续

5. 对医师的业务水平、工作成绩和职业道德状况，依法享有定期考核权的单位是
   A. 县级以上人民政府　　B. 县级以上人民政府卫生行政部门
   C. 医师所在地的医学会或者医师协会　　D. 医师所工作的医疗、预防、保健机构
   E. 受县级以上人民政府卫生行政部门委托的机构或者组织

6. 《医师考核管理办法》已经明确规定，国家对医师施行定期考核的内容是
   A. 业务水平，工作成绩，外语水平　　B. 业务水平，工作效益，职业道德
   C. 业务水平，工作成绩，职业道德　　D. 业务水平，工作成绩，人际关系
   E. 业务水平，外语水平，职业道德

7. 《医师法》规定对考核不合格的医师，卫生行政部门可以责令其暂停执业活动，并接受培训和继续医学教育。暂停期限是3个月至
   A. 5个月　　B. 6个月　　C. 7个月　　D. 8个月　　E. 9个月

8. 《医师法》规定，医师因考核不合格者被责令暂停执业活动3个月，并接受培训和继续医学教育，期满后仍然不合格者，由县级以上卫生行政部门对其
   A. 变更注册　　B. 不予注册　　C. 重新注册　　D. 注销注册　　E. 暂缓注册

9. 医师在执业活动中，违反《医师法》规定，有下列行为之一的，由县级以上人民政府卫生行政部门给予警告或者责令暂停六个月以上一年以下执业活动；情节严重的，吊销其医师执业证书
   A. 未经批准开办医疗机构行医的
   B. 未经患者或者家属同意，对患者进行实验性临床医疗的
   C. 在医疗、预防、保健工作中造成事故的
   D. 不参加培训和继续教育的
   E. 干扰医疗机构正常工作的

10. 中等卫校毕业生林某，在乡卫生院工作，2000年取得执业助理医师执业证书。他要参加执业医师资格考试，根据《医师法》规定，应取得执业助理医师执业证书后，在医疗机构中工作满
    A. 10年　　B. 5年　　C. 4年　　D. 3年　　E. 2年

11. 具有高等学校医学专业本科学历，报考执业医师资格考试的，需要在医疗、预防、保健机构中工作满一定年限，该年限是
    A. 3年　　B. 5年　　C. 1年　　D. 4年　　E. 2年

12. 获得执业医师资格或执业助理医师资格后，应在几年内注册
    A. 1年　　B. 2年　　C. 半年　　D. 3年　　E. 5年

13. 经国家执业医师资格考试，取得执业医师资格的，可以申请注册，受理机构是
    A. 县级以上人民政府卫生行政部门　　B. 县级以上人民政府

C. 省（自治区）级以上人民政府卫生行政部门　　　　D. 省（自治区）级以上人民政府
E. 医师协会
14. 医师注册后，以下哪种情形不需要吊销注册
A. 死亡的　　　　　　　　　　B. 受到警告行政处罚的　　　　　C. 被宣告失踪的
D. 受吊销医师执业证书行政处罚的　　　　　　　　E. 中止医师执业活动满2年的

| 题型 | A2 型题 |

1. 主治医师张某被注销执业注册满1年，现欲重新执业，遂向卫生行政部门递交了相关申请，但未批准。其原因是
A. 未经过医师规范化培训　　B. 刑事处罚完毕后不满2年　　C. 变更执业地点不满2年
D. 未到基层医疗机构锻炼　　E. 在医疗机构的试用期不满1年
2. 某医师从医院辞职到一家药品生产企业从事营销工作。后因事业不顺，想重回医院工作，但因其中止医师执业活动已满法定期限被卫生行政部门注销注册。该法定期限是
A. 2年　　　　　　B. 3年　　　　　　C. 4年　　　　　　D. 1年　　　　　　E. 6个月
3. 某县医院医生张某在一个考核周期内开具不合理处方达5次以上，被认定考核不合格。县卫生计生行政部门根据《医师法》责令其暂停一定期限的执业活动并接受培训。该期限是
A. 3～9个月　　　B. 3～6个月　　　C. 1～6个月　　　D. 6～12个月　　　E. 1～3个月

| 题型 | B1 型题 |

（1～2题共用备选答案）
A. 罚款　　　　B. 责令更改　　　　C. 通报批评　　　　D. 吊销执业证书　　　　E. 暂停执业活动
1. 医师判断患者为非正常死亡但未按照规定报告，应给予的行政处罚
2. 医师隐匿、伪造或者擅自销毁医学文书且情节严重的，应给予的行政处罚是
（3～4题共用备选答案）
A. 2年　　　　　　B. 3年　　　　　　C. 1年　　　　　　D. 4年　　　　　　E. 5年
3. 对终止执业活动达到一定年限的医师，应当注销其执业注册，该年限是
4. 急诊处方依法应保存的年限是

第二节　医疗机构管理条例

| 题型 | A1 型题 |

1. 卫生计生行政部门可以责令发生医疗事故的医务人员暂停执业活动的期限是
A. 1个月以上3个月以下　　　B. 6个月以上1年以下　　　C. 1年以上3年以下
D. 3个月以上6个月以下　　　E. 1年以上18个月以下
2. 医疗机构保存住院病历的最低期限是
A. 30年　　　　　B. 15年　　　　　C. 20年　　　　　D. 50年　　　　　E. 10年
3. 医疗机构使用非卫生技术人员从事医疗卫生技术工作应给予罚款处罚，其最高金额是
A. 5000元　　　　B. 8000元　　　　C. 2000元　　　　D. 1万元　　　　E. 3000元
4. 医疗机构执业许可证应于校验期满前一定期限内向登记机关申请办理校验手续，该期限是
A. 1个月　　　　　B. 半年　　　　　C. 15天　　　　　D. 3个月　　　　　E. 10天
5. 《医疗机构管理条例》规定的医疗机构执业规则是
A. 符合医疗机构的基本标准　　　　　　　　　　　B. 按照核准登记的诊疗科目开展诊疗活动
C. 符合区域医疗机构设置规划　　　　　　　　　　D. 能够独立承担民事责任
E. 可进行执业登记
6. 医务人员在医疗活动中发生医疗事故争议，应当立即向
A. 所在科室报告　　　　　　　B. 所在医院医务部门报告　　　　C. 所在医疗机构医疗质量监控部门报告
D. 所在医疗机构的主管负责人报告　　　　　　　　E. 当地卫生行政机关报告
7. 医疗事故的技术鉴定应由
A. 医师协会负责　　　　　　　B. 医学会负责　　　　　　　　C. 医疗事故技术鉴定专家组负责
D. 卫生行政部门负责　　　　　E. 法院负责
8. 医疗机构必须将什么内容悬挂于明显处所

A. 医疗机构执业许可证　　　B. 诊疗科目　　　　　　　C. 诊疗时间
D. 收费标准　　　　　　　　E. 以上都是
9. 医疗机构执业登记的主要事项
A. 名称、地址、主要负责人　B. 所有制形式　　　　　　C. 诊疗科目、床位
D. 注册资金　　　　　　　　E. 以上全都是
10. 医疗机构改变什么内容，必须向原登记机关办理变更登记
A. 名称　　　B. 场所　　　C. 主要负责人　　D. 诊疗科目和床位　　E. 以上全都是
11. 因抢救危急患者，未能及时书写病历的有关医务人员应当在抢救结束后规定的时限内据实补记病历。该时限要求是
A. 6小时内　　B. 6小时　　C. 8小时　　D. 10小时　　E. 12小时
12. 发生重大医疗过失行为，医疗机构向当地卫生行政部门报告的时限要求是
A. 12小时内　　B. 15小时　　C. 24小时　　D. 20小时　　E. 18小时
13. 根据国务院2002年9月1日施行的《医疗事故处理条例》的规定，不属于医疗事故的情况是
A. 医护人员在护理中违反诊疗护理规范造成患者人身损害的后果
B. 医疗过程中患者及其家属不配合诊疗导致不良后果
C. 医务人员因技术过失造成的医疗技术事故
D. 医务人员缺乏经验，在诊疗中违反规章造成患者一般性功能障碍
E. 药房等非临床科室过失导致的患者损害
14. 对医疗废物的收集、运转、贮存、处置中的疾病防治工作进行定期检测监督检查的部门是
A. 市容监督机关　　　　　　B. 城市规划行政部门　　　C. 卫生行政主管部门
D. 检验检疫行政主管部门　　E. 环境保护行政部门
15. 医疗机构施行特殊治疗，无法取得患者意见又无家属或者关系人在场，或者遇到其他特殊情况时，主治医师应当提出医疗处置方案，在取得
A. 病房负责人同意后实施　　B. 科室负责人同意后实施　　C. 医疗机构质监部门负责人批准后实施
D. 医疗机构负责人或者被授权负责人批准后实施　　　　　E. 科室全体医师讨论通过后实施
16. 医疗机构对有能力诊治的危重患者，应当立即采取的处理措施是
A. 请示卫生行政部门　　　　B. 办理住院手续　　　　　C. 请示医院领导
D. 抢救　　　　　　　　　　E. 转诊

题型	A2型题

1. 患者陈某因手术效果不佳与医院发生争执，要求复制病历资料。医院按照规定复制了病历资料，并告知陈某另有部分病历资料不予复制，只能在医患双方在场的情况下封存。这部分病历资料是
A. 病程记录　　　　　　　B. 医学影像检查资料　　　C. 手术及麻醉记录单
D. 住院志　　　　　　　　E. 医嘱单
2. 梁某的姐姐因患子宫脱垂在某医院接受手术治疗。术后第三天突然死亡。梁某对死因提出质疑，要求复印姐姐的全部病例资料。医院工作人员依据《医疗事故处理条例》提供了其有权复印的病历资料。以下病例资料中可复印的是
A. 会诊意见　　　　　　　B. 上级医师查房记录　　　C. 死亡病例讨论记录
D. 病程记录　　　　　　　E. 住院志
3. 男，30岁。因胸闷、胸痛到某医院做冠状动脉CT检查，注射造影剂后患者立即出现休克，经抢救无效死亡，医患双方发生纠纷。后经鉴定，认为患者死亡系临床中极为少见的造影剂过敏所致。根据《医疗事故处理条例》，该事件性质属于
A. 医疗事故，医方承担主要责任　　　　　　　　B. 医疗意外，医方不承担责任
C. 医疗事故，医方承担轻微责任　　　　　　　　D. 医疗事故，医方承担全部责任
E. 医疗事故，医方承担次要责任

第三节　母婴保健法及其实施办法

题型	A1型题

1. 医务人员必须经过省级卫生计生行政部门考核并取得相应合格证书方可从事的母婴保健服务项目是
A. 结扎手术　　B. 家庭接生　　C. 产前诊断　　D. 婚前医学检查　　E. 终止妊娠手术
2. 母婴保健工作人员出具虚假医学证明，即使未造成严重后果，仍应承担一定的法律责任。该法律责任是

A. 暂停执业　　　　B. 行政处分　　　　C. 吊销执业证书　　D. 通报批评　　　　E. 注销执业注册
3. 医师在产前诊断时发现以下情形之一时，应向孕妇及家属说明情况，并提出终止妊娠的医学建议，除外
A. 胎儿患有严重的遗传性疾病
B. 孕妇患有传染病
C. 胎儿患有严重缺陷的
D. 因患严重疾病，继续妊娠可能危及孕妇生命安全的
E. 因患有严重疾病，继续妊娠严重危害孕妇健康的
4. 从事以下哪种工作的医务人员，须经过省、自治区、直辖市人民政府卫生行政部门的考核，并取得相应的合格证书
A. 婚前医学检查　　　　　　B. 施行结扎手术　　　　　　C. 遗传病诊断
D. 终止妊娠手术　　　　　　E. 从事家庭接生
5. 未取得母婴保健技术相应合格证书，出具有关医学证明的，给予的行政处罚应包括
A. 停业整顿　　　　　　　　B. 罚款　　　　　　　　　　C. 没收非法所得
D. 取消执业资格　　　　　　E. 吊销执业证书
6. 婚前医学检查服务的内容是指
A. 进行卫生知识、生育知识的教育　　　　　　B. 进行遗传病知识的教育
C. 对有关婚配问题提供医学意见　　　　　　　D. 对有关生育健康问题提供医学意见
E. 对严重遗传疾病、指定传染病和有关精神病的检查
7.《母婴保健法》规定的孕产期保健服务不包括
A. 母婴保健指导　　　　　　B. 孕妇、产妇保健　　　　　C. 胎儿保健
D. 胎儿性别诊断　　　　　　E. 新生儿保健
8. 经产前检查，医师发现或者怀疑胎儿异常的，应当对孕妇进行
A. 产前诊断　　B. 母婴保健　　C. 孕妇保健　　D. 胎儿保健　　E. 产妇保健
9.《母婴保健法》规定，对于依法接受终止妊娠或者结扎手术的，应当给予
A. 有偿服务　　　　　　　　B. 免费服务　　　　　　　　C. 酌情收费服务
D. 酌情减半收费服务　　　　E. 酌情免费服务
10. 属于《母婴保健法》规定可以申请医学技术鉴定的是
A. 孕妇、产妇保健服务有异议的　　　　　　　B. 对婚前医学检查结果有异议的
C. 对婚前卫生咨询有异议的　　　　　　　　　D. 对孕产妇保健服务有异议的
E. 对医学指导意见有异议的

| 题型 | A2 型题 |

1. 某女怀孕后，非常想知道胎儿的性别，邀请好友某妇产科医师为其做胎儿性别鉴定。该医师碍于情面实施胎儿性别鉴定。根据《母婴保健法》的规定，当地卫生计生行政部门应对该医师做出的处理是
A. 处罚款　　　　　　　　　B. 给予行政处分　　　　　　C. 扣发年度奖金
D. 调离工作岗位　　　　　　E. 离岗接受培训
2. 某地级市卫生行政部门接到举报，称市中心医院妇产科主治医师陶某违反《母婴保健法》及其实施办法相关规定，未经市级卫生行政部门批准擅自从事母婴保健专项技术服务，经查证举报属实，依法给予陶某行政处罚。陶某的违法行为是
A. 擅自开展宫腔镜手术　　　B. 擅自从事助产技术服务　　C. 擅自开展孕妇营养咨询和指导
D. 擅自开展婴儿保健　　　　E. 擅自从事婚前医学检查
3. 刘某有家族遗传病史，怀孕后担心胎儿健康，到某医疗机构进行遗传病诊断。后因医疗纠纷投诉至卫生监督机构。经查，该医疗机构未取得遗传病诊断资质。根据规定，负责遗传病诊断许可的卫生行政部门是
A. 县级卫生行政部门　　　　B. 设区的市级卫生行政部门　　C. 各级卫生行政部门
D. 国务院卫生行政部门　　　E. 省级卫生行政部门

第四节　传染病防治法

| 题型 | A1 型题 |

1. 一般情况下法定传染病报告人不包括
A. 疾病预防控制机构的医师　　B. 出入境检验检疫工作人员　　C. 体检中心的医师
D. 医疗机构的就诊者　　　　　E. 血站的护士

2. 根据《传染病防治法》规定，需按照甲类传染病采取预防控制措施的乙类传染病是
   A. 疟疾　　　　　　B. 肺炭疽　　　　　　C. 登革热　　　　　D. 梅毒　　　　　　E. 肺结核
3. 对本行政区域内的甲类传染病疫区，省级人民政府可以
   A. 实施隔离措施　　　　　　　B. 停工、停业、停课　　　　　C. 宣布为疫区
   D. 实施封锁　　　　　　　　　E. 对出入疫区的人员、物资和交通工具实施卫生检疫
4. 传染病暴发、流行时，县级以上地方人民政府应当
   A. 宣布疫区　　　　　　　　　B. 限制或者停止集市、集会　　C. 停业、停工、停课
   D. 临时征用房屋、交通工具　　E. 立即组织力量防治，切断传播途径
5. 医疗机构在发现甲类传染病时，对疑似病人在明确诊断前，应在指定场所进行
   A. 访视　　　　　　B. 留验　　　　　　C. 单独隔离治疗　　D. 医学观察　　　　E. 就地诊验
6. 医疗机构发现发生或者可能发生传染病暴发流行时，应当
   A. 在1小时内向所在地县级人民政府卫生行政主管部门报告
   B. 在2小时内向所在地县级人民政府卫生行政主管部门报告
   C. 在4小时内向所在地县级人民政府卫生行政主管部门报告
   D. 在6小时内向所在地县级人民政府卫生行政主管部门报告
   E. 在8小时内向所在地县级人民政府卫生行政主管部门报告（现在改为立即报告）
7. 下列疾病属于《传染病防治法》规定的乙类传染病的是
   A. 鼠疫　　　　　　B. 霍乱　　　　　　C. 艾滋病　　　　　D. 黑热病　　　　　E. 流行性感冒
8. 《传染病防治法》规定，国家对传染病实行的方针与管理办法是
   A. 预防为主，防治结合，统一管理　　　　　B. 预防为主，防治结合，分类管理
   C. 预防为主，防治结合，划区管理　　　　　D. 预防为主，防治结合，分片管理
   E. 预防为主，防治结合，层级管理
9. 甲类传染病是指
   A. SARS、狂犬病　　　　　　B. 黑热病、炭疽　　　　　　C. 高致病性禽流感、天花
   D. 鼠疫、霍乱　　　　　　　E. 伤寒、流行性出血热
10. 属于乙类传染病但采取甲类传染病预防和控制措施的疾病是
    A. 白喉　　　　　　B. SARS　　　　　　C. 梅毒　　　　　　D. 新生儿破伤风　　E. 百日咳
11. 国家对传染病菌种、毒种的采集、保藏、携带、运输和使用实行的管理方式是
    A. 分层管理　　　　B. 行业管理　　　　C. 分类管理　　　　D. 集中管理　　　　E. 专项管理
12. 在自然疫源地和可能是自然疫源地的地区兴办的大型建设项目开工前，建设单位应当申请当地卫生防疫机构对施工环境进行
    A. 环保调查　　　　B. 卫生调查　　　　C. 卫生资源调查　　D. 环境资源调查　　E. 危害因素调查
13. 医疗机构发现法定传染病疫情或者发现其他传染病暴发、流行时，其疫情报告应当遵循的原则是
    A. 属地管理　　　　B. 层级管理　　　　C. 级别管理　　　　D. 特别管理　　　　E. 专门管理

题型	A2型题

1. 某医疗机构发现1例鼠疫患者，其病情特殊，传染性明显高于以往，医师怀疑发生菌株变异，计划将该菌株送往上级实验室进一步研究。关于该菌株的运输说法正确的是
   A. 经省级卫生行政部门批准后方可运输
   B. 在疾病预防控制机构指导下由医疗机构送往上级实验室
   C. 由医疗机构和上级实验室共同委托第三方运输
   D. 由医疗机构直接送往上级实验室
   E. 由上级实验室自行来采取
2. 男，35岁。已婚，因尿道口有脓性分泌物到医院就诊，被诊断为淋病，根据《传染病防治法》对传染病分类的规定，该患者所患疾病属于
   A. 按乙类管理的甲类传染病　　B. 丙类传染病　　　　　　C. 甲类传染病
   D. 按甲类管理的乙类传染病　　E. 乙类传染病
3. 业务员纪某因身体不适去医院就诊，被初步诊断为疑似SARS，并被实施单独隔离治疗。2天后，纪某厌倦了被隔离治疗的状态，要求出院；医院反复劝说，不予批准。纪某于当晚溜出医院并回家；医院发现纪某失踪后立即向有关部门报告。家人得知纪某情况后动员其尽快返回医院接受隔离治疗，被纪某拒绝。根据《传染病防治法》，有权协助医疗机构对纪某采取强制隔离治疗措施的是
   A. 卫生监督机构　　　　　　　B. 卫生行政部门　　　　　　C. 街道办事处
   D. 疾病预防控制机构　　　　　E. 公安机关

第五节　艾滋病防治条例

题型　A1型题

1. 国家规定与艾滋病检测相关的制度是
A. 义务检测　　B. 强制检测　　C. 有关检测　　D. 自愿检测　　E. 定期检测
2. 对感染艾滋病病毒的孕产妇无偿提供预防艾滋病母婴传播的服务是
A. 无偿用血　　B. 家庭接生　　C. 终止妊娠　　D. 产前指导　　E. 基因诊断

题型　A2型题

检验科医师贾某为交流信息，在朋友圈上传了一名艾滋病患者的检验数据，并进行了解读，其中包括患者的工作单位，有人提醒他此行为侵犯了患者的法定权利。贾某侵犯的患者权利是
A. 健康权　　B. 姓名权　　C. 身份权　　D. 知情权　　E. 隐私权

第六节　突发公共卫生事件应急条例

题型　A1型题

1. 负责向社会发布突发公共卫生事件信息的单位是
A. 县级人民政府　　　　　　B. 省级人民政府　　　　　　C. 国务院卫生计生行政部门
D. 国务院新闻办公室　　　　E. 社区的市级人民政府
2. 根据《突发公共卫生事件应急条例》，卫生行政部门应当对医疗机构采取责令改正、通报批评、给予警告处理的情形是
A. 未建立突发事件信息发布制度　　　　　　B. 未对突发事件开展流行病学调查
C. 未向社会发布突发事件信息　　　　　　　D. 未及时诊断不明原因疾病
E. 未履行突发事件报告职责
3. 医疗卫生机构发现重大食物中毒事件后，应当在规定的时限内向所在地县级卫生行政部门报告。该时限是
A. 2小时　　B. 1小时　　C. 6小时　　D. 12小时　　E. 24小时

题型　A2型题

某地相继发生多例以急性发病、高热、头痛等症状为主要临床表现的病因不明的疾病，被确定为突发公共卫生事件。当地乡卫生院以床位紧张为由，拒绝收治此类患者，被患者家属投诉。县卫生局经调查核实后，决定给予乡卫生院行政处罚。该处罚是
A. 诫勉谈话　　B. 责令改正　　C. 责令检查　　D. 警告　　E. 通报批评

第七节　药品管理法

题型　A1型题

1. 按照假药论处的药品是
A. 未标明有效期的药品　　B. 擅自添加矫味剂的药品　　C. 更改生产批号的药品
D. 超过有效期的药品　　　E. 被污染的药品
2. 医疗机构发现可能与用药有关的严重不良反应，必须及时报告。有权接受其报告的单位是
A. 药品监督管理部门和卫生行政部门　　　　　　B. 药品检验机构和疾病预防控制机构
C. 卫生监督机构和卫生计生行政部门　　　　　　D. 疾病预防控制机构和卫生监督机构
E. 药品生产主管部门和药品经营主管部门
3. 下列不属于药品的是
A. 抗生素　　B. 血液　　C. 疫苗　　D. 血液制品　　E. 血清
4. 对收受药品生产经营企业或其代理人财物且情节严重的医师，卫生计生行政部门应当作出的处理是
A. 注销执业证书　　B. 暂停执业活动　　C. 吊销执业证书　　D. 记过　　E. 警告
5. 医疗机构配制制剂，应是本单位临床需要而市场上没有供应的品种，并须经所在地下列部门批准后方可配制

A. 省级卫生行政部门　　　　　B. 省级药品监督管理部门　　　C. 县级卫生行政部门
D. 地级市药品监督管理部门　　E. 省级工商行政管理部门

题型　A2 型题

1. 某县药品监督管理部门接到某药店将保健食品作为药品出售给患者的举报后，立即对该药店进行了查处，并依照《药品管理法》的规定，将其销售给患者的保健食品认定为
A. 按假药论处的药　　　B. 假药　　　　　　　　C. 食品
D. 劣药　　　　　　　　E. 按劣药论处的药

2. 某药品监督管理部门接到多名眼疾患者举报，反映在县医院眼科就诊使用某药后发生"眼内炎"。药品监管部门经过调查确认该药为假药，其法定依据为
A. 未标明有效期　　　　B. 未标明生产批号　　　C. 未经批准进口
D. 超过有效期　　　　　E. 擅自添加着色剂

3. F 药厂销售代表和某医院多名医师约定，医师在开处方时使用 F 药厂生产的药品，并按使用量的多少给予提成。事情曝光以后，按《药品管理法》的规定，对 F 药厂可以做出行政处罚的部门是
A. 药品监督管理部门　　B. 工商行政管理部门　　C. 税务管理部门
D. 医疗保险部门　　　　E. 卫生行政部门

第八节　麻醉药品和精神药品管理条例

题型　A1 型题

1. 具有麻醉药品处方权的执业医师被追究法律责任的情形是
A. 未依照规定进行麻醉药品处方专册登记　　　　B. 未依照规定保存麻醉药品专用处方
C. 未依照规定储存麻醉药物　　　　　　　　　　D. 紧急借用麻醉药品后未备案
E. 未依照临床应用指导原则使用麻醉药品

2. 具有麻醉药品处方资格的执业医师违反规定开具麻醉药品造成严重后果的，卫生行政部门依法对其做出的处理是
A. 暂停执业半年　　　　B. 吊销执业证书　　　　C. 取消麻醉药品处方资格
D. 警告　　　　　　　　E. 罚款

题型　A2 型题

男，50 岁。为长期使用麻醉药品的门诊癌症患者。医院为了解治疗效果和用药安全状况，要求其定期进行复诊。根据相关规定，该患者复诊间隔的最长期限是
A. 4 个月　　B. 6 个月　　C. 5 个月　　D. 2 个月　　E. 3 个月

第九节　处方管理办法

题型　A1 型题

1. 每张中成药处方可以开具的药品种类最多是
A. 5 种　　　B. 7 种　　　C. 3 种　　　D. 6 种　　　E. 2 种

2. 医师被医疗机构限制处方权的情形是
A. 休病假期间　　　　　B. 参加离岗培训期间　　C. 不按规定使用药品说明书
D. 外出会诊期间　　　　E. 出现超常处方 3 次以上且无正当理由

题型　A2 型题

某县医院在处方检查中发现某医师开具了 3 张超常处方，医院领导询问其原因，该医师未能作出合理解释。于是，医院根据相关规定对其作出了处理。该处理是
A. 责令暂停执业　　B. 限制处方权　　C. 取消处方权　　D. 记过　　E. 吊销医师证

题型　B1 型题

(1～2 题共用备选答案)

A. 2 日　　　　B. 7 日　　　　C. 3 日　　　　D. 1 日　　　　E. 5 日
1. 急诊处方的用药日数一般不得超过
2. 普通处方的用药日数一般不得超过

第十节　献血法

题型　A1 型题

1. 《献血法》规定，国家提倡健康公民自愿献血的年龄要求是
A. 18～60 周岁　B. 20～60 周岁　C. 20～55 周岁　D. 18～55 周岁　E. 18～50 周岁
2. 按照《献血法》的规定，表述错误的是
A. 血站是采集、提供临床用血的机构
B. 血站是不以营利为目的的公益性组织
C. 血站应当义务无偿为患者提供血液
D. 设立血站必须经省级以上人民政府卫生行政部门批准
E. 血站的管理办法由国务院卫生行政部门制定
3. 献血者两次采血的间隔不得少于
A. 2 个月　　　B. 3 个月　　　C. 4 个月　　　D. 5 个月　　　E. 6 个月

题型　A2 型题

1. 某边远医院收治一名宫外孕破裂失血性休克的患者，需紧急输血，需要注意的是
A. 向上级医院申请血源　　　B. 生命第一，可以不考虑血液安全　　　C. 收集家属血液
D. 临时采集血液，并确保采血用血安全　　　　　　　　　　E. 等待安全血液，暂不处理
2. 某村发生一起民居垮塌事故，重伤者 9 人，急送乡卫生院抢救。市中心血站根据该院用血要求，急送一批无偿献血的血液到该院。抢救结束后，尚余 900 mL 血液，该院却将它出售给另一医疗机构。根据《献血法》规定，对于乡卫生院的这一违法行为，县卫生局除了应当没收其违法所得外，还可以对其处以罚款
A. 10 万元以下　B. 5 万元以下　C. 3 万元以下　D. 1 万元以下　E. 5000 元以下
3. 某镇卫生院 3 名医务人员违反《献血法》规定，将不符合国家规定标准的血液用于患者。由于家属及时发现，经治医师采取果断措施，幸好未给受血者健康造成损害。根据《献血法》规定，当地县卫生局应对 3 名医务人员给予的行政处理是
A. 责令改正　　　　　　　B. 警告　　　　　　　　C. 罚款 1 万元以下
D. 吊销其执业医师证书　　E. 暂停执业活动 6 个月以上 1 年以下
4. "献血大王"刘某，在过去的 7 年间，献血总量已达 5600 mL。快满 50 周岁的刘某告诉记者，如果身体一直保持健康状态，他满 55 周岁以前，还可争取无偿献血
A. 7 次　　　　B. 8 次　　　　C. 9 次　　　　D. 10 次　　　　E. 11 次

题型　B1 型题

（1～2 题共用备选答案）
A. 200 mL　　　B. 250 mL　　　C. 300 mL　　　D. 400 mL　　　E. 500 mL
1. 血站对献血者每次采集血液量一般为
2. 血站对献血者每次采集血液量最多不得超过

（3～5 题共用备选答案）
A. 无偿献血制度　　　B. 无偿义务献血制度　　　C. 18～55 周岁健康公民自愿献血
D. 18～55 周岁公民自愿献血　　　E. 国家工作人员、现役军人和高等学校在校学生率先献血
3. 国家实行
4. 国家提倡
5. 国家鼓励

第十一节　医疗损害责任

题型　A1 型题

依据《医疗损害责任》，医务人员实施手术前应当向患者说明的事项是

A. 医疗纠纷处理方式　　B. 隐私保密要求　　C. 替代医疗方案
D. 承担赔偿责任的情形　　E. 复印病例资料范围

题型　A2 型题

女，36 岁。因患子宫肌瘤在县医院接受手术治疗，术后患者因对手术效果不满意诉至法院。法院经审理认为医院存在《医疗损害责任》规定的过错推定情形，判决医院败诉。该推定情形是
A. 未尽到说明义务　　B. 未尽到与当时医疗水平相应的诊疗义务　　C. 伪造病历资料
D. 泄露患者隐私　　E. 限于当时的医疗水平难以治疗

第十二节　放射诊疗管理规定

题型　A1 型题

1. 根据《放射诊疗管理规定》，非特殊需要，不得对受孕一定时间的育龄妇女进行下腹部放射影像检查。该时间段是
A. 受孕后 28～34 周　　B. 受孕后 34～36 周　　C. 受孕后 8～15 周
D. 受孕后 36～38 周　　E. 受孕后 16～28 周

2. 医疗机构应当设置电离辐射醒目警示标志的场所是
A. 放射性工作人员办公室　　B. 放射性检查报告单发放处　　C. 接受放射诊疗患者的病房
D. 医学影像科候诊区　　E. 放射性废物储存场所

第十三节　抗菌药物临床应用管理办法

题型　A1 型题

1. 医疗机构应对无正当理由开具抗菌药物超常处方达到一定次数的医师提出警告。应当予以警告的最低次数是
A. 2 次　　B. 6 次　　C. 3 次　　D. 4 次　　E. 5 次

2. 可授予特殊使用级抗菌药物处方权的医务人员是
A. 主治医师　　B. 住院医师　　C. 乡村医生　　D. 副主任医师　　E. 实习医生

题型　A2 型题

1. 主治医师邱某经过抗菌药物临床应用知识和规范管理培训并考核合格后，被授予限制使用级抗菌药物处方权。但不久，邱某因违反《抗菌药物临床应用管理办法》的相关规定，受到医院警告并限制其上述处方权。医院处理邱某的依据是
A. 多次使用非限制使用级抗菌药物
B. 使用价格相对较高的抗菌药物
C. 在紧急情况下越级使用抗菌药物
D. 无正当理由开具抗菌药物超常处方 3 次以上
E. 在门诊使用限制使用级抗菌药物

2. 某患者因肺部感染入院，经多种抗菌药物治疗效果不明显。主治医师刘某值夜班时发现患者病情危重，需要使用特殊使用级抗菌药物治疗。依照《抗菌药物临床使用管理办法》规定，刘某越级使用了抗菌药物，同时详细记录用药指征，并在规定时限内补办了越级使用抗菌药物的必要手续。该时限是
A. 12 小时　　B. 3 小时　　C. 24 小时　　D. 6 小时　　E. 2 小时

3. 李某系县医院内科主治医师，在执业活动中因有违反《抗菌药物临床应用管理办法》规定的情形，被医院取消了抗菌药物处方权。该情形是
A. 使用非限制使用级抗菌药物　　B. 紧急情况下未经批准越级使用抗菌药物　　C. 抗菌药物考核不合格
D. 使用限制使用级抗菌药物　　E. 未参加抗菌药物规范化培训

题型　B1 型题

（1～2 题共用备选答案）
A. 开具抗菌药物处方牟取不正当利益
B. 发生抗菌药物不良事件
C. 出现开具抗菌药物超常处方 3 次以上且无正当理由

D. 因紧急情况越级使用抗菌药物
E. 使用的抗菌药物明显超出规定用量
1. 医疗机构对医师提出警告并限制其特殊使用级抗菌药物处方权的情形是
2. 医疗机构取消医师抗菌药物处方权的情形是

第十四节　医疗机构临床用血管理办法

题型　A1 型题

1. 公民临床用血时交付的与用血有关的费用不包括
   A. 血液采集费　　B. 血液储存费　　C. 血液检验费　　D. 献血员补偿费　　E. 血液分离费
2. 医疗机构临床用血文书不包括
   A. 输血治疗知情同意书　　B. 输血过程和输血后疗效评价意见　　C. 输血记录单
   D. 患者输血适应证的评估　　E. 献血员信息
3. 一般情况下，需要由主治医师申请、上级医师审核、科室主任核准签发的输血备血量是
   A. 200 mL～400 mL　　B. 600 mL～800 mL　　C. 400 mL～600 mL
   D. 100 mL～200 mL　　E. 800 mL～1600 mL

题型　A2 型题

主治医师为一名择期手术患者提交了临床用血申请，经上级医师核准后予以签发，依照《医疗机构临床用血管理办法》的规定，申请的备血量应是
   A. 1000 mL　　B. 1200 mL　　C. 1600 mL　　D. 600 mL　　E. 900 mL

第十五节　精神卫生法

题型　A1 型题

1.《精神卫生法》规定承担精神障碍患者再次诊断的精神科执业医师人数是
   A. 5 人　　B. 2 人　　C. 4 人　　D. 1 人　　E. 3 人
2.《精神卫生法》关于精神障碍医学鉴定的要求是
   A. 鉴定人应当对鉴定过程进行实时记录并签名
   B. 就诊者未经精神障碍医学鉴定，医疗机构不得实施住院治疗
   C. 不能确定就诊者为严重精神障碍的应当经医学鉴定
   D. 鉴定报告应当经精神障碍患者或者其监护人签字同意
   E. 鉴定人不应当到收治精神障碍患者的医疗机构面见、询问患者
3. 依据《精神卫生法》给予吊销精神科医师执业证书处罚的情形是
   A. 未及时对有伤害自身危险的患者进行检查评估的
   B. 精神障碍患者对再次诊断结论有异议的
   C. 故意将非精神障碍患者诊断为精神障碍患者的
   D. 对实施住院治疗的患者未根据评估结果作出处理的
   E. 拒绝对送诊的疑似精神障碍患者作出诊断的
4. 对未取得第一类精神药品处方资格擅自开具该类药品处方、尚未造成严重后果的医师，应当给予的行政处罚是
   A. 吊销医师执业证书　　B. 没收违法所得　　C. 警告，暂停其执业活动
   D. 罚款　　E. 限制其处方权
5. 连某因患严重躁狂抑郁障碍，正在精神病专科医院住院治疗。因病情恶化，患者出现伤人毁物等行为，医院在没有其他可替代措施的情况下，对其实施了约束身体的措施，但实施后没有及时通知连某的监护人。连某的父亲作为监护人探视时，看到儿子被捆绑在病床上非常气愤。按照《精神卫生法》，对患者连某实施约束行为的性质属于
   A. 治疗性措施　　B. 惩罚性措施　　C. 保护性医疗措施
   D. 诊断性措施　　E. 警告性措施

第十六节 人体器官移植条例

题型　A1 型题

1. 依照我国《人体器官移植条例》,下列可以为其直系亲属捐献肾脏的是
A. 27 周岁的未婚男性　　B. 35 周岁的严重智力低下患者　　C. 17 周岁的健康中学生
D. 25 周岁的乙肝患者　　E. 22 周岁的精神病患者

2. 活体器官捐献人的年龄条件
A. 任何组织或者个人不得摘取未满 12 周岁公民的活体器官用于移植
B. 任何组织或者个人不得摘取未满 14 周岁公民的活体器官用于移植
C. 任何组织或者个人不得摘取未满 15 周岁公民的活体器官用于移植
D. 任何组织或者个人不得摘取未满 16 周岁公民的活体器官用于移植
E. 任何组织或者个人不得摘取未满 18 周岁公民的活体器官用于移植

第十七节 疫苗管理法

题型　A1 型题

1. 属于《疫苗管理法》规定的预防接种异常反应情形的是
A. 心理因素发生的群体心因性反应　　　　　　　　B. 实施规范接种后造成受种者的损害
C. 与受种者疾病偶合出现的损害　　　　　　　　　D. 疫苗质量不合格给受种者造成的损害
E. 接种医生违反接种程序造成的损害

2. 新生儿出生后,监护人应在规定时限内为其办理预防接种证,该时限是
A. 6 个月　　　　B. 1 个月　　　　C. 4 个月　　　　D. 3 个月　　　　E. 2 个月

3. 疫苗接种记录依法应保存的最低年限是
A. 3 年　　　　　B. 5 年　　　　　C. 2 年　　　　　D. 1 年　　　　　E. 4 年

第十三章 心血管系统

第一节 心力衰竭

一、慢性心力衰竭

题型　A1 型题

1. 慢性心力衰竭症状急性加重的最常见诱因是
   A. 情绪激动　　B. 肺血栓栓塞　　C. 药物治疗不当　　D. 体力活动　　E. 感染
2. 对判断左心收缩功能不全最有价值的辅助检查结果是
   A. 胸部 X 线片示心胸比增大　　　　　　　　　　　B. 超声心动图示左室射血分数降低
   C. 心电图运动负荷试验阳性　　D. 胸部 X 线示肺部渗出液　　E. 超声心动图示室壁运动障碍
3. 心力衰竭合并快速心房颤动患者，控制心室率首选
   A. 依布利特　　B. 腺苷　　C. 维拉帕米　　D. 毛花苷 C　　E. 美托洛尔
4. 目前慢性心力衰竭的最常见病因是
   A. 心房颤动　　　　　　　　B. 甲状腺功能亢进致心肌损害
   C. 冠心病　　　　　　　　　D. 扩张型心肌病　　E. 风湿性心脏瓣膜病
5. 左室后负荷增加的临床情况是
   A. 高血压　　　　　　　　B. 主动脉瓣关闭不全　　C. 二尖瓣狭窄
   D. 三尖瓣关闭不全　　　　E. 肺栓塞
6. 慢性心功能衰竭急性加重的最常见诱因是
   A. 肺部感染　　B. 心肌缺血　　C. 情绪激动　　D. 输液过多　　E. 输液过快
7. 顽固性心力衰竭的最关键治疗是
   A. 寻找并纠正可能的原因　　B. 心脏移植　　C. 静脉注射强心药
   D. 静脉滴注血管扩张剂　　　E. 静脉注射利尿药
8. 二尖瓣狭窄患者出现右心衰竭时最可能缓解的临床表现是
   A. 肝大　　B. 颈静脉怒张　　C. 肝脏压痛　　D. 双下肢水肿　　E. 呼吸困难
9. 按心力衰竭发展阶段分级，临床心力衰竭阶段至少相当于
   A. NYHA 分级Ⅱ级　　　　B. NYHA 分级Ⅳ级　　　　C. NYHA 分级Ⅰ级
   D. NYHA 分级Ⅲ级　　　　E. Killip 分级Ⅰ级
10. 不是容量负荷过重所致心力衰竭的疾病是
    A. 主动脉瓣关闭不全　　B. 甲状腺功能亢进症　　C. 二尖瓣关闭不全
    D. 室间隔缺损　　　　　E. 高血压
11. 下面哪项指标最能反映心力衰竭时心肌收缩减弱
    A. 心输出量减少　　　B. 心脏指数减少　　　C. 射血分数减少
    D. 肺动脉压增高　　　E. 中心静脉压增高
12. 贫血和甲亢对心脏产生的影响是
    A. 左室压力负荷加重　　　B. 左室容量负荷加重　　　C. 右室压力负荷加重
    D. 右室容量负荷加重　　　E. 左、右室容量负荷加重
13. 患者无心力衰竭的症状和（或）体征，但已出现心脏结构的改变，其心功能分期是
    A. C 期　　B. 不能分期　　C. A 期　　D. B 期　　E. D 期
14. 心力衰竭患者水肿通常首先出现在
    A. 眼睑　　B. 双手　　C. 颜面　　D. 身体最低部位　　E. 腹部
15. 最有助于提示患者左心衰竭的体征是
    A. 舒张早期奔马律　　　B. 心尖部第一心音增强　　　C. 开瓣音
    D. 心包叩击音　　　　　E. 主动脉瓣第二心音亢进
16. 左心衰竭与支气管哮喘的主要鉴别点为
    A. 夜间呼吸困难　　　　B. 伴咳嗽　　　C. 咳白色泡沫样痰
    D. 坐起时能够缓解呼吸困难　　　　　　E. 肺部干、湿性啰音

17. 右心衰竭体循环淤血的表现是
   A. 劳力性呼吸困难　　　　　B. 心源性哮喘　　　　　　C. 心前区疼痛
   D. 阵发性夜间呼吸困难　　　E. 肝颈静脉回流征阳性
18. 慢性心衰患者经过合理的最佳方案治疗后，仍不能改善症状或持续恶化，此时首选应
   A. 调整药物　　B. 纠正低钾血症　　C. 外科治疗　　D. 姑息治疗　　E. 分析病因
19. 以下可基本排除心衰诊断的是
   A. 血浆 BNP 水平正常　　　　B. 血浆肌钙蛋白水平正常　　　C. 超声心动图 E/A/ 比值 =1
   D. 心电图无异常　　　　　　E. X 线胸片见 Kerley B 线
20. 能够预防心室重塑的药物为
   A. 卡托普利　　B. 美托洛尔　　C. 维拉帕米　　D. 肼苯达嗪　　E. 硝酸甘油
21. 应用利尿药治疗慢性心力衰竭时，应特别注意
   A. 肝功能　　B. 肾功能　　C. 低钾血症　　D. 血尿酸情况　　E. 血糖
22. 洋地黄中毒时心脏毒性最常见的临床表现是
   A. 心律失常　　B. 胸痛　　C. 黄视或绿视　　D. 恶心　　E. 咳粉红色泡沫痰
23. 下列哪一项与洋地黄中毒无关
   A. 恶心、呕吐　　　　　　B. 右束支传导阻滞　　　　C. 频发室性期前收缩
   D. 三度房室传导阻滞　　　E. 黄视、绿视
24. 利尿药治疗心功能不全的作用是通过
   A. 排钠排水　　　　　　B. 提高心肌收缩力　　　　C. 增加心排血量
   D. 减轻水肿　　　　　　E. 降低动脉压
25. 慢性心力衰竭时推荐使用的 β 受体阻滞剂为
   A. 所有已上市的 β 受体阻滞剂　　　　　　B. 美托洛尔
   C. 阿替洛尔　　　　　D. 普萘洛尔　　　　　E. 吲哚洛尔

题型	A2 型题

1. 男，56 岁。喘憋伴下肢水肿 3 个月。查体：BP 150/70 mmHg，高枕卧位，颈静脉怒张，双肺可闻及大量湿啰音，心脏向左下扩大，P₂ 亢进，心率 90 次 / 分，律齐，肝肋下 3 cm 可触及，肝颈静脉回流征阳性，双下肢凹陷性水肿，该患者最恰当的诊断
   A. 右心衰竭　　　　　B. 全心衰竭　　　　　C. 急性肺血栓栓塞
   D. 哮喘急性发作　　　E. 左心衰竭
2. 男，65 岁。间断活动时喘憋 1 年余，近期加重，轻体力活动即感喘憋，有夜间憋醒。既往高血压病 20 年，糖尿病 4 年。查体：BP 150/100 mmHg，双肺呼吸音清，心率 76 次 / 分，律齐。患者经药物治疗症状好转，为改善预后需要长期使用的药物是
   A. 磷酸二酯酶抑制剂　　　　B. 洋地黄类药物　　　　C. 血管紧张素转换酶抑制剂
   D. 利尿药　　　　　　　　　E. 阻滞剂
3. 男，59 岁。活动后气短半年，夜间憋醒 1 周。既往陈旧性心肌梗死 3 年。查体：血压 110/80 mmHg，双下肺可闻及少许湿啰音，心率 98 次 / 分，心律齐。最有助于明确该患者气短原因的检查是
   A. 超声心动图　　B. 胸部 X 线片　　C. 动脉血气分析　　D. 肺功能　　E. 血常规
4. 女，67 岁。劳力性呼吸困难 4 年，加重 2 天。4 年前开始出现活动后呼吸困难，休息状态下症状消失，2 天前呼吸困难加重后夜间不能平卧，高血压病史 20 年。查体：BP 160/100 mmHg，端坐呼吸，双肺底可闻及湿啰音，心率 102 次 / 分，P₂ 亢进，可闻及 S₃ 奔马律，该患者不宜立即使用的药物是
   A. 呋塞米　　B. 硝酸甘油　　C. 硝普钠　　D. 吗啡　　E. 美托洛尔
5. 男，70 岁。咳嗽、咳痰 30 年，劳力性呼吸困难 2 年。加重伴双下肢水肿、尿少 3 天入院。胸部 X 线片检查最可能出现的心脏病特点是
   A. 靴形心　　B. 梨形心　　C. 烧瓶心　　D. 心尖上翘　　E. 普大形心
6. 女，60 岁。慢性心力衰竭 2 年。查体：BP 130/90 mmHg，双肺呼吸音清，心率 98 次 / 分，律齐，双下肢无水肿。加用美托洛尔治疗，其主要目的是
   A. 改善心肌顺应性　　　　B. 降低心脏前负荷　　　　C. 降低心脏后负荷
   D. 扩张冠状动脉　　　　　E. 降低心肌耗氧量
7. 患者，男性，19 岁。自幼有心脏杂音，体检：肺动脉瓣区可扪及收缩期震颤，闻及收缩期吹风样杂音 4 级，向左上胸部传导，P₂ 几乎消失。该患者发生心力衰竭时属于哪项机制
   A. 右心室容量负荷过重　　　B. 心脏舒张受限　　　C. 左心室容量负荷过重
   D. 右心室压力负荷过重　　　E. 机械性肺淤血状态

8. 男，71 岁。高血压 20 年，规律服用福辛普利及氢氯噻嗪 10 年。近 2 年出现活动耐量下降，伴夜间憋醒。1 周来患者感心悸，不能平卧。查体：P 100 次/分，BP 130/80 mmHg，双肺底可闻及湿啰音，心率 128 次/分，心律不齐，S_1 强弱不等，心尖部可闻及 2/6 级收缩期杂音。缓解该患者心悸的最适宜药物是
A. 地高辛　　　　B. 利多卡因　　　C. 美托洛尔　　　D. 地尔硫䓬　　　E. 普罗帕酮

9. 男，43 岁。进行性活动后心悸、气短 5 年。1 周前受凉后咳嗽、咳黄痰，喘憋加重，夜间不能平卧。否认慢性咳嗽史。查体：BP 100/60 mmHg，双肺可闻及细湿啰音。心界向左扩大，心率 115 次/分，律齐，P_2 亢进。该患者喘憋的最可能原因是
A. 支气管哮喘　　B. 心力衰竭　　　C. 肺栓塞　　　　D. 急性心肌炎　　E. 慢性支气管炎急性发作

10. 患者，男性，19 岁。心肌炎全心衰竭患者，服用地高辛 0.25 mg/d，1 周后检查心电图出现洋地黄中毒。其诊断依据可能是
A. ST-T 鱼钩样下移　　　　B. 房速伴 2∶1 传导阻滞　　　C. Q-T 间期缩短
D. P-P 间期延长　　　　　E. 出现 U 波

11. 男性，68 岁。陈旧性前壁心肌梗死 5 年，劳累后心悸、气短 3 年，双下肢浮肿半年。近 1 周气短加重，体力活动明显受限，从事一般家务活动即感喘憋。入院时心电图与 2 个月前相比无变化。该患者的心功能分级为
A. NYHA 分级 Ⅱ 级　　　　B. NYHA 分级 Ⅲ 级　　　　C. Killip 分级 Ⅱ 级
D. Killip 分级 Ⅲ 级　　　　E. Killip 分级 Ⅳ 级

题型　A3/A4 型题

（1～3 题共用题干）

患者，男性，46 岁。风湿性心脏病联合瓣膜病 9 年，近 4 年来经常因心衰住院治疗。体检：半卧位，颈静脉怒张，心界扩大，心率 130 次/分，心尖部奔马律，二尖瓣主动脉瓣双期杂音，左肺底湿啰音，右肺叩诊浊音，呼吸音消失，肝大，下肢水肿。X 线片：右侧胸腔积液。

1. 本例右侧胸水产生的机制是
A. 营养不良，血浆蛋白降低　　B. 心源性肝硬化　　　　　C. 胸膜脏层和壁层静脉回流受阻
D. 钠水潴留　　　　　　　　E. 胸膜缺氧，毛细血管通透性增高

2. 在慢性充血性心力衰竭的诱因中最常见的是
A. 严重心律失常　　　　　　B. 妊娠与分娩　　　　　　C. 过劳和情绪激动
D. 肺部感染　　　　　　　　E. 输液过量和过快

3. 本例肝肿大和肝病的肝肿大，最主要的鉴别是
A. 血浆白蛋白正常　　B. 静脉压增高　　C. 无黄疸　　D. 两对半阴性　　E. 转氨酶正常

（4～5 题共用题干）

患者，男，40 岁。因呼吸困难和水肿入院。查体发现颈静脉怒张，肝在右肋缘下 4 cm，表面光滑，轻度压痛，双下肢可凹性水肿。

4. 检查心脏时可能发现
A. 心尖冲动向左下移位　　　　　　　　　　B. 心脏形态呈靴形
C. 心尖部可听到舒张期杂音　　　　　　　　D. 主动脉瓣区可听到粗糙的收缩期杂音
E. 主动脉瓣第二听诊区可听到叹气样舒张期杂音

5. 该患者心音可有以下变化，除了
A. 心尖部第二心音增强　　B. 心尖部第一心音增强　　C. 肺动脉瓣区第二心音增强
D. 肺动脉瓣区第二心音分裂　　E. 心尖部第一心音可呈拍击性

题型　B1 型题

（1～2 题共用备选答案）
A. 电解质紊乱　　B. 心律失常　　C. 脑梗死　　D. 肝硬化　　E. 肺部感染
1. 慢性心力衰竭患者服用利尿药最常见的并发症是
2. 慢性全心衰患者长期体循环淤血所致的严重并发症是

（3～7 题共用备选答案）
A. 心肌结构破坏　　　　　B. 心肌细胞不平衡生长　　　　C. 心肌能量需求增加
D. 心肌能量利用障碍　　　E. 心肌兴奋-收缩偶联障碍
3. 严重贫血导致心力衰竭的主要机制是
4. 维生素 B_1 缺乏导致心力衰竭的主要机制是
5. 大面积心肌梗死导致心力衰竭的主要机制是

6. 肥大心肌发生衰竭的病理生理学基础是
7. 肥大心肌 ATP 酶活性降低导致心力衰竭的主要机制是

二、急性心力衰竭

题型　A1 型题

1. 急性左心衰竭典型的体征是
   A. 双肺满布湿啰音　　　　　B. 颈动脉异常搏动　　　　　C. 腹部移动性浊音阳性
   D. 肝脏肿大　　　　　　　　E. 颈静脉怒张
2. 用于抢救急性左心衰的措施是
   A. 服速效救心丸　　　　　　B. 静脉滴注生理盐水　　　　C. 静脉滴注葡萄糖液
   D. 静脉注射利尿药　　　　　E. 服丹参滴丸
3. 二尖瓣狭窄患者出现急性左心衰竭时，一般不宜采用的治疗措施是
   A. 面罩吸氧　　　　　　　　B. 静脉注射呋塞米　　　　　C. 静脉注射毛花苷C
   D. 静脉滴注硝酸甘油　　　　E. 无创通气
4. 改善急性左心衰竭症状最有效的药物是
   A. 利尿药　　　　　　　　　B. 洋地黄　　　　　　　　　C. 钙离子拮抗剂
   D. β 肾上腺素能受体阻滞剂　E. 血管紧张素转换酶抑制剂

题型　A2 型题

1. 男，60 岁。突发心悸，气促 2 小时，咳粉红色泡沫样痰，不能平卧。高血压病史 20 年，未规律服用降压药。查体：BP 180/130 mmHg。双肺满布干湿性啰音，心界扩大，心率 100 次 / 分，律绝对不齐。对该患者最恰当的治疗组合是
   A. 硝酸甘油、毛花苷C、美托洛尔　　　　　　　B. 硝普钠、地尔硫䓬、呋塞米
   C. 硫酸甘油、地尔硫䓬、呋塞米　　　　　　　　D. 尼群地平、毛花苷C、美托洛尔
   E. 硝普钠、毛花苷C、呋塞米
2. 男，65 岁。4 小时前情绪激动后突发极度气急，咳白色泡沫痰，伴大汗，不能平卧。既往高血压病史 15 年，无慢性支气管炎病史，查体：BP 200/120 mmHg，神志清，表情焦虑，口唇发绀，双肺可闻及湿啰音，心率 110 次 / 分，律齐，心脏及各瓣膜听诊区未闻及杂音，该患者的抢救措施不正确的是
   A. 皮下注射吗啡　　　　　　B. 口服美托洛尔　　　　　　C. 取坐位、吸氧
   D. 静脉注射呋塞米　　　　　E. 静脉注射硝普钠
3. 患者，男性，26 岁。近 3 年时有夜间阵发性呼吸困难，入院前一天出现气促，咳粉红色泡沫痰。体检：P 135 次 / 分，心尖部可闻及舒张期隆隆样杂音。心电图示：窦性心动过速，下列哪项治疗措施不宜使用
   A. 经酒精湿化吸氧　　　　　B. 皮下注射吗啡　　　　　　C. 静脉注射呋塞米
   D. 静脉注射硝酸甘油　　　　E. 静脉注射毛花苷C

题型　A3/A4 型题

（1～4 题共用题干）
患者，男，65 岁。陈旧性广泛前壁心肌梗死 7 年，活动后胸闷、心悸、气短 2 年，近 1 周出现夜间阵发性呼吸困难。体检：端坐呼吸，BP 160/90 mmHg，P 120 次 / 分。P_2 亢进，心脏各瓣膜区未闻及杂音。双肺底可闻及细湿啰音，双肺散在哮鸣音。腹平软，肝脾肋下未触及，双下肢无水肿。空腹血糖 4.2 mmol/L。心电图：V_1～V_6 导联 ST 段压低 0.05～0.1 mV。血清肌钙蛋白正常。
1. 该患者目前最可能的诊断是
   A. 气道梗阻　　B. 肺动脉栓塞　　C. 支气管哮喘　　D. 急性心肌梗死　　E. 急性左心衰竭
2. 该患者暂不宜立即使用
   A. 毛花苷C　　B. 卡维地洛　　C. 硝普钠　　D. 硝酸甘油　　E. 呋塞米
3. 该患者心功能分级为
   A. Killip 分级Ⅱ级　　　　　B. Killip 分级Ⅲ级　　　　　C. Killip 分级Ⅳ级
   D. NYHA 分级Ⅲ级　　　　　E. NYHA 分级Ⅳ级
4. 该患者血压控制目标至少是
   A. 160/90 mmHg　　　　　　B. 150/90 mmHg　　　　　　C. 140/90 mmHg
   D. 130/90 mmHg　　　　　　E. 130/80 mmHg

第二节 心律失常

一、窦性心律

题型　A1 型题

1. 下列关于正常窦性心律的描述哪项是错误的
   A. 冲动起源于窦房结　　　　B. 频率为 60～100 次/分
   C. P 波在 Ⅰ、Ⅱ、aVF 导联直立，aVR 导联倒置　　　D. PR 间期 0.12～0.20 秒
   E. 心律绝对匀齐
2. 窦性心律的 P 波呈倒置形态的是
   A. aVF 导联　　B. aVL 导联　　C. aVR 导联　　D. Ⅰ 导联　　E. Ⅱ 导联

题型　A2 型题

1. 男，18 岁，运动员。常规体检发现心跳慢，无自觉不适，平素体健。查体：BP 120/80 mmHg，心率 50 次/分。心电图：窦性心动过缓。为初步判断其窦性心动过缓是否为生理性，再次测量患者心率之前应嘱咐其
   A. 安静休息　　B. 运动　　C. Valsalva 动作　　D. 深呼气　　E. 深吸气
2. 女，28 岁。恶心、呕吐 1 天，诊断为急性胃炎。查体：BP 120/80 mmHg，心率 55 次/分。心电图示窦性心动过缓。该患者心动过缓的最恰当处理措施是
   A. 植入临时起搏器　　　　B. 口服阿托品　　　　C. 植入永久起搏器
   D. 静脉滴注异丙肾上腺素　　E. 治疗胃炎，继续观察
3. 男，40 岁。查体发现"心动过缓"20 余年。平时心率 45～55 次/分，无心悸，无头晕和乏力，无黑矇和晕厥。运动后心率可达到 90 次/分。该患者最适宜的处置是
   A. 口服胺碘酮　　　　B. 暂不治疗，定期随诊　　　　C. 口服阿托品
   D. 静脉注射异丙肾上腺素　　E. 植入永久起搏器
4. 男，49 岁。发作劳力性胸痛 2 个月余，每次持续 5～10 分钟，休息 2～3 分钟可自行缓解。查体：BP 140/90 mmHg，心率 110 次/分，律齐。心电图示窦性心律。为控制心率宜首选的药物是
   A. 美托洛尔　　B. 普罗帕酮　　C. 胺碘酮　　D. 地高辛　　E. 维拉帕米

二、病态窦房结综合征（助理不考）

题型　A1 型题

1. 下列哪一项不是病态窦房结综合征的心电图表现
   A. 持续而显著的窦性心动过缓（心率＜50 次/分）且并非由药物所致
   B. 可出现窦性停搏与窦房传导阻滞
   C. 窦房传导阻滞可与房室传导阻滞同时并存
   D. 表现为心动过缓-过速综合征，即指缓慢心律失常与快速房性心律失常交替发作
   E. 可见心室夺获与室性融合波
2. 治疗心动过缓-心动过速综合征，应首先给予
   A. 钙通道阻滞剂　　B. β 受体阻滞剂　　C. 胺碘酮　　D. 阿托品　　E. 起搏治疗

题型　A2 型题

男，68 岁。近 2 年反复出现发作性心悸，伴头晕、黑矇，查体：BP 135/65 mmHg，心率 52 次/分，律齐，心脏各瓣膜听诊区未闻及杂音，动态心电图：窦性心律为主，平均心率 56 次/分，R-R 长间歇 35 次/分，最长 4.2 秒伴房室交界逸搏，房性期前收缩，短暂房性心动过速，一度房室传导阻滞。最能提示该患者为病态窦房结综合征诊断的动态心电图表现是
A. 一度房室传导阻滞
B. R-R 长间歇 35 次/分，最长 4.2 秒伴房室交界逸搏
C. 窦性心律为主，平均心率 56 次/分
D. 房性期前收缩
E. 短暂房性心动过速

三、阵发性室上性心动过速

题型　A1 型题

1. 阵发性室上性心动过速最常见的病因是
   A. 二尖瓣脱垂　　　　　　B. 高钾血症　　　　　　　C. 冠心病
   D. 甲状腺功能亢进症　　　E. 慢性肺源性心脏病
2. 阵发性室上性心动过速的根治措施是
   A. 射频消融术　　　　　　B. 口服长效维拉帕米　　　C. 直流电复律
   D. 经食管超速起搏　　　　E. 口服长效 β 受体阻滞剂
3. 刺激悬雍垂后，心率突然降至 75 次／分，停止刺激未再变化，最可能诊断为
   A. 阵发性室上性心动过速　B. 窦性心动过速　　　　　C. 心房扑动
   D. 阵发性室性心动过速　　E. 阵发性房颤
4. 下列哪项不宜首选洋地黄治疗
   A. 阵发性室上速伴完全性右束支传导阻滞　　　　　　B. 频发房性期前收缩伴短暂房性心动过速
   C. 快速心房颤动　　　　　　　　　　　　　　　　　D. 预激综合征伴阵发性室上性心动过速
   E. 心功能不全伴窦性心动过速
5. 阵发性室上性心动过速可选用
   A. 异丙肾上腺素　　　　　B. 腺苷　　　　　　　　　C. 肾上腺素
   D. 硝苯地平　　　　　　　E. 利多卡因
6. 不属于阵发性室上性心动过速临床特点的是
   A. 突发突止　　　　　　　B. 心率＞150 次／分　　　C. 心律绝对规则
   D. 第一心音强弱不等　　　E. 大部分由折返机制引起
7. 为根治由旁路引发的折返性室上性心动过速，应首选
   A. 外科手术　　　　　　　B. 射频消融治疗　　　　　C. 抗心动过速起搏器
   D. 长期服用有效药物　　　E. 自动心脏复律除颤器

题型　A2 型题

1. 男，28 岁，发作性心动过速 8 年，突发突止。发作时心电图提示心率 180 次／分，节律规则，QRS 波群时限正常，可见逆行 P 波。该患者最可能的诊断是
   A. 窦性心动过速　　　　　B. 室性心动过速　　　　　C. 心房颤动
   D. 阵发性室上性心动过速　E. 心房扑动
2. 女，42 岁，阵发性心悸 3 年，无心跳间歇感，发作时按摩颈动脉心悸可突然停止。发作时心电图显示：心室率 190 次／分，逆行 P 波，QRS 波群形态与时限正常。该患者最可能的诊断是
   A. 窦性心动过速　　　　　B. 心房扑动　　　　　　　C. 阵发性室性心动过速
   D. 阵发性室上性心动过速　E. 心房颤动
3. 男，25 岁。突发心悸 2 小时来诊。查体：心率 200 次／分，律齐。心电图显示：可见逆行 P 波，QRS 波群宽大畸形。预激综合征病史。治疗应选择
   A. 静脉推注毛花苷 C　　　B. 静脉推注维拉帕米　　　C. 静脉推注普罗帕酮
   D. 按摩颈动脉窦　　　　　E. Valsalva 动作
4. 患者，女性，26 岁。阵发性心悸 2 年，每次突然发生，可自行终止，持续 10 分钟至 3 小时不等，查体：甲状腺不大，心界稍大，心率 180 次／分，律齐，杂音听不清，为明确诊断应立即做
   A. 心电图检查　　　　　　B. 超声心动图检查　　　　C. 心向量图检查
   D. 心脏 X 线检查　　　　 E. T_3、T_4、TSH 检查
5. 32 岁，女性。风湿性心脏病二尖瓣狭窄伴关闭不全 8 年，近 2 周心悸。气急不能平卧。BP 95/70 mmHg，心率 170 次／分，律齐。心尖部双期杂音，两肺底有湿啰音，ECG：阵发性室上性心动过速，治疗首选
   A. 维拉帕米　　　　　　　B. 静注氯化钾　　　　　　C. 同步电复律
   D. 压眼球或颈动脉窦　　　E. 毛花苷 C

题型　A3/A4 型题

（1～2 题共用题干）

男，24 岁。阵发性心悸 3 年，突发突止，每次持续 0.5～3 小时不等，无头晕和黑朦，发作时查体：BP

120/70 mmHg，心率 180 次 / 分，律齐。心电图示：心率 180 次 / 分，QRS 波形正常。
1. 该患者最可能的诊断是
   A. 室性期前收缩 　　　　　　B. 阵发性室性心动过速 　　　C. 窦性心动过速
   D. 心房颤动 　　　　　　　　E. 阵发性室上性心动过速
2. 该患者心悸发作时，下列可首选的治疗是
   A. 口服 β 受体阻滞剂 　　　　B. 静脉注射毛花苷 C 　　　　C. 静脉注射腺苷
   D. 口服地高辛 　　　　　　　E. 静脉注射利多卡因

题型　B1 型题

（1～2 题共用备选答案）
   A. 腺苷　　　　B. 钙通道阻滞剂　　　C. 洋地黄　　　　D. 刺激迷走神经　　　E. 导管消融
1. 室上性心动过速患者心功能与血压正常的情况下，首选治疗是
2. 收缩性心力衰竭伴快速房颤，首选治疗是

四、房性期前收缩

题型　A2 型题

1. 女性，23 岁。体检发现心律不齐，平时无自觉不适，体力活动不受限制。心电图显示提前出现的 QRS 波群，形态正常，其前有 P 波，不完全性代偿间歇。动态心电图 24 小时内共记录到 1500 次。实验室检查：肌钙蛋白阴性。最适宜的处理是
   A. 暂不治疗，随访 　　　　　B. 口服泼尼松 　　　　　　　C. 口服胺碘酮
   D. 口服普罗帕酮 　　　　　　E. 输注营养心肌药物
2. 男，38 岁。因间断心悸 1 天就诊。查体：心率 72 次 / 分，偶可见闻及期前收缩。心电图示：提前出现的 P 波，形态与窦性 P 波略有不同，P-R 间期 0.13 秒，QRS 波群形态正常，代偿期间不完全。最恰当的处理是
   A. 静脉注射阿托品 　　　　　B. 口服美托洛尔 　　　　　　C. 口服普罗帕酮
   D. 寻找和去除病因 　　　　　E. 口服胺碘酮

题型　B1 型题

（1～2 题共用备选答案）
   A. 病态窦房结综合征 　　　　B. 房性期前收缩 　　　　　　C. 心房颤动
   D. 室性期前收缩 　　　　　　E. 室性心动过速
1. 完全性代偿间歇最常见于
2. 不完全性代偿间歇最常见于

五、房颤

题型　A1 型题

1. 引起心房颤动最主要的心外疾病是
   A. 慢性支气管炎 　　　　　　B. 贫血 　　　　　　　　　　C. 甲状腺功能亢进症
   D. 睡眠呼吸暂停综合征 　　　E. 肥胖症
2. 以下疾病最易并发心房颤动的是
   A. 二尖瓣狭窄 　　　　　　　B. 二尖瓣关闭不全 　　　　　C. 主动脉瓣狭窄
   D. 主动脉瓣关闭不全 　　　　E. 三尖瓣关闭不全
3. 持续性房颤是指难以自动转复为窦性心律的房颤发作持续
   A. 24 小时（或 48 小时）以上　B. 72 小时以上　　　　　　　C. 1 周以上
   D. 3 个月以上 　　　　　　　E. 6 个月以上
4. 心房颤动患者服用华法林，凝血酶原时间的国际标准化率（INR）应控制在
   A. 1.0～1.9　　B. 2.0～3.0　　C. 3.1～3.5　　D. 3.6～4.0　　E. ＞ 4.0
5. 使快速房颤的心室率减慢，应首选
   A. 利多卡因　　B. 苯妥英钠　　C. 普鲁卡因胺　　D. 洋地黄　　E. 奎尼丁
6. 房颤患者最可能发生的是

A. 吸停脉　　　B. 水冲脉　　　C. 交替脉　　　D. 短绌脉　　　E. 脱落脉

题型　A2 型题

1. 男，48 岁。突发心悸，喘憋 1 小时，既往有扩张型心肌病，慢性心力衰竭病史。窦性心动过缓 5 年，心率 50～60 次 / 分。接诊时查体：T 36.3 ℃，P 94 次 / 分，BP 150/70 mmHg，心率 160 次 / 分，心律不齐，S_1 强弱不等，双肺可闻及湿啰音。该患者喘憋的最可能的诱因是
A. 肌炎　　　B. 过敏　　　C. 心房颤动　　　D. 电解质紊乱　　　E. 感染

2. 男，73 岁。心悸 2 年。既往有糖尿病病史。查体：脉率 95 次 / 分，心率 110 次 / 分，心律绝对不齐，心电图示 P 波消失，心室律极不规则。超声心动图示左心耳内血栓影像。该患者目前最适宜的处理是
A. 电复律　　　B. 口服华法林　　　C. 口服阿司匹林　　　D. 射频消融术　　　E. 药物复律

3. 男，70 岁。活动后气短进行性加重 3 年，突发心悸伴喘憋 2 小时，既往陈旧性前壁心肌梗死 4 年。查体：P 96 次 / 分，BP 160/70mmHg。端坐位，双肺可闻及湿啰音，心率 125 次 / 分，心律绝对不齐，S_1 强弱不等。控制该患者心律失常的首选药物是
A. 维拉帕米　　　B. 地尔硫䓬　　　C. 胺碘酮　　　D. 普罗帕酮　　　E. 利多卡因

4. 患者，女性，39 岁。诊断风湿性心脏病二尖瓣狭窄（中度），突发心悸 2 天，伴呼吸困难，不能平卧。查体：BP 90/75 mmHg，口唇发绀，双肺较多湿啰音，心率 140 次 / 分，第一心音强弱不等，节律绝对不规则，心尖部舒张期隆隆样杂音，肝不大，下肢无水肿。首选何种治疗措施
A. 利多卡因静注、静点　　　B. 多巴胺静点　　　C. 电复律
D. 静注毛花苷 C（西地兰）　　　E. 静注普罗帕酮

5. 男，64 岁。突发心悸 4 小时就诊。心电图示：P 波消失，代之以 f 波，心室率 130 次 / 分，节律绝对不规则。为减慢心室率，应选择的药物是
A. 美托洛尔　　　B. 阿托品　　　C. 沙丁胺醇　　　D. 利多卡因　　　E. 新斯的明

题型　A3/A4 型题

（1～2 题共用题干）
女，38 岁。突发心悸伴烦躁和胸闷 30 分钟，四肢发凉，曾出现黑矇，收入急诊监护病房。查体：BP 70/50 mmHg，心率 180 次 / 分，心率绝对不齐，心音强弱不等，心脏各瓣膜区未闻及杂音。心电图提示"预激综合征伴心房颤动"。

1. 该患者最适宜的处理是
A. 静脉注射胺碘酮　　　B. 静脉注射维拉帕米　　　C. 电复律
D. 静脉注射毛花苷 C　　　E. 静脉注射普罗帕酮

2. 在诊疗过程中，该患者突然意识丧失，全身青紫，肢体抽搐。血压测不到，心音消失。心电图 QRS-T 波完全消失，代之以大小不等、极不均齐的低小波。该患者需立即采取的治疗措施是
A. 心室超速起搏治疗　　　B. 同步直流电转复　　　C. 非同步电除颤
D. 植入永久起搏器　　　E. 植入临时起搏器

（3～5 题共用题干）
女性，56 岁。风湿性心脏病二尖瓣狭窄 20 年。心悸，气短 5 年。1 个月来咳嗽，咳黄痰，喘憋，不能进行任何体力活动，夜间不能平卧。查体：端坐位，颈静脉怒张，心率 130 次 / 分，心律绝对不齐，心音强弱不等，二尖瓣听诊区可闻及舒张期隆隆样杂音及奔马律。

3. 该患者最可能的心律失常为
A. 心房颤动　　　B. 房性期前收缩　　　C. 室性期前收缩
D. 窦性心律不齐　　　E. 二度Ⅰ型房室传导阻滞

4. 该患者颈静脉怒张最可能的原因是
A. 肾功能不全　　　B. 结核性心包炎　　　C. 肺部感染　　　D. 右心功能不全　　　E. 肝硬化

5. 针对患者的心律失常，首选治疗为
A. 控制心室率　　　B. 抗凝治疗　　　C. 利尿药
D. 血管紧张素转换酶抑制药　　　E. 硝酸甘油

（6～7 题共用题干）
女，70 岁。风湿性心脏瓣膜病 20 年。因心悸 5 天就诊。查体：自动体位，BP150/70 mmHg，心率 119 次 / 分，心律绝对不齐，心音强弱不等。心电图示心房颤动。

6. 为控制该患者的心室率不宜首选
A. 地高辛　　　B. 美托洛尔　　　C. 维拉帕米　　　D. 硫氮䓬酮　　　E. 普罗帕酮

7. 宜首选的抗凝治疗是

A. 华法林　　　　　B. 阿司匹林　　　　　C. 肝素　　　　　D. 尿激酶　　　　　E. 复方丹参片

题型　B1 型题

（1～2 题共用备选答案）
A. 临时心脏起搏器植入　　　　　B. 肾上腺素　　　　　C. 直流电复律
D. 毛花苷 C（西地兰）　　　　　E. 阿托品

1. 男，45 岁。风湿性心脏瓣膜病史 20 年，心房颤动 5 年。就诊时，心率 160 次/分，心房颤动，血压 100/70 mmHg。治疗宜
2. 男，65 岁。急性下壁心肌梗死第 2 天，心电监测示二度Ⅰ型房室传导阻滞，心室率 50 次/分，血压 110/70 mmHg。治疗宜

（3～5 题共用备选答案）
A. 电复律　　　　　B. 毛花苷 C（西地兰）静注　　　C. 普罗帕酮静注
D. 普萘洛尔口服　　　E. 奎尼丁口服

3. 甲状腺功能亢进，快速房颤，首选
4. 风湿性心脏病二尖瓣狭窄，快速房颤
5. 预激综合征合并房颤

六、室性期前收缩

题型　A1 型题

1. 不符合室性期前收缩的心电图表现是
A. 提前出现的 QRS 波，主波方向与 T 波相反　　　B. QRS 波宽大畸形
C. 代偿间歇完全　　　D. 联律间期恒定　　　E. P 波与提前出现的 QRS 波群有相关性
2. 以下情况最常听诊时发现心律不齐的是
A. 室性心动过速　　　　B. 室上性心动过速　　　C. 室性期前收缩
D. 三度房室传导阻滞　　E. 窦性心动过速
3. 对于无器质性心脏病、无症状的室性期前收缩的患者，应采取的治疗是
A. 去除病因和诱因　　B. 胺碘酮　　　C. 维拉帕米　　　D. 普罗帕酮　　　E. 美西律
4. 严重心力衰竭时，治疗频发室性期前收缩首选的药物是
A. 胺碘酮　　　B. 索他洛尔　　　C. 多巴酚丁胺　　　D. 氟卡尼　　　E. 普罗帕酮
5. 陈旧性心肌梗死患者，心电图示频发室性期前收缩。首选药物是
A. 美西律　　　　　　B. 普罗帕酮（心律平）　　　C. 奎尼丁
D. β 受体阻滞剂　　　E. 钙离子通道阻滞剂
6. 急性心肌梗死出现室性期前收缩首选
A. 洋地黄　　　B. 普萘洛尔　　　C. 利多卡因　　　D. 奎尼丁　　　E. 普鲁卡因胺

题型　A2 型题

女，31 岁。平素无不适。体检发现血压 110/70 mmHg，心率 84 次/分，律不齐，可闻及期前收缩 4 次/分。心电图示室性期前收缩。超声心动图示心脏结构功能正常。应采取的措施是
A. 普罗帕酮治疗　　　B. 利多卡因治疗　　　C. 随访，暂无须药物治疗
D. 胺碘酮治疗　　　　E. 索他洛尔治疗

题型　B1 型题

（1～2 题共用备选答案）
A. 利多卡因　　　B. 钙拮抗剂　　　C. β 受体阻滞剂　　　D. 胺碘酮　　　E. 普罗帕酮

1. 只用于室性心律失常的抗心律失常药是
2. 属于Ⅲ类抗心律失常药

七、室性心动过速

题型　A1 型题

1. 最有助于诊断室性心动过速的心电图特点是

A. T波和主波方向相反　　　　　　B. 心室夺获　　　　　　　　　　C. QRS波群宽大畸形
D. QRS波群呈束支传导阻滞图形　　　　　　　　　　　　　　　　E. PR间期延长
2. 最有助于提示室性心动过速的依据是
A. QRS波群宽大畸形　　　　　　B. 心律规则　　　　　　　　　　C. 心室夺获
D. P波消失　　　　　　　　　　E. ST段下斜型压低
3. 转复长QT间期所致尖端扭转型室速的最适宜药物是
A. 肾上腺素　　B. 利多卡因　　　C. 普罗帕酮　　　D. 硫酸镁　　　E. 胺碘酮
4. 鉴别室速与阵发性室上速最有力的证据是
A. QRS波群宽大畸形的程度　　　B. 是否存在房室分离　　　　　　C. 心室率的快慢
D. 对迷走神经刺激的反应　　　　E. 静脉应用普罗帕酮是否可终止
5. 治疗无血流动力学障碍的持续性室速，药物治疗应首选
A. 毛花苷C　　B. 腺苷　　　　　C. 利多卡因　　　D. 胺碘酮　　　E. 普罗帕酮

题型　A2型题

1. 女，37岁。突发心悸10分钟，心电图示心率164次/分，P波与QRS波无固定关系，QRS波时限≥0.12秒，可见室性融合波。最可能的诊断是
A. 心房扑动　　　　　　　　　　B. 房性心动过速　　　　　　　　C. 室性心动过速
D. 交界区心动过速　　　　　　　E. 窦性心动过速
2. 男，65岁。心悸、头晕10分钟。BP 75/40 mmHg，心电图提示室性心动过速。最恰当的治疗是立即使用
A. 胺碘酮　　　　B. 索他洛尔　　　C. 普罗帕酮　　　D. 利多卡因　　　E. 直流电复律

题型　A3/A4型题

（1～2题共用题干）
男，58岁。突发心悸1小时。查体：BP 120/80 mmHg，心界不大，心率160次/分，律稍不规则。心电图示QRS波形态畸形，时限＞0.12s，ST-T波方向与QRS波群主波方向相反，偶见提前的QRS波群，时限正常。
1. 该患者最可能的诊断是
A. 频发室性期前收缩　　　　　　B. 阵发性室性心动过速　　　　　C. 阵发性室上性心动过速
D. 心房颤动　　　　　　　　　　E. 频发房性期前收缩
2. 应采取的治疗是
A. 口服美托洛尔　　　　　　　　B. 静脉推注毛花苷C　　　　　　C. 静脉推注胺碘酮
D. 无需治疗　　　　　　　　　　E. 口服华法林

（3～5题共用题干）
男，70岁。急性前壁心肌梗死7小时，就诊时突然心悸，无头晕。查体：BP100/70 mmHg，双肺呼吸音清，心率88次/分，律不齐。心电监测示：频发室性期前收缩。
3. 控制该患者心律失常最适宜的治疗措施是
A. 静脉注射胺碘酮　　　　　　　B. 静脉注射肾上腺素　　　　　　C. 静脉推注普罗帕酮
D. 皮下注射阿托品　　　　　　　E. 静脉推注毛花苷C
4. 患者心悸进行性加重，伴喘憋，不能平卧。查体：BP 90/60 mmHg，端坐位，急性病容，双下肺可闻及湿啰音，心率105次/分，律不齐。心电监测提示频发室性期前收缩。该患者喘憋的最可能原因是
A. 急性肺部感染　　B. 急性左心衰　　C. 急性肺栓塞　　D. 气胸　　　E. 支气管哮喘
5. 患者喘憋进行性加重，意识模糊。查体：BP 70/40 mmHg，心电监测提示室性心动过速。该患者最适宜的治疗措施是
A. 同步直流电复律　　　　　　　B. 非同步直流电复律　　　　　　C. 非同步交流电复律
D. 静脉推注利多卡因　　　　　　E. 静脉推注胺碘酮

八、室颤

题型　A1型题

1. 终止心室颤动最有效的方法是
A. 静脉推注利多卡因　　　　　　B. 静脉滴注胺碘酮　　　　　　　C. 同步直流电除颤
D. 同步交流电除颤　　　　　　　E. 非同步直流电除颤

2. 心室颤动时电除颤的能量选择应为
A. 单相波 120J   B. 双相波 100J   C. 单相波 360J   D. 单相波 300J   E. 单相波 200J
3. 心室颤动导致不可逆性的脑损害，其发作至少持续多长时间
A. 4～6 分钟   B. 7～9 分钟   C. 10 分钟   D. 1～3 分钟   E. 30 秒

九、房室传导阻滞

题型　A1 型题

1. 一度房室传导阻滞的心电图 PR 间期表现是
A. 正常   B. 大于 0.20 秒   C. 消失   D. 逐渐延长   E. 逐渐缩短
2. 二度 I 型房室传导阻滞的心电图特征是
A. P-R 间期进行性缩短，直至一个 P 波受阻不能下传到心室
B. 相邻 P-R 间期进行性延长，直至一个 P 波受阻不能下传到心室
C. P-R 间期进行性延长，直至一个 P 波受阻不能下传到心室
D. P-R 间期＞0.20 秒，P 波无受阻
E. P-R 间期固定，P 波间断受阻不能下传到心室
3. 心脏听诊，听到"大炮音"应考虑
A. 二尖瓣狭窄   B. P-R 间期缩短   C. 运动或发热
D. 完全性房室传导阻滞   E. 甲状腺功能亢进

题型　A2 型题

1. 男，70 岁。反复心悸，头晕和黑矇 1 个月。查体：BP70/40 mmHg，心率 36 次/分，律齐，心电图示三度房室传导阻滞。为防止患者反复心悸、黑矇，最适宜的治疗措施是
A. 静脉滴注异丙肾上腺素   B. 继续观察，暂不处理   C. 口服阿托品
D. 静脉滴注多巴酚丁胺   E. 植入心脏永久起搏器
2. 男，60 岁。突发持续性胸痛 5 小时。查体：BP 100/50 mmHg，心率 40 次/分，律齐。心电图示急性下壁、右室心肌梗死，三度房室传导阻滞。最适宜的治疗措施是
A. 静脉滴注异丙肾上腺素   B. 静脉注射肾上腺素   C. 静脉滴注多巴酚丁胺
D. 植入临时心脏起搏器   E. 植入永久心脏起搏器
3. 男，59 岁。突发持续性胸痛 3 小时，黑矇 1 次，高血压病史 5 年，间断服用降压药物。查体：BP 85/50 mmHg，心率 35 次/分，心律齐，心电图示 II、III、aVF 导联 ST 段抬高 0.3 mV，三度房室传导阻滞。在置入临时起搏器以前，提高该患者心率的药物治疗措施是
A. 肾上腺素静脉注射   B. 多巴胺丁醇静脉滴注   C. 阿托品静脉注射
D. 去甲肾上腺素静脉滴注   E. 异丙肾上腺素静脉滴注
4. 男，87 岁。高血压病病史 10 余年，长期服用钙通道阻滞剂，1 个月前因血压控制不满意加用美托洛尔 25 mg Bid，近 1 周乏力、倦怠、间断黑矇，查体：BP 110/70 mmHg，心率 50 次/分，心律不齐，各瓣膜区未闻及杂音。心电图示"PR 间期逐渐延长直至 QRS 波群脱落"，最恰当的处理是
A. 植入永久起搏器   B. 停用美托洛尔   C. 将美托洛尔更换为地尔硫䓬 30 mg Tid
D. 将美托洛尔调整为 12.5 mg Bid   E. 将美托洛尔调整为 25 mg Qd
5. 男，62 岁。持续胸痛 4 小时。查体：BP 90/60 mmHg，心率 36 次/分，律齐。心电图示：II、III、aVF 导联 ST 段抬高。该患者心率慢最可能的原因是
A. 右束支传导阻滞   B. 左束支传导阻滞   C. 三度房室传导阻滞
D. 心房颤动   E. 二度 I 型房室传导阻滞

题型　B1 型题

（1～2 题共用备选答案）
A. 第一心音强度不变   B. 第一心音强度增强   C. 第一心音强度减弱
D. 第一心音强度反复表现为越来越弱然后消失   E. 第一心音强度忽强忽弱
1. 一度房室传导阻滞
2. 二度 II 型房室传导阻滞

第三节　心搏骤停

题型　A1 型题

1. 心搏骤停最常见的心律失常是
   A. 窦性心动过速　　B. 心脏破裂　　C. 心脏压塞　　D. 心室颤动　　E. 室性停搏
2. 发生心搏骤停后，应首先进行的抢救措施是
   A. 胸外按压　　B. 清理呼吸道　　C. 心前区撞击　　D. 注射肾上腺素　　E. 人工呼吸
3. 诊断心搏骤停必须满足的条件是
   A. 突发意识丧失　　　　　B. 呼吸停止　　　　　　C. 足背动脉搏动消失
   D. 心音消失　　　　　　　E. 肢端湿冷
4. 心搏骤停最重要的临床表现是
   A. 局部或全身性抽搐　　　B. 意识丧失　　　　　　C. 呼吸断续，呈叹息样或短促痉挛性呼吸
   D. 未触及桡动脉搏动　　　E. 皮肤发绀或发白
5. 对于突然意识丧失、大动脉搏动消失的患者，应立即施行的抢救措施是
   A. 开放气道　　B. 开放静脉　　C. 胸外按压　　D. 注射肾上腺素　　E. 人工呼吸
6. 发现有人晕倒时，确认所处环境安全后应立即采取的措施是
   A. 大声呼叫救援　　　　　B. 判断意识是否清楚　　C. 报警
   D. 行人工呼吸　　　　　　E. 进行胸外按压

题型　A2 型题

1. 男，45 岁。突发心搏骤停，经心肺复苏后血压 70/40 mmHg，心率 34 次 / 分。该患者应选用的药物是
   A. 阿托品　　B. 普罗帕酮　　C. 利多卡因　　D. 胺碘酮　　E. 多巴酚丁胺
2. 男，60 岁。突发意识丧失，心电监护示心电波形、振幅与频率均极不规则，无法辨认 QRS 波群、ST 段与 T 波。该患者应首选
   A. 阿托品 0.1 mg 静脉注射　　B. 胺碘酮 150 mg 静脉注射　　C. 360 J 直流电除颤
   D. 美托洛尔 5 mg 静脉注射　　E. 利多卡因 1～1.5 mg/kg 静脉注射
3. 男，47 岁。突然神志丧失，呼吸不规则，即刻进行心脏按压。判断其是否有效的主要方法是
   A. 测血压　　　　　　　　B. 呼喊病人看其是否清醒　　C. 摸桡动脉搏动
   D. 摸股动脉搏动　　　　　E. 观察末梢循环状况
4. 女，36 岁。患风湿性心脏病 10 年，近来心悸、胸闷痛、气短、下肢水肿、尿少。数分钟前突然晕倒，意识丧失，皮肤苍白，唇绀，大动脉搏动扪不到，呼吸停止。其原因是
   A. 脑栓塞　　B. 急性左心衰竭　　C. 癫痫大发作　　D. 心脏性猝死　　E. 急性右心衰竭

题型　A3/A4 型题

（1～3 题共用题干）

男，72 岁。排便时突然跌倒，意识丧失，呼吸断续。有陈旧心肌梗死和糖尿病病史，无高血压病史，诊断为心搏骤停。

1. 该患者既往超声心动图检查未发现异常，其心搏骤停最可能的原因是
   A. 冠心病　　　　　　　　B. 预激综合征　　　　　C. 主动脉瓣狭窄
   D. 梗阻性肥厚型心肌病　　E. 主动脉夹层
2. 心电图示心搏停顿，此时首选的药物是
   A. 普鲁卡因胺　　B. 肾上腺素　　C. 普罗帕酮　　D. 胺碘酮　　E. 碳酸氢钠
3. 最佳的给药途径是
   A. 静脉注射　　B. 心内注射　　C. 肌内注射　　D. 气管内给药　　E. 皮下注射

第四节　原发性高血压

题型　A1 型题

1. 高血压合并支气管哮喘的患者，不宜使用的药物是

A. 美托洛尔　　　B. 贝那普利　　　C. 硝苯地平　　　D. 氢氯噻嗪　　　E. 哌唑嗪
2. 对于高血压合并 2 型糖尿病患者，下列药物中有利于延缓糖尿病肾病进展的是
A. 普萘洛尔　　　B. 吲达帕胺　　　C. 缬沙坦　　　D. 硝苯地平　　　E. 氢氯噻嗪
3. 心力衰竭合并肾衰竭患者利尿的药物首选
A. 阿米洛利　　　B. 氨苯蝶啶　　　C. 呋塞米　　　D. 螺内酯　　　E. 氢氯噻嗪
4. 符合恶性高血压特征性病理变化的是
A. 肾小球小动脉玻璃样变　　　B. 肾细动脉壁纤维素样坏死　　　C. 肾动脉粥样硬化
D. 肾小球毛细血管内透明血栓　　　E. 肾小球小动脉血栓
5. 我国高血压病引起的死亡原因最常见的是
A. 心力衰竭　　　B. 脑血管意外　　　C. 尿毒症　　　D. 高血压危象　　　E. 并发冠心病
6. 高血压分期标准最主要的依据是
A. 病程长短　　　B. 血压增高速度　　　C. 症状轻重
D. 靶器官损伤及功能代偿情况　　　E. 以上都不是
7. 诊断高血压依据的血压值的测量方法为
A. 未用降压药的情况下，3 次或 3 次以上非同日血压值的均值
B. 未用降压药的情况下，3 次或 3 次以上同日血压值的均值
C. 用降压药的情况下，3 次或 3 次以上非同日血压值的均值
D. 用降压药的情况下，3 次或 3 次以上同日血压值的均值
E. 休息 5 分钟后测定的血压值
8. 对鉴别 2、3 级高血压有意义的是
A. 有无眼底动脉硬化　　　B. 有无左室肥大　　　C. 有无左心衰竭
D. 尿中有无蛋白　　　E. 高血压增高的程度
9. 高血压患者合并以下哪一类临床情况适用 β 受体阻滞剂治疗
A. 病态窦房结综合征　　　B. 支气管哮喘　　　C. 急性心力衰竭
D. 外周血管病　　　E. 心绞痛
10. 以下哪种情况不宜用 ACEI 类药物
A 高血压合并左心室肥厚　　　B. 高血压合并糖尿病肾病　　　C. 高血压合并高血钾
D. 高血压合并心肌梗死　　　E. 高血压患者测定血肌酐为 2 mg/dL
11. 合并双侧肾动脉狭窄的高血压患者降压不宜选用下列哪种药物
A. 利尿药　　　B. 血管紧张素转换酶抑制剂　　　C. 钙通道阻滞剂
D. β 受体阻滞剂　　　E. α 受体阻滞剂

题型	A2 型题

1. 男，45 岁。间断头晕 1 个月余。1 个月前在一次情绪激动后自觉头晕，休息后缓解，当时测血压 150/95mmHg。自测血压有时增高，有时正常。建议采取的措施为
A. 膳食中脂肪量控制在总热量的 50% 以下　　　B. 每日食盐量不少于 6g
C. 体重指数控制在 26kg/m² 以内　　　D. 减少体育锻炼
E. 进行低或中等强度的等张运动
2. 女，70 岁。间断水肿 3 年，加重伴乏力 1 个月。糖尿病病史 20 年，高血压病史 17 年。查体：BP175/85mmHg，心率 85 次 / 分，心律齐，双下肢中度水肿。实验室检查：Scr 465μmol/L，血钾 5.8mmol/L。尿 RBC（−），蛋白（+++）。以下不适宜选用的降压药物是
A. 血管紧张素Ⅱ受体拮抗剂　　　B. 袢利尿药
C. 钙通道阻滞剂　　　D. β 受体拮抗剂　　　E. α 受体拮抗剂
3. 女，65 岁。2 型糖尿病病史 20 年，查体：BP 160/95 mmHg，心率 65 次 / 分，实验室检查：血肌酐 160μmol/L，血 K⁺ 4.2 mmol/L，尿蛋白（+），该患者降压药首选
A. 利尿药　　　B. α 受体拮抗剂　　　C. 血管紧张素Ⅱ受体拮抗剂
D. 钙通道阻滞剂　　　E. β 受体拮抗剂
4. 女，80 岁。高血压病史 20 年。间断头晕。既往有痛风史，查体：心率 52 次 / 分，心脏各瓣膜听诊区未闻及杂音。实验室检查：血肌酐 100 μmol/L，血钾正常，该患者的最适宜降压治疗方案是
A. 缬沙坦与美托洛尔　　　B. 氨氯地平与美托洛尔　　　C. 缬沙坦与氢氯噻嗪
D. 氨氯地平与氢氯噻嗪　　　E. 缬沙坦与氨氯地平
5. 女，67 岁。双下肢水肿 1 个月，既往高血压病史 15 年，未规范用药治疗，查体：BP 160/100 mmHg，双下肢轻度凹陷性水肿，实验室检查：血肌酐 97 μmol/L，血钾 3.4 mmol/L，尿蛋白（++）。应首选的降

压药物是
A. 钙通道阻滞剂　　　　　B. α受体拮抗剂　　　　　C. 噻嗪类利尿药
D. 血管紧张素转换酶抑制剂　E. β受体拮抗剂

6. 男，59岁。头痛、头晕1周，感恶心，未呕吐。既往有支气管哮喘、痛风病史。查体：BP 160/80 mmHg，心率55次/分，律齐。该患者宜首选的降压药物是
A. 氨氯地平　　B. 卡维地洛　　C. 维拉帕米　　D. 美托洛尔　　E. 氢氯噻嗪

7. 男，45岁。1年前发现血压170/110 mmHg，长期口服氨氯地平等药物治疗，2个月前诊断为糖尿病，口服降糖药治疗，目前血压、血糖均在正常范围。该患者高血压诊断正确的是
A. 高血压3级，高危　　　　B. 高血压1级　　　　　C. 高血压2级，高危
D. 高血压3级，很高危　　　E. 高血压2级，很高危

8. 男，50岁。突发眼底出血1小时。高血压病史10年。规律服用降压药1年，平时血压140/95～100 mmHg。查体：BP 210/120 mmHg，结膜无出血、充血。双肺呼吸音清，心率90次/分，律齐，双下肢无水肿。治疗宜选用
A. 口服美托洛尔　　　　　B. 静脉滴注硝普钠　　　　C. 口服卡托普利
D. 肌内注射利血平　　　　E. 口服氨氯地平

9. 男，65岁。高血压病史10余年，既往有痛风病史。查体：BP180/100mmHg，双肺呼吸音清，心率50次/分，律齐，心脏各瓣膜区未闻及杂音。实验室检查：血Cr 320μmol/L。该患者最适宜的降压药物是
A. 血管紧张素转换酶抑制剂　B. 噻嗪类利尿药　　　　　C. 血管紧张素Ⅱ受体阻滞剂
D. 钙通道阻滞剂　　　　　E. β受体阻滞剂

题型　A3/A4 型题

（1～2题共用题干）
男，46岁。体检发现血压升高6个月。查体：血压150/100 mmHg，心率86次/分，律齐。实验室检查：血肌酐196μmol/L，血尿酸500μmol/L。

1. 该患者控制血压的目标值是血压低于
A. 140/80 mmHg　B. 120/70 mmHg　C. 130/90 mmHg　D. 140/90 mmHg　E. 130/80 mmHg

2. 该患者不宜选用的降压药是
A. β受体拮抗剂　　　　　B. 噻嗪类利尿药　　　　　C. 血管紧张素转换酶抑制剂
D. 钙通道阻滞剂　　　　　E. 血管紧张素Ⅱ受体拮抗剂

（3～4题共用题干）
患者，男性，60岁。高血压病20年，血压波动于190～200/100～110 mmHg，三年前患急性心肌梗死。

3. 目前诊断为
A. 高血压病3级（很高危）　B. 高血压病1级（很高危）　C. 高血压病2级（很高危）
D. 高血压病2级（高危）　　E. 高血压病2级（中危）

4. 若该患者在当地医院服用降压药物，2天后血压将至100/60 mmHg，病人出现头晕，头晕的原因可能是
A. 症状未改善　　　　　　B. 诱发脑出血　　　　　　C. 诱发肾功能不全
D. 出现脑供血不足　　　　E. 诱发冠状动脉痉挛

（5～7题共用题干）
男，56岁。高血压病史15年。今晨突发剧烈头痛，视物模糊。查体：BP190/130 mmHg，眼底检查见视盘水肿（Ⅳ级眼底）。

5. 患者应诊断为
A. 高血压急症　B. 恶性高血压　C. 高血压脑病　D. 高血压眼病　E. 高血压危象

6. 应采取的治疗是
A. 2～6小时内迅速将血压降至正常水平　　　　B. 使用强力利尿药降压
C. 使用快速起效的口服降压药　　　　　　　　D. 控制性降压
E. 使用ACEI类药物逆转靶器官病变

7. 应避免使用的药物是
A. 利血平　　B. 硝酸甘油　　C. 硝普钠　　D. 尼卡地平　　E. 拉贝洛尔

题型　B1 型题

（1～2题共用备选答案）
A. 酚妥拉明　B. 氨氯地平　C. 美托洛尔　D. 卡托普利　E. 氢氯噻嗪

1. 高血压伴支气管哮喘患者禁用的药物是
2. 高血压伴高钾血症患者禁用的药物是
（3～4题共用备选答案）
　A. 美托洛尔　　　B. 卡托普利　　　C. 哌唑嗪　　　D. 硝苯地平　　　E. 氢氯噻嗪
3. 最易引起低钾血症的降压药是
4. 最易引起干咳的降压药是
（5～7题共用备选答案）
　A. 钙通道阻滞剂　　　　　　B. α受体阻滞剂　　　　　　C. β受体阻滞剂
　D. 交感神经抑制剂　　　　　E. 血管紧张素Ⅱ受体阻滞剂
5. 无合并症的老年收缩期高血压患者降压治疗宜首选
6. 合并糖尿病、尿蛋白阳性的高血压患者降压治疗宜首选
7. 高血压合并心动过缓的患者降压治疗不宜首选

第五节　继发性高血压（助理不考）

题型　A1型题

1. 下列关于继发性高血压错误的是
　A. 继发性高血压的病因消除后，血压不一定恢复正常
　B. 肾血管性高血压后期解除狭窄可以使血压恢复正常
　C. 原发性醛固酮增多症是以长期高血压伴低血钾为特征的
　D. 嗜铬细胞瘤高血压可为阵发性
　E. 主动脉缩窄的特征是躯体上半部分高血压，下肢低血压
2. 高血压伴有低血钾首先应考虑
　A. 皮质醇增多症　　　　　B. 原发性醛固酮增多症　　　　　C. 嗜铬细胞瘤
　D. 继发于慢性肾炎的高血压　E. 肾动脉狭窄

题型　A2型题

1. 女，35岁。脸变圆、向心性肥胖2年，皮肤紫纹半年。最可能的诊断是
　A. 特发性醛固酮增多症　　B. 肾上腺皮质功能减退症　　C. 库欣综合征
　D. 糖尿病　　　　　　　　E. 单纯性肥胖
2. 男，45岁。发作性头痛、心悸、大汗2年，发作时血压230/130mmHg，平素血压不高。对诊断最有帮助的是发作时测定尿
　A. 儿茶酚胺　　　　　　B. 17-酮类固醇　　　　　C. 17-羟皮质类固醇
　D. 醛固酮　　　　　　　E. 游离皮质醇
3. 男，35岁。体检发现血压150/120 mmHg，血钾2.8 mmol/L，腹部CT检查发现右肾上腺1.0 cm的低密度占位病变，拟手术治疗。术前准备首选的药物是
　A. 托拉塞米　　B. 呋塞米　　C. 氨苯蝶啶　　D. 螺内酯　　E. 氢氯噻嗪
4. 男性，16岁。在体检时发现高血压来门诊检查。拟诊为主动脉缩窄，下列哪项结果支持此诊断
　A. 左、右上肢血压相同为110/75 mmHg
　B. 上肢血压105/83 mmHg，下肢血压150/90 mmHg
　C. 上肢血压105/83 mmHg，下肢血压142/90 mmHg
　D. 上肢血压180/100 mmHg，下肢血压195/105 mmHg
　E. 上肢血压160/100 mmHg，下肢血压130/82 mmHg

题型　A3/A4型题

（1～2题共用题干）
女，35岁。头晕3年，夜尿增多1年。查体：BP180/110 mm/Hg，无特殊体貌。实验室检查：血钾2.8 mmol/L，血肾素活性和血管紧张素降低，醛固酮水平增高。CT示右肾上腺1.0cm椭圆形低密度占位。
1. 诊断首先考虑
　A. 垂体微腺瘤　　B. 库欣综合征　　C. 醛固酮瘤　　D. 肾上腺转移瘤　　E. 嗜铬细胞瘤
2. 拟行手术治疗，术前控制血压的最佳药物是

A. 氢氯噻嗪　　　　B. 氨苯蝶啶　　　　C. 螺内酯　　　　D. β受体拮抗剂　　　　E. α受体拮抗剂

（3～4题共用题干）

男，46岁。突发剧烈疼痛，呈撕裂状，累及胸骨后及上腹部，伴大汗，持续1小时不缓解。既往高血压病病史5年。查体：BP 200/110 mmHg，双肺呼吸音清，心率100次/分，心律齐，心脏各瓣膜区听诊未闻及杂音。心电图：左室高电压伴 V_4～V_6 导联 ST 段压低 0.1 mV。

3. 最有助于明确诊断的检查是
   A. 超声心动图　　　　B. CT大动脉血管造影　　　　C. 心肌损伤标志物
   D. 胸部X线片　　　　E. 动态心电图

4. 该患者最可能的诊断是
   A. 张力性气胸　　　　B. 不稳定型心绞痛　　　　C. 急性心肌梗死
   D. 肺动脉栓塞　　　　E. 主动脉夹层

| 题型 | B1 型题 |

（1～2题共用备选答案）
   A. 肾动脉狭窄　　　　B. 主动脉缩窄　　　　C. 嗜铬细胞瘤
   D. 原发性醛固酮增多症　　　　E. 库欣综合征

1. 血压增高、向心性肥胖、满月脸、皮肤紫纹，最可能的诊断是
2. 上肢血压增高，且明显高于下肢血压，胸骨旁可闻及杂音，最可能的诊断是

第六节　冠状动脉粥样硬化性心脏病

一、心绞痛

| 题型 | A1 型题 |

1. 不属于冠心病发病危险因素的是
   A. 低密度脂蛋白增高　　　　B. 收缩压升高　　　　C. 高密度脂蛋白降低
   D. 吸烟　　　　E. 饮酒
2. 治疗变异型心绞痛的药物是
   A. 维拉帕米　　　B. 普萘洛尔　　　C. 多巴胺　　　D. 肾上腺素　　　E. 麻黄碱
3. 冠状动脉粥样硬化性心脏病患者抗炎稳定斑块的药物是
   A. 抗凝药物　　　B. 抗血小板药物　　　C. 他汀类药物　　　D. 抗生素　　　E. 硝酸酯类药物
4. 符合典型劳力性心绞痛症状特点的是
   A. 深吸气时加重　　　B. 针刺样锐痛　　　C. 劳累时发生　　　D. 转瞬即逝　　　E. 位于胸部右侧
5. 下列属于冠状动脉粥样硬化性心脏病主要危险因素的是
   A. 生活节奏快　　　B. 脑力劳动者　　　C. 进取心强　　　D. 肥胖　　　E. 长期饮酒
6. 治疗不稳定型心绞痛不恰当的措施是
   A. 静脉滴注硝酸异山梨酯　　　　B. 静脉滴注尿激酶　　　　C. 口服阿司匹林
   D. 皮下注射低分子量肝素　　　　E. 口服阿托伐他汀
7. 不稳定型心绞痛患者应争取在2小时内进行介入评估的临床情况是
   A. 发作时间较前延长　　　　B. 发作时出现左心衰　　　　C. ST段水平型下移
   D. 静息心绞痛发作　　　　E. ST段下斜型下移
8. 能改善稳定型心绞痛患者临床预后的药物是
   A. 速效救心丸　　　　B. 硝苯地平　　　　C. 单硝酸异山梨酯
   D. 硝酸甘油　　　　E. 阿司匹林

| 题型 | A2 型题 |

1. 男，68岁，近1周晨起锻炼时感胸痛，持续10余分钟，休息后可缓解，1年前体检时发现糖化血红蛋白为8.3%，查体未见明显异常，胸痛发作时心电图示 V_1～V_6 导联ST段压低。该患者胸痛最可能的病因是
   A. 心绞痛　　　B. 肋软骨炎　　　C. 肥厚型心肌病　　　D. 心肌梗死　　　E. 肺血栓栓塞
2. 男，55岁，1年前诊断为冠心病，实验室检查：血低密度脂蛋白 4.0 mmol/L，三酰甘油 2.3 mmol/L。该患者最适宜的治疗药物是

A. 辛伐他汀　　　　B. 华法林　　　　C. 硝苯地平　　　　D. 非诺贝特　　　　E. 氢氯噻嗪

3. 男，50岁，劳累时胸痛2年，每于上3层楼梯时症状发作，含服硝酸甘油1～3分钟可缓解。既往高血压病史5年，糖尿病病史4年。可改善该患者预后的治疗措施是
A. 皮下注射低分子量肝素　　　B. 冠状动脉支架植入术　　　C. 长期口服营养心肌类药物
D. 冠状动脉旁路移植术　　　　E. 长期口服他汀类药物

4. 男，65岁，劳累时胸骨后疼痛1个月，每次持续约5分钟，休息后自行缓解，近1个月来发作渐频繁。既往糖尿病病史10年。查体：R 16次/分，BP 120/70 mmHg，心率70次/分，$A_2 > P_2$，心律齐，未闻及心脏杂音。该患者最可能的诊断是
A. 不稳定型心绞痛　　　B. 急性心包炎　　　C. 急性心肌梗死
D. 肺血栓栓塞　　　　　E. 病毒性心肌炎

5. 女，65岁，活动时胸痛1年余，高血压病病史20余年，脑出血病史3年。动脉造影示右冠状动脉近段狭窄90%，实验室检查：血肌酐140 μmol/L，ALT 45 U/L，TG 3.5 mmol/L，关于患者使用他汀类降脂药物的使用原则，正确的是
A. 降低胆固醇水平有可能达恶性，不能使用
B. 降低胆固醇水平有可能诱发脑出血，不必使用
C. 基础低密度脂蛋白胆固醇水平不高，不必使用
D. 基础肝肾功能不正常，不能使用
E. 确诊冠心病，只要无禁忌证，应长期服用

6. 女，65岁，反复发作劳累时胸骨后疼痛2年，合用硝酸甘油和普萘洛尔抗心肌缺血的机制不包括
A. 普萘洛尔对抗硝酸甘油引起的反射性心率加快
B. 协同降低心肌耗氧量
C. 普萘洛尔可缩小硝酸甘油所致的心容积增加
D. 增加冠脉供血、降低心肌耗氧量
E. 共同降低心脏做功

7. 男，50岁，凌晨2点左右突发胸痛。查体：心界不大，心率75次/分，律齐，心脏未闻及杂音。发作时心电图呈Ⅱ、Ⅲ、aVF导联ST段抬高，约20分钟后恢复正常。该患者最可能的诊断是
A. 初发劳力性心绞痛　　　B. 变异型心绞痛　　　C. 急性下壁心肌梗死
D. 恶化劳力性心绞痛　　　E. 稳定型心绞痛

8. 男，65岁，活动时胸痛1年。症状每于重体力劳动时发作，停止活动后3分钟左右自行缓解。能改善其预后的治疗措施
A. 速效救心丸　　　B. 阿司匹林　　　C. 硝酸甘油　　　D. 硝苯地平　　　E. 定期输注普罗帕酮

9. 男，50岁，近半年来每于饱餐后快步行走时出现剑突下闷痛，停止活动后数分钟自行缓解，缓步行走时无类似症状发作。既往有糖尿病病史10余年，未规范治疗。查体：BP 120/80 mmHg，双肺呼吸音清，未闻及干湿性啰音，心率76次/分，律齐，各瓣膜听诊区未闻及杂音。腹软，无压痛。该患者最可能的诊断是
A. 急性心肌梗死　　　B. 稳定型心绞痛　　　C. 慢性胃炎
D. 糖尿病胃轻瘫　　　E. 消化性溃疡

10. 男，60岁，活动时胸痛1年，胸痛发作时休息5分钟左右即可自行缓解。既往糖尿病病史10年。实验室检查：LDL-C 3.52 mmol/L。冠脉造影示左冠状动脉回旋支近段狭窄80%。该患者控制LDL-C的目标是低于
A. 3.37 mmol/L　　　B. 4.14 mmol/L　　　C. 2.59 mmol/L
D. 1.81 mmol/L　　　E. 2.07 mmol/L

题型	A3/A4型题

（1～2题共用题干）
45岁。1年来反复发作胸骨后疼痛，发作和劳累关系不大，常在面迎冷风疾行时或凌晨5时发作。发作时含硝酸甘油可缓解。发作时心电图示Ⅱ、Ⅲ、aVF导联ST段水平压低0.75 mm。平时心电图正常。

1. 最可能的诊断是
A. 劳力性心绞痛　　　B. 变异型心绞痛　　　C. 急性心肌梗死极早期
D. 心绞痛合并心包炎　　　E. 卧位型心绞痛

2. 以下情况可发生心肌梗死，除了
A. 冠脉内膜下出血使管腔闭塞
B. 冠状动脉持续痉挛使管腔闭塞

C. 原有冠脉病变严重发生室速
D. 已建立充分的侧支循环的冠状动脉分支发生闭塞
E. 患者进食大量脂肪食物后

题型　B1 型题

（1～2题共用备选答案）
A. 近3个月内劳力诱发的心绞痛的频率和程度加重，对硝酸甘油的需求增加
B. 心绞痛发作与体力活动无关，可出现短暂 ST 段抬高
C. 心绞痛的发作与劳累有关，其性质在 1～3个月内无改变
D. 既往无心绞痛或心肌梗死病史，近 1～2个月内劳累时出现心绞痛
E. 劳累和休息时均可出现的心绞痛
1. 稳定型心绞痛
2. 恶化劳力性心绞痛

二、心肌梗死

题型　A1 型题

1. 治疗右心室梗死所致低血压的最关键措施是
   A. 利尿治疗　　B. 控制心室率　　C. 扩张冠状动脉　　D. 强心治疗　　E. 补充血容量
2. 最有助于提示发生急性心肌梗死的临床情况是
   A. 心电图提示新出现的完全性左束支传导阻滞　　B. 胸骨后刺痛
   C. 左下肺湿啰音　　D. 胸痛持续5分钟自行缓解　　E. 血 CK 水平高，CK-MB/CK > 5%
3. 急性下壁 ST 段抬高型心肌梗死患者 ST 段抬高的导联为
   A. Ⅰ、aVL　　B. V_7～V_9　　C. V_3～V_5　　D. V_1～V_3　　E. Ⅱ、Ⅲ、aVF
4. 急性心肌梗死最常见的并发症是
   A. 体循环栓塞　　B. 心肌梗死后综合征　　C. 肺动脉栓塞
   D. 心室膨胀瘤　　E. 心脏乳头肌功能失调或断裂
5. 急性心肌梗死发生后，最早升高的血清心肌酶是
   A. 肌酸激酶　　B. 天冬氨酸氨基转移酶　　C. 乳酸脱氢酶
   D. 肌酸激酶同工酶　　E. 肌钙蛋白 I
6. 急性心肌梗死后，最晚恢复正常的心肌坏死标志物是
   A. 肌红蛋白　　B. 肌酸激酶　　C. 肌酸激酶同工酶
   D. 天冬氨酸氨基转移酶　　E. 肌钙蛋白 T
7. 急性心肌梗死应用主动脉内气囊反搏术的最佳适应证是
   A. 并发心源性休克　　B. 并发急性左心衰竭　　C. 并发恶性心律失常
   D. 并发右心室梗死　　E. 并发慢性肾功能不全
8. 不能用于判断急性心肌梗死后溶栓成功的临床指标为
   A. 胸痛缓解　　B. 心电图示 ST 段下降　　C. 频发的室性早搏
   D. CK-MB 峰值前移　　E. 窦性心动过速
9. 急性心肌梗死时不宜溶栓治疗的情况是指同时伴有
   A. 血压 160/100 mmHg　　B. 6个月前腔隙性脑梗死　　C. 主动脉夹层
   D. 2 周前曾行桡动脉穿刺　　E. 萎缩性胃炎 1 年

题型　A2 型题

1. 男，65岁。急性广泛前壁心肌梗死4天，突发喘憋2小时，查体：血压 90/60 mmHg，双肺未闻及干湿性啰音，心率 105 次/分，律齐，胸骨左缘第4肋间可闻及响亮的收缩期杂音伴震颤。该患者喘憋最可能的原因是
   A. 支气管哮喘　　B. 心房颤动　　C. 感染性心内膜炎　　D. 室间隔穿孔　　E. 肺炎
2. 女，65岁。持续性胸痛5小时。查体：BP 85/55 mmHg，心率 50 次/分，心电图示Ⅱ、Ⅲ、aVF 导联 ST 段抬高 0.3 mV。以下药物最恰当的是
   A. 硝酸甘油　　B. 卡托普利　　C. 地尔硫䓬　　D. 美托洛尔　　E. 阿司匹林
3. 男，36岁。2天前突发持续胸痛5小时，自行服止痛药后略好转。今日心电图示Ⅱ、Ⅲ、aVF 导联可见

Q 波。查体：呼吸 16 次 / 分，血压 110/80 mmHg。血肌钙蛋白升高。该患者最可能的诊断为
A. 陈旧性下壁心肌梗死　　　B. 急性前壁心肌梗死　　　C. 肺血栓栓塞
D. 急性下壁心肌梗死　　　　E. 陈旧性前壁心肌梗死

4. 女，78 岁。反复胸痛 1 周，加重 2 天。症状发作与活动无关，刚发病时，胸痛伴血压升高，就诊当日胸痛伴血压降低，呼吸困难不能平卧。心电图示 $V_1 \sim V_6$ 导联 ST 段压低 0.5mV。实验室检查：cTnI 30.5ng/mL。以下治疗原则正确的是
A. 72 小时内进行介入评估　　B. 2 小时内进行介入评估　　C. 症状稳定 2 周后介入评估
D. 不能进行介入评估　　　　　E. 24 小时内进行介入评估

5. 男，60 岁。剧烈胸痛 2.5 小时。心电图示 Ⅱ、Ⅲ、aVF、$V_5 \sim V_6$ 导联 ST 段弓背向上抬高 0.4mV。此时最可能升高的实验室检查指标是
A. 肌红蛋白　　　　　　　　B. 肌钙蛋白　　　　　　　C. 乳酸脱氢酶
D. 肌酸激酶同工酶　　　　　E. 天冬氨酸氨基转移酶

6. 女，75 岁。10 小时前出现胸骨后疼痛，逐渐加重，休息不能缓解。2 小时前逐渐出现呼吸困难，咳少量泡沫样痰。查体：端坐位，口唇轻度发绀。心电图示：$V_1 \sim V_6$ 导联 QS 型、ST 段抬高 0.3mV。该患者最可能出现的体征还有
A. 下肢水肿　　B. 肝肿大　　C. 双肺湿啰音　　D. 颈静脉怒张　　E. 三凹征

7. 男，71 岁。反复活动时心前区疼痛 3 个月，5 小时前情绪激动时，再次发作，持续不缓解，高血压病史 10 年，查体：BP 110/65 mmHg，双肺呼吸音清，心率 96 次 / 分，律齐，未闻及杂音，血肌钙蛋白升高，心电图 $V_1 \sim V_4$ 导联 ST 段压低 0.1 mV，T 波低平，不适宜的治疗措施是
A. 抗血小板及抗凝治疗　　　B. 硝酸酯类药物　　　　　C. 溶栓治疗
D. β 受体拮抗剂　　　　　　E. 他汀类药物

8. 女，71 岁。急性前壁心肌梗死 2 天，轻微活动后喘憋，查体：BP 100/60 mmHg，双肺底闻及少量细湿啰音，心率 102 次 / 分，该患者的心功能分级为
A. Killip 分级 Ⅰ 级　　　　　B. Killip 分级 Ⅲ 级　　　　C. NYHA 分级 Ⅲ 级
D. Killip 分级 Ⅱ 级　　　　　E. NYHA 分级 Ⅱ 级

9. 女，74 岁。5 天前诊断为"急性前壁心肌梗死"，今日再感胸痛，随即意识丧失，心电监护和生命体征监测示无脉电活动。该患者意识丧失的最可能原因是
A. 心脏破裂　　B. 心源性休克　　C. 乳头肌断裂　　D. 再发心肌梗死　　E. 室间隔穿孔

10. 男，60 岁。突发性心前区疼痛 2 小时，既往有高脂血症和吸烟史，无高血压和出血性疾病史。查体：BP 150/90 mmHg，双肺呼吸音清，心率 89 次 / 分，律齐。心电图示 Ⅱ、Ⅲ 和 aVF 导联 ST 段下斜型压低 0.2 mV，$V_1 \sim V_6$ 导联 ST 段弓背向上抬高 0.3 ~ 0.5 mV。该患者最关键的治疗是
A. 吸氧　　　　　　　　　　B. 口服硝苯地平缓释片　　C. 再灌注治疗
D. 口服速效救心丸　　　　　E. 口服血管紧张素转换酶抑制剂

11. 患者，男性，66 岁。因胸痛 9 小时来院急诊，心电图证实为急性前壁心肌梗死，下列哪项检查特异性最高
A. 血清 cTnI/T 增高　　　　B. SGOT 增高　　　　　　C. 血沉加快
D. 血清 CPK 增高　　　　　E. 血清 LDH 增高

题型	A3/A4 型题

（1 ~ 2 题共用题干）
男，50 岁。持续胸痛 8 小时，喘憋 2 小时入院。既往无高血压病史。查体：BP 150/70 mmHg，端坐位，双肺底可闻及少许细湿啰音，心界不大，心率 110 次 / 分，律齐，$P_2 > A_2$。心电图示 Ⅰ、aVL、$V_1 \sim V_6$ 导联 ST 段抬高 0.1 ~ 0.4 mV，可见病理性 Q 波。

1. 该患者最可能的诊断是
A. 心绞痛　　B. 急性心肌梗死　　C. 急性心肌炎　　D. 肥厚型心肌病　　E. 急性心包炎

2. 该患者应慎用的药物治疗为
A. 静脉滴注硝酸甘油　　　　B. 口服阿司匹林　　　　　C. 皮下注射吗啡
D. 静脉注射呋塞米　　　　　E. 静脉注射毛花苷 C

（3 ~ 4 共用题干）
女，62 岁。持续性胸痛 2 小时。2 小时前出现胸骨后疼痛，休息后未减轻，逐渐出现呼吸困难。既往有高血压和血脂异常病史。查体：BP 130/70 mmHg，双肺呼吸音清，心率 86 次 / 分，律齐，$A_2 > P_2$。心电图：$V_1 \sim V_6$ 导联 ST 段抬高 0.4 mV，Ⅱ、Ⅲ、aVF 导联 ST 段压低 0.2 mV。

3. 该患者最可能的诊断为

A. 急性心包积液   B. 变异型心绞痛   C. 急性心肌炎
D. 急性心肌梗死   E. 急性肺血栓栓塞
4. 该患者关键的治疗是
A. 再灌注治疗   B. 应用非甾体抗炎药   C. 应用糖皮质激素
D. 应用华法林   E. 应用非二氢吡啶类钙通道阻滞剂
（5～7题共用题干）
男，70岁。急性前壁心肌梗死7小时，就诊时突然心悸，无头晕，查体：BP 100/70 mmHg，双肺呼吸音清，心率88次/分，律不齐。心电图检测示：频发室性期前收缩。
5. 控制该患者心律失常最适宜的治疗措施是
A. 静脉注射胺碘酮   B. 静脉注射肾上腺素   C. 静脉推注普罗帕酮
D. 皮下注射阿托品   E. 静脉推注毛花苷C
6. 患者心悸进行性加重，伴喘憋，不能平卧。查体：BP 90/60 mmHg，端坐位，急性病容，双下肺可闻及湿啰音，心率105次/分，律不齐，心电监测提示频发室性期前收缩。该患者喘憋的最可能原因是
A. 急性肺部感染   B. 急性左心衰   C. 急性肺栓塞   D. 气胸   E. 支气管哮喘
7. 患者喘憋进行性加重，意识模糊。查体：BP 70/40 mmHg，心电监测提示室性心动过速。该患者最适宜的治疗措施是
A. 静脉推注胺碘酮   B. 同步直流电除颤   C. 非同步直流电除颤
D. 静脉推注利多卡因   E. 非同步交流电复律

题型　B1型题

（1～2题共用备选答案）
A. V_1～V_3 B. V_3～V_5 C. Ⅰ、aVL   D. Ⅱ、Ⅲ、aVL   E. V_7～V_9
1. 高侧壁心肌梗死出现异常Q波导联为
2. 前间壁心肌缺血时出现ST段下移的导联是
（3～4题共用备选答案）
A. Killip分级Ⅱ级   B. NYHA分级Ⅲ级   C. Killip分级Ⅲ级
D. 前临床心衰阶段   E. NYHA分级Ⅱ级
3. 女，65岁。持续胸痛6小时，伴呼吸困难，不敢活动。查体：BP150/70 mmHg，双肺底可闻及少量湿啰音，心率104次/分，心律齐。心电图示Ⅰ、aVL、V_1～V_6导联ST段抬高0.2～0.6mV。该患者的心功能分级是
4. 男，65岁。6个月前急性前壁心肌梗死，5个月来呼吸困难逐渐加重，稍活动即感气喘。查体：BP：130/60mmHg，双肺底可闻及少量湿啰音，可随体位变化，心率90次/分，心律齐。该患者的心功能分级是
（5～6题共用备选答案）
A. 左心室血栓脱落   B. 心室壁膨胀瘤   C. 室间隔穿孔
D. 心肌梗死后综合征   E. 乳头肌功能失调
5. 急性心肌梗死后1天，心尖区出现收缩中晚期喀喇音和吹风样收缩期杂音，最可能出现的并发症是
6. 心肌梗死后4周，发热、胸闷、胸痛，超声心动图示心包腔内液性暗区，最可能的并发症是
（7～9题共用备选答案）
A. 维拉帕米   B. 洋地黄   C. 阿托品   D. 利多卡因   E. 胺碘酮
7. 急性心肌梗死并发室性心动过速，治疗宜用
8. 急性前壁心肌梗死并发加速性室性自主律，治疗宜用
9. 预激综合征合并心房颤动，治疗宜用

第七节　心脏瓣膜病

一、二尖瓣狭窄

题型　A1型题

1. 二尖瓣狭窄患者最常见的心律失常是
A. 三度房室传导阻滞   B. 窦性心动过缓   C. 心室颤动

D. 室性心动过速　　　　　　　E. 心房颤动
2. 最有助于诊断风湿性心脏瓣膜病二尖瓣狭窄的体征是
　A. Graham-Steell 杂音　　　B. 面颊部呈紫红色　　　　C. 心浊音界呈梨形
　D. 第二心音亢进　　　　　　E. 心尖部舒张期隆隆样杂音
3. 以下心血管疾病中最容易引起咯血的是
　A. 二尖瓣狭窄　　　　　　　B. 肺动脉瓣狭窄　　　　　C. 急性心包炎
　D. 三尖瓣狭窄　　　　　　　E. 主动脉瓣狭窄
4. 单纯二尖瓣狭窄时，心脏首先发生代偿性肥大和扩张的是
　A. 左心房　　　　　　　　　B. 左心室　　　　　　　　C. 左心房与左心室同时发生
　D. 右心房与右心室同时发生　E. 右心室
5. 以下超声心动图表现可确诊二尖瓣狭窄的是
　A. 二尖瓣前叶在收缩期前移　B. 二尖瓣前叶呈"城墙样"改变　C. 二尖瓣瓣环扩大
　D. 二尖瓣反流　　　　　　　E. 二尖瓣瓣口面积 5cm²

题型　A2 型题

1. 女，28 岁。活动后心悸、气短 1 个月，既往有游走性关节肿痛病史，查体：双颊呈紫红色，叩诊心包饱满，心尖部可闻及舒张期杂音。该患者最可能的诊断是
　A. 主动脉瓣关闭不全　　　　B. 二尖瓣狭窄　　　　　　C. 主动脉瓣狭窄
　D. 肺动脉瓣狭窄　　　　　　E. 二尖瓣关闭不全
2. 女，40 岁。活动后心悸、气短 5 年，逐渐加重。胸部 X 线片示心影外形呈"梨形"，心电图示 P 波呈双峰样，超声心动图示左房、右室扩大，估测肺动脉收缩压增高。最可能的基础疾病是
　A. 先天性心脏病　　　　　　B. 系统性红斑狼疮心脏损害　C. 扩张型心肌病
　D. 退行性心脏瓣膜病　　　　E. 风湿性心脏瓣膜病
3. 女，28 岁。劳累后心悸、气短 6 年，加重伴咳粉红色泡沫痰 1 周。查体：心界扩大，心律绝对不齐，心尖部可闻及双期杂音，超声心动图示二尖瓣重度狭窄及中度关闭不全。该患者最恰当的治疗方案是
　A. 先抗心衰治疗，择期行二尖瓣瓣膜修补术　　　B. 先抗心衰治疗，择期行二尖瓣置换术
　C. 立即行二尖瓣球囊扩张术　　　　　　　　　　D. 抗心衰治疗后口服药物治疗，随访
　E. 立即行二尖瓣置换术
4. 女性，56 岁。28 年前确诊风湿性心脏病二尖瓣狭窄。5 年来经常出现夜间阵发性呼吸困难和咯血，半年前开始出现腹胀、双下肢水肿，但呼吸困难和咯血发作次数明显减少。与近半年临床表现有关的原因最可能为
　A. 二尖瓣狭窄程度减轻　　　B. 合并肾小球肾炎　　　　C. 合并主动脉瓣狭窄
　D. 出现了右心衰竭　　　　　E. 二尖瓣钙化
5. 女，40 岁。活动后心悸、气短 5 年，夜间不能平卧 2 周。既往有反复关节痛病史。查体：两颊呈紫色，心尖部可闻及舒张期杂音。最有助于确诊的检查是
　A. 血培养 + 药敏试验　　　　B. 血常规　　　　　　　　C. 胸部 X 线片
　D. 超声心动图　　　　　　　E. 心电图

题型　A3/A4 型题

（1～3 题共用题干）
女，50 岁。活动后胸闷 1 年，夜间阵发性呼吸困难 4 天。查体：BP 130/80 mmHg，P_2 亢进，心尖部可闻及舒张期隆隆杂音，余瓣膜区未闻及杂音。
1. 该患者最可能的诊断是
　A. 二尖瓣关闭不全　　　　　B. 主动脉瓣关闭不全　　　C. 主动脉瓣狭窄
　D. 室间隔缺损　　　　　　　E. 二尖瓣狭窄
2. 该患者最容易出现的心律失常是
　A. 三度房室传导阻滞　　　　B. 室上性心动过速　　　　C. 心房扑动
　D. 窦性心动过速　　　　　　E. 心房颤动
3. 该患者突发心悸，伴胸闷、喘憋。查体：BP 70/40 mmHg，心律绝对不齐。首选的治疗措施是
　A. 置入临时起搏器　　　　　B. 静脉注射毛花苷 C　　　C. 静脉应用胺碘酮
　D. 非同步直流电复律　　　　E. 同步直流电复律

（4～6 题共用题干）
患者，女性，48 岁。诊断风湿性心脏病二尖瓣病 5 年。房颤半年，为纠正房颤来院。

4. 首先做超声心动图，目的是
A. 有否左室大　　　　　　　B. 有否主动脉瓣病变　　　　　C. 有否附壁血栓
D. 有否右室大　　　　　　　E. 有否肺动脉高压
5. 若左房内有异常回声，下列哪项正确
A. 复律前后应用华法林治疗 2 周　　　　　　　B. 复律前应用华法林治疗 3 周
C. 复律后应用华法林治疗 2 周　　　　　　　　D. 复律前后用阿司匹林和双嘧达莫 2 周
E. 不需治疗
6. 维持窦性心律的药物应用多长时间方可减量
A. 3 日后　　　B. 1 个月后　　　C. 1～2 周后　　　D. 半年后　　　E. 1 年后

（7～9 题共用题干）
女性，28 岁，风湿性心脏病 10 年，心房颤动史 3 年，长期服用地高辛治疗，停经 3 个月，诊为早孕。1 周来恶心、呕吐、纳差就诊。体检：心脏增大，心率 70 次/分，律不齐。心尖部第一心音减弱，可闻及 3/6 级收缩期杂音，向左腋下传导并可闻及舒张期杂音。胸骨左缘 2～4 肋间 2/6 级收缩期杂音，P_2 亢进。心电图示心房纤颤、室性早搏。
7. 本例心脏瓣膜病应诊断为
A. 二尖瓣关闭不全伴相对性二尖瓣狭窄　　　　B. 二尖瓣狭窄兼关闭不全伴肺动脉高压
C. 二尖瓣狭窄伴肺动脉高压　　　　　　　　　D. 二尖瓣狭窄伴主动脉瓣狭窄
E. 二尖瓣狭窄伴二尖瓣关闭不全
8. 本例恶心、呕吐应考虑是哪种原因
A. 妊娠反应　　　B. 洋地黄中毒　　　C. 右心功能不全　　　D. 洋地黄不足　　　E. 低血钾
9. 下列哪项表现应与洋地黄无关
A. 恶心、呕吐　　　　　　　B. 右束支传导阻滞　　　　　　C. 频发室早
D. 三度房室传导阻滞　　　　E. 黄视

二、二尖瓣关闭不全

题型　A1 型题

符合二尖瓣关闭不全的典型表现是
A. 右心房增大　　　　　　　B. S_1 增强　　　　　　　　　C. 心尖部全收缩期吹风样杂音
D. P_2 降低　　　　　　　　E. 右心室增大

题型　A2 型题

女，65 岁。冠脉介入手术时突感呼吸困难，欲坐起。查体：BP 100/70 mmHg，心率 102 次/分，律齐，心尖部新出现收缩期吹风样杂音。该患者杂音的最可能原因是
A. 左室流出道狭窄　　　　　B. 风湿性心脏瓣膜病　　　　　C. 主动脉瓣脱垂
D. 急性心包炎　　　　　　　E. 急性二尖瓣关闭不全

三、主动脉瓣狭窄

题型　A1 型题

1. 主动脉瓣狭窄的杂音特点是
A. 递减型　　　B. 先增强后减弱　　　C. 递增型　　　D. 一贯型　　　E. 先减弱后增强
2. 重度主动脉瓣狭窄患者最早出现和最常见的症状是
A. 心绞痛　　　B. 心肌梗死　　　C. 呼吸困难　　　D. 晕厥　　　E. 心律失常
3. 易导致主动脉瓣狭窄患者晕厥的情况为
A. 服用苯二氮䓬类　　　　　B. 静坐休息　　　　　　　　　C. 剧烈运动
D. 睡眠　　　　　　　　　　E. 窦性心律，心率 70 次/分
4. 重度主动脉瓣狭窄的跨主动脉瓣平均压力阶差至少应大于
A. 35 mmHg　　　B. 40 mmHg　　　C. 45 mmHg　　　D. 50 mmHg　　　E. 55 mmHg

题型　A2 型题

1. 男，71 岁。活动时胸痛 2 年，停止活动后症状可迅速缓解。查体：BP 100/60 mmHg，心电图示 $S_{V1}+R_{V5} > 4.0$ mV，

超声心动图示室间隔厚度 1.5 cm，左室后壁厚度 1.5 cm。最有诊断价值的体征是
A. 心尖抬举样搏动
B. 主动脉瓣区 S_2 逆分裂
C. 心尖闻及 S_4
D. 主动脉瓣区收缩期杂音
E. 主动脉瓣区 S_2 减弱

2. 患者，男性，27 岁。劳累时心悸、胸骨后疼痛 1 年。查体：可闻及主动脉瓣区收缩期粗糙的喷射性杂音，主动脉瓣区第二心音减弱。X 线检查示：左室扩大和升主动脉扩张，可能的诊断是
A. 冠心病心绞痛
B. 非梗阻性肥厚型心肌病
C. 主动脉瓣狭窄
D. 主动脉瓣关闭不全
E. 高血压性心脏病

3. 女，65 岁。发作性左胸痛 5 年，疼痛放射至左肩，发作持续 3 分钟，休息后可缓解。今日下午劳动时突发晕厥急诊。查体：BP 90/50 mmHg，神清，心率 140 次/分，主动脉瓣区可闻及收缩期喷射样杂音伴震颤，杂音向颈部传导，双肺呼吸音清。最可能的诊断是
A. 高血压病
B. 主动脉扩张
C. 主动脉瓣狭窄
D. 主动脉粥样硬化
E. 主动脉瓣关闭不全

4. 女，34 岁。风湿性心脏瓣膜病主动脉瓣狭窄 9 年，进行性活动耐力减低，近 1 年来，每于剧烈运动中发生晕厥。无高血压、糖尿病、高脂血症病史。查体：BP 100/70 mmHg，心率 78 次/分，律齐，主动脉瓣区可闻及收缩期喷射性杂音。超声心动图提示左心室增大，LVEF 40%，主动脉瓣瓣口面积 1.1 cm^2，平均压力阶差 55 mmHg，跨瓣峰速度 5.4 m/s。对该患者最恰当的处置是
A. 晕厥时硝酸甘油急救
B. 主动脉瓣置换术
C. 口服阿伐他汀
D. 每日口服单硝酸异山梨酯
E. 避免竞技性运动，其他体力活动不受限

5. 老年男性，因咳嗽、咳黄痰 3 天就诊。查体发现主动脉瓣区粗糙的收缩期杂音。超声心动图示主动脉瓣狭窄，左心室射血分数 0.55，心电图检查正常。对该患者处置方法不正确的是
A. 抗生素
B. 化痰药物
C. 血管紧张素转换酶抑制剂
D. 定期做超声心动图
E. 胸部 X 线检查

四、主动脉瓣关闭不全

题型　A1 型题

1. 最有助于诊断主动脉瓣关闭不全的体征是
A. 胸骨左缘第 3 肋间舒张期杂音
B. Graham-Steell 杂音
C. 心尖抬举样搏动
D. 心界呈靴形
E. 脉压增加

2. 最常出现周围血管征的风湿性心脏瓣膜病是
A. 二尖瓣关闭不全
B. 主动脉瓣关闭不全
C. 二尖瓣狭窄
D. 主动脉瓣狭窄
E. 肺动脉瓣狭窄

题型　A2 型题

1. 男，50 岁，活动性胸闷 10 年，加重 1 周，15 年前有游走性关节肿痛病，查体：BP 110/45 mmHg，心界向左下扩大，心尖部可闻及舒张早期递减型隆隆样杂音，毛细血管搏动征阳性，可触及水冲脉。最可能发现其他体征
A. A_2 亢进
B. 心尖部闻及收缩期吹风样杂音
C. 心尖部 S_1 亢进
D. 心尖部闻及开瓣音
E. 胸骨左缘第 3 肋间闻及舒张期杂音

2. 男，65 岁。活动后心悸、胸痛 1 年。查体：BP 140/50 mmHg。双侧桡动脉脉搏骤起骤落，双肺呼吸音清，心率 84 次/分，律齐，胸骨左缘第 3 肋间可闻及舒张期叹气样杂音。该患者最可能的诊断是
A. 主动脉瓣狭窄
B. 二尖瓣关闭不全
C. 肺动脉瓣狭窄
D. 二尖瓣狭窄
E. 主动脉瓣关闭不全

3. 男，40 岁。发现心脏杂音 40 年。查体：胸骨左缘第 3 肋间闻及舒张期叹气样杂音，向心尖部传导，周围血管征阳性，胸部 X 线最可能出现的心脏外形是
A. 梨形
B. 普大形
C. 靴形
D. 烧瓶形
E. 球形

题型　A3/A4 型题

（1～3 题共用题干）
男性，50 岁。近几年来逐渐出现心悸、乏力、活动后气急。体检发现：心脏向左下扩大，心尖部有舒张期滚筒样杂音，主动脉瓣听诊区闻及舒张期泼水样杂音。

1. 可能的诊断是
A. 二尖瓣关闭不全　　　　B. 二尖瓣狭窄　　　　　　C. 主动脉瓣狭窄
D. 肥厚型梗阻性心肌病　　E. 主动脉瓣关闭不全
2. 最有价值的诊断方法是
A. 胸部 X 线摄片　　　　　B. 心电图　　　　　　　　C. 超声心动图
D. 心脏核素检查　　　　　E. 冠状动脉造影
3. 应选用的药物是
A. 地高辛　　　　　　　　B. 硝酸甘油　　　　　　　C. 普萘洛尔（心得安）
D. 卡托普利　　　　　　　E. 氢氯噻嗪

第八节　感染性心内膜炎

题型　A1 型题

1. 感染性心内膜炎最常见累及的部位是
A. 动静脉瘘　　　　　　　B. 心脏瓣膜　　　　　　　C. 未闭动脉导管
D. 房间隔缺损处　　　　　E. 室间隔缺损处
2. 最容易确定感染性心内膜炎诊断的实验室检查是
A. 血培养　　　　　　　　B. 尿常规　　　　　　　　C. 血常规
D. 金黄色葡萄球菌　　　　E. 血沉

题型　A2 型题

1. 女，43 岁。近 1 个月来发热、乏力、气短。有先天性心脏病史。查体：T 37.2 ℃，双肺呼吸音清，心率 100 次 / 分，律齐，胸骨左缘第 3 肋间可闻及响亮粗糙的收缩期杂音。实验室检查：血 WBC $13.4×10^9$/L，N 0.89，Hb 104 g/L，尿常规沉渣镜检 RBC 5 个 /HP，该患者需首先考虑的诊断是
A. 急性肾小球肾炎　　　　B. 急性心包炎　　　　　　C. 风湿热
D. 感染性心内膜炎　　　　E. 急性心肌炎
2. 女，55 岁。拔牙后间断发热 2 个月。既往有室间隔缺损病史。实验室检查：血培养为草绿色链球菌。最有助于明确发热病因的检查是
A. 血类风湿因子　　　　　B. 经食道超声心动图　　　C. 血清补体
D. 血涂片　　　　　　　　E. 眼底检查

题型　A3/A4 型题

（1～3 题共用题干）

男，40 岁。间断喘憋 1 年余，活动量多时较明显，2 天来喘憋明显加重，在夜间憋醒。1 周前咽痛、发热，服用"感冒药"后好转。既往：心脏有杂音，具体情况不详。查体：T 38.2℃，BP 130/40mmHg，高枕卧位，双肺可闻及细湿啰音，心界向左下扩大，心率 80 次 / 分，律齐，主动脉瓣第一听诊区可闻及收缩期杂音，主动脉瓣第二听诊区可闻及舒张期吹风样递减型杂音，尿常规检查可见镜下血尿。
1. 该患者最不可能出现的体征是
A. 奇脉　　　　B. 脾大　　　　C. 杵状指　　　　D. 睑结膜出血点　　　　E. 甲床线状出血
2. 为进一步明确诊断，应重点选择检查
A. 血培养　　　B. 心电图　　　C. 心肌酶　　　　D. 胸部 X 线片　　　　　E. 免疫学检查
3. 患者应采取的治疗措施为
A. 大剂量糖皮质激素治疗　　B. 早期充分使用抗生素　　C. 心包穿刺术
D. 脾切除　　　　　　　　　E. 抗凝治疗

题型　B1 型题

（1～2 题共用备选答案）
A. Janeway 损害　　B. 瘀点　　C. 脾大　　D. Roth 斑　　E. Osler 结节
1. 主要见于急性感染性心内膜炎的体征是
2. 亚急性感染性心内膜炎时发生于视网膜的病变是

第九节 心肌疾病

一、扩张型心肌病

题型　A2 型题

1.男，32 岁。反复活动时气短 3 年余，加重伴双下肢水肿 2 周，无发热。查体：BP 100/60 mmHg，颈静脉怒张，双肺可闻及湿啰音，心界明显向两侧扩大，心率 120 次 / 分，心尖部可闻及舒张早期奔马律和 2/6 级收缩期吹风样杂音。该患者最可能的诊断是
A. 心包炎　　　　　　　　B. 扩张型心肌病　　　　　C. 肥厚型心肌病
D. 风湿性心脏瓣膜病　　　E. 缺血性心肌病

2.男，35 岁。活动后气短 2 年，加重伴双下肢水肿 2 个月。查体：颈静脉怒张，双肺底可闻及少量湿啰音，心界扩大，心率 100 次 / 分，律齐，可闻及 S_3，心尖部可闻及 2/6 级收缩期吹风样杂音。肝肋下 4 cm。超声心动图示全心扩大，室壁运动呈弥漫性减弱。实验室检查：尿蛋白（+）。该患者最可能的诊断是
A. 缩窄性心包炎　B. 肝硬化　　C. 心包积液　　D. 慢性肾炎　　E. 扩张型心肌病

二、肥厚型心肌病

题型　A1 型题

可使肥厚型心肌病杂音减轻的药物是
A. 美托洛尔　　　B. 呋塞米　　　C. 多巴胺　　　D. 地高辛　　　E. 硝酸甘油

题型　A2 型题

1.男，20 岁。踢球时突然一过性意识丧失，后自行恢复。发作时无四肢抽搐和口吐白沫。超声心动图示舒张期室间隔与后壁厚度之比为 1.7，SAM 现象阳性。该患者意识丧失最可能的原因是
A. 肥厚型梗阻性心肌病　　B. 直立性低血压　　　　C. 癔症
D. 血管迷走性晕厥　　　　E. 限制型心肌病

2.男，22 岁。体检心电图提示"左室肥厚、$V_1 \sim V_6$ 巨大倒置 T 波"来诊。平素无不适。查体：BP 110/70 mmHg，心率 97 次 / 分，律齐，胸骨左缘第 3～4 肋间可闻及收缩期杂音，伴震颤。该患者治疗不宜选择
A. 地高辛　　　B. 比索洛尔　　　C. 美托洛尔　　　D. 地尔硫䓬　　　E. 阿西洛尔

3.男，32 岁。活动后心悸、胸痛、喘息 2 个月余。其兄 24 岁时猝死。查体：P 78 次 / 分，BP 105/75 mmHg，双肺呼吸音清，胸骨左缘第 4 肋间可闻及 3/6 级收缩期喷射样杂音。胸部 X 线片示心脏外形大致正常。该患者最可能的诊断是
A. 风湿性心脏瓣膜病　　B. 房间隔缺损　　　　C. 肥厚型心肌病
D. 限制型心肌病　　　　E. 冠心病

题型　A3/A4 型题

（1～2 题共用题干）
男，33 岁，活动时气短、心前区疼痛 1 年。查体：BP 146/80 mmHg，双肺呼吸音清，心率 78 次 / 分，律齐，胸骨左缘第 3～4 肋间可闻及 3/6 级收缩期喷射性杂音。超声心动图示舒张期室间隔与左室后壁厚度之比≥ 1.5。

1.该患者最可能的诊断
A. 高血压性心脏损害　　B. 风湿性心脏病　　　　C. 病毒性心肌炎
D. 肥厚型心肌病　　　　E. 扩张型心肌病

2.该患者最适宜的治疗药物是
A. 硝酸甘油　　　B. 地高辛　　　C. 美托洛尔　　　D. 氢氯噻嗪　　　E. 氨茶碱

三、病毒性心肌炎

题型　A2 型题

1.女，20 岁，1 周前出现发热、鼻塞伴乏力，体温 38℃ 左右，轻度咳嗽，无咳痰，3 天前感活动时憋气、心悸，

症状逐渐加重。既往体健。查体：T 37.2 ℃，BP 90/70 mmHg，双肺底可闻及湿啰音，心脏轻度向左扩大，心率120次/分，律齐，S_1减弱，可闻及奔马律。血 cTnI（＋）。最可能的诊断是
A. 急性心肌梗死　　　　B. 扩张型心肌病　　　　C. 急性心包炎
D. 肺炎　　　　　　　　E. 病毒性心肌炎
2. 女，28岁，心悸3天。约2周前曾咳嗽、流涕。查体：心界不大，心率96次/分，可闻及早搏10次/分。心脏各瓣膜听诊区未闻及杂音和附加音。心电图示频发室性期前收缩。血清肌钙蛋白升高。该患者最可能的诊断是
A. 病毒性心肌炎　　　　B. 感染性心内膜炎　　　C. 急性心肌梗死
D. 急性心包炎　　　　　E. 风湿性心脏病
3. 女，20岁，活动后胸闷，气短2天。3周前曾咳嗽、持续发热1周，既往体健。查体：面色苍白、双肺呼吸音清，心界向左下扩大，心率120次/分，频发期前收缩，第一心音减弱，$P_2 > A_2$，心尖区可闻及2/6级收缩期杂音。实验室检查：血肌钙蛋白增高。该患者最可能的诊断是
A. 病毒性心肌炎　　　　B. 急性心肌梗死　　　　C. 急性肺栓塞
D. 慢性心力衰竭　　　　E. 感染性心内膜炎

第十节　急性心包炎

题型　A1型题

1. 下列最符合心脏压塞诊断的是
A. Ewart 征　　　　　　　　　　　　　　B. 胸骨左缘第3/4肋间闻及刮擦样音
C. 心音遥远、脉压小，颈静脉怒张，低血压　D. 胸闷、气短症状
E. 心浊音界向两侧扩大
2. 颈静脉过度充盈并于深吸气时更明显，最可能的原因是
A. 全心衰竭　　　　　　B. 左心衰竭　　　　　　C. 肥厚型梗阻性心肌病
D. 上腔静脉血栓形成　　E. 心包积液
3. 心包穿刺术的绝对禁忌证是
A. 心脏压塞　　　　　　B. 化脓性心包炎　　　　C. 肿瘤性心包炎
D. 结核性心包炎　　　　E. 主动脉夹层

题型　A2型题

1. 女，56岁，干咳、呼吸困难2周，逐渐加重，现不能平卧，无发热，查体：R 24次/分，BP 85/70 mmHg，端坐位，颈静脉怒张，双肺呼吸音清，心脏浊音界向两侧扩大，心率106次/分，律齐，心音遥远，心脏各瓣膜听诊区未闻及病理性杂音，奇脉。心电图：窦性心动过速，各导联QRS波低电压，该患者最关键的治疗方案是
A. 口服美托洛尔　　　　B. 静脉滴注硝酸甘油　　C. 静脉注射呋塞米
D. 静脉滴注多巴胺　　　E. 心包穿刺
2. 男，24岁，发热伴心前区锐痛3天，3天前出现发热，体温38 ℃左右，伴心前区锐痛，休息后未减轻。既往体健，查体：BP 100/60 mmHg，双肺呼吸音清，心率107次/分，胸骨左缘第3肋间可闻及粗糙的双相性搔刮样声音。该患者疼痛最可能的病因是
A. 肺癌　　　　　　　　B. 气胸　　　　　　　　C. 主动脉夹层
D. 急性心包炎　　　　　E. 急性心肌梗死
3. 女，67岁，行冠脉介入治疗过程中突发心悸、气短。查体：BP 80/70 mmHg，口唇无发绀，颈静脉怒张，心率90次/分，心律齐，心音低钝，奇脉，已停止冠脉介入治疗，还应立即采取的治疗措施
A. 皮下注射低分子量肝素　B. 静脉注射毛花苷C　　C. 心包穿刺抽液
D. 呼吸机辅助呼吸　　　　E. 静脉滴注去甲肾上腺素

第十一节　休克

一、休克概述

（尚未出题）

二、低血容量性休克

题型 A2 型题

1. 女，64 岁，大量呕血 1 天。给予禁食、外周补液治疗。查体：P 100 次 / 分，BP 90/60 mmHg，CVP 5 cmH$_2$O。10 分钟内静脉输入等渗盐水 250 mL 后，测得 BP 110/70 mmHg，CVP 5 cmH$_2$O。提示病情最可能的情况是
A. 创伤反应　　　　　　B. 心力衰竭　　　　　　C. 血容量不足
D. 血容量相对过多　　　E. 容量血管过度收缩

2. 男，19 岁，被人踢伤腹部，腹痛 8 小时，尿少 2 小时。查体：BP 68/50 mmHg，意识模糊，面色苍白，四肢厥冷，脉搏细速，全腹压痛，有肌紧张，反跳痛（+），移动性浊音（+）。该患者目前的病情为
A. 神经源性休克　　　　B. 心源性休克　　　　　C. 过敏性休克
D. 感染性休克　　　　　E. 低血容量性休克

三、过敏性休克

（尚未出题）

四、感染性休克

题型 A2 型题

男，50 岁，转移性右下腹痛伴发热 2 天。糖尿病病史 10 年。查体：T 38.5℃，P 110 次 / 分，R 20 次 / 分，BP 130/90 mmHg。血常规：WBC 19.2×10^9/L，N 0.91。给予补液、抗感染治疗。入院 2 小时后患者出现腹痛加重伴烦躁不安。T 40℃，P 132 次 / 分，R 28 次 / 分，BP 75/50 mmHg。全腹肌紧张，板状腹。该患者最可能发生的休克是
A. 神经源性休克　　　　B. 心源性休克　　　　　C. 失血性休克
D. 感染性休克　　　　　E. 过敏性休克

第十二节　周围血管疾病

一、动脉硬化性闭塞症（助理不考）

题型 A2 型题

男，65 岁。间断左下肢疼痛 3 年，加重 1 个月。疼痛于较长时间行走后加重，休息后可好转，近 1 个月来休息后疼痛无好转。既往高血压、血脂异常病史 12 年。查体：T 36.5 ℃，P 80 次 / 分，BP 150/90 mmHg。双肺呼吸音清，未闻及干湿性啰音，心律齐。A$_2$＞P$_2$。腹软，无压痛。左足苍白，左足及左下肢皮温明显降低，左股动脉可触及搏动，左腘动脉、足背动脉搏动消失。左下肢病变首先应考虑的诊断是
A. 动脉硬化性闭塞症　　B. 深静脉血栓形成　　　C. 血栓性浅静脉炎
D. 急性动脉栓塞　　　　E. 血栓闭塞性脉管炎

二、血栓闭塞性脉管炎（助理不考）

题型 A2 型题

1. 男，45 岁，双下肢疼痛 1 年，加重 1 个月。1 年前出现双下肢疼痛，行走一段距离后明显，休息后好转，1 个月来症状加重，双下肢疼痛剧烈且持续，以夜间更著。既往体健，吸烟史 20 年，20 余支 / 日。查体：T 36.5℃，P 80 次 / 分，R 18 次 / 分，BP 120/80mmHg。双肺呼吸音清，未闻及干湿性啰音，心率 80 次 / 分，律齐，腹软，无压痛。双下肢皮温略低，感觉正常，Buerger 试验（+）。该患者拟诊为"血栓闭塞性脉管炎"，其诊断分期为
A. Ⅱb 期　　B. Ⅳ期　　C. Ⅲ期　　D. Ⅰ期　　E. Ⅱa 期

2. 男，28 岁，左下肢疼痛 6 个月，加重 1 个月。初起长时间行走后加重，休息后可缓解，1 个月前起休息时亦觉疼痛。曾间断发生左下肢不同部位红线状病灶。无高血压、糖尿病病史，吸烟 10 年。查体：T 36.5 ℃，P 80 次 / 分，BP 120/80 mmHg，心肺腹未见异常，左足苍白，左足背动脉搏动消失，左股、腘动

脉可触及搏动。左下肢病变应首先考虑的诊断是
A.急性动脉栓塞 B.血栓性浅静脉炎 C.动脉硬化性闭塞症
D.深静脉血栓形成 E.血栓闭塞性脉管炎
3.男，45岁，左下肢疼痛发凉半年。既往有左下肢血栓性浅静脉炎病史，无高血压、糖尿病病史，吸烟20年，20支/天。查体：右下肢正常；左足苍白，皮温明显降低，左足背动脉搏动消失，左股、腘动脉可触及搏动，Buerger试验阳性。最有可能的诊断是左下肢
A.急性动脉栓塞 B.血栓闭塞性脉管炎 C.原发性下肢静脉曲张
D.动脉硬化性闭塞症 E.深静脉血栓形成

三、下肢静脉曲张

| 题型 | A2型题 |

1.某交通警察，工龄10余年。上班时间主要是站在街上指挥交通，他长期工作最有可能引起的工作有关疾病是
A.滑囊炎 B.肩周炎 C.下肢静脉曲张 D.慢性肝炎 E.慢性胃炎
2.女，45岁，左下肢沉重感并浅静脉扩张，长时间站立加重，休息后减轻。既往高血压病史5年。查体：左下肢小腿侧局部皮肤色素沉着，皮下可触及硬结，大隐静脉瓣膜功能试验（+）。最可能的断是
A.动脉硬化性闭塞症 B.原发性深静脉瓣膜功能不全 C.动静脉瘘
D.原发性下肢静脉曲张 E.下肢血栓性浅静脉炎

四、下肢深静脉血栓形成

| 题型 | A2型题 |

女，62岁。发现右侧乳房肿块3个月，诊断为乳腺癌。发现血脂异常3年，未诊治。右乳腺癌改良根治术后第4天，感左小腿疼痛，左脚不能着地踏平。查体：T 37.2℃，P 86次/分，BP 120/80 mmHg。伤口局部无异常渗出。左小腿肿胀，左踝关节过度背屈试验可致小腿剧痛，右下肢检查未见异常。患者左小腿肿胀最可能的原因是
A.血栓闭塞性脉管炎 B.急性动脉栓塞 C.血栓性浅静脉炎
D.大隐静脉曲张 E.深静脉血栓形成

第十三节 主动脉夹层

| 题型 | A3/A4型题 |

（1~2题共用题干）
男，46岁。突发剧烈胸痛，呈撕裂状，累及胸骨后及上腹部，伴大汗，持续1小时不缓解。有高血压病史5年。查体：BP 200/110 mmHg。双肺呼吸音清。心率100次/分。心脏各瓣膜听诊区未闻及杂音。心电图：左室高电压伴V_4~V_6导联ST段压低0.1 mV。
1.该患者最可能的诊断是
A.张力性气胸 B.不稳定型心绞痛 C.急性心肌梗死
D.肺动脉栓塞 E.主动脉夹层
2.明确诊断首选检查是
A.全主动脉CT血管成像 B.主动脉造影 C.超声心动图
D.胸部X线 E.心电图

第十四章 呼吸系统

第一节 慢性阻塞性肺疾病

题型　A1 型题

1. 某患者血气分析显示 $PaCO_2 > 45$ mmHg，$PaO_2 < 60$ mmHg。对该结果发生机制的解释最正确的是
   A. 阻塞性通气功能障碍　　B. 肺脏生理无效腔减少　　C. 弥散功能障碍
   D. 限制性通气功能障碍　　E. 肺泡通气量下降
2. 慢性阻塞性肺疾病的体征不包括
   A. 呼吸音减弱　　B. 支气管呼吸音　　C. 心音遥远　　D. 桶状胸　　E. 呼气相延长
3. 慢性阻塞性肺疾病所致Ⅰ型呼吸衰竭最主要的机制是
   A. 肺内分流　　　　　　　B. 肺弥散功能降低　　　　C. 肺通气量下降
   D. 肺通气/血流比例失衡　　E. 阻塞性通气功能障碍
4. 慢性阻塞性肺疾病患者存在的"持续气流受限"是指
   A. 阻塞性通气功能障碍不能完全恢复　　　　B. 支气管舒张试验阳性
   C. 功能残气量显著增加　　D. 支气管激发试验阳性　　E. 存在限制性通气功能障碍
5. 目前慢性阻塞性肺疾病治疗的最重要药物是
   A. 支气管舒张剂　　　　　B. 吸入糖皮质激素　　　　C. 抗氧化剂
   D. 祛痰药　　　　　　　　E. 黏液生成抑制剂
6. 下述疾病最易出现Ⅱ型呼吸衰竭的是
   A. 糖尿病酮症酸中毒　　　B. 慢性阻塞性肺疾病　　　C. 哮喘急性发作
   D. 重症肺炎　　　　　　　E. 肺血栓栓塞
7. 造成气流受限的病因中，最常出现肺脏弹性回缩力减弱的是
   A. 弥漫性泛细支气管炎　　B. 支气管扩张　　　　　　C. 慢性支气管炎
   D. 慢性纤维空洞性肺结核　E. 阻塞性肺气肿
8. 下列细胞因子中，与慢性阻塞性肺疾病慢性气道炎症发病关系最密切的是
   A. IL-4　　B. IL-10　　C. IL-5　　D. IL-8　　E. IL-13
9. 慢性阻塞性肺疾病最主要的病理生理特征是
   A. 气道结构重塑　　　　　B. 肺泡通气量下降　　　　C. 持续性气流受阻
   D. 肺泡弹性回缩力减退　　E. 明显的肺外效应
10. COPD 气道炎症效应细胞是
    A. 肥大细胞　　B. 嗜酸性粒细胞　　C. 中性粒细胞　　D. 巨噬细胞　　E. 淋巴细胞
11. 临床上用于判断肺通气功能的较好指标是
    A. 补吸气量/用力肺活量　　B. 潮气量/肺活量　　　　C. 无效腔量/潮气量
    D. 用力呼气量/用力肺活量　E. 潮气量/功能余气量
12. 慢性阻塞性肺疾病患者肺功能检查最可能出现的异常结果是
    A. 第一秒用力呼气容积（FEV_1）下降　　　　B. 支气管舒张试验阳性
    C. 残气量（RV）下降　　D. 肺总量（TLC）下降　　E. CO 弥散量（DLCO）下降
13. 诊断慢性阻塞性肺疾病必备条件是
    A. 肺气肿体征　　　　　　B. 慢性咳嗽、咳痰症状　　C. 胸部影像异常
    D. 肺功能检查异常　　　　E. 长期大量吸烟史
14. 慢性阻塞性肺疾病急性发作最常见的原因是
    A. 气候变化　　B. 接触香烟烟雾　　C. 接触过敏原　　D. 空气污染　　E. 感染
15. 慢性阻塞性肺疾病最主要的发病危险因素是
    A. 吸烟　　　　B. 寒冷气候　　　　C. 呼吸道感染　　D. 空气污染　　E. 过敏

题型　A2 型题

1. 男，65 岁，反复咳嗽、咳痰 10 年，气短 2 年。查体：双肺呼吸音减弱，未闻及干湿性啰音。胸部 X 线片示双下肺纹理增粗。动脉血气分析示 pH 7.40，PaO_2 75 mmHg，$PaCO_2$ 45 mmHg。最可能的诊断是

A. 心力衰竭　　　　　　　　B. 支气管哮喘　　　　　　　　C. 支气管扩张
D. 慢性阻塞性肺疾病　　　　E. 间质性肺炎

2. 男，65岁，间断咳嗽、咳痰5年。吸烟35年，1～2包/月。胸部X线片示双肺透亮度略增加。为明确诊断，宜首选检查是
A. 胸部高分辨率CT　　　　B. 动脉血气分析　　　　　　C. 肺功能
D. 肺通气扫描　　　　　　　E. 支气管镜

3. 男，60岁，反复咳嗽12年，活动后气促5个月。咳嗽于每年冬春季发作，每次持续2～3个月，经抗感染治疗可好转。吸烟40余年，约20支/日。查体：双肺呼吸音低，右下肺可闻及少量细湿啰音。胸部X线片示双肺纹理增多。肺功能检查残气量增高，FEV_1/FVC 0.55。最可能的诊断是
A. 特发性肺纤维化　　　　　B. 肺结核　　　　　　　　　　C. 支气管哮喘
D. 慢性阻塞性肺疾病　　　　E. 支气管扩张

4. 男，70岁，患慢性阻塞性肺疾病12年。近1周来受凉后出现咳嗽、咳痰及呼吸困难加重，使用抗感染、平喘及糖皮质激素治疗效果欠佳。查体：半卧位，球结膜水肿，面色暗红，双肺呼吸音粗，心、腹未见异常，双下肢轻度凹陷性水肿。该患者出现上述体征最可能的原因是
A. 深静脉血栓形成合并肺栓塞　　　　　　　　　　　　B. 右心衰竭
C. CO_2 潴留　　　　　　　D. 糖皮质激素副作用　　　　E. 药物过敏反应

5. 男，57岁，反复咳嗽、咳痰10余年，加重伴喘憋3余年。吸烟10年，20支/日。查体：桶状胸，双肺呼吸音低，叩诊过清音，未闻及干湿啰音。动脉血气分析：pH 7.39，PaO_2 65 mmHg，$PaCO_2$ 43 mmHg。肺功能检查：FEV_1 占预计值52%，FEV_1/FVC 51%。造成该患者通气功能障碍的主要病理生理机制是
A. 肺内功能性分流减少　　　B. 肺脏弹性阻力减少　　　　C. 肺弥漫面积增大
D. 肺脏非弹性阻力减少　　　E. 肺脏无效腔减少

6. 女，62岁，间断咳嗽，咳少量白黏痰10年。查体：双肺呼吸音粗，未闻及干湿性啰音。血常规正常。胸部X线片示肺纹理增粗紊乱。肺功能示FEV_1占预计值57%，$FEV_1/FVC=67\%$（舒张后）。该患者最可能的诊断是
A. 支气管哮喘　　　　　　　B. 特发性肺纤维化　　　　　C. 支气管肺结核
D. 慢性阻塞性肺疾病　　　　E. 支气管扩张

7. 男，68岁，慢性咳嗽、咳痰5年，近1年来长距离行走时感气短，休息后可好转。否认呼吸系统疾病及心脏病史。查体未见明显异常。血常规及胸部X线片检查大致正常。为明确诊断应首先进行的检查是
A. UCG　　　　　　　　　　B. D-二聚体　　　　　　　　C. 动脉血气分析
D. 胸部CT　　　　　　　　　E. 肺功能

8. 男，75岁，慢性阻塞性肺疾病急性加重。抗感染治疗时，为杀灭铜绿假单胞菌，下列抗菌药物首选的是
A. 莫西沙星　　B. 阿米卡星　　C. 头孢他啶　　D. 阿奇霉素　　E. 阿莫西林

9. 男，50岁，常规体检胸部X线片示双肺纹理增粗、紊乱。既往体健。吸烟20余年。行肺功能检查示：FEV_1/FVC 68.5%，FEV_1占预计值的68%，支气管舒张试验FEV_1改善2.5%（30 mL）。该患者首先考虑的诊断是
A. 支气管扩张　　　　　　　B. 慢性阻塞性肺疾病　　　　C. 阻塞性肺气肿
D. 支气管哮喘　　　　　　　E. 慢性支气管炎

10. 女，70岁，间断咳嗽、咳痰10年，活动后气短半年。查体：双肺呼吸音减弱，心率80次/分，律齐。胸部X线未见明显异常。为明确诊断首选的检查是
A. 肺功能　　　B. 胸部X线　　C. 胸部MRI　　D. 胸部CT　　E. 心电图

11. 男，68岁，反复咳嗽、咳痰15年，加重伴发热3天。吸烟史40年，1包/天。查体：T 38.8℃，口唇发绀。桶状胸，双肺可闻及哮鸣音和湿啰音。血WBC 10.3×10^9/L，N 0.85。该患者最可能的诊断是
A. 支气管肺癌　　　　　　　B. 肺血栓栓塞　　　　　　　C. 慢性阻塞性肺疾病
D. 支气管扩张　　　　　　　E. 支气管哮喘

12. 男，70岁，因咳嗽、咳痰30年，气短5年，近期加重前来体验。胸部CT显示双肺透光度增加。其胸部查体最可能出现的体征是
A. 叩诊过清音　　B. 呼吸音增强　　C. 叩诊实音　　D. 语颤增强　　E. 三凹征

13. 男，75岁，间断咳嗽、咳痰12年，加重伴气短2天就诊。吸烟40余年，每天约1包。胸部X线片示双肺纹理粗乱。动脉血气示：pH 7.34，$PaCO_2$ 55 mmHg。该患者氧疗的最佳方式是
A. 持续低流量吸氧　　　　　B. 无重复呼吸面罩吸氧　　　C. 气管插管、机械通气
D. 无创通气　　　　　　　　E. 普通面罩吸氧

14. 女，70岁，咳嗽、咳痰30年，气促10年，加重5天，查体：桶状胸，呼气相延长。血气分析提示：pH 7.28，$PaCO_2$ 54 mmHg。该患者的发病机制，下列不包括

A. 阻塞性肺通气功能障碍　　　　B. 弥散功能障碍　　　　　　　C. 无效腔增加
D. 限制性通气功能障碍　　　　　E. 通气/血流比例失衡

15. 男，66岁，反复咳嗽、咳痰12年，呼吸困难进行性加重半年，查体：桶状胸，双肺呼吸音减弱。胸部X线片示双肺野透亮度增高，膈肌低平。该患者肺功能检查项目中数值最可能增加的是
A. VC　　　　　　　　　　　　B. FEV　　　　　　　　　　　C. FVC
D. FEV$_1$/FVC　　　　　　　　E. FRC

| 题型 | A3/A4 型题 |

（1～3题共用题干）
男，75岁，反复咳嗽、咳脓痰、间断痰中带血5年，再发加重1周。查体：T 38.2℃，P 100次/分，R 25次/分，BP 140/90 mmHg。口唇发绀。肺部可闻及干湿性啰音。心律不齐，P$_2$亢进。

1. 该患者最可能诊断是
A. 支气管扩张　　　　　　　　B. 慢性阻塞性肺疾病　　　　　C. 支气管哮喘
D. 支气管肺癌　　　　　　　　E. 肺结核

2. 为进一步明确诊断，首选的检查是
A. 痰找抗酸杆菌　　　　　　　B. 超声心动图　　　　　　　　C. 支气管镜
D. 肺功能　　　　　　　　　　E. 胸部高分辨率CT

3.【假设信息】入院后患者呼吸困难逐渐加重，伴意识障碍。查体：嗜睡，球结膜水肿，口唇发绀，双肺呼吸音较前减轻。此时最可能的并发症是
A. 自发性气胸　　　　　　　　B. 电解质紊乱　　　　　　　　C. 急性脑血管病
D. 右心衰竭　　　　　　　　　E. 肺性脑病

（4～6共用题干）
女，65岁，间断咳嗽10年，1周前受凉后症状加重，咳少量脓痰伴呼吸困难，逐渐加重。近2天夜间平卧困难，急诊就诊。既往糖尿病病史5年，血糖控制良好。查体：半坐位，球结膜水肿，口唇发绀，颈静脉怒张。双肺可闻及哮鸣音，下肺少量湿啰音，呼吸相延长。心界不大，心脏各瓣膜区未闻及杂音。双下肢轻度水肿。

4. 该患者首先考虑的诊断是
A. 慢性阻塞性肺疾病　　　　　B. 支气管哮喘　　　　　　　　C. 支气管扩张
D. 肺结核　　　　　　　　　　E. 肺癌

5. 为评价病情严重程度，应做的检查是
A. 动脉血气分析　　　　　　　B. 血清结核抗体检查　　　　　C. X线平片
D. 支气管镜检查　　　　　　　E. 胸部HRCT检查

6. 下述氧疗和呼吸支持治疗措施中，首选的是
A. 面罩高浓度给氧　　　　　　B. 持续低流量吸氧　　　　　　C. 机械通气
D. 无创通气　　　　　　　　　E. 高频正压通气

（7～8题共用题干）
男，71岁，间断咳嗽、咳痰20余年，加重伴喘憋1周。近2天出现嗜睡。查体：意识模糊，口唇发绀，球结膜水肿。双肺满布哮鸣音。双下肢水肿。

7. 该患者出现意识障碍最主要的机制是
A. 心源性休克　　　　　　　　B. 电解质紊乱　　　　　　　　C. 肺性脑病
D. 感染中毒性脑病　　　　　　E. 脑出血

8. 患者经吸氧治疗后呼吸困难进一步加重。血气分析示：pH 7.10，PaO$_2$ 65 mmHg，PaCO$_2$ 102 mmHg。查体：昏睡，口唇发绀，双肺散在干湿性啰音。此时，应首选的治疗措施是
A. 糖皮质激素静脉滴注　　　　B. 大剂量利尿药静脉滴注　　　C. 呼吸兴奋剂静脉滴注
D. 静脉应用广谱抗生素　　　　E. 机械通气

第二节　肺动脉高压与慢性肺源性心脏病

一、肺动脉高压（助理不考）

| 题型 | A1 型题 |

1. 主要引起继发性肺动脉高压的疾病是

A. 睡眠呼吸障碍 B. 慢性阻塞性肺疾病 C. 二尖瓣狭窄
D. 特发性肺动脉高压 E. 肺动脉栓塞
2. 下列疾病所致的肺动脉高压中最主要由低氧血症所致的是
A. 肺血栓栓塞 B. 结缔组织病 C. COPD
D. 特发性肺动脉高压 E. 心源性肺水肿
3. 主要引起动脉性肺动脉高压的疾病是
A. 睡眠呼吸障碍 B. 慢性阻塞性肺疾病 C. 二尖瓣狭窄
D. 特发性肺动脉高压 E. 肺动脉栓塞

题型　A2 型题

女，35 岁，逐渐出现活动力下降半年。类风湿关节炎病史 5 年，经规律使用非甾体抗炎药，症状控制尚可。查体：口唇略苍白，双肺呼吸音清，未闻及干湿啰音。心率 85 次 / 分，P_2 亢进、分裂，三尖瓣听诊区可闻及 2/6 级收缩期杂音。双下肢无水肿。该患者最可能出现的情况是
A. 肺血栓栓塞症 B. 间质性肺炎 C. 肺动脉高压
D. 贫血性心脏病 E. 感染性心内膜炎

二、慢性肺源性心脏病

题型　A1 型题

不符合肺源性心脏病胸部 X 线片表现的是
A. 心尖上翘 B. 心脏向左下扩大、靴形心 C. 肺动脉段膨隆
D. 梨形心 E. 右下肺动脉增宽

题型　A2 型题

1. 男，72 岁，慢性阻塞性肺疾病、慢性肺源性心脏病心功能失代偿期。查体：意识清楚，颈静脉怒张。双肺呼吸音低。心率 95 次 / 分，律齐，心脏各瓣膜区未闻及杂音。双下肢明显水肿。给予呋塞米利尿治疗改善心功能时，应特别注意复查的项目是
A. 血电解质 B. D- 二聚体 C. 动脉血气分析 D. 超声心动图 E. 心电图
2. 女，67 岁，间断咳嗽、咳痰 15 年，心悸、气短伴双下肢水肿 3 天。心电图示胸前导联重度顺钟向转位，V_1 导联呈 Rs 型，$V_5R/S < 1$，$R_{V1}+S_{V5}=1.5$ mV。该患者最可能的诊断是
A. 心包积液 B. 扩张型心肌病 C. 风湿性心脏瓣膜病
D. 慢性肺源性心脏病 E. 冠心病，心肌梗死
3. 男，65 岁，反复咳嗽、咳痰 20 年，加重伴心悸、气短 1 周，咳大量脓痰，心悸、气短于夜间平卧时更明显，高血压病史 3 年。查体：BP150/90 mmHg，双肺呼吸音低，三尖瓣区可闻及 3/6 级收缩期杂音。心电图示 $R_{V1}+S_{V5}=1.18$ mV，右束支传导阻滞。该患者最可能的诊断是
A. 风湿性心脏瓣膜病 B. 原发性心肌病 C. 高血压性心脏病
D. 冠心病 E. 慢性肺源性心脏病

题型　A3/A4 型题

（1～2 题共用题干）
男，72 岁，间断咳嗽、咳痰 20 余年，加重伴喘憋 1 周。近 2 天出现嗜睡。查体：意识模糊，口唇发绀，球结膜水肿，双肺满布哮鸣音，双下肢水肿。
1. 该患者出现意识障碍最主要机制是
A. 感染中毒性脑病 B. 组织缺氧 C. 电解质紊乱 D. CO_2 潴留 E. 脑出血
2. 患者经吸氧后呼吸困难进一步加重。血气分析示 pH 7.10，PaO_2 65 mmHg，$PaCO_2$ 102 mmHg。查体：昏睡，口唇发绀，双肺散在干啰音。此时，应首选的治疗措施是
A. 糖皮质激素静脉滴注 B. 机械通气 C. 呼吸兴奋剂静脉滴注
D. 静脉应用广谱抗生素 E. 大剂量呋塞米静脉滴注
（3～4 题共用题干）
男，62 岁，间断咳嗽、咳痰 10 余年，喘息 5 年，加重 3 天入院。吸烟 41 年，30 支 / 日，已戒 5 年。查体：烦躁，球结膜充血、水肿。口唇发绀。桶状胸，双肺呼吸音低，右下肺可闻及少许湿啰音。肝肋下 5 cm，

肝颈静脉回流征（+）。双下肢水肿。血 K⁺ 4.5 mmol/L，Na⁺ 129 mmol/L，Cl⁻ 90 mmol/L。
3. 若该患者出现意识障碍，最可能的原因是
A. 感染中毒性脑病　　　　B. 脑血管意外　　　　　C. 肝性脑病
D. 肺性脑病　　　　　　　E. 低钠血症
4. 该患者目前最重要的治疗措施为
A. 抗感染　　　　　　　　B. 静脉滴注支链氨基酸　　C. 无创通气
D. 利尿　　　　　　　　　E. 纠正电解质紊乱

第三节　支气管哮喘

题型　A1 型题

1. 下列疾病中，常表现为呼气性呼吸困难的疾病是
A. 气管异物　　B. 急性喉炎　　C. 气胸　　D. 支气管哮喘　　E. 心力衰竭
2. 支气管哮喘的典型临床表现是
A. 夜间阵发性呼吸困难　　B. 吸气性呼吸困难　　　　C. 发作性呼吸困难
D. 混合性呼吸困难　　　　E. 劳力性呼吸困难
3. 不属于缓解哮喘急性发作药物的是
A. 静脉用糖皮质激素　　　B. 抗胆碱能药物　　　　　C. 短效茶碱
D. 速效 β₂ 受体激动剂　　 E. 白三烯调节剂
4. 支气管哮喘患者突然出现喘息症状时，为缓解症状宜首选的治疗是
A. 口服糖皮质激素　　　　B. 吸入糖皮质激素　　　　C. 吸入短效 β₂ 受体激动剂
D. 口服短效 β₂ 受体激动剂　E. 口服氨茶碱
5. 支气管哮喘急性发作患者，提示病情危重的情况是
A. 三凹征　　　　　　　　B. 双肺满布哮鸣音　　　　C. 胸部 X 线片示肺充气过度
D. 呼气峰流速（PEF）显著下降　　　　　　　　　　E. PaCO₂ 增高
6. 控制支气管哮喘气道慢性炎症最有效的药物是
A. 白三烯调节剂　　　　　B. M 受体拮抗剂　　　　　C. H₁ 受体拮抗剂
D. 糖皮质激素　　　　　　E. β₂ 受体激动剂
7. 支气管哮喘患者出现气流受限的原因不包括
A. 气道平滑肌痉挛　　　　B. 肺泡弹性回缩力下降及肺泡壁破坏　　C. 腺体分泌亢进及黏液清除障碍
D. 气道黏膜水肿　　　　　E. 气道壁炎性细胞浸润
8. 支气管哮喘最主要的病理基础是
A. 支气管黏膜杯状细胞增生　B. 支气管痉挛　　　　　C. 支气管壁纤维化
D. 支气管狭窄　　　　　　E. 慢性气道炎症
9. 关于支气管哮喘的药物治疗，不正确的是
A. 规律联合使用吸入型糖皮质激素 + 长效 β₂ 受体激动剂　　B. 规律使用吸入型糖皮质激素
C. 规律长效 β₂ 受体激动剂单独治疗　　　　　　　　　　　D. 按需使用短效 β₂ 受体激动剂
E. 规律使用白三烯调节剂
10. 支气管哮喘急性发作早期的动脉血气特征是
A. 代谢性酸中毒　　　　　B. 呼吸性碱中毒　　　　　C. 代谢性碱中毒
D. 呼吸性酸中毒　　　　　E. 混合性酸碱失衡
11. 支气管哮喘患者发作时禁用的药物是
A. 吗啡　　　B. 氨茶碱　　　C. 沙丁胺醇　　　D. 泼尼松　　　E. 肾上腺素
12. 目前用于控制支气管哮喘者气道高反应最主要的措施是
A. 使用 H₁ 受体拮抗剂　　　B. 吸入支气管舒张剂　　　C. 特异性免疫治疗
D. 吸入糖皮质激素　　　　E. 使用白三烯调节剂
13. 以反复发作性干咳、胸闷为主要症状的疾病是
A. 支气管哮喘　　B. 支气管异物　　C. 支气管肺炎　　D. 支气管结核　　E. 支气管肺癌
14. 伴过敏性鼻炎的支气管哮喘患者，首选治疗药物是
A. 沙丁胺醇　　　　　　　B. 噻托溴铵　　　　　　　C. 缓释茶碱
D. 孟鲁司特　　　　　　　E. 色甘酸钠
15. 主要作用机制为控制支气管哮喘气道炎症的药物是

A. H_1 受体拮抗剂   B. 长效 β_2 受体激动剂   C. M 受体拮抗剂
D. 白三烯受体调节剂   E. 茶碱

题型　A2 型题

1. 女，32 岁，发作性喘息 3 年，加重 1 天。查体：呼吸 28 次 / 分。口唇发绀，双肺满布哮鸣音。心率 120 次 / 分，律齐，未闻及杂音。院外使用氨茶碱、特布他林治疗，效果不佳。目前对该患者除吸氧外，应首先考虑的治疗措施为
A. 二丙酸倍氯米松雾化吸入   B. 联合应用抗生素静脉滴注   C. 糖皮质激素静脉滴注
D. 5% 碳酸氢钠静脉滴注   E. 无创通气

2. 男，59 岁，气喘 5 小时。近 5 年来每年秋季有类似发作。查体：体温 36.5℃，端坐呼吸，两肺广泛哮鸣音。白细胞分类中的中性粒细胞 0.76。最可能的诊断是
A. 支气管哮喘   B. 急性左心衰竭   C. 慢性喘息性支气管炎
D. 支气管结核   E. 急性支气管炎

3. 男，45 岁，自幼年起反复发作咳喘。咳喘常于春季发作，发作时伴咳少量白痰。症状均于休息数日后自行缓解。3 天前受凉后咳喘再次发作，逐渐加重。动脉血气分析：pH 7.43，$PaCO_2$ 35 mmHg，PaO_2 55 mmHg。下列处理措施中不正确的是
A. 静脉点滴糖皮质激素   B. 无创通气   C. 静脉补液
D. 吸氧使 SpO_2 维持在 90% 以上   E. 联合使用支气管舒张剂

4. 男，30 岁，反复干咳 3 年。间断发作，发作时口服多种抗生素无效，可自行缓解。曾行肺功能检查结果正常。近 2 周来再次出现咳嗽，凌晨常咳醒，不伴喘息。查体：双肺呼吸音清，未闻及干湿性啰音。胸部 X 线片未见异常。为明确诊断，首选的检查是
A. 支气管激发试验   B. 血 IgE 检测   C. 胸部 CT   D. 心电图   E. 动脉血气分析

5. 男，28 岁，胸闷、气促 3 年，支气管激发试验阳性。剧烈运动后气促加重，应用沙丁胺醇气雾剂吸入后可缓解症状。其主要作用机制是
A. 抑制嗜酸性粒细胞聚集   B. 对抗过敏介质的作用   C. 舒张支气管平滑肌
D. 抑制肥大细胞释放过敏介质   E. 减少支气管黏液分泌

6. 男，24 岁，发作性呼吸困难 2 年。曾肺功能检查诊断为"支气管哮喘"，控制使用吸入型糖皮质激素 + 长效 β_2 受体激动剂。2 天来症状加重，连续吸入短效 β_2 受体激动剂效果欠佳。此时患者应首先采取的措施是
A. 口服抗生素   B. 再次吸入糖皮质激素 + 长效 β_2 受体激动剂
C. 继续吸入短效 β_2 受体激动剂   D. 口服糖皮质激素
E. 口服氨茶碱

7. 女，62 岁，反复咳嗽、喘息 15 年，1 个月前搬入新居后再发加重。口服"茶碱类"药物有所缓解。查体：双肺呼吸音低，呼气相延长。胸部 X 线片未见明显异常。肺功能检查示 FEV_1/FVC 56%，舒张试验示 FEV_1 改善率 12%。该患者应首选考虑的诊断是
A. 慢性阻塞性肺疾病   B. 支气管哮喘   C. 慢性充血性心力衰竭
D. 过敏性肺炎   E. 嗜酸细胞性支气管炎

8. 女，41 岁，1 周前受凉后干咳、胸闷，接触冷空气后明显，无发热，自服"阿奇霉素"无效。既往皮肤常出现瘙痒并起风团，服用"扑尔敏（马来酸氯苯那敏）"症状可好转。查体：双肺呼吸音清。胸部 X 线未见异常。为明确诊断首选的检查是
A. 血 IgE   B. 肺功能   C. 皮肤过敏原试验
D. 胸部 CT   E. 痰涂片嗜酸性粒细胞计数

9. 男，67 岁，反复咳嗽、咳痰、喘息 5 年，再发加重 1 周。查体：嗜睡，口唇发绀。双肺可闻及哮鸣音和湿啰音。心率 120 次 / 分。动脉血气分析示：pH 7.10，PaO_2 54 mmHg，$PaCO_2$ 103 mmHg。该患者发生呼吸衰竭最主要的机制是
A. 肺泡通气量减少   B. 无效腔通气量减少   C. 呼吸中枢抑制
D. 胸廓扩张受限   E. 弥散功能障碍

10. 男，18 岁，发作性胸闷 3 年，再发 2 天。发作多以凌晨为著，无咯血和发热，发作时不经药物治疗可自行缓解。查体：双肺呼吸音清晰。该患者最可能的诊断是
A. 慢性支气管炎   B. 过敏性肺炎   C. 左心衰竭   D. 支气管哮喘   E. 胃食管反流病

11. 男，21 岁，发作性喘息 4 年，再发 3 天急诊入院。查体：端坐呼吸，口唇发绀，双肺广泛哮鸣音。心率 120 次 / 分。该患者最可能的诊断是
A. 自发性气胸   B. 肺血栓栓塞   C. 急性左心衰竭

D. 慢性支气管炎急性发作　　　　E. 支气管哮喘

12. 女，28 岁，发作性干咳、胸闷 3 年，夜间明显，无咯血、发热。每年发作 2～3 次，1～2 周可自行缓解。近 2 天来再次出现上述症状而就诊。查体：双肺呼吸音清晰，未闻及干湿性啰音。心率 86 次/分，心脏各瓣膜听诊区未闻及杂音。胸部 X 线片未见异常。肺通气功能正常。为明确诊断，应采取的进一步检查是
   A. 支气管镜　　　　　　　　　B. 胸部高分辨率 CT　　　　　　C. 胸部 MRI
   D. 胸部增强 CT　　　　　　　　E. 支气管激发试验

| 题型 | A3/A4 型题 |

（1～3 题共用题干）
男，18 岁，自幼年开始反复出现发作性喘息，可自行缓解或经使用"抗炎、平喘药"后缓解。6 岁后症状逐渐消失。近 3 天来再次出现喘息，严重时影响睡眠。查体：T 37.1℃，肥胖。双肺可闻及哮鸣音。心率 100 次/分，律齐，$P_2 > A_2$，双下肢无水肿。

1. 该患者最可能的诊断是
   A. 支气管哮喘　　　　　　　　B. 睡眠呼吸暂停综合征　　　　　C. 慢性阻塞性肺疾病
   D. 特发性肺动脉高压　　　　　E. 先天性心脏病

2. 对明确诊断最有价值的检查是
   A. 超声心动图　　B. 肺功能检查　　C. 动脉血气分析　　D. 胸部 X 线片　　E. 睡眠呼吸监测

3. 患者出现喘息发作时，为迅速缓解症状，宜首选的治疗是
   A. 吸入糖皮质激素　　　　　　B. 吸入 M 受体拮抗剂　　　　　C. 吸入短效 β_2 受体激动剂
   D. 舌下含硝酸甘油　　　　　　E. 吸氧

（4～5 题共用题干）
男，32 岁，支气管哮喘 20 年，喘息加重 1 周，意识恍惚 1 天来急诊。查体：T 37.5℃，P 94 次/分。面色暗红，口唇发绀。可见胸腹矛盾运动。双肺呼吸音低，可闻及低调哮鸣音。

4. 该患者此时最可能出现的动脉血气变化是
   A. PaO_2 降低、$PaCO_2$ 降低、pH 升高　　　　　B. PaO_2 降低、$PaCO_2$ 升高、pH 降低
   C. PaO_2 降低、$PaCO_2$ 升高、pH 升高　　　　　D. PaO_2 降低、$PaCO_2$ 升高、pH 正常
   E. PaO_2 降低、$PaCO_2$ 正常、pH 降低

5. 该患者首选的治疗措施是
   A. 大剂量糖皮质激素静脉点滴　　　　　　　　　B. 气管插管、机械通气
   C. β_2 受体激动剂雾化吸入　　D. 面罩吸氧　　　　E. 无创通气

第四节　支气管扩张

| 题型 | A1 型题 |

1. 目前支气管扩张最常用的诊断方法是
   A. 支气管碘油造影　　　　　　B. 胸部 MRI 检查　　　　　　　C. 支气管镜检查
   D. 放射性核素肺通气/灌注显像　　　　　　　　　E. 胸部高分辨率 CT

2. 支气管扩张患者因感染反复加重多次住院。再次因感染加重行抗感染治疗时，应特别注意覆盖的病原体是
   A. 肠杆菌　　　　　　　　　　B. 耐甲氧西林金黄色葡萄球菌
   C. 军团菌　　　　　　　　　　D. 铜绿假单胞菌　　　　　　　E. 耐青霉素肺炎链球菌

3. 属于支气管扩张手术治疗禁忌证的是
   A. 双下肺均存在局限性支气管扩张病变　　　　　B. 合并反复感染
   C. 窦性心动过缓，阿托品试验（+）　　　　　　D. 合并大咯血
   E. 合并肺源性心脏病

4. 对明确支气管扩张咯血患者出血部位最有价值的检查是
   A. 支气管动脉造影　　　　　　B. 胸部 CT　　　　　　　　　　C. 肺动脉造影
   D. 支气管镜　　　　　　　　　E. 胸部 X 线片

5. 双侧支气管扩张者反复大咯血时，最佳的治疗手段是
   A. 长期口服抗生素预防感染　　B. 支气管动脉栓塞术　　　　　C. 手术切除病变肺组织
   D. 长期口服钙通道阻滞剂　　　E. 支气管镜下介入治疗

题型　A2 型题

1. 男，36 岁，反复咳嗽、咳痰 4 年。多于上呼吸道感染后发生，脓性痰，有时痰中带血，常伴发热。期间 3 次胸部 X 线片检查均为右下肺炎，经抗感染治疗可好转。本次上呼吸道感染后再次出现咳嗽、咳少量脓性痰。查体：右下肺可闻及中小水泡音。为明确诊断，首选的检查是
A. 痰找抗酸杆菌　　　　　　B. 支气管镜　　　　　　　　C. 痰找癌细胞
D. 胸部高分辨率 CT　　　　 E. 痰培养 + 药敏试验

2. 男，34 岁，间断咯血 5 年。曾行胸部 CT 检查示右肺中叶和左肺上叶囊状支气管扩张。近 2 年咯血频率逐渐增加，曾 3 次因为大咯血住院治疗，经静脉滴注垂体后叶素及抗感染治疗控制，患者希望更好地控制咯血。最适宜的医疗建议是
A. 手术治疗　　　　　　　　B. 支气管镜介入治疗　　　　C. 注射肺炎链球菌疫苗
D. 支气管动脉栓塞术　　　　E. 注射流感疫苗

3. 男，35 岁，间断咳嗽、咳痰伴咯血 20 年，最多一次咯血 200 mL。行高分辨率 CT 检查示右肺中叶支气管囊状扩张，其余肺叶未见异常。今日再次咯血，量约 100 mL，给予静脉滴注垂体后叶素治疗，效果欠佳。该患者宜选择的最佳治疗措施是
A. 病变肺叶肺动脉栓塞术　　B. 继续静脉滴注止血药　　　C. 支气管镜下止血
D. 换用酚妥拉明静脉滴注　　E. 手术切除病变肺叶

4. 女，35 岁，间断咳嗽、咳痰 10 余年，加重 5 天。每次发作均咳出大量脓性痰。5 天前再次发作，并逐渐加重。胸部 X 线片示：右下肺多发薄壁囊腔，部分可见液平。查体：右下肺可闻及湿啰音。该患者最可能的诊断是
A. 肺囊肿　　B. 慢性肺脓肿　　C. 肺包虫病　　D. 支气管扩张　　E. 纤维空洞性肺结核

5. 女，17 岁，反复发作咳嗽、咳痰 10 年。近 3 年反复咯血，最多一次量约 200 mL。胸部 CT 示左下叶肺萎缩，可见囊柱状支气管扩张影像。最佳治疗方案是
A. 吸氧、止血治疗　　　　　B. 抗炎治疗　　　　　　　　C. 解痉、化痰
D. 左肺下叶切除　　　　　　E. 体位排出

6. 男，50 岁，自幼起常咳嗽、咳痰，近 2 年来症状加重。1 天前咯鲜血 1 次，量约 100 mL。查体：左下肺可闻及湿啰音。胸部 X 线片示左下肺纹理粗乱。为明确诊断首选的检查是
A. 肺功能　　　　　　　　　B. 支气管镜　　　　　　　　C. 胸部高分辨率 CT
D. 支气管动脉造影　　　　　E. 支气管碘油造影

7. 男，34 岁，咯鲜血半小时。就诊时仍有鲜血咯出，无咳嗽及呼吸困难。既往有类似情况出现，自行停止。否认慢性心肺疾病病史。查体：双肺呼吸音清晰，胸部 X 线片未见异常。为明确诊断，首先应进行的检查是
A. 上呼吸道检查　　　　　　B. 支气管镜　　　　　　　　C. 支气管动脉造影
D. 胸部 CT　　　　　　　　 E. 肺动脉造影

8. 男，43 岁，反复咳嗽、咳痰 10 年，加重 5 天入院。吸烟史 15 年，已戒 10 年。查体：右下肺可闻及较多湿啰音及少量哮鸣音，可见杵状指。胸部 X 线片示右下肺纹理增粗、紊乱。该患者应首先考虑的诊断是
A. 支气管结核　　　　　　　B. 慢性阻塞性肺疾病　　　　C. 支气管肺癌
D. 支气管哮喘　　　　　　　E. 支气管扩张

9. 男，56 岁，反复咳嗽 30 年伴间断咯血。发作时使用"头孢菌素"及止血治疗可缓解。查体：左下肺可闻及湿啰音。胸部 X 线片示左下肺纹理增粗、紊乱。为明确咯血的病因，宜首先采取的检查是
A. 支气管镜　　　　　　　　B. 胸部高分辨率 CT　　　　　C. 痰找癌细胞
D. 肺通气 / 灌注扫描　　　　E. 支气管动脉造影

10. 女，62 岁，发热、咳嗽、咳脓痰 3 天。支气管扩张病史 20 年。近年来曾因感染反复住院治疗，频繁使用广谱抗生素。查体：体温 38.5℃，左下肺可闻及湿啰音，心率 90 次 / 分，律齐。患者感染的病原体最可能是
A. 肺炎支原体　　　　　　　B. 肺炎链球菌　　　　　　　C. 铜绿假单胞菌
D. 肺炎克雷伯菌　　　　　　E. 金黄色葡萄球菌

题型　B1 型题

（1～2 题共用备选答案）
A. 慢性肺脓肿　　　　　　　B. 慢性阻塞性肺疾病　　　　C. 慢性纤维空洞性肺结核
D. 过敏性支气管肺曲霉病　　E. 支气管扩张

1. 男，45 岁，间断咳嗽、咳脓痰 10 余年。查体：双下肺可闻及湿啰音，可见杵状指。胸部 X 线片示双下

肺多个囊状透亮区,部分可见液平。最可能的诊断是

2. 男,60岁,间断咳嗽、咳脓痰10余年。查体:双上肺可闻及湿啰音。胸部X线片示双上肺多个透亮区,未见液平,双侧肺门上提。最可能的诊断是

第五节　肺炎

一、概述

题型　A1型题

1. 社区获得性肺炎的病原体中,最常见的革兰氏阴性杆菌是
   A. 厌氧菌　　　　　　　B. 大肠埃希菌　　　　　　C. 军团菌
   D. 流感嗜血杆菌　　　　E. 肺炎克雷伯菌
2. 医院获得性肺炎中,病原体进入肺组织引发肺炎最主要感染途径是
   A. 飞沫(气溶胶)吸入　　B. 血源性播散　　　　　　C. 胃食管反流物误吸
   D. 口咽部分泌物吸入　　　E. 污染空气吸入

题型　A2型题

1. 男,40岁,咳嗽、咳痰半年,加重1周。无发热、盗汗、消瘦。查体:浅表淋巴结未触及。右上肺散在湿啰音。为明确诊断,应首选的检查是
   A. 痰涂片找抗酸杆菌　　B. 动脉血气分析　　　　　C. 痰涂片+药敏试验
   D. 肺功能　　　　　　　E. 胸部X线片
2. 男,35岁,动物园鸟类饲养员,发热、咳嗽伴头痛、眼痛1周。查体:T 40℃,睑结膜充血,双肺可闻及湿啰音。血常规正常。胸部X线片示间质性肺炎。其感染的病原体最可能是
   A. 肺炎支原体　　　　　B. 腺病毒　　　　　　　　C. 肺炎链球菌
   D. 呼吸道合胞病毒　　　E. 肺炎衣原体
3. 男,45岁,受凉后畏寒、发热5天,伴咳嗽、咳黄脓痰、无咯血。既往糖尿病病史5年。胸部X线片示右下肺大片实变阴影。入院后症状加重,伴气促、烦躁、四肢湿冷。查体:R 34次/分,BP 85/50 mmHg。右肺呼吸音减弱,可闻及细湿啰音。心率120次/分,未闻及杂音。首先考虑的诊断是
   A. 重症肺炎　　　　　　B. 肺真菌病　　　　　　　C. 急性肺血栓栓塞症
   D. 肺结核　　　　　　　E. 肺脓肿

题型　A3/A4型题

(1~2题共用题干)

男,50岁,高热、全身酸痛、咳嗽2天入院。咳少量脓痰。既往体健。查体:T 39.8℃,P 69次/分,R 30次/分,BP 90/60 mmHg,口唇发绀,双下肺可闻及湿啰音。血 WBC $12.8×10^9$/L,N 0.85。胸部X线片示双下肺斑片状阴影,无空洞;右侧少量胸腔积液。血气分析示Ⅰ型呼吸衰竭。

1. 该患者如采用单药治疗,下列药物中首选的是
   A. 头孢曲松　　　　　　B. 左氧氟沙星　　　　　　C. 奥司他韦
   D. 万古霉素　　　　　　E. 碳青霉烯类
2. 考虑治疗方案时,应特别注意覆盖的病原体是
   A. 肺炎链球菌　　　　　B. 金黄色葡萄球菌　　　　C. 病毒
   D. 革兰氏阴性杆菌　　　E. 军团菌

题型　B1型题

(1~2题共用备选答案)
   A. 肺炎链球菌　　　　　B. 病毒　　　　　　　　　C. 肺炎克雷伯菌
   D. 肺炎支原体　　　　　E. 金黄色葡萄球菌

1. 男,24岁,急性起病,高热伴右胸痛,胸部X线片示右肺下叶实变影,其内可见多发气囊。其感染的病原体最可能是
2. 男,68岁,急性起病,高热伴呼吸衰竭。胸部X线示双肺弥漫毛玻璃影。其感染的病原体最可能是

(3~4题共用备选答案)

A. 肺孢子菌感染　　　B. 病毒性肺炎　　　C. 大叶性肺炎　　　D. 肺结核病　　　E. 小叶性肺炎
3. 分枝杆菌感染引起的疾病是
4. 真菌感染引起的疾病是

二、肺炎链球菌肺炎

题型　A1型题

1. 肺炎病变部位没有空洞形成常见于
   A. 肺炎链球菌肺炎　　　　　　B. 病毒性肺炎　　　　　　C. 肺炎克雷伯菌肺炎
   D. 金黄色葡萄球菌肺炎　　　　E. 肺炎支原体肺炎
2. 下列抗菌药物中，可作为耐青霉素肺炎链球菌肺炎治疗首选的是
   A. 阿奇霉素　　　B. 头孢曲松　　　C. 阿米卡星　　　D. 阿莫西林　　　E. 头孢呋辛

题型　A2型题

1. 女，22岁，受凉后出现寒战、发热、咳嗽、咳少许黏痰3天，自服"感冒药"后热退。查体：T 39.5 ℃，急性病容，右肺呼吸音减弱，语音震颤增强。血 WBC 13.4×10⁹/L，N 0.87。胸部X线片显示右下肺大片状模糊阴影。该患者抗感染治疗不宜首选的是
   A. 青霉素　　　B. 左氧氟沙星　　　C. 阿莫西林　　　D. 头孢曲松　　　E. 阿米卡星
2. 男，19岁，发热、咳嗽伴左胸痛5天。既往体健。查体：T 39.5℃，左下肺叩诊呈浊音，可闻及支气管呼吸音。该患者最可能感染的病原体是
   A. 结核分枝杆菌　　　　　　B. 肺炎链球菌　　　　　　C. 金黄色葡萄球菌
   D. 肺炎支原体　　　　　　　E. 铜绿假单胞菌

题型　B1型题

（1～2题共用备选答案）
   A. 肺炎支原体肺炎　　　　　　B. 肺炎链球菌肺炎　　　　　　C. 金黄色葡萄球菌肺炎
   D. 铜绿假单胞菌肺炎　　　　　E. 肺炎克雷伯杆菌肺炎
1. 男，24岁，急性起病，高热、寒战、咳嗽、咳褐色痰。胸部X线片示右上肺大片实变。最可能的诊断是
2. 男，18岁，缓慢起病，头痛、乏力、肌痛。胸部X线片示双下肺间质性肺炎。最可能的诊断是
（3～4题共用备选答案）
   A. 支原体肺炎　　　　　　　　B. 肺炎链球菌肺炎　　　　　　C. 慢性支气管炎急性发作期
   D. 支气管哮喘　　　　　　　　E. 支气管扩张症
3. 病变肺部叩诊浊音，语颤增强，闻及支气管呼吸音。常见于
4. 发作时两肺广泛哮鸣音，缓解后哮鸣音消失。常见于

三、金黄色葡萄球菌肺炎

题型　A1型题

1. 下列肺炎中最易并发肺脓肿的是
   A. 真菌性肺炎　　　　　　　　B. 干酪性肺炎　　　　　　　　C. 金黄色葡萄球菌肺炎
   D. 肺炎支原体肺炎　　　　　　E. 肺炎链球菌肺炎
2. 易并发脓胸、脓气胸的肺炎是
   A. 呼吸道合胞病毒肺炎　　　　B. 腺病毒肺炎　　　　　　　　C. 金黄色葡萄球菌肺炎
   D. 支原体肺炎　　　　　　　　E. 衣原体肺炎

题型　A2型题

1. 男，45岁，发热、咳嗽、咳脓痰2天。查体：体温 38.5 ℃，双下肺可闻及湿啰音。痰涂片革兰氏染色示阳性球菌成簇分布。胸部X线片示双下肺炎，其中可见多个透亮区。该患者最可能感染的病原体是
   A. 厌氧菌　　　B. 卡他莫拉菌　　　C. 军团菌　　　D. 肺炎链球菌　　　E. 金黄色葡萄球菌
2. 男，56岁，发热、咳嗽伴呼吸困难3天。慢性阻塞性肺疾病10年。查体：T 38℃。胸部X线示右上肺大片状影，其内可见多个透亮区，痰涂片革兰氏染色阳性球菌成簇分布。该患者肺部最可能感染的病原菌是

A. 金黄色葡萄球菌　　　　　B. 卡他莫拉菌　　　　　　　　C. 溶血性链球菌
D. 厌氧菌　　　　　　　　　E. 肺炎链球菌

3. 男，45 岁，因"胃溃疡"行胃部分切除术，卧床 7 天后出现高热、咳脓血痰、气促。查体：T 39℃，P 120 次 / 分，R 30 次 / 分，双肺可闻及少许湿啰音。痰液涂片检查可见大量脓细胞和成堆排列的 G⁺ 球菌。最可能感染的细菌是

A. 金黄色葡萄球菌　　　　　B. D 群链球菌　　　　　　　　C. A 群链球菌
D. 脑膜炎球菌　　　　　　　E. 肺炎链球菌

4. 男，70 岁，高热、咳嗽、咳脓血痰 1 周，糖尿病病史 10 年。查体：T 39.5 ℃，精神差，双肺底可闻及湿啰音。胸部 X 线片见双下肺斑片状影，多发小气囊腔。血 WBC $18.2×10^9$/L，N 0.92。该患者最可能感染的病原体是

A. 肺炎克雷伯菌　　B. 肺炎链球菌　　C. 军团菌　　D. 肺炎支原体　　E. 金黄色葡萄球菌

四、肺炎克雷伯菌肺炎

| 题型 | A1 型题 |

砖红色胶冻样血痰主要见于

A. 肺炎链球菌肺炎　　　　　B. 肺炎克雷伯菌肺炎　　　　　C. 金黄色葡萄球菌肺炎
D. 流感嗜血杆菌肺炎　　　　E. 铜绿假单胞菌肺炎

| 题型 | A2 型题 |

1. 男，70 岁，高热伴咳嗽、胸痛 3 天，咳胶冻样痰。血 WBC $20×10^9$/L，N 0.88。胸部 X 线片：右上肺实变，其间有不规则透亮区，叶间裂下坠，伴少量胸腔积液。最可能的诊断是

A. 肺曲霉病　　　　　　　　B. 干酪样肺炎　　　　　　　　C. 肺炎克雷伯菌肺炎
D. 肺炎链球菌肺炎　　　　　E. 铜绿假单胞菌肺炎

2. 男，73 岁，因脑梗死住院治疗 1 个月，病情基本稳定。3 天前受凉后出现发热、咳嗽、咳红色胶冻性黏痰。查体：T 38.7 ℃。呼吸急促，口唇发绀。右上肺叩诊浊音，可闻及支气管呼吸音和少量湿啰音。胸部 X 线片示右上肺大片状阴影，其中可见多个空洞。该患者最可能的诊断是

A. 真菌性肺炎　　　　　　　B. 肺炎链球菌肺炎　　　　　　C. 肺炎克雷伯菌肺炎
D. 干酪性肺炎　　　　　　　E. 厌氧性肺炎

3. 男，76 岁，慢性阻塞性肺疾病病史 30 年，3 天前受凉后出现寒战、高热、咳嗽、咳胶冻状血痰，伴右侧胸痛。查体：T 39.5℃，R 28 次 / 分。口唇发绀。双肺呼吸音减弱，右上肺可闻及湿啰音。胸部 X 线片示右上肺大片状模糊影。该患者最可能的诊断是

A. 真菌性肺炎　　　　　　　B. 肺炎克雷伯菌肺炎　　　　　C. 干酪性肺炎
D. 葡萄球菌肺炎　　　　　　E. 肺炎链球菌肺炎

五、肺炎支原体肺炎

| 题型 | A2 型题 |

1. 男，16 岁，发热伴咳嗽、头痛 2 天。查体：T 38.3 ℃，双肺呼吸音清，心脏各瓣膜区未闻及杂音。血常规：WBC $8.4×10^9$/L，N 0.76，Hb 134 g/L。胸部 X 线片示"右下肺浅淡的渗出影"，既往体健。下列抗菌药物可作为经验性治疗首选的是

A. 喹诺酮类　　　　　　　　B. 第三代头孢菌素类　　　　　C. 青霉素
D. 大环内酯类　　　　　　　E. 氨基糖苷类

2. 男，58 岁，因急性胆囊炎住院手术治疗，术后 3 天体温恢复正常。但术后第 6 天再次发热，体温 38.8 ℃，伴畏寒、咳嗽。胸片显示右下肺大片状阴影。引起该患者肺部感染的病原体中，最不可能的是

A. 金黄色葡萄球菌　　　　　B. 肺炎克雷伯菌　　　　　　　C. 大肠埃希菌
D. 厌氧菌　　　　　　　　　E. 肺炎支原体

3. 女，31 岁，发热伴刺激性干咳 3 天。一周前陪伴 5 岁女儿住院，女儿 4 天前好转已出院，查体：T 38.5 ℃。心、肺正常。血常规正常。胸部 X 线片示右下肺少许薄片状阴影。该患者经验性治疗首选的药物是

A. 阿莫西林　　　　B. 阿奇霉素　　　　C. 头孢呋辛　　　　D. 奥司他韦　　　　E. 阿米卡星

4. 女，25 岁，乏力伴刺激性干咳、咽痛、食欲不振 1 个月。近 1 周来低热、咳少量黏液痰，痰中带少量血丝，无寒战、盗汗。胸部 X 线片示两肺下野不规则片状浸润影。血清支原体 IgM 抗体 1：64 阳性。治疗首选

的药物种类是
A. 头孢菌素类　　B. 青霉素类　　C. 氨基糖苷类　　D. 碳青霉烯类　　E. 大环内酯类

题型　B1 型题

（1～2 题共用备选答案）
A. 头孢唑林　　B. 左氧氟沙星　　C. 庆大霉素　　D. 克林霉素　　E. 阿奇霉素
1. 男，14 岁，发热、干咳伴全身肌痛 2 天。胸部 X 线片示间质性肺炎，同班中数人有类似症状。治疗首选是
2. 男，42 岁，发热 3 天，咳嗽、咳脓臭痰 1 天。胸部 X 片示右下叶空洞影，其内有液平。治疗首选是

六、病毒性肺炎

题型　A2 型题

男，50 岁，高热伴进行性呼吸困难 4 天。既往体健。查体：T 39.4℃，R 32 次/分，双肺呼吸音清，未闻及干湿性啰音。胸部 CT 示双肺弥漫分布的毛玻璃影。血 WBC 8.5×10^9/L，CRP 24 mg/L，SpO_2 88%。患者最可能感染的病原体是
A. 肺孢子菌　　B. 肺炎支原体　　C. 病毒　　D. 结核分枝杆菌　　E. 军团菌

七、军团菌肺炎

题型　A2 型题

男，50 岁。高热、全身酸痛、咳嗽、咳少量脓痰 2 天入院。既往体健。查体：T 39.8℃，P 69 次/分，R 30 次/分，BP 90/60 mmHg。口唇发绀。双下肺可闻及湿啰音。血 WBC 12.8×10^9/L，N 0.85。胸部 X 线片示双下肺斑片状阴影，无空洞；右侧少量胸腔积液。动脉血气分析示：Ⅰ型呼吸衰竭。考虑治疗方案时，应特别注意覆盖的病原体是
A. 肺炎链球菌　　B. 金黄色葡萄球菌　　C. 病毒
D. 革兰阴性杆菌　　E. 军团菌

八、肺真菌病

题型　A3/A4 型题

（1~2 题共用题干）
男，56 岁。胃癌术后化疗中。近 2 天患者出现发热、咳嗽、咳白色泡沫黏痰，有酵臭味。胸部 X 线片示：双下肺纹理增多，可见散在、形状不一的结节状阴影。
1. 最可能的诊断是
A. 肺念珠菌病　　B. 侵袭性肺曲霉病　　C. 慢性肺曲霉病
D. 肺隐球菌病　　E. 肺孢子菌肺炎
2. 如诊断正确，首选的治疗药物是
A. 氟康唑　　B. 甲硝唑　　C. 头孢他啶　　D. 庆大霉素　　E. 异烟肼

第六节　肺脓肿（助理不考）

题型　A1 型题

1. 治疗脆弱拟杆菌感染所致吸入性肺脓肿首选的抗菌药物是
A. 万古霉素　　B. 庆大霉素　　C. 青霉素　　D. 克林霉素　　E. 红霉素
2. 吸入性肺脓肿最具特征的临床症状是
A. 咳嗽伴胸痛　　B. 咳嗽伴咯血　　C. 畏寒、高热　　D. 呼吸困难　　E. 咳大量脓臭痰
3. 下述疾病中最可能引起金黄色葡萄球菌肺脓肿的是
A. 鼻窦炎　　B. 皮肤疖肿　　C. 牙周脓肿　　D. 食管穿孔　　E. 膈下脓肿
4. 吸入性肺脓肿最常见的病原体是
A. 铜绿假单胞菌　　B. 厌氧菌　　C. 表皮葡萄球菌

D. 金黄色葡萄球菌　　　　　　E. 肺炎链球菌

题型　A2 型题

1. 男，42 岁，5 个月前咳嗽、咳黄脓痰，经检查诊断为"右下肺脓肿"。现住院治疗 4 个月余，仍间断咯血、发热。复查胸部 X 线片示右下肺可见空洞、内有液平。此时，应采取的最佳治疗是
A. 经皮穿刺引流　　　　　　B. 祛痰及体位引流　　　　　　C. 纤维支气管镜冲洗、引流
D. 手术切除病变组织　　　　E. 继续抗感染治疗

2. 男，18 岁，寒战、高热、咳嗽 4 天。1 周前脚趾曾划伤化脓感染，经治疗后愈合。听诊双肺可闻及湿啰音。血常规 WBC $17×10^9$/L，N 0.92。胸部 X 线片示双肺多发性团块状密度增高影，部分有空洞形成。最可能的诊断是
A. 肺血管炎　　　　　　　　B. 肺结核　　　　　　　　　　C. 肺囊肿继发性感染
D. 肺脓肿　　　　　　　　　E. 真菌性肺炎

3. 女，20 岁，发热、咳嗽、咳脓痰 3 天。查体：T 38.6 ℃，左肺中下野可闻及湿啰音，呼吸音减弱。胸部 X 线片示左肺中下野大片状致密阴影，内有液气平面。1 周前患者曾过量服用地西泮（安定）后昏迷，经洗胃等救治后意识清晰。最可能的诊断是
A. 急性肺脓肿　　　　　　　B. 肺结核　　　　　　　　　　C. 军团菌肺炎
D. 金黄色葡萄球菌肺炎　　　E. 肺炎克雷伯菌肺炎

4. 男，38 岁，醉酒后出现发热、咳嗽、咳脓臭痰 5 天，右侧胸痛。查体：T 39.2℃，P 112 次/分，R 26 次/分，BP 130/80 mmHg。神志清楚。右中肺少许湿啰音。胸部 X 线片示右中肺团块状影，可见空洞和气液平面。血 WBC $16.3×10^9$/L，N 0.88，L 0.10。该患者最可能的诊断是
A. 大叶性肺炎　　B. 肺脓肿　　　C. 肺结核　　　D. 肺癌　　　E. 真菌性肺炎

5. 男，35 岁，高热、寒战、咳嗽 3 天。1 周前曾因面部疖挤压排脓。查体：双肺呼吸音增强。血常规：WBC $18×10^9$/L，N 0.91。胸部 X 线片示两肺多发性圆形密度增高阴影。该患者最可能的诊断是
A. 吸入性肺脓肿　　B. 肺淋巴瘤　　C. 血源性肺脓肿　　D. 肺血管炎　　E. 肺真菌病

6. 女，55 岁，咳嗽、咳脓血痰伴高热 2 天。糖尿病病史 8 年。胸部 X 线片示双肺多发团状阴影，有空洞形成。查体：背部可见多个疖肿，双肺少量湿啰音，心、腹部未见异常。最可能的诊断为
A. 大肠埃希菌肺炎　　　　　B. 军团菌肺炎　　　　　　　　C. 血源性肺脓肿
D. 肺炎克雷伯菌肺炎　　　　E. 肺结核

题型　B1 型题

（1～2 题共用备选答案）
A. 金黄色葡萄球菌　　　　　B. 肺炎链球菌　　　　　　　　C. 草绿色链球菌
D. 肺炎克雷伯菌　　　　　　E. 厌氧菌

1. 男，34 岁，醉酒后出现高热，咳大量脓臭痰，胸部 X 线片示右肺边缘的球形病灶，可见厚壁空洞，其内可见液平。引起该患者肺部感染最可能的病原体是

2. 男，23 岁，过度劳累后出现高热、寒战、咳嗽、少量浓痰。胸部 X 线片示右肺大片状实变影，密度均匀。引起该患者肺部感染最可能的病原体是

第七节　肺结核

题型　A1 型题

1. 抗结核药物中，可引起血尿酸增高的药物是
A. 异烟肼　　　B. 吡嗪酰胺　　　C. 链霉素　　　D. 乙胺丁醇　　　E. 利福平

2. 浸润性肺结核的好发部位是
A. 左上叶　　　B. 左下叶　　　C. 肺尖　　　D. 右下叶　　　E. 右中叶

3. 下列检查结果对确诊肺结核最有价值的是
A. 痰培养示结核分枝杆菌阳性　　　　　　B. 血清结核抗体阳性
C. 痰结核分枝杆菌 PCR 阳性　　　　　　　D. 胸部 X 线片示肺部空洞性病变　　　E. 结核菌素试验阳性

4. 判断患者肺结核具有活动性最有价值的结果是
A. 血清结核抗体阳性　　　　　　　　　　B. PPD 试验强阳性
C. 血沉显著增快　　　　　　　　　　　　D. 胸部 X 线示肺部空洞性改变

E. 痰涂片抗酸杆菌染色阳性

5. 下列最易造成结核传播的结核病是
A. 干酪性肺炎　　　　　　B. 慢性纤维空洞性肺结核　　　C. 支气管结核
D. 急性粟粒型肺结核　　　E. 原发综合征

6. 针对我国结核病疫情，首先需要控制的是
A. 活动性肺结核的高患病率　　B. HIV感染增加　　　　　　C. 城市人口的高感染率
D. 地区患病率差异大　　　　　E. 结核病患者的高死亡率

7. 降低肺结核传染最主要的措施是
A. 合理处理肺结核患者痰液　　　　　　　　B. 减少接触排菌者的密切程度
C. 高危人群预防性化学治疗　　D. 治愈涂阳肺结核患者　　E. 接种卡介苗

8. 对确定结核分枝杆菌感染最有价值的检查是
A. 血清结核抗体　　　　　　B. γ-干扰素释放试验　　　　C. 痰结核分枝杆菌PCR
D. 痰结核分枝杆菌培养　　　E. PPD试验

9. 判断肺结核传染性最主要的依据是
A. 血沉增快　　　　　　　　　　　　　　　B. 胸部X线片显示空洞性病变
C. 结核菌素试验阳性　　　　D. 痰涂片找到抗酸杆菌　　　E. 反复痰中带血

10. 下述疾病中，最常出现大咯血的是
A. 慢性阻塞性肺疾病　　　　B. 肺血栓栓塞　　　　　　　C. 肺炎链球菌肺炎
D. 空洞性肺结核　　　　　　E. 间质性肺疾病

题型	A2型题

1. 女，23岁，发热、咳嗽、乏力1个月。体温波动于37.5～38℃之间，咳少量白色黏痰。胸部X线片示右上肺浸润影，右肺门淋巴结肿大。PPD试验（++）。最佳的治疗方案是
A. 利福平+乙胺丁醇+对氨基水杨酸钠6个月
B. 异烟肼+对氨基水杨酸钠+乙胺丁醇6个月
C. 异烟肼+链霉素+对氨基水杨酸钠6个月
D. 利福平+异烟肼+乙胺丁醇+吡嗪酰胺2个月，后4个月利福平+异烟肼
E. 利福平+对氨基水杨酸钠6个月，后2个月利福平+异烟肼

2. 女，26岁，乏力、纳差、消瘦1个月，胸部X线片示右上肺叶可见淡薄片状阴影。痰涂片抗酸染色阳性。不宜作为一线抗结核治疗药物的是
A. 利福平　　　B. 乙胺丁醇　　　C. 吡嗪酰胺　　　D. 异烟肼　　　E. 左氧氟沙星

3. 女，24岁，间断发热、咳嗽10余天。最高体温37.6℃，无痰。既往体健。查体：T 37.4℃，P 86次/分，R 19次/分，BP 100/70 mmHg，右上肺叩诊呈浊音。血常规：WBC 8.6×10⁹/L，N 0.68。胸部X线片示右上肺斑片状阴影，其内可见不规则透亮区。最可能的诊断是
A. 肺炎克雷伯菌肺炎　　　　B. 金黄色葡萄球菌肺炎　　　C. 吸入性肺脓肿
D. 肺结核　　　　　　　　　E. 肺囊肿继发感染

4. 女，32岁，咳嗽、间断咯血3周，伴低热、乏力、纳差、进行性消瘦。胸部X线片示右肺上叶空洞。该患者最可能的诊断是
A. 浸润性肺结核　　　　　　B. 肺癌　　　　　　　　　　C. 肺脓肿
D. 肺囊肿合并感染　　　　　E. 支气管扩张

5. 男，56岁，低热、咳嗽、咳痰2周。胸部X线片示右肺下叶背段可见不规则斑片影及薄壁空洞，其内未见液平。血常规正常。ESR 56 mm/h。该患者首先考虑
A. 肺结核　　　B. 肺癌　　　C. 急性肺脓肿　　　D. 支气管扩张　　　E. 金黄色葡萄球菌肺炎

6. 女，35岁，因右侧胸腔积液给予规律三联试验性抗结核治疗2个月，近2天出现视力异常。导致上述表现最可能的原因是
A. 利福平不良反应　　　　　B. 乙胺丁醇不良反应　　　　C. 类赫氏反应
D. 异烟肼不良反应　　　　　E. 溶血尿毒综合征

7. 女，43岁，近2周来发热、乏力、痰中带血。最高体温38℃，经"头孢菌素"抗感染治疗1周无效。查体：体温37.8℃，脉搏84次/分，左上肺语颤减弱，呼吸音低。血常规：WBC 7.8×10⁹/L，N 0.73，L 0.24。ESR 43 mm/h。胸部X线片示左上肺斑片状阴影，其内可见透亮区。该患者最可能的诊断是
A. 肺癌　　　B. 肺结核　　　C. 肺脓肿　　　D. 支气管扩张　　　E. 肺炎

8. 女，28岁，间断发热伴刺激性咳嗽3周。查体：T 37.5℃，右上肺可闻及哮鸣音。血常规正常。ESR 45 mm/h。自服"头孢菌素"及"阿奇霉素"治疗无效。胸部X线片示上肺纹理增粗、紊乱。痰涂片抗酸染色可疑阳性。

对明确诊断最有意义的处理措施是
A. 支气管镜检查　　　　　B. 诊断性抗结核治疗　　　　C. 痰结核分枝杆菌培养
D. 胸部 CT 检查　　　　　E. 肺功能检查

9. 女，67 岁，发热、咳嗽 1 个月，胸闷 3 天。体温最高 38 ℃，咳少量痰。近 3 天感渐进性胸闷，卧位时更明显，曾抗感染治疗效果欠佳。查体：右下胸略膨隆，语音震颤减弱，叩诊实音，呼吸音消失。该患者首先考虑的诊断是
A. 气胸　　　　　　　　　B. 阻塞性肺炎　　　　　　　C. 浸润性肺结核
D. 肺炎支原体肺炎　　　　E. 结核性胸膜炎

10. 女，43 岁，发热、咳嗽、少量脓痰 2 周。既往健康。查体未见明显异常。血常规大致正常。ESR 45 mm/h。胸部 X 线片示右上肺渗出性病变伴不规则空洞，无液平。为明确诊断，宜首选的检查是
A. 痰细菌培养＋药敏试验　B. 经支气管镜肺活检　　　　C. 痰涂片抗酸染色
D. 痰涂片革兰氏染色　　　E. PPD 皮试

11. 女，24 岁，近 2 个月出现四肢关节疼痛伴皮肤结节、红斑。10 天前发热，最高体温 38 ℃；咳嗽、咳少量痰。胸部 X 线片示右上肺斑片状影伴空洞。该患者最可能的诊断是
A. 肺脓肿　　　　　　　　B. 肺结核　　　　　　　　　C. 肺囊肿继发感染
D. 细菌性肺炎　　　　　　E. 支气管肺癌

12. 女，23 岁，工人。发热、干咳 1 个月。发病时胸部 X 线片示肺纹理增多，先后使用青霉素、头孢菌素抗感染治疗半个月，症状未见好转。查体：T 39.8℃。消瘦，双侧颈部可触及多个成串小淋巴结。双肺未闻及干湿啰音。PPD 试验（－）。胸部 X 线片示双肺弥漫分布直径约 2 mm 的小结节影。该患者最可能的诊断是
A. 真菌性肺炎　　　　　　B. 病毒性肺炎　　　　　　　C. 过敏性肺炎
D. 急性粟粒型肺结核　　　E. 细菌性肺炎

13. 男，33 岁，咳嗽、痰中带血伴乏力 2 周。胸部 X 线片显示左上肺少量斑片状阴影，可见少许不规则透亮区，未见液平。为明确诊断，宜首先采取的措施是
A. 痰涂片抗酸染色　　　　B. 痰细菌培养＋药敏试验　　C. 痰细菌学检查
D. 痰涂片找真菌　　　　　E. 痰涂片找含铁血黄素细胞

14. 男，35 岁，低热伴咳嗽 3 周，咳少量白痰。使用多种抗生素治疗无效。胸部 X 线片示右肺下叶背段斑片状影，有多个不规则空洞，无液平面。为明确诊断，应首先进行的检查是
A. 痰涂片革兰氏染色　　　B. 痰涂片抗酸染色　　　　　C. 支气管镜
D. 痰真菌培养　　　　　　E. 胸部 CT

15. 男，24 岁，浸润性肺结核患者，使用"异烟肼、利福平、吡嗪酰胺、乙胺丁醇"四联抗结核治疗。治疗过程中患者双手及双足麻木感。首先应采取的措施是
A. 加用维生素 B_6　　　　B. 停用乙胺丁醇　　　　　　C. 停用吡嗪酰胺
D. 停用利福平　　　　　　E. 停用异烟肼

第八节　肺癌

| 题型 | A1 型题 |

1. 肺癌患者出现"杵状指"提示
   A. 肺癌类型为鳞癌　　　　B. 肺癌类型为小细胞癌　　　C. 肺癌出现非转移性肺外表现
   D. 肺癌已经扩散转移　　　E. 肺癌恶性程度高
2. 周围型肺癌最常见的病理类型是
   A. 小细胞肺癌　　B. 鳞癌　　　C. 腺癌　　　D. 大细胞肺癌　　E. 类癌
3. 中央型肺癌最常见的病理类型是
   A. 类癌　　　　　B. 腺癌　　　C. 鳞癌　　　D. 大细胞肺癌　　E. 小细胞癌
4. 周围型肺癌 $T_2M_0N_0$ 首选的治疗是
   A. 化学药物治疗　B. 放射治疗　C. 介入治疗　D. 免疫治疗　　　E. 手术治疗
5. 最易出现早期远处转移的肺癌类型是
   A. 腺癌　　　　　B. 鳞癌　　　C. 小细胞癌　D. 大细胞癌　　　E. 类癌
6. 周围型肺癌的典型 X 线影像特点不包括
   A. 胸壁空洞，内见液平面　B. 团块呈分叶状　　　　　　C. 胸膜凹陷征
   D. 孤立性团块影　　　　　E. 团块有毛刺

7. 下列表现属于肺癌副癌综合征的是
   A. 一侧眼睑下垂、瞳孔缩小　　B. 声音嘶哑　　C. 胸壁静脉曲张
   D. 吞咽困难　　E. 杵状指
8. 提高人群肺癌筛查检出率的首选方法是
   A. 痰细胞学检查　　B. PET-CT　　C. 低剂量 CT
   D. 高分辨率 CT　　E. 血清肿瘤标志物
9. 支气管镜检查对下述疾病诊断意义不大的是
   A. 支气管肺癌　　B. 弥漫性肺泡出血　　C. 结节病
   D. 支气管扩张　　E. 肺孢子菌肺炎
10. 肺癌最常见的转移部位是
    A. 脾　　B. 脑　　C. 肠　　D. 胃　　E. 肾
11. 最有可能引起副肿瘤综合征的肺癌类型是
    A. 小细胞癌　　B. 鳞状细胞癌　　C. 腺鳞癌
    D. 肉瘤样癌　　E. 乳头状腺癌
12. 早期出现肺门及纵隔多发淋巴结转移的肺癌类型是
    A. 类癌　　B. 鳞癌　　C. 腺癌
    D. 小细胞肺癌　　E. 大细胞肺癌
13. 鉴别中央型肺癌和周围型肺癌最有价值的检查是
    A. 血肿瘤标志物　　B. 胸部正侧位 X 线片　　C. 胸部 CT
    D. 胸部核磁共振　　E. 痰细胞学检查
14. 肺癌患者出现声音嘶哑提示
    A. 肿瘤侵犯上腔静脉　　B. 肿瘤侵犯喉返神经　　C. 肿瘤侵犯颈交感神经节
    D. 肿瘤侵犯膈神经　　E. 肿瘤侵犯隆突
15. 早期出现纵隔淋巴结广泛转移的肺癌类型是
    A. 腺鳞癌　　B. 大细胞肺癌　　C. 小细胞肺癌　　D. 鳞癌　　E. 腺癌

题型　A2 型题

1. 女，65 岁，体检时胸部 X 线见右下肺直径约 2 cm 大小的类圆形结节影。患者无自觉症状，否认吸烟史。查体：双肺呼吸音清，未闻及干湿啰音。为进一步明确诊断，下列应首选的检查是
   A. 痰细胞学检查　　B. 血清肿瘤标志物　　C. 支气管镜检查
   D. 胸部增强 CT　　E. 密切观察，定期复查胸部 X 线片
2. 男，56 岁，活动后气短、乏力、间断咳嗽、咳少量白黏痰半年。查体：未见阳性体征。既往吸烟 30 年。X 线片未见异常。为明确诊断，宜首选的检查是
   A. 超声心动图　　B. 动脉血气分析　　C. 肺部 CT　　D. 肺功能　　E. 支气管镜
3. 男，38 岁，健康体检胸部 X 线片发现右肺上叶后段直径约 2 cm 高密度结节影，边界欠清楚。查体：T 36.5 ℃，P 72 次/分，双肺呼吸音清，未闻及干湿性啰音。为明确诊断应首选的检查是
   A. PET-CT　　B. 肺相关肿瘤标志物　　C. 支气管镜
   D. 胸部 CT　　E. 肺功能
4. 男，68 岁，痰中带血 1 个月，无发热，抗菌药物治疗无效。慢性支气管炎病史 20 年。查体：右下肺呼吸音减弱。该患者应首先考虑的诊断是
   A. 支气管肺癌　　B. 支气管扩张　　C. 支气管哮喘　　D. 肺结核　　E. 肺血栓栓塞症
5. 男，50 岁，干咳 2 周。既往吸烟史 20 余年，20 支/天。胸部 X 线片检查显示右上肺近胸膜处可见直径 1.5 cm 的类圆形结节。为协助诊断，应首先采取的检查是
   A. 支气管镜　　B. 血清肿瘤标志物　　C. 胸部 CT
   D. 痰细胞学检查　　E. 胸部 MRI
6. 男，62 岁，胸痛 2 个月。胸部 X 线片检查发现右上肺外周 3.0 cm×2.5 cm 阴影。下列检查对确定诊断最有价值的是
   A. 肿瘤标志物检测　　B. CT 或超声引导下经胸壁穿刺活检
   C. 胸部 MRI　　D. 胸部 CT　　E. 支气管动脉造影
7. 男，70 岁，咳嗽半年、声音嘶哑 1 个月。胸部 X 线片显示左肺门明显增大，胸部 CT 显示左肺上叶可见直径 4 cm 的块状影，主动脉弓及弓旁淋巴结明显肿大、融合。该患者最可能的诊断是
   A. 阻塞性肺炎　　B. 肺脓肿　　C. 肺结核　　D. 纵隔淋巴瘤　　E. 肺癌

| 题型 | A3/A4 型题 |

（1～2题共用题干）
女，65岁，刺激性咳嗽1个月，发现痰中带血丝1周。胸部X线片示右肺上叶周围型结节影，大小约2.5cm×2.5cm，边界不清，有短毛刺。既往体健，无其他肺部疾病史。吸烟20年，10～20支/日。
1. 应首选的检查是
  A.支气管镜　　B.纵隔镜　　C.胸部B超　　D.胸部CT　　E.胸腔镜
2. 该患者最可能的诊断是
  A.肺癌　　B.肺真菌感染　　C.肺结核　　D.肺错构瘤　　E.肺脓肿

（3～4题共用题干）
男，40岁，痰中带血1个月，乏力、头晕1周。实验室检查：血钠114 mmol/L，补钠治疗效果欠佳。胸部X线片检查发现右肺门阴影4 cm×4 cm。纤维支气管镜检查示右主支气管黏膜粗糙水肿，管腔狭窄，黏膜活检可见肿瘤细胞。
3. 最可能的病理类型是
  A.大细胞瘤　　B.腺癌　　C.类癌　　D.小细胞癌　　E.鳞癌
4. 对该患者首选的治疗方法是
  A.免疫治疗　　B.放疗　　C.手术治疗　　D.靶向药物治疗　　E.化疗

（5～6题共用题干）
男，63岁，咳嗽、痰中带血丝近半年余。吸烟40余年。胸部X线片示右上肺门处肿块影。
5. 为明确病理诊断，首选的检查是
  A.开胸活检　　　　　　　　B.胸腔镜活检　　　　　　　C.纵隔镜活检
  D.经胸壁肺穿刺活检　　　　E.支气管镜活检
6. 如拟手术治疗，下列不属于手术禁忌证的是
  A.对侧肺门淋巴转移　　　　B.肝转移　　　　　　　　　C.锁骨上淋巴转移
  D.同侧肺门淋巴转移　　　　E.脑转移

第九节　肺血栓栓塞症（助理不考）

| 题型 | A1 型题 |

1. 急性肺血栓栓塞患者，确定是否采用溶栓治疗的主要依据指标是
  A.血压状况　　　　　　B.心肌坏死标志物　　　　C.右心室大小
  D.氧合指数（PaO₂/FiO₂）　E.右心功能
2. 引起肺血栓栓塞症的血栓最常来源于
  A.肺静脉　　B.下肢深静脉　　C.盆腔静脉　　D.颈内静脉　　E.锁骨下静脉
3. 明确诊断肺血栓栓塞症首选的检查是
  A.CT肺动脉造影　　　　B.血D-二聚体　　　　　C.动脉血气分析
  D.肺通气灌注扫描　　　E.超声心动图
4. 急性肺源性心脏病最常见的病因是
  A.重症肺结核　　B.支气管哮喘　　C.肺血栓栓塞　　D.过敏性肺炎　　E.慢性阻塞性肺疾病
5. 发生肺血栓栓塞症时，应首先考虑溶栓的情况是
  A.严重低氧血症　　　　B.剧烈胸痛　　　　　　C.持续低血压
  D.合并深静脉血栓形成　E.明显咯血

| 题型 | A2 型题 |

1. 女，35岁，"骨盆粉碎性骨折"手术后1天突发胸痛，伴呼吸困难、濒死感。查体：P110次/分，R 40次/分，BP 85/65 mmHg。口唇发绀。双肺未闻及干湿性啰音。心率110次/分，心律齐，P₂亢进，各瓣膜听诊区未闻及杂音。D-二聚体0.85 mg/L。为明确诊断应首选的检查是
  A.超声心动图　　B.心电图　　C.动脉血气分析　　D.胸部X线片　　E.CT肺动脉造影
2. 男，65岁，1小时前突发晕厥，意识恢复后觉胸闷、气短。1周前行髋关节置换术治疗。否认高血压、心脏病史。查体：BP 90/65 mmHg。双肺呼吸音清，未闻及干湿性啰音。心率96次/分，P₂亢进。对明确诊断最有价值的检查是
  A.动脉血气分析　　B.头颅CT　　C.超声心动图　　D.血D-二聚体　　E.CT肺动脉造影

3. 男，45岁，进行性呼吸困难半年。无咳嗽、咯血及胸痛。查体：BP 110/75 mmHg。口唇发绀，颈静脉怒张。双肺呼吸音清。心界无扩大，心率92次/分，P₂亢进，三尖瓣区可触及抬举样搏动。双下肢轻度水肿。为明确诊断，首选的检查是
A. 超声心动图　　　　　　B. 心电图　　　　　　C. 肺通气/血流灌注
D. 肺功能　　　　　　　　E. CT肺动脉造影

4. 男，38岁，突发呼吸困难伴短暂意识丧失，无咳嗽、咳痰及咯血。既往体健。查体：BP 85/65 mmHg。呼吸急促，口唇发绀。双肺可闻及少量哮鸣音。心率110次/分，P₂亢进。心电图示窦性心动过速。对明确诊断意义最大的检查是
A. CT肺动脉造影　　　　　B. 动脉血气分析　　　　C. 胸部X线片
D. 血心肌坏死标志物　　　E. 血D-二聚体

5. 女，34岁，突发右下胸痛，少量咯血2天。已婚，自然流产2次。查体：T 37.5℃，P 85次/分。右下肺叩诊呈浊音，呼吸音减弱。右下肢轻度肿胀。血常规：WBC 8.8×10⁹/L，Hb 124 g/L，PLT 64×10⁹/L。胸部X线片示右侧少量胸腔积液。该患者最可能的诊断是
A. 肺结核　　　　　　　　B. 肺炎旁胸腔积液　　　C. 肺血管炎
D. 肺血栓栓塞症　　　　　E. 支气管肺癌

6. 女，42岁，双下肢水肿1个月余，进行性呼吸困难半个月。2个月前因腰椎间盘突出卧床休息。查体：BP 120/80 mmHg，双肺呼吸音清，心率93次/分，P₂>A₂。超声心动图提示肺动脉高压。该患者呼吸困难的最可能原因是
A. 左心衰竭　　　　　　　B. 慢性阻塞性肺疾病　　C. 肺血栓栓塞症
D. 全心衰竭　　　　　　　E. 冠心病

7. 男，62岁，左胸痛5天，胸闷、气促2天。查体：双下肺呼吸音粗，心率108次/分，P₂>A₂。胸部X线片示左下肺透亮度增加。对明确诊断最有价值的是
A. CT肺动脉造影（CTPA）　B. 胸部高分辨率CT　　　C. 心电图
D. 血D-二聚体　　　　　　E. 超声心动图

8. 男，50岁，进行性呼吸困难1年余。查体：BP 125/80 mmHg。P₂>A₂，未闻及杂音。双下肢无水肿。胸部X线片示肺动脉段膨隆，CTPA示双肺动脉分支可见多处充盈缺损。最可能的诊断是
A. 慢性肺血栓栓塞症　　　B. 结节性多动脉炎　　　C. 大动脉炎
D. 特发性肺动脉高压　　　E. 原发性系统性血管炎

9. 男，57岁，咳嗽、咯血2天，突发呼吸困难1小时。血D-二聚体明显升高。心电图检查，确诊为急性肺栓塞。经rt-PA 50mg溶栓治疗后症状改善。此时应采取的治疗措施是
A. 口服华法林　　　　　　B. 皮下注射低分子量肝素　C. 口服氯吡格雷
D. 维持rt-PA静脉滴注　　 E. 口服阿司匹林

10. 男，47岁，扩张型心肌病10年，活动后喘憋进行性加重，因病卧床半年。下床排便后喘憋突然加重1小时。查体：R 30次/分，BP 90/60 mmHg。口唇发绀。右下肺可闻及少许湿啰音。心界向左扩大，心率90次/分，律齐，心音低钝，P₂亢进。双下肢无水肿。心电图示右束支传导阻滞。血气分析示PaO₂ 48 mmHg，PaCO₂ 35 mmHg。该患者喘憋突然加重的最可能原因是
A. 急性心包炎　　　　　　B. 肺血栓栓塞症　　　　C. 急性心肌梗死
D. 心绞痛　　　　　　　　E. 肺炎

11. 女，69岁，呼吸困难伴左胸痛2天。活动后呼吸困难加重，无咳嗽、咳痰、咯血和发热。结肠癌术后化疗中。查体：BP 110/75 mmHg。口唇发绀。左下肺可闻及少许细湿啰音。心率96次/分，律齐，P₂>A₂。胸骨左缘第5肋间可闻及2/6级收缩期杂音。首先考虑的诊断是
A. 重症肺炎　　　　　　　B. 急性左心衰竭　　　　C. 肺血栓栓塞症
D. 急性心肌梗死　　　　　E. 结肠癌肺转移

12. 男，52岁，突发呼吸困难4小时。既往糖尿病、高血压病史10年。查体：R 32次/分，P₂>A₂，BP100/70 mmHg，颈静脉怒张，双肺呼吸音清晰，未闻及干湿性啰音。心率105次/分。行CTPA示右下肺动脉内充盈缺损。该患者宜采取的治疗措施首选
A. 口服华法林　　　　　　B. 动脉滴注rt-PA　　　　C. 肺动脉内注射尿激酶
D. 皮下注射低分子量肝素　E. 手术取栓

13. 男，56岁，5小时前突发胸痛伴咳嗽、憋气。否认其他病史。查体：R 24次/分，BP 130/80 mmHg，双肺呼吸音清晰，未闻及干湿性啰音及胸膜摩擦音。心率102次/分，P₂>A₂，心脏各瓣膜听诊区未闻及杂音。胸部X线片未见异常。动脉血气分析示：pH 7.45，PaCO₂ 32 mmHg，PaO₂ 55 mmHg。下列检查对明确诊断意义最大的是
A. CT肺动脉造影　　B. 心肌坏死标志物　　C. 血D-二聚体　　D. UCG　　E. ECG

第十节 呼吸衰竭

一、急性呼吸衰竭

题型　A1 型题

1.COPD 合并 Ⅱ 型呼吸衰竭的患者，拟给予鼻导管吸入 29% 的氧，其氧流量应为
A. 1.5 L/min　　　B. 1 L/min　　　C. 2 L/min　　　D. 3 L/min　　　E. 0.5 L/min
2. 下列疾病中，最常发生 Ⅱ 型呼吸衰竭的是
A.肺炎　　　　　　　　B.慢性阻塞性肺疾病　　　C.结核性腹膜炎
D.肺血栓栓塞症　　　　E.间质性肺疾病
3. 下述疾病最易出现 Ⅱ 型呼吸衰竭的是
A.糖尿病酮症酸中毒　　B.慢性阻塞性肺疾病　　　C.哮喘急性发作
D.重症肺炎　　　　　　E.肺血栓栓塞
4. 下列疾病中，最常出现 Ⅱ 型呼吸衰竭的是
A.肺结核　　　　　　　B.硅肺　　　　　　　　　C.膈肌瘫痪
D.特发性肺纤维化　　　E.肺水肿

题型　A2 型题

1. 男，56 岁，因"肺部感染、休克"入监护室治疗。血气分析提示该患者"代谢性酸中毒，Ⅰ型呼吸衰竭"。为保护患者组织灌注，此时不宜快速纠正酸中毒，其主要原因在于酸中毒时
A.组织氧摄取能力增加　　B.血红蛋白结合氧增加　　C.肺部获得更多的氧
D.组织氧耗量减少　　　　E.氧解离曲线右移
2. 男，58 岁，因肺源性心脏病、呼吸衰竭入院。神志清楚。动脉血气分析：PaO_2 30 mmHg，$PaCO_2$ 60 mmHg。面罩吸氧（36%）治疗 30 分钟后，复查动脉血气分析：PaO_2 70 mmHg，$PaCO_2$ 80 mmHg。该患者二氧化碳分压增加最可能的原因是
A.气道阻力增加　　　　　B.膈肌疲劳　　　　　　　C.心力衰竭加重
D.呼吸中枢抑制　　　　　E.氧中毒
3. 女，76 岁，1 小时前被家属发现意识不清急送入院。有慢性阻塞性肺疾病病史 20 年，近 1 周来嗜睡。查体：BP 150/90 mmHg，昏迷，球结膜水肿，口唇发绀，双下肺可闻及湿啰音。该患者最可能的诊断是
A.左心衰竭　　　　　　　B.肺性脑病　　　　　　　C.感染中毒性脑病
D.脑梗死　　　　　　　　E.电解质紊乱
4. 女，50 岁，2 天前因肺炎入院，给予吸氧、静脉滴注抗生素、止咳、化痰等治疗。1 天来出现呼吸困难、烦躁、呼吸急促。动脉血气分析：pH 7.44，$PaCO_2$ 30 mmHg，PaO_2 55 mmHg，BE −3 mmol/L。目前对血气分析的判断最准确的是
A.代谢性酸中毒　　　　　B.Ⅰ型呼吸衰竭　　　　　C.呼吸性酸中毒
D.Ⅱ型呼吸衰竭　　　　　E.代谢性酸中毒合并呼吸性碱中毒
5. 男，62 岁，反复咳嗽、咳痰 15 年，活动后气促 5 年，加重 1 周入院。入院时神志清楚，动脉血气分析：PaO_2 50 mmHg，$PaCO_2$ 45 mmHg。面罩吸氧后，患者呼之不应。查动脉血气分析示：PaO_2 90 mmHg，$PaCO_2$ 75 mmHg。患者出现意识障碍的主要原因是
A.电解质紊乱　　　　　　B.脑血管病　　　　　　　C.氧中毒
D.肺性脑病　　　　　　　E.感染中毒性脑病
6. COPD 和慢性肺源性心脏病患者发生 Ⅱ 型呼吸衰竭时，下列治疗措施中不恰当的是
A.无创通气　　　　　　　B.持续高浓度吸氧　　　　C.静脉点滴糖皮质激素
D.雾化吸入支气管舒张剂　E.静脉点滴祛痰药物

题型　A3/A4 型题

（1～2 题共用题干）
男，40 岁，1 小时前游泳时溺水送来急诊。查体：P 120 次/分，R 34 次/分，BP 90/60 mmHg。神志尚清，烦躁不安，口唇发绀，两肺可闻及广泛湿啰音。动脉血气分析：pH7.52，$PaCO_2$ 30mmHg，PaO_2 60mmHg。
1. 该患者出现严重呼吸衰竭最主要的原因是
A.肺泡通气量下降　　　　B.弥散功能障碍　　　　　C.呼吸中枢活动减弱

D. 肺内血流显著增加　　　　　　　E. 通气/血流比例失调
2. 为改善其呼吸衰竭，应首选的措施是
A. 静脉滴注呼吸兴奋剂　　　　　B. 纯氧面罩吸氧　　　　　　　C. 无创通气
D. 快速利尿　　　　　　　　　　E. 静脉滴注糖皮质激素

二、慢性呼吸衰竭

题型　A1 型题

能准确判断酸中毒性质严重程度和代偿情况的是
A. 动脉血和尿的 pH 值　　　　　B. 动脉血 pH 值和 HCO_3^-　　　C. 动脉血和静脉血 pH 值
D. 动脉血和静脉血 $PaCO_2$　　　E. 静脉血和尿的 pH 值

题型　A2 型题

1. 男，57 岁，间断咳嗽、咳痰 15 年，伴活动后气短 2 年，呼吸困难加重 1 天。查体：面色暗红，多汗，口唇发绀。未吸氧时行动脉血气分析检查，最可能的结果是
A. PaO_2 降低，$PaCO_2$ 升高　　B. PaO_2 降低，$PaCO_2$ 降低　　C. PaO_2 降低，$PaCO_2$ 正常
D. PaO_2 正常，$PaCO_2$ 降低　　E. PaO_2 正常，$PaCO_2$ 升高
2. 女，65 岁，反复咳嗽、咳痰 20 年，活动后气促 5 年，双下肢水肿 6 个月。1 周前受凉后咳嗽、咳痰增多，气促加重，烦躁失眠。动脉血气分析：pH 7.29，$PaCO_2$ 80 mmHg，PaO_2 55 mmHg，BE +2.1 mmol/L。应考虑的酸碱失衡状态为
A. 代偿性呼吸性酸中毒　　　　　B. 代偿性呼吸性碱中毒　　　　　C. 失代偿性呼吸性碱中毒
D. 失代偿性呼吸性酸中毒　　　　E. 失代偿性代谢性酸中毒

题型　A3/A4 型题

（1～4 题共用题干）
女，48 岁，反复咳嗽、胸闷、气喘 30 年。平素口服氨茶碱及"止咳祛痰"中药治疗，症状控制不理想。近 1 周来症状再次出现。查体：P 86 次/分，R 24 次/分，双肺可闻及散在哮鸣音。诊断为"支气管哮喘"。动脉血气分析示：pH 7.46，$PaCO_2$ 32 mmHg，PaO_2 64 mmHg，HCO_3^- 19.3 mmol/L。
1. 该患者目前血气分析检验结果提示低氧血症合并
A. 呼吸性碱中毒　　　　　　　　B. 代谢性酸中毒　　　　　　　　C. 代谢性碱中毒
D. 呼吸性酸中毒　　　　　　　　E. 呼吸性碱中毒并代谢性酸中毒
2. 对该患者首选的治疗药物是
A. 吸入短效 $β_2$ 受体激动剂　　B. 联合吸入糖皮质激素及长效 $β_2$ 受体激动剂　　C. 口服糖皮质激素
D. 吸入长效 $β_2$ 受体激动剂　　E. 口服茶碱类药物
3. 为密切监测其病情变化，应首先推荐的方法是
A. 定期复查肺功能　　　　　　　B. 定期监测血氧饱和度　　　　　C. 每天评价活动耐力
D. 监测肺部体征变化　　　　　　E. 监测呼吸峰流速
4. 患者 2 小时前突发呼吸困难加重。查体：意识清楚，端坐呼吸。双肺呼吸音低，呼气相延长，可闻及低调哮鸣音。心率 120 次/分，律齐，未闻及杂音。动脉血气（鼻导管吸氧 5 L/min）示：pH 7.31，$PaCO_2$ 52 mmHg，PaO_2 53 mmHg，HCO_3^- 23 mmol/L。目前首先应采取的治疗措施是
A. 面罩吸氧（10 L/min）　　　　B. 静脉滴注碳酸氢钠　　　　　　C. 静脉滴注氨茶碱
D. 机械通气　　　　　　　　　　E. 静脉滴注呼吸兴奋剂

第十一节　急性呼吸窘迫综合征与多器官功能障碍综合征（助理不考）

题型　A1 型题

1. 对鉴别急性呼吸窘迫综合征（ARDS）与心源性肺水肿最有价值的检查是
A. 肺功能　　　　　　　　　　　B. 超声心电图　　　　　　　　　C. 动脉血气分析
D. 胸部 X 线片　　　　　　　　E. Swan-Ganz 导管
2. 治疗急性呼吸窘迫综合征最有效的措施是
A. 应用呼气末正压通气　　　　　B. 持续低浓度吸氧　　　　　　　C. 持续高浓度吸氧

D. 积极给予对症支持治疗　　　　E. 早期应用糖皮质激素
3. MODS 最易受累的器官是
A. 肺　　　　B. 心脏　　　　C. 大脑　　　　D. 肾脏　　　　E. 肝脏

| 题型 | A2 型题 |

1. 男，30 岁，溺水后发生急性呼吸窘迫综合征，给予气管插管、机械通气。潮气量 400 mL，呼吸频率 20 次/分，吸呼比 1∶1.5，PEEP 5 cmH₂O，吸氧浓度为 60%，PaO₂ 仍低于 50 mmHg 时，应首先调整的呼吸机参数是
A. 增加潮气量　　　　　　　B. 增加呼吸频率　　　　　　C. 反比呼吸
D. 增加 PEEP 水平　　　　　E. 增加吸氧浓度
2. 男，16 岁，溺水，经急救后送来急诊。查体：P 120 次/分，R 32 次/分，BP 95/65 mmHg，神志清楚，口唇发绀，双肺可闻及湿啰音。面罩吸氧氧饱和监测显示为 85%。该患者应立即采取的治疗措施是
A. 静脉注射地塞米松　　　　B. 静脉注射毛花苷 C　　　　C. 无创通气
D. 皮下注射吗啡　　　　　　E. 静脉注射呋塞米

第十二节　胸腔积液

一、胸腔积液概述

| 题型 | A1 型题 |

1. 肺炎链球菌肺炎合并肺炎旁胸腔积液的患者，需要考虑胸水引流的情况是
A. 胸水呈血性　　　　　　　B. 胸水 LDH 升高　　　　　　C. 胸水有核细胞以多核细胞为主
D. 胸水-血清白蛋白梯度增加　　　　　　　　　　　　　　E. 胸水的细菌培养
2. 因毛细血管通透性增加而致胸腔积液的疾病是
A. 肾病综合征　　　　　　　B. 肝硬化　　　　　　　　　　C. 类风湿关节炎
D. 左心衰竭　　　　　　　　E. 缩窄性心包炎
3. 下列疾病中，纵隔向患侧移位的是
A. 急性脓胸　　B. 慢性脓胸　　C. 张力性气胸　　D. 进行性血胸　　E. 血气胸

| 题型 | A2 型题 |

1. 男，22 岁，发热伴胸闷、气短 1 周入院。胸部 X 线片示左侧大量胸腔积液。其气短最主要的原因是
A. 动-静脉分流　　　　　　B. 限制性通气功能障碍　　　C. 阻塞性通气功能障碍
D. 呼吸膜通透性降低　　　　E. 通气/血流比例失调
2. 男，20 岁，发热，咳黄色脓痰 4 天。查体：体温 39.2℃，右肺闻及湿啰音。胸部 X 片显示大片致密影。WBC 19×10⁹/L。给予抗生素治疗，2 天后症状加重，出现胸痛、呼吸困难，右肺呼吸音降低。胸片示右侧胸腔积液。最可能的是
A. 结核性渗出性胸膜炎　　　B. 肺炎合并肺炎旁胸腔积液　　C. 肺炎合并肺脓肿
D. 肺癌合并胸腔积液　　　　E. 支气管扩张合并急性感染
3. 男，25 岁，发热、咳嗽 3 天。行胸部 X 线片检查诊断为"右下肺炎"，经抗感染治疗后症状好转，后体温再次升高，伴憋气、胸痛，吸气时加重。查体发现右下肺呼吸音消失。此时最可能出现的并发症是
A. 急性呼吸窘迫综合征　　　B. 肺炎性胸腔积液　　　　　C. 肺不张
D. 自发性气胸　　　　　　　E. 肺血栓栓塞
4. 男，20 岁，发热、咳嗽 2 周。查体：右肺语颤减弱，呼吸音低。该患者最可能的肺通气功能检查结果是
A. 一秒率降低　　　　　　　B. 肺总量降低　　　　　　　C. 最大通气量增加
D. 残气量增加　　　　　　　E. 肺活量降低
5. 男，30 岁，咳嗽 1 个月，咳少量白色黏痰，无痰中带血，无胸闷、发热。胸部 X 线片检查发现"胸腔积液"。为明确诊断行胸腔穿刺术。抽液 10 mL 时患者出现头晕、心悸、胸闷、出冷汗症状，当即停止抽液，休息后好转。患者出现上述症状最可能的原因是
A. 并发气胸　　　　　　　　B. 胸膜反应　　　　　　　　C. 复张后肺水肿
D. 低血糖反应　　　　　　　E. 低血容量性休克

6. 女，35 岁，2 周前发热、咳嗽、咳黄痰，经抗炎治疗后好转。近 3 天再次高热、咳嗽、胸闷。查体：T 39.5℃，P 115 次/分，R 24 次/分。气管右移。左侧胸部语颤减弱，叩诊实音，呼吸音消失。血 WBC $22×10^9$/L。胸部 X 线片示：左侧外高内低阴影，膈面消失。最有效的治疗措施是
A. 胸廓成形术　　　　　B. 胸腔闭式引流　　　　　C. 静脉点滴广谱抗生素
D. 胸膜剥脱术　　　　　E. 雾化吸入治疗，促进排痰

7. 男，38 岁，发热 2 周，胸闷 5 天。无咳嗽、咳痰、咯血，曾使用"头孢曲松"抗感染治疗无效。查体：T 37.8℃，BP 140/90 mmHg。右下肺呼吸音消失，语音共振减弱。胸部 X 线片示右下肺大片状高密度增高影，上缘呈外高内低弧形。为明确诊断，应首选的检查是
A. 支气管镜　　　　　　B. 胸腔穿刺抽液　　　　　C. 胸部 CT
D. 血肿瘤标志物　　　　E. 超声心动图

8. 男，62 岁，咳嗽、胸闷、气促 2 周。高血压病病史 10 年。查体：BP 150/90 mmHg。气管左移，右胸叩诊实音，右肺呼吸音消失。该患者最可能的诊断是
A. 冠心病　　B. 胸腔积液　　C. 肺炎　　D. 心力衰竭　　E. 肺血栓栓塞症

9. 男，26 岁，发热、咳嗽 3 天。胸部 X 线片示：右下肺炎，右侧少量胸腔积液。血 WBC $14.5×10^9$/L，N 0.85。给予静脉点滴头孢曲松抗感染 3 天，体温无明显变化。查体示：右肩胛线第 8 肋以下语颤减弱，叩诊呈实音。此时应采取的措施为
A. 继续目前治疗　　　　B. 胸腔穿刺抽液检查　　　　C. 痰培养 + 药敏试验
D. 换用阿奇霉素　　　　E. 换用喹诺酮类药物

10. 男，62 岁，左胸痛 4 天，胸闷、气促 2 天。查体：左下肺呼吸音消失，心率 100 次/分，律齐。为明确诊断首选的检查是
A. 超声心动图　　　　　B. 血心肌坏死标志物　　　　C. 胸部 X 线片
D. 血 D-二聚体　　　　E. 胸部 B 超

11. 女，20 岁，咳嗽，胸闷 1 周。查体：右下肺呼吸音消失。胸部 X 线片示右侧大量胸腔积液。该患者肺通气功能检查最不可能出现的结果是
A. 一秒量下降　　B. 残气量下降　　C. 肺总量下降　　D. 用力肺活量下降　　E. 一秒率下降

12. 女，45 岁，2 周前发热、咳嗽、咳黄痰、胸闷、胸痛，经抗感染治疗好转。现再次高热、咳嗽、无痰、感胸闷。查体：T 38.5℃，P 115 次/分，R 25 次/分。气管明显左移，右肺语颤减弱，叩诊呈实音，呼吸音消失。血 WBC $22×10^9$/L，N 0.89。该患者首先考虑的诊断是
A. 肺脓肿　　B. 肺炎链球菌肺炎　　C. 阻塞性肺炎　　D. 脓胸　　E. 肺不张

13. 女，54 岁，发热、咳嗽 2 天。查体（坐位）：T 37.8℃，右侧胸廓略饱满，右下肺第 4 肋间以下叩诊呈实音，呼吸音明显减弱。该患者最可能出现的其他体征是
A. 右下肺可闻及湿啰音　　B. 右下肺可闻及胸膜摩擦音　　C. 气管向右侧移动
D. 右下肺语音共振减弱　　E. 右下肺可闻及支气管呼吸音

14. 女，58 岁，咳嗽、呼吸困难 2 周余，查体：T 36.8℃，右侧肋间隙变宽，右下肺叩诊呈浊音，呼吸音及语音共振明显减弱。该患者肺部病变最可能的情况是
A. 肺不张　　B. 肺实变　　C. 气胸　　D. 肺气肿　　E. 胸腔积液

15. 男，62 岁，咳嗽、胸闷、气促 2 周，高血压病史 10 年，查体：BP 150/90 mmHg，气管左移，右胸叩诊实音，右肺呼吸音消失。该患者最可能的诊断是
A. 胸腔积液　　B. 肺炎　　C. 冠心病　　D. 心力衰竭　　E. 肺血栓栓塞症

16. 女，31 岁，咳嗽 2 个月，发热、胸闷 1 周。查体：T 38.5℃，右下肺叩诊实音，呼吸音消失。胸部 X 线片示右下肺大片致密影，上缘呈弧形。该患者应首选的检查是
A. 胸部超声　　　　　　B. 痰找抗酸杆菌　　　　　C. 支气管镜
D. 胸部 CT　　　　　　E. 痰培养 + 药敏试验

题型	A3/A4 型题

（1～2 题共用题干）
女，45 岁，发热、胸闷 2 周，伴膝关节疼痛不适。胸部 X 线片示右侧中等量胸腔积液。胸水常规检查示：有核细胞数 $1200×10^6$/L，单核细胞 0.87，多核细胞 0.10，间皮细胞 0.03；LDH 320 U/L，总蛋白 45 g/L，ADA 54 U/L。

1. 该患者胸腔积液最可能的诊断是
A. 结核性胸腔积液　　　　B. 类肺炎性胸腔积液　　　　C. 淋巴瘤所致胸腔积液
D. 结缔组织病所致胸腔积液　　E. 恶性胸腔积液

2.该患者胸腔积液产生最主要的机制是
A.血浆胶体渗透压降低　　　　B.淋巴管阻塞　　　　　　　C.胸膜毛细血管内静水压增加
D.胸膜毛细血管通透性增加　　E.胸腔内胶体渗透压增加

（3～4题共用题干）
男，20岁，右胸刀刺伤2小时就诊。既往体健。查体：T 36.5 ℃，P 120次/分，R 24次/分，BP 80/60 mmHg。面色苍白，皮肤潮湿。右胸腋前线第5肋间2 cm伤口，有血液流出。右胸叩诊实音，呼吸音减弱。急行胸腔闭式引流，引流出血性液体约600 mL，1小时内又引流出血性液体300 mL。

3.此时首先考虑的诊断是
A.凝固性血胸　　　　　　　　B.创伤性血胸　　　　　　　C.迟发性血胸
D.心脏压塞　　　　　　　　　E.进行性血胸

4.最有效的处理措施是
A.气管插管呼吸机辅助呼吸　　B.开胸探查　　　　　　　　C.输液、输血
D.镇静、吸氧　　　　　　　　E.调整引流管位置

题型　B1型题

（1～2题共用备选答案）
A.胆固醇　　　　　　　　　　B.乳酸脱氢酶（LDH）　　　C.腺苷脱氨酶（ADA）
D.酸碱度（pH）　　　　　　　E.葡萄糖

1.鉴别结核性胸腔积液和恶性胸腔积液，最有价值的胸水生化检查项目是
2.最常用于判断漏出液和渗出液性质的胸腔积液生化检查项目是

（3～4题共用备选答案）
A.心力衰竭所致胸水　　　　　B.类肺炎性胸水　　　　　　C.乳糜胸水
D.类风湿关节炎所致胸水　　　E.恶性胸水

3.胸水检查示：胸水总蛋白15 g/L，LDH 56 U/L，GLU 5.4 mmol/L，ADA 23 U/L。最可能的病因是
4.胸水检查示：有核细胞2000×10^6/L，单核0.94，总蛋白40 g/L，LDH 475 U/L，GLU 2.4 mmol/L，ADA 12 U/L。最可能的病因是

二、结核性胸膜炎

题型　A2型题

女，28岁，低热、干咳2周。胸部X线片示右侧中等量胸腔积液。胸腔积液检查示有核细胞总数1460×10^6/L，单核细胞0.85。给予四联抗结核药物治疗。下列对防止该患者出现胸膜肥厚最重要的措施是
A.胸腔内注射糖皮质激素　　　B.胸腔内注射抗结核药物　　C.口服糖皮质激素
D.胸腔内注射尿激酶　　　　　E.反复胸腔穿刺抽取胸腔积液

三、恶性胸腔积液（助理不考）

题型　A2型题

1.女，50岁，渐进性胸闷、气短3周。右肺叩诊呈实音，听诊右肺呼吸音明显减弱。胸部X线片示右侧大量胸腔积液，胸穿抽出血性胸水700 mL。胸水化验CEA明显增高。胸膜病变最可能的病理类型为
A.恶性胸膜间皮瘤　　　　　　B.腺癌　　　　　　　　　　C.小细胞癌
D.大细胞癌　　　　　　　　　E.鳞癌

2.男，67岁，胸闷2周，无发热、咳嗽。查体：右中下肺叩诊实音，呼吸音消失。可见杵状指。胸部X线片示右侧中等量胸腔积液。胸水常规示：外观血性，有核细胞2900×10^6/L，多个核细胞0.12，单个核细胞0.82，间皮细胞0.06，LDH 342 U/L。该患者首先考虑的诊断是
A.类肺炎性胸腔积液　　　　　B.心力衰竭　　　　　　　　C.结缔组织病所致胸腔积液
D.肺癌胸膜转移　　　　　　　E.结核性胸膜炎

3.男，50岁，左侧胸痛伴气短1个月。吸烟30年，20支/天。查体：左侧胸部叩诊呈实音，左下肺呼吸音低。胸部X线片示左侧中等量胸腔积液伴左肺门阴影增大。胸腔积液检查：蛋白36 g/L，单核细胞0.72，ADA 16 U/L，胸水CEA 15μg/L。该患者最可能的诊断是
A.肺癌胸膜转移　　　　　　　B.淋巴瘤胸膜受累　　　　　C.结核性胸腔积液
D.类肺炎性胸腔积液　　　　　E.结节病合并胸腔积液

四、血胸

题型　A1 型题

血胸活动性出血的征象不包括
A. 脉快、血压下降，补液后血压不升或回升后又下降
B. 血红蛋白持续降低
C. 胸片阴影逐渐增大
D. 穿刺液涂片红细胞与白细胞之比为 100：1
E. 闭式引流量连续 3 小时，每小时超过 200 mL

题型　A2 型题

男，19 岁，1 小时前被刺伤左胸，急诊血压 80/50 mmHg，心率 120 次/分，伤口不断有血液流出，快速输入血浆代用品及血液制品 1000 mL 后，血压仍未见改善。积极的抢救措施应该是
A. 内科医师会诊，纠正休克
B. 心电图检查，排除心脏疾患
C. 缝合伤口，加压包扎
D. 体外心脏按压，增加心搏出量
E. 继续输血补液，立即准备开胸探查止血

五、脓胸

题型　A1 型题

胸腔积液中葡萄糖水平显著降低的情况最常见于
A. 肝硬化
B. 心力衰竭
C. 脓胸
D. 肾病综合征
E. 肺血栓栓塞症

题型　A2 型题

女，24 岁，发热 4 天，体温波动于 38.2～39.5℃。化验血：Hb 134 g/L，WBC $14.5×10^9$/L，N 0.85。胸部 X 线片提示左侧胸腔积液。胸水常规：有核细胞 $6000×10^6$/L，多核细胞 0.89。胸水生化：pH 6.9，LDH 1400 U/L，葡萄糖 0.8 mmol/L，ADA 48 U/L。该患者除抗感染治疗外，还应采取的重要处理措施是
A. 胸腔闭式引流
B. 抗结核治疗
C. 胸膜活检
D. 胸腔镜检查
E. 胸腔内注射抗生素

六、类肺炎性胸腔积液

题型　A3/A4 型题

（1~2 题共用题干）
女，45 岁。2 周前发热、咳嗽、咳黄痰、胸闷、胸痛，经抗感染治疗好转。现再次出现高热、咳嗽、胸闷、无痰。查体：T 38.5℃，P 115 次/分，R 25 次/分。气管明显左移，右肺语颤减弱，叩诊呈实音，呼吸音消失。血 WBC $22×10^9$/L，N 0.89。

1. 首先考虑的诊断是
A. 肺脓肿
B. 干性胸膜炎
C. 阻塞性肺炎
D. 类肺炎性胸腔积液
E. 肺不张

2. 支持上述诊断最重要的依据是
A. X 线胸片示弧形上缘高密度影
B. 胸部超声示液性暗区
C. 胸腔穿刺液呈稀薄脓性
D. 胸腔穿刺液为漏出液
E. 胸腔穿刺液为渗出液

第十三节　气胸

题型　A1 型题

1. 以下不属于张力性气胸临床表现的是
A. 重度呼吸困难
B. 纵隔明显向患侧移位
C. 患侧肺萎缩，健侧肺扩张受限
D. 患侧胸膜腔压力升高
E. 发生皮下气肿

2. 开放性气胸是指
A. 肺裂伤
B. 支气管破裂
C. 胸部存在伤口
D. 胸部伤口与胸膜腔相通
E. 胸部伤口深达肌层

| 题型 | A2 型题 |

1. 男, 22 岁, 突发右胸痛 2 天, 无发热、咳嗽。查体: T 37.2℃。右胸廓稍饱满, 语音震颤减弱, 叩诊呈鼓音, 呼吸音消失。该患者最可能的诊断是
A. 肺不张　　　　　B. 胸腔积液　　　　C. 肺炎　　　　　D. 肺气肿　　　　　E. 气胸

2. 男, 18 岁, 突发右侧胸痛伴轻度呼吸困难 1 天。查体: 体型瘦高。右胸叩诊呈鼓音, 右侧呼吸音减低。最可能的诊断是
A. 自发性气胸　　　B. 结核性胸膜炎　　C. 肺炎　　　　　D. 肺结核　　　　　E. 胸腔积液

3. 男, 28 岁, 背部刀刺伤 1 小时急诊。查体: P 100 次/分, R 25 次/分, BP 90/60 mmHg。面色略苍白。左侧脊柱旁可见长约 3 cm 伤口, 有空气进出声响, 未见血液外溢。胸部 X 线片可见少量液气胸。此时最佳处理措施是
A. 清创缝合　　　　　　　　B. 开胸探查　　　　　　　　C. 封闭伤口, 胸腔闭式引流
D. 气管插管, 呼吸机支持　　E. 吸氧

4. 男, 18 岁, 剧烈活动后突发右侧胸痛伴喘憋 5 小时。查体: 右胸叩诊呈鼓音, 右侧呼吸音减弱。最可能的诊断是
A. 自发性支气管破裂　　　　B. 自发性血胸　　　　　　　C. 自发性食管破裂
D. 自发性气胸　　　　　　　E. 自发性纵隔气肿

5. 男, 20 岁, 突发左侧胸痛伴呼吸困难 3 小时。查体: 心率 150 次/分, 血压 90/60 mmHg。口唇发绀, 颈静脉怒张。左侧胸廓膨隆, 叩诊呈鼓音, 听诊呼吸音消失, 心音遥远。应立即采取的措施是
A. 开胸探查　　　　　　　　B. 粗针头胸腔穿刺抽气　　　C. 心包穿刺
D. 面罩吸氧　　　　　　　　E. 无创通气

6. 女, 65 岁, 右侧胸部闭合性损伤 2 天。右胸疼痛, 咳嗽时加重, 无呼吸困难。胸壁皮肤无破损, 局部皮下淤血。胸部 X 线片示右侧第 6 肋骨单处骨折, 右侧气胸, 肺压缩 15%。最恰当的治疗措施是
A. 开胸探查　　　　　　　　B. 胸壁切开、肋骨内固定　　C. 胸壁包扎固定、镇痛
D. 胸腔闭式引流　　　　　　E. 静脉滴注抗生素

7. 男, 30 岁, 剧烈活动后突发右侧胸痛 1 天。查体: P 98 次/分, R 25 次/分。急性病容, 呼吸浅快, 右肺叩诊呈鼓音, 听诊呼吸音消失, 左肺呼吸音正常。最可能的诊断是
A. 胸腔积液　　　　B. 支气管哮喘　　　C. 自发性气胸　　D. 肺气肿　　　　　E. 肺栓塞

8. 女, 22 岁, 突发右侧胸痛伴胸闷 1 小时。搬重物时突发右侧胸痛, 疼痛剧烈, 深呼吸时加重。BP 100/65 mmHg。最可能的诊断是
A. 肺栓塞　　　　　B. 自发性气胸　　　C. 主动脉夹层　　D. 肋间神经痛　　　E. 心肌梗死

9. 男, 56 岁, 咳嗽、胸闷、憋气 2 天, 持续不缓解。查体: 左侧呼吸运动减低, 叩诊呈鼓音, 呼吸音明显减低。胸部 X 线片示左肺萎陷, 压缩约 90%。该患者最有效的治疗措施是
A. 呼吸机辅助呼吸　　　　　B. 低流量吸氧　　　　　　　C. 胸腔闭式引流
D. 胸腔穿刺排气　　　　　　E. 解痉平喘

10. 男, 20 岁, 闭合性胸外伤 5 小时。查体: 口唇发绀, 端坐呼吸。左侧胸壁触及皮下气肿, 气管右偏, 左侧呼吸音消失。正确的急救措施是
A. 急诊开胸检查　　　　　　B. 心包穿刺　　　　　　　　C. 左胸腔穿刺排气
D. 加压吸氧　　　　　　　　E. 气管插管

| 题型 | A3/A4 型题 |

(1 ~ 3 题共用题干)
男, 73 岁, 慢性咳嗽、咳痰 20 余年, 每年持续 3 ~ 4 个月, 近 2 ~ 3 年出现活动后气短, 有时双下肢水肿。今晨起床时突感左上胸针刺样疼痛, 与呼吸有关, 继之出现呼吸困难、大汗, 不能平卧, 来院就诊。

1. 该患者呼吸困难最可能的原因是
A. 急性心肌梗死　　　　　　B. 自发性气胸　　　　　　　C. 急性胸膜炎
D. 急性肺栓塞　　　　　　　E. 急性心力衰竭

2. 该患者查体最可能出现的阳性体征是
A. 双下肺闻及中等量湿啰音　B. 左肺叩诊呈鼓音
C. 左肺闻及胸膜摩擦音　　　D. 三尖瓣区闻及粗糙的反流性杂音　　E. 心尖部闻及第四心音奔马律

3. 对明确诊断最有价值的检查是
A. 心肌坏死标志物　　　　　B. 动脉血气分析　　　　　　C. 胸部 X 线片
D. D-二聚体　　　　　　　　E. 超声心动图

(4～5题共用题干)

男，66岁，活动后突发左侧胸痛伴呼吸困难1天。既往慢性阻塞性肺疾病病史10余年。查体：R 26次/分，BP 95/60 mmHg。口唇发绀。左肺呼吸音明显减弱。心率102次/分，律齐。

4. 该患者最可能的诊断是
A. 急性心肌梗死　　　　　　B. 自发性气胸　　　　　　C. 阻塞性肺不张
D. 胸腔积液　　　　　　　　E. 肺栓塞

5. 为明确诊断，应首先采取的检查措施是
A. CT肺动脉造影　　B. 胸腔穿刺　　C. 支气管镜　　D. 胸部X线片　　E. 心电图

(6～7题共用题干)

男，28岁，车祸后胸痛、呼吸困难40分钟。曾咳出少量血痰，无恶心、呕吐、腹胀、腹痛，无意识障碍。查体：P 118次/分，R 26次/分，BP 90/60 mmHg。气管右偏。左侧胸壁皮肤淤青，无皮下气肿，左侧4、5、7肋骨触痛明显，可触及骨擦感。左胸叩诊呈鼓音，呼吸音减弱。心律齐，未闻及心脏杂音。腹软，无压痛，肝脾肋下未触及。四肢活动尚可，病理反射未引出。辅助检查：Hb 100 g/L，RBC $3.2×10^{12}$/L。胸部X线片示4、5、6侧肋骨折，左侧气胸，肺组织物70%；左侧胸腔中等量积液。

6. 需要立即给予的处理是
A. 加压包扎固定胸廓　　　　B. 胸腔闭式引流　　　　　　C. 静脉输血
D. 剖胸探查　　　　　　　　E. 穿刺排气减压

7. 根据患者目前病情推断，还可能合并存在的是
A. 连枷胸　　　　B. 张力性气胸　　C. 创伤性气胸　　D. 开放性气胸　　E. 闭合性气胸

第十四节　肋骨骨折

题型　A1型题

胸外伤中，最易发生骨折的肋骨是
A. 第4～7肋骨　　　　　　　B. 第1肋骨　　　　　　　　C. 第11、12肋骨
D. 第2、3肋骨　　　　　　　E. 第8～10肋骨

题型　A2型题

男，47岁，从3米高处坠落致左胸外伤8小时。查体：T 36.5℃，P 95次/分，R 16次/分，BP 100/60 mmHg。神清，气管居中。反常呼吸运动，左胸壁可触及多根肋骨断端，左肺呼吸音明显减弱。最佳治疗方案首选
A. 胸腔闭式引流　　　　　　B. 胸腔穿刺排气排液　　　　C. 开胸探查+肋骨固定
D. 胸壁加压包扎　　　　　　E. 镇静止痛，鼓励排痰

第十五节　纵隔肿瘤（助理不考）

题型　A2型题

男，50岁，胸部不适2个月，无咳嗽、发热。胸部CT示右前上纵隔肿物，直径约3 cm，边缘光滑，上极清晰。首先考虑的诊断是
A. 胸腺瘤　　　　　　　　　B. 胸骨后甲状腺肿　　　　　C. 支气管囊肿
D. 食管囊肿　　　　　　　　E. 神经纤维瘤

第十六节　间质性肺疾病

一、特发性肺纤维化

题型　A2型题

男，50岁。干咳、呼吸困难半年，无痰。症状进行性加重，伴乏力、消瘦。查体：双肺可闻及Velcro啰音。可见杵状指。最可能的诊断是
A. COPD　　　　　　　　　　B. 支气管扩张　　　　　　　C. 特发性肺纤维化
D. 肺癌　　　　　　　　　　E. 肺结核

二、非特异性间质性肺炎

| 题型 | A3/A4 型题 |

（1~2 题共用题干）
男，45 岁。活动后气急伴咳嗽半年，时有低热，无痰，抗菌药及止咳药治疗效果欠佳。查体：双肺底可闻及 Velcro 啰音。胸部 CT 示：双肺下叶均匀一致的磨玻璃影。

1. 该患者最可能的诊断是
A. COPD B. 支气管扩张 C. 特发性肺纤维化
D. 肺癌 E. 非特异性间质性肺炎

2. 首选治疗药物是
A. 糖皮质激素 B. 免疫抑制剂 C. 抗生素 D. 肺移植 E. 吡非尼酮

第十七节 睡眠呼吸障碍

| 题型 | A1 型题 |

阻塞性睡眠呼吸暂停最主要的临床表现是
A. 胸闷 B. 日间疲乏 C. 打鼾 D. 嗜睡 E. 呼吸暂停

第十五章 消化系统

第一节 食管、胃、十二指肠疾病

一、胃食管反流病

题型 A1型题

1. 可确诊反流性食管炎的依据是
   A. 食管测压异常　　　　　　B. 胃镜发现食管下段黏膜破损
   C. 食管酸监测异常　　　　　D. 反酸、烧心症状　　　　E. ^{13}C 尿素呼气试验阳性
2. 胃食管反流病的治疗措施不包括
   A. 应用促胃肠动力药　　　　B. 抗酸治疗　　　　　　　C. 高脂肪饮食
   D. 减肥　　　　　　　　　　E. 避免饮用咖啡和浓茶
3. 用于胃食管反流病诊断性治疗的药物是
   A. 多潘立酮　　B. 枸橼酸铋钾　　C. 奥美拉唑　　D. 铝碳酸镁　　E. 雷尼替丁
4. 胃食管反流病的主要发病机制不包括
   A. 夜间胃酸分泌过多　　　　B. 食管下括约肌压力降低　　C. 食管酸廓清能力下降
   D. 胃排空异常　　　　　　　E. 异常的食管下括约肌一过性松弛
5. 疑为胃食管反流病，但胃镜检查阴性时，临床上为确定诊断多行
   A. 食管 X 线钡餐检查　　　　B. 24 小时食管 pH 监测　　C. 食管测压监测
   D. 胃镜下取活组织送病理检查　　　　　　　　　　　　E. PPI 试验性治疗
6. 不属于食管反流病直接损伤因素的是
   A. 胃酸　　　B. 胃蛋白酶　　C. 非结合胆盐　　D. 刺激性食物　　E. 胰酶

题型 A2型题

1. 男，65 岁，反复反酸、烧心、上腹胀 4 年，加重 1 个月。胃镜检查：食管下段见 3 条纵行黏膜破损，相互融合。目前最主要的治疗药物是
   A. 硫糖铝　　　B. 西咪替丁　　C. 铝碳酸镁　　D. 奥美拉唑　　E. 枸橼酸铋钾
2. 患者，女性，36 岁，近 2 个月出现胸痛、反酸、胃灼热、嗳气。查胃镜食管黏膜未见明显异常。下列哪项最有助于明确诊断
   A. 24 小时心电监测　　　　　B. 24 小时胃食管 pH 监测　　C. ^{13}C 尿素呼气试验
   D. 腹部 B 超　　　　　　　　E. 上消化道气钡双重造影

题型 A3/A4型题

（1～2 题共用题干）
男，64 岁，胸骨后烧灼样疼痛 2 周，伴嗳气，偶有吞咽不畅。口服奥美拉唑治疗 2 周后疼痛缓解。
1. 应首先考虑的诊断是
   A. 消化性溃疡　　B. 食管癌　　　C. 心绞痛　　　D. 贲门失弛缓症　　E. 胃食管反流病
2. 目前首选的检查是
   A. 心电图　　　　　　　　　B. 冠脉动脉造影　　　　　C. 胃镜
   D. 24 小时食管 pH 监测　　　E. 超声心动图

（3～5 题共用题干）
患者，女性，45 岁，间歇性发作咽下困难 3 个月，伴反酸、烧心、胸骨后疼痛，食管造影未见异常。
3. 诊断首先考虑为
   A. 食管癌　　　　　　　　　B. 胃食管反流病　　　　　C. 食管贲门失弛缓症
   D. 食管裂孔疝　　　　　　　E. 硬皮病
4. 对上述诊断最有帮助的检查是
   A. 24 小时食管 pH 监测　　　B. 胸部 CT　　　　　　　C. 胃镜检查
   D. 食管动力检查　　　　　　E. 食管滴酸试验

5. 治疗最有效的药物是
A. PPI
B. H₂ 受体拮抗剂
C. 胃黏膜保护剂
D. 促动力剂
E. 抗酸剂

题型　B1 型题

（1～2 题共用备选答案）
A. 食管压力测定
B. 24 小时食管 pH 监测
C. 胸部 X 线片
D. 食管酸滴注试验
E. 胃镜及活检
1. 诊断胃食管酸反流最适用的辅助检查是
2. 诊断反流性食管炎最可靠的辅助检查是

二、食管癌

题型　A1 型题

1. 食管癌分型不包括
A. 髓质型
B. 缩窄、硬化型
C. 蕈伞型
D. 溃疡型
E. 梗阻型
2. 食管癌最常见的发生部位是
A. 胸上段
B. 胸中段
C. 胸下段
D. 腹段
E. 颈段
3. 食管癌的 X 线表现不包括
A. 食管僵硬
B. 黏膜皱襞增粗
C. 黏膜呈串珠样改变
D. 黏膜皱襞撕裂
E. 充盈缺损或龛影
4. 下述食管吞钡双重对比造影征象，不属于食管癌表现的是
A. 黏膜皱襞紊乱、中断
B. 小的充盈缺损
C. 半月状压迹
D. 局限性管壁僵硬
E. 小龛影
5. 对食管癌高发区普查能早期诊断的主要方法是
A. 食管黏膜脱落细胞检查
B. 食管镜
C. 食管 X 线吞钡检查
D. 食管下段 pH 测定
E. 食管测压检查

题型　A2 型题

1. 男，59 岁，进食哽噎 1 个月余，症状逐渐加重。近半年来左胸痛，服用"救心丸"无改善。为明确诊断，首选的检查是
A. 超声心动图
B. 胸部 CT
C. 胸部 MRI
D. 心电图
E. 胃镜
2. 男，60 岁，吞咽时哽噎感 2 个月。食管 X 线钡剂造影检查示：食管偏心型充盈缺损，中心可见"龛影"，黏膜皱襞破坏，管壁僵硬。最可能的临床诊断是
A. 食管静脉曲张
B. 食管平滑肌瘤
C. 食管癌
D. 食管憩室
E. 贲门失弛缓症
3. 女性，23 岁，间歇性吞咽困难 3 年，X 线钡餐检查显示食管下端呈鸟嘴样狭窄。可能性最大的是
A. 食管下段癌
B. 贲门失弛缓症
C. 食管炎
D. 食管瘢痕性狭窄
E. 食管平滑肌瘤
4. 男，62 岁，进食哽噎月余。胃镜检查：距门齿 30～32 cm 处食管后壁肿物，黏膜表面破溃，距门齿 38～40 cm 处黏膜粗糙、隆起，两处活检均为高分化鳞癌。心、肺及肝功能正常。未见其他部位转移征象。最佳治疗方案是
A. 二线药物化疗
B. 静脉营养支持
C. 食管癌放射治疗
D. 食管癌根治术
E. 胃造瘘肠内营养
5. 患者，男性，68 岁，进食哽噎半年，近 2 个月来感吞咽困难，进行性加重，目前能进半流食。入院检查：食管钡餐检查见食管中上段管腔狭窄，充盈缺损，管壁蠕动僵硬。该患者最恰当的治疗方法为
A. 食管癌根治术
B. 姑息食管癌切除术
C. 化疗
D. 胃造瘘术
E. 放疗

题型　A3/A4 型题

（1～3 题共用题干）
男性，55 岁，进行性吞咽困难 3 个月，体重下降 5kg。查体无阳性所见。

1. 对该病人最可能的诊断是
A. 食管灼伤狭窄　　　　　　B. 食管癌　　　　　　　　　C. 食管平滑肌瘤
D. 贲门失弛缓症　　　　　　E. 食管憩室
2. 首选检查方法是
A. 胸部 CT　　　　　　　　　B. 食管超声波检查　　　　　C. 食管拉网
D. 食管镜检查＋活检　　　　E. 胸部 MRI
3. 食管吞钡 X 线片描述错误的是
A. 食管呈鸟嘴样改变　　　　B. 食管充盈缺损　　　　　　C. 食管管壁僵硬
D. 龛影　　　　　　　　　　　E. 食管黏膜断裂

（4～6 题共用题干）
男性，62 岁，近 2 个月来常有吞咽困难，伴隐痛，但可进半流质饮食，自感体力不支，逐渐消瘦。
4. 该病人首先考虑的诊断是
A. 食管炎　　　B. 食管憩室　　　C. 食管癌　　　D. 食管平滑肌瘤　　　E. 贲门失弛缓症
5. 对诊断最有价值的检查是
A. 胸部 X 线片　　　　　　　B. 食管吞钡　　　　　　　　C. 食管拉网
D. 纤维食管镜＋活检　　　　E. 纵隔 CT
6. 经检查见食管病变位于主动脉弓至肺下静脉平面，该部位是食管解剖分段的
A. 颈段　　　B. 胸上段　　　C. 胸中段　　　D. 胸下段　　　E. 腹段

题型	B1 型题

（1～2 题共用备选答案）
A. 食管吞钡双重对比造影　　　B. 纤维食管镜检查＋活检　　　C. 胸部 CT 检查
D. 拉网检查　　　　　　　　　E. EUS 检查
1. 食管癌高发区普查应首选
2. 食管癌确诊检查应首选

三、急性胃炎

题型	A1 型题

1. 非甾体抗炎药引起急性胃炎的主要机制是
A. 激活磷脂酶 A　　　　　　B. 抑制前弹性蛋白酶　　　　C. 抑制前列腺素合成
D. 促进促胃液素（胃泌素）合成　　　　　　　　　　　　E. 抑制脂肪酶
2. 急性糜烂出血性胃炎最常见的原因是
A. 不洁饮食　　　　　　　　B. 剧烈呕吐　　　　　　　　C. 刺激性食物
D. 口服抗生素　　　　　　　E. 口服非甾体抗炎药
3. 急性糜烂性胃炎的发病原因中，以下选项最重要的是
A. 去甲肾上腺素、糖皮质激素分泌增多　　　　B. 胃黏膜缺血和胃酸分泌
C. 黏液分泌减少　　　　　　　　　　　　　　　D. 前列腺素合成减少
E. 血栓素、白三烯合成增多
4. 急性糜烂出血性胃炎最正确的诊断依据是
A. X 线胃肠钡餐检查　　　　B. 胃液分析　　　　　　　　C. 上消化道出血的临床表现
D. 胃黏膜脱落细胞检查　　　E. 急诊胃镜检查
5. 严重烧伤患者出现呕血、黑便，最可能的原因是
A. 食管胃底静脉曲张破裂　　B. 消化性溃疡　　　　　　　C. Curling 溃疡
D. A 型胃炎　　　　　　　　E. Cushing 溃疡

题型	A2 型题

1. 女，32 岁，因关节痛口服吲哚美辛治疗 5 天，上腹痛 1 天。半小时前呕咖啡样物 200 mL，呕吐后腹痛缓解。既往无肝病及胃病史。首选的检查是
A. 胃镜　　　　　　　　　　B. 腹部 B 超　　　　　　　　C. 胃液分析
D. 腹部 CT　　　　　　　　E. 上消化道 X 线钡剂造影
2. 男，52 岁，头颈部、双上肢浅烧伤，伤后第 3 天出现黑便，量约 700 mL。查体：P107 次/分、BP85/60

mmHg。最可能的原因是
A. 慢性胃炎出血　　　　　　B. 胆道出血　　　　　　　　C. 消化性溃疡出血
D. 食管溃疡出血　　　　　　E. 应激性溃疡出血

3. 男，56 岁，突发性右侧肢体无力，伴头痛、呕吐，排黑便 2 次。有高血压和糖尿病史 5 年。黑便原因很可能是
A. 食管癌　　　　　　　　　B. 胃癌　　　　　　　　　　C. 胃溃疡
D. 急性胃黏膜病变　　　　　E. 胃底静脉曲张破裂出血

4. 女，18 岁，因大面积烧伤住院治疗 3 天，上腹痛 1 天，2 小时来排柏油便 3 次。查体：P 96 次 / 分，BP 110/70 mmHg。实验室检查 WBC 11.8×10^9/L，血红蛋白 92 g/L，首选的治疗措施是
A. 口服胃黏膜保护剂　　　　B. 静脉应用止血药　　　　　C. 静脉应用质子泵抑制剂
D. 静脉应用 H_2 受体拮抗剂　　E. 输血

5. 男，68 岁，恶心、上腹隐痛、呕吐少许咖啡样液体 2 天。高血压、血脂异常病史 2 年，近期口服阿司匹林 100mg/d。胃镜检查可见胃窦黏膜多发糜烂，表面附着血性黏液。最适宜的治疗药物是
A. 多潘立酮　　B. 奥美拉唑　　C. 枸橼酸铋钾　　D. 硫糖铝　　E. 法莫替丁

6. 患者，女性，22 岁，因服吲哚美辛数片后觉上腹痛，今晨呕咖啡样胃内容物 400 mL 来诊。既往无胃病史。首选的检查是
A. 血清胃泌素测定　　　　　B. B 型超声检查　　　　　　C. X 线胃肠钡餐检查
D. 急诊胃镜检查　　　　　　E. 胃液分析

| 题型 | A3/A4 型题 |

（1～2 题共用题干）
男，70 岁，饮酒 1 小时后呕咖啡样物 100 mL，后排黑便 100 g。既往体健。查体：P110 次 / 分，BP 90/50 mmHg。
1. 首选的治疗药物是
A. 多巴胺　　B. 硫糖铝　　C. 氨甲苯酸　　D. 纳洛酮　　E. 奥美拉唑
2. 对诊断及治疗最有意义的检查是
A. 胃镜　　　　　　　　　　B. 腹部 X 线平片　　　　　　C. 上消化道 X 线钡餐造影
D. 腹部 B 超　　　　　　　　E. 腹部 CT

| 题型 | B1 型题 |

（1～2 题共用备选答案）
A. 急性糜烂出血性胃炎　　　B. 慢性浅表性胃窦胃炎　　　C. 嗜酸性粒细胞性胃炎
D. 慢性浅表性胃体胃炎　　　E. 慢性萎缩性胃炎
1. 与胃癌发生相关的疾病是
2. 应用非甾体抗炎药可导致的疾病是
（3～4 题共用备选答案）
A. Cushing 溃疡　　　　　　B. 胃溃疡　　　　　　　　　C. Curling 溃疡
D. 食管腐蚀性溃疡　　　　　E. 十二指肠溃疡
3. 最易发生癌变的溃疡是
4. 烧伤患者发生的溃疡是

四、慢性胃炎

| 题型 | A1 型题 |

1. 慢性胃炎最主要的病因是
A. 刺激性食物　　　　　　　B. 化学损伤　　　　　　　　C. 幽门螺杆菌感染
D. 药物损伤　　　　　　　　E. 物理损伤
2. 判断慢性胃炎有无活动的病理学依据是
A. 浆细胞浸润　　　　　　　B. 淋巴细胞浸润　　　　　　C. 淋巴滤泡形成
D. 中性粒细胞浸润　　　　　E. 肠上皮化生
3. 容易引起贫血的胃炎是
A. 慢性非萎缩性全胃炎　　　　　　　　　　　　　　　　B. 慢性萎缩性胃炎，胃体萎缩为主
C. 慢性萎缩性胃炎，胃窦萎缩为主　　　　　　　　　　　D. 慢性浅表性胃炎，胃体为主

E. 慢性浅表性胃炎，胃窦为主
4. 最有助于自身免疫性胃炎诊断的实验室检查是
A. 胃液中胃蛋白酶定量　　　B. 胃酸测定　　　　　　　C. 血清壁细胞抗体检测
D. 血清胃泌素测定　　　　　E. 血清胃蛋白酶原定量
5. 诊断慢性萎缩性胃炎具有特征性的表现是
A. 肠腺化生　　　　　　　　B. 最大泌酸量（MAO）减少　C. 胃黏膜细胞不典型增生
D. 胃腺体部分减少或消失　　E. 胃镜下可见黏膜灰白色，皱襞平坦
6. 下列哪项是 B 型胃炎的特点
A. 好发于胃体、胃底　　　　B. 常伴有贫血，甚至恶性贫血　C. 胃酸显著降低
D. 血清促胃液素明显增高　　E. 多由 Hp 感染引起
7. 作为幽门螺杆菌根除治疗后复查的首选方法是
A. 胃组织学检查　　　　　　B. 快速尿素酶试验　　　　C. 幽门螺杆菌培养
D. ^{14}C 尿素呼气试验　　　E. 血清学检查

题型　A2 型题

1. 男，75 岁，反复上腹痛 20 余年，消瘦、黑便 3 个月。10 余年前胃镜检查诊断为"慢性萎缩性胃炎"。本次胃镜检查示：胃皱襞减少，黏膜不平，黏膜下血管透见，胃窦可见直径 2 cm 深溃疡，周边隆起。溃疡周边活检病理学检查，最不可能出现的病理改变是
A. 胃腺癌　　　　　　　　　B. 胃窦黏膜异型增生　　　　C. 胃体黏膜主细胞数量减少
D. 胃体黏膜壁细胞数量增加　E. 胃窦黏膜肠上皮化生
2. 男，55 岁，上腹部不适 2 个月。进食后饱胀，有时伴疼痛，食欲下降、乏力，症状逐渐加重。为明确诊断，首选的检查是
A. 胃液分析　　　　　　　　B. 胃镜　　　　　　　　　　C. 食管 24 小时 pH 监测
D. 腹部 X 线片　　　　　　 E. 腹部 CT
3. 女性，51 岁，间断上腹疼痛 2 年，疼痛发作与情绪、饮食有关。查体：上腹部轻压痛。胃镜：胃窦皱襞平坦，黏膜粗糙无光泽，黏膜血管透见。此病例考虑诊断为
A. 消化性溃疡　　　　　　　B. 急性胃炎　　　　　　　　C. 慢性浅表性胃炎
D. 胃癌　　　　　　　　　　E. 慢性萎缩性胃炎
4. 女，79 岁，餐后上腹饱胀、嗳气 10 年，无反酸。胃镜：胃黏膜颜色灰暗，颗粒不平，红白相间，以白为主，皱襞低平稀少。该患者胃液可能发生的变化是
A. 碳酸氢盐增加　　　　　　B. 内因子增加　　　　　　　C. pH 降低
D. 胃蛋白酶增加　　　　　　E. pH 升高
5. 男，78 岁，反复上腹胀、上腹部不适 20 年。胃镜检查：胃角切迹可见直径 0.3 cm 溃疡，底部平坦，边界清楚，胃黏膜苍白、粗糙、皱襞稀疏。其胃黏膜病理检查不可能出现的是
A. 主细胞减少　　　　　　　B. 肠上皮化生　　　　　　　C. 壁细胞数量增多
D. 淋巴细胞浸润　　　　　　E. 异型增生
6. 男性，30 岁，上腹隐痛 2 年余，近半年来厌食，消瘦乏力，先后两次胃镜检查，均示胃体部大弯侧黏膜苍白，活检黏膜为中度不典型增生。对该患者的最佳治疗方法是
A. 补充微量元素锌、硒　　　B. 口服胃蛋白酶合剂　　　　C. 口服米索前列醇
D. 补液，加强支持疗法　　　E. 胃镜随访，视病情是否进展
7. 男，45 岁，间断上腹痛、腹胀伴嗳气 8 年。胃镜检查：胃窦黏膜粗糙，以白为主。黏膜活检病理提示慢性萎缩性胃炎伴中至重度肠上皮化生，快速尿素酶试验阳性。该患者首先应采用的治疗是
A. 应用质子泵抑制剂　　　　B. 应用促胃肠动力剂　　　　C. 抗幽门螺杆菌治疗
D. 应用抗酸剂　　　　　　　E. 应用止痛剂
8. 男，62 岁，间断上腹痛 10 余年，加重伴餐后上腹胀 3 年。胃镜见幽门前区大弯侧直径 1.5 cm 范围黏膜不平，活检病理示重度异型增生。最适当的处理方式是
A. 近期进行胃镜下黏膜切除术　　　　　　　　　　　　　B. 口服质子泵抑制剂治疗，近期复查
C. 口服胃黏膜保护剂，近期复查　　　　　　　　　　　　D. 近期进行胃大部切除术
E. 口服 H_2 受体拮抗剂，近期复查

题型　A3/A4 型题

（1～3 题共用题干）
女，38 岁，上腹不适、纳差 3 年，体重减轻、乏力半年。查体：贫血貌，上腹部轻压痛，Hb 88 g/L，

MCV 115fl。胃镜检查示胃体皱襞稀疏，黏膜血管透见。
1. 该患者应首先考虑的诊断是
A. Menetrier 病 B. 慢性浅表性胃炎 C. 慢性萎缩性胃炎
D. 慢性淋巴细胞性胃炎 E. 胃癌
2. 对诊断最有意义的辅助检查是
A. 血癌胚抗原 B. 血胃泌素 C. 血胃蛋白酶原
D. 血壁细胞抗体 E. 血抗线粒体抗体 M2 亚型
3. 该患者发生贫血最可能的机制是
A. 维生素 C 缺乏 B. 慢性消化道失血 C. 铁吸收障碍
D. 蛋白质吸收障碍 E. 内因子缺乏

| 题型 | B1 型题 |

（1～3 题共用备选答案）
A. 慢性浅表性胃炎 B. A 型胃炎 C. B 型胃炎
D. 急性单纯性胃炎 E. 急性腐蚀性胃炎
1. 血中可检出抗壁细胞抗体的胃炎是
2. 血中可检出抗内因子抗体的胃炎是
3. 与幽门螺杆菌感染关系密切的胃炎是

五、功能性消化不良

| 题型 | A1 型题 |

临床上最常见的功能性胃肠病是
A. 克罗恩病 B. 溃疡性结肠炎 C. 急性胃炎
D. 功能性消化不良 E. 肠易激综合征

| 题型 | A2 型题 |

女，35 岁，早饱、体重下降 1 年。每餐进食约 50 g 固体食物即感上腹部饱胀而无法继续进食。胃镜检查：黏膜光滑，花斑，以红为主。该患者胃运动障碍主要为
A. 胃体蠕动减弱 B. 胃窦蠕动减弱 C. 胃底容受性舒张功能障碍
D. 胃排空延迟 E. 幽门痉挛

六、消化性溃疡

| 题型 | A1 型题 |

1. 消化性溃疡发病机制中最重要的攻击因子是
A. 胃酸、胃蛋白酶 B. 胰酶 C. 胆汁
D. 精神、心理因素 E. 食物的理化刺激
2. 关于胃溃疡，不正确的叙述是
A. 多发生于有慢性萎缩性胃炎背景者 B. 好发于胃体大弯侧
C. 可发生癌变 D. 根治幽门螺杆菌可降低复发率
E. 与口服非甾体抗炎药有密切关系
3. 对球后溃疡的正确描述是
A. 多发生在距幽门 2～3 cm 以内 B. 指十二指肠球部后壁溃疡
C. 易并发出血 D. 临床症状多不明显
E. 内科治疗效果好
4. 以下关于老年人胃溃疡特点的描述不正确的是
A. 可无症状 B. 溃疡常较大 C. 易合并幽门梗阻
D. 较多位于胃体上部 E. 易误诊为胃癌
5. 十二指肠后壁溃疡最常发生的并发症是
A. 穿孔 B. 幽门梗阻 C. 胆囊炎 D. 胰腺炎 E. 出血
6. 胃溃疡所致瘢痕性幽门梗阻最突出的临床表现是

A. 持续呃逆 B. 消瘦 C. 腹部移动性浊音阳性
D. 呕吐胃内容物及胆汁 E. 呕吐隔夜宿食、不含胆汁
7. 对降低消化性溃疡复发率最有效的治疗措施是
A. 抗生素治疗 B. 根除幽门螺杆菌治疗 C. 高选择性迷走神经切除术
D. 抗酸剂治疗 E. 胃黏膜保护剂治疗
8. 为判断幽门螺杆菌是否被根除，正确的检查时间应在治疗结束后至少
A. 2 周 B. 1 周 C. 4 周 D. 3 周 E. 3 天
9. 治疗消化性溃疡患者上腹部疼痛效果最好的药物是
A. 胃黏膜保护剂 B. 质子泵抑制剂 C. H_2 受体阻滞剂
D. 抗酸药 E. 促动力剂
10. 对十二指肠溃疡采用选择性迷走神经切断术时，附加幽门成形术的作用是
A. 减少溃疡复发率 B. 利于消化与吸收 C. 防止发生腹泻
D. 避免发生胃潴留 E. 进一步降低胃酸
11. 胃溃疡外科手术治疗的适应证是
A. 内科治愈后短期复发 B. 腹痛周期性发作 C. 年龄小于 45 岁
D. 溃疡直径小于 2.5 cm E. 幽门螺杆菌反复感染
12. 胃大部切除术后 24 小时以内的胃出血，最常见的原因是
A. 凝血障碍 B. 吻合口张力过高 C. 术中止血不确切
D. 吻合口感染 E. 吻合口黏膜坏死脱落
13. 胃大部切除术后病人，发生早期倾倒综合征的最晚时间是餐后
A. 20 分钟 B. 50 分钟 C. 40 分钟 D. 30 分钟 E. 10 分钟
14. 胃切除术后呕吐的原因不包括
A. 胃排空延迟 B. 输入段梗阻 C. 吻合口梗阻 D. 输出段梗阻 E. 倾倒综合征
15. 胃大部切除术后发生残胃癌的最短时间是术后
A. 1 年 B. 5 年 C. 10 年 D. 20 年 E. 15 年
16. 对十二指肠溃疡急性穿孔的描述，错误的是
A. 部分患者既往无溃疡病症状 B. 男性发病率高于女性
C. 穿孔部位最多见于十二指肠前壁 D. 明确诊断后，均应行急症手术治疗
E. 大部分立位腹部 X 线平片可见膈下游离气体
17. 以下关于急腹症手术适应证的描述，最恰当的是
A. 急性胰腺炎，血淀粉酶不高者不考虑手术 B. 消化道穿孔不是剖腹手术的绝对适应证
C. 肠梗阻只有明确诊断绞窄时才可手术 D. 粘连性肠梗阻不需手术治疗
E. 先有发热的急性腹痛，一般是外科急腹症，均应考虑手术
18. 胃十二指肠消化性溃疡穿孔最好发部位是
A. 十二指肠前壁 B. 十二指肠球部后壁 C. 胃小弯
D. 胃大弯 E. 胃底
19. 对诊断消化性溃疡穿孔最有价值的临床表现是
A. 突发上腹部剧痛 B. 腹式呼吸消失 C. 上腹部压痛明显
D. 上腹部有反跳痛 E. 肝浊音界消失
20. 幽门梗阻时禁用哪种药物
A. 抗胆碱能药 B. 枸橼酸铋钾 C. H_2 受体拮抗剂
D. 质子泵抑制剂 E. 抗菌药物
21. 胃十二指肠溃疡所致瘢痕性幽门梗阻的水电解质代谢失调主要表现为
A. 高钾高氯酸中毒 B. 低钾低氯碱中毒 C. 高钾高氯碱中毒
D. 低钾低氯酸中毒 E. 低钾高氯酸中毒
22. 消化性溃疡患者行胃大部切除术后第 6 天，胃管内流出咖啡色胃液 300 mL，最可能的原因是
A. 吻合口感染 B. 吻合口瘘 C. 术后正常出血
D. 术中止血不确切 E. 吻合口部分黏膜坏死脱落

题型 A2 型题

1. 男，53 岁，上腹胀痛 10 余年，多于饭后约 30 分钟加重，半年来上腹痛加重，伴反酸，间断呕吐胃内容物。吸烟 15 年，饮白酒 10 年，每日约半斤。患者的病变最可能位于
A. 十二指肠球部 B. 胃窦 C. 胃体 D. 贲门 E. 胃底

2. 女性，32岁，阵发性上腹痛2年，夜间加重，疼痛有季节性，冬季明显，有反酸。为进一步确诊，首选的检查方法是
A. X线钡餐检查　　　　　B. CT检查　　　　　　　C. 胃液细胞学检查
D. 胃液分析　　　　　　　E. B超

3. 男，40岁，反复发作上腹部不适、疼痛6年。疼痛多发生在餐后约60分钟，1～2小时后逐渐缓解。查体：腹平软，肝脾未触及，上腹轻度压痛，无反跳痛，移动性浊音（－）。上消化道X线钡餐造影：胃小弯侧1.5 cm壁外龛影，大弯侧有痉挛性切迹。最可能的诊断是
A. 胃憩室　　　B. 胃炎　　　C. 胃溃疡　　　D. 胃癌　　　E. 胃平滑肌瘤

4. 男，25岁，反复上腹饥饿性疼痛2年。1周来受凉后再发上腹痛，恶心，反酸。查体：腹软，上腹部压痛，未触及包块，肝脾未触及。最可能的诊断是
A. 胆囊炎　　　B. 胃癌　　　C. 胃溃疡　　　D. 十二指肠溃疡　　　E. 胰腺炎

5. 男，51岁，上腹部胀痛8个月，突发剧痛2小时。消瘦，贫血貌，左锁骨上淋巴结肿大1.8 cm×1.5 cm，质硬。全腹肌紧张，上腹明显压痛、反跳痛（＋）。腹部X线透视可见膈下游离气体。下一步治疗最合理的术式为
A. 胃空肠吻合术　　　　　B. 姑息性胃大部切除术　　　　　C. 胃造瘘术
D. 穿孔修补术　　　　　　E. 胃癌根治术

6. 男，38岁，上腹疼痛6年。餐前痛，伴反酸，近日疼痛加重，且呈持续性向腰背部放射，有时低热。胃肠钡餐示：十二指肠球部变形。血白细胞$11×10^9$/L，中性粒细胞78%。诊断首先考虑为
A. 慢性胃炎　　　　　　　B. 胃溃疡　　　　　　　C. 胃癌
D. 十二指肠穿孔性溃疡　　E. 胃黏膜脱垂

7. 男，30岁，饥饿性上腹痛2年，进食后可缓解。胃镜检查：十二指肠溃疡愈合期，快速尿素酶试验阳性。最有效的治疗方案是
A. 奥美拉唑+枸橼酸铋钾+克拉霉素　　　　　B. 法莫替丁+阿莫西林+克拉霉素
C. 西咪替丁+克拉霉素+左氧氟沙星　　　　　D. 奥美拉唑+硫糖铝
E. 奥美拉唑+阿莫西林+替硝唑

8. 男，62岁，上腹痛2周。既往高血压病史10余年，反复心前区疼痛发作2个月，口服阿司匹林100 mg/d。上消化道X线钡剂造影：胃角切迹壁外龛影。^{13}C尿素呼气试验阴性。最适宜的治疗药物是
A. 雷尼替丁　　　B. 多潘立酮　　　C. 枸橼酸铋钾　　　D. 奥美拉唑　　　E. 氢氧化铝

9. 男，40岁，呕血2小时急诊就诊。面色苍白，口渴，脉搏快但有力。既往十二指肠溃疡病史10年。在急诊室抢救时，胃镜止血未成功，24小时输血量达到1600 mL仍未改善症状。应采取的进一步治疗措施是
A. 急症剖腹探查　　　　　B. 冰盐水200 mL加去甲肾上腺素8 mL洗胃
C. 加用成分输血　　　　　D. 双静脉通道晶体、胶体同时输注　　　E. 静脉应用止血药

10. 男，45岁，5年来每于餐后半小时出现上腹饱胀、疼痛，持续约2小时后可自行缓解，常有反酸、嗳气，偶有大便颜色发黑。近期行上消化道X线钡剂造影提示胃窦小弯侧1 cm大小壁外龛影，边缘光滑。该患者若手术治疗，常采用的术式是
A. 全胃切除术　　　　　　B. 毕Ⅰ式胃大部切除术　　　　　C. 毕Ⅱ式胃大部切除术
D. 选择性迷走神经切除术　E. 高选择性迷走神经切断术

11. 男性，25岁，因十二指肠溃疡急性穿孔行胃大部切除术，术后顺利恢复进食。第8天，在进半流质鸡蛋时，突然出现频繁呕吐。治疗错误的是
A. 禁食、胃肠减压　　　　B. 输液　　　　　　　　C. 应用糖皮质激素
D. 肌注新斯的明　　　　　E. 紧急手术治疗

12. 男，68岁，因胃溃疡出血行毕Ⅰ式胃大部切除术。术后第6天，有肛门排气后开始进流质饮食，进食后腹胀并呕吐，呕吐物中含胆汁。腹部可见胃型，无蠕动波。X线平片示残胃内大量胃液潴留。产生此症状最可能的原理是
A. 近端空肠梗阻　　　　　B. 远端空肠梗阻　　　　　C. 残胃蠕动功能障碍
D. 吻合口水肿　　　　　　E. 吻合口不全梗阻

13. 男性，38岁，胃大部切除、毕Ⅱ式吻合术后20天，进食后30分钟上腹突然胀痛，喷射性呕吐大量不含食物的胆汁，吐后腹痛消失。最可能的原因是
A. 吻合口梗阻　　　　　　B. 急性完全性输入段梗阻　　　　　C. 慢性不完全性输入段梗阻
D. 输出段梗阻　　　　　　E. 倾倒综合征

14. 男，32岁，因十二指肠溃疡行毕Ⅱ式胃大部切除术后6个月。术后出现反酸、烧心症状，应用抑酸剂治疗无效。上述症状逐渐加重，并呕吐胆汁样物，上腹部及胸骨后烧灼样疼痛，体重减轻。查体：贫血貌，消瘦，营养不良，巩膜无黄染。胃液中无游离酸。胃镜检查见黏膜充血、水肿、糜烂。最适当的治疗措

施是
A. 采用少食多餐方式　　B. 应用H₂受体拮抗剂　　C. 长期应用考来烯胺治疗
D. 注意餐后勿平卧　　E. 行Roux-en-Y胃空肠吻合术

15. 男，62岁，因胃溃疡行胃大部切除术后22年。近半年来进食后上腹胀，有时恶心，无呕吐。近2个月大便发黑，消瘦，乏力。查体：舟状腹，剑突下触及6 cm×4 cm包块，稍硬，活动，轻压痛。首先应考虑
A. 溃疡复发　　B. 术后输入段梗阻　　C. 术后输出段梗阻
D. 术后倾倒综合征　　E. 残胃癌

16. 男，30岁，突发上腹剧痛2小时，怀疑消化道穿孔，无休克表现。针对该患者下一步处理错误的是
A. 行胃镜检查　　B. 立位腹部X线平片　　C. 胃肠减压
D. 抗感染治疗　　E. 维持水电解质平衡

17. 男，55岁，胃溃疡病史5年。近1个月来症状加重，2小时前餐后突发上腹部剧痛，并扩散至全腹，诊断为胃溃疡穿孔。最佳的治疗方法是
A. 非手术治疗　　B. 穿孔修补术　　C. 全胃切除术
D. 胃大部切除术　　E. 穿孔修补加选择性迷走神经切断术

18. 女性，40岁，胃溃疡穿孔保守治疗24小时后症状加重，拟行手术治疗。1年前因为溃疡穿孔行修补术。其手术过程中处理错误的是
A. 从原切口进入　　B. 全身麻醉　　C. 胃大部切除术
D. 放置腹腔引流管　　E. 甲硝唑及生理盐水清洗腹腔至清洁

19. 男，64岁，突发上腹痛3小时，持续性，由上腹扩展到全腹，伴恶心、呕吐。查体：P 110次/分，BP139/96 mmHg，呼吸浅快，腹胀，腹肌紧张，压痛和反跳痛阳性，肝浊音界消失，肠鸣音消失。下列术前处理措施中最重要的是
A. 补液　　B. 胃肠减压　　C. 应用抗生素　　D. 半卧位　　E. 吸氧

20. 男，32岁，周期性空腹及夜间上腹痛3年，口服抑酸剂可以缓解。饱餐后突发上腹剧烈疼痛2小时，不能忍耐。查体：全腹压痛、反跳痛（＋）。该患者最可能出现的其他体征是
A. 肋脊点压痛阳性　　B. 肠鸣音亢进　　C. 肝浊音界消失
D. 振水音阳性　　E. 墨菲（Murphy）征阳性

21. 男，45岁，上腹部剧烈疼痛3小时，随即蔓延到全腹，呈持续性。查体：板状腹，全腹压痛及反跳痛，肠鸣音消失。对明确诊断最有价值的检查是
A. 直肠指诊　　B. 诊断性腹腔穿刺　　C. 腹部立位X线平片
D. 腹部B超　　E. 血常规

22. 男，31岁，5天前因十二指肠球部溃疡行毕Ⅱ式胃大部切除术，今晨突然右上腹部剧痛、腹胀、恶心、呕吐少量血性液体。查体：腹肌紧张，伴压痛、反跳痛，右侧显著。血常规：Hb 120g/L，WBC 11.2×10⁹/L，N 0.85，PLT 112×10⁹/L。最可能的诊断是
A. 十二指肠残端破裂　　B. 胃肠吻合口瘘　　C. 急性胰腺炎
D. 胆囊穿孔　　E. 应激性溃疡穿孔

题型	A3/A4型题

（1～3题共用题干）
男，26岁，反复上腹痛4年，常于秋冬换季时加重，饥饿时加重，餐后可缓解。
1. 该患者最可能的诊断是
A. 胃癌　　B. 十二指肠溃疡　　C. 慢性浅表性胃炎
D. 慢性萎缩性胃炎　　E. 胃溃疡
2. 该患者2小时前突发上腹部剧烈疼痛，难以忍受。最可能发生了
A. 消化道穿孔　　B. 消化道出血　　C. 消化道梗阻
D. 胆石症　　E. 急性胰腺炎
3. 为明确诊断应首先选择的检查是
A. 上消化道钡剂造影　　B. 腹部超声　　C. 立位腹部X线平片
D. 卧位腹部X线平片　　E. 胃镜

（4～6题共用题干）
男性，60岁，因胃溃疡合并多次大出血，行胃大部切除术。
4. 该病人术后5天出现黑便，最可能的原因是
A. 小弯侧关闭止血不确切　　B. 吻合口出血　　C. 吻合口部分黏膜坏死脱落

D. 应激性溃疡　　　　　　　　　E. 术后胃内残余血
5. 术后10天，已进流质饮食，突然出现呕吐，禁食后症状好转。钡餐检查见输出段有较长狭窄，形似漏斗。该病人可选择的治疗措施**不包括**
A. 胃肠减压　　　　　　　B. 输血　　　　　　　C. 应用皮质激素
D. 肌内注射新斯的明　　　E. 即刻手术
6. 该病人术后可能出现的营养性并发症**不包括**
A. 体重减轻　　B. 溶血性贫血　　C. 腹泻　　D. 脂肪泻　　E. 骨病

（7～9题共用题干）
男，30岁，上腹痛7天，餐后突然加剧6小时，并很快波及全腹，既往有胃病史。当时查体：全腹压痛、反跳痛，肌紧张，肝浊音界消失，肠鸣音减弱。
7. 入院后**最可能**的诊断是
A. 急性阑尾炎穿孔　　　　　B. 胃、十二指肠溃疡穿孔　　　C. 绞窄性肠梗阻
D. 急性胆囊炎穿孔　　　　　E. 急性出血性胰腺炎
8. 以下哪项检查最**有助于**诊断
A. 腹腔穿刺　　B. 直肠指诊　　C. 腹部B超　　D. 腹部CT　　E. 立位腹部平片
9. 该病人进行手术治疗的**主要目的**是
A. 明确诊断　　B. 去除病因　　C. 清洗腹腔　　D. 腹腔引流　　E. 预防腹腔脓肿形成

（10～12题共用题干）
男，42岁，十二指肠球部溃疡反复发作致瘢痕性幽门梗阻，拟行手术治疗。
10. **首选**手术方式为
A. 幽门成形术　　　　　　　　B. 毕Ⅰ式胃大部切除术　　　C. 毕Ⅱ式胃大部切除术
D. 高选择性迷走神经切断术　　E. 迷走神经"鸦爪支"切断术
11. 如术后半个月患者出现黑便，**最可能**的原因是
A. 术后恢复期正常表现　　　B. 术中止血不彻底　　　C. 吻合口黏膜坏死脱落
D. 缝线处感染腐蚀血管　　　E. 血管结扎线松脱
12. 如患者进食后半小时出现心悸、乏力、面色苍白、出冷汗表现，伴有恶心、呕吐。此种情况发生的原因**最可能**是
A. 急性完全性输入段梗阻　　　　　B. 食物过快进入肠道导致血管活性物质大量分泌
C. 食物进入肠道刺激胰岛素分泌致反应性低血糖　　　D. 碱性肠液反流至残胃致胃黏膜屏障破坏
E. 术后胃排空障碍

题型　B1型题

（1～2题共用备选答案）
A. 无明显节律性　　　　B. 疼痛—排便—加重　　　C. 进食—疼痛—缓解
D. 疼痛—进食—缓解　　E. 疼痛—排便—缓解
1. 胃溃疡腹痛的**规律**是
2. 肠易激综合征腹痛的**规律**是

（3～4题共用备选答案）
A. 腹部B超　　B. 腹部CT　　C. 粪便潜血　　D. 胃镜　　E. 消化道X线钡剂造影
3. 胃溃疡诊断**最有意义**的检查方法是
4. 克罗恩病诊断**最有意义**的检查方法是

（5～6题共用备选答案）
A. 面色苍白，尿少，血压下降　　　　　　　　B. 恶心、呕吐、反酸
C. 餐后上腹疼痛，呕吐量大，含隔夜宿食　　　D. 腹痛失去节律性，大便隐血试验持续阳性
E. 突然全腹剧痛，腹肌紧张，肝浊音界消失
5. 胃溃疡**癌变**时
6. 消化性溃疡并发**大出血**时

（7～8题共用备选答案）
A. 瘢痕性幽门梗阻　　　　B. 胃十二指肠溃疡大出血　　C. 胃十二指肠溃疡急性穿孔
D. 十二指肠溃疡并球部变形　　E. 穿透性十二指肠溃疡
7. 胃十二指肠溃疡手术的**绝对适应证**是
8. 大多数可经非手术治疗**好转**的是

（9～10题共用备选答案）

A. 急性输入段梗阻　　　　B. 慢性输入段梗阻　　　　C. 输出段梗阻
D. 吻合口狭窄　　　　　　E. 急性胃扩张
9. 胃大部切除术毕Ⅱ式吻合后，呕吐物为大量胆汁，不含食物，属于
10. 胃大部切除术毕Ⅱ式吻合后，呕吐物量少不含胆汁，属于
（11～12题共用备选答案）
A. 倾倒综合征　　　　　　B. 输出段梗阻　　　　　　C. 低血糖综合征
D. 碱性反流性胃炎　　　　E. 慢性不完全性输入段梗阻
11. 胃大部切除术后病人，进食后20分钟，出现心悸、乏力、出汗、头晕
12. 胃大部切除术后3个月，出现上腹部及胸骨后烧灼样疼痛，进食加重，呕吐胆汁样液体
（13～14题共用备选答案）
A. 腹式呼吸基本消失　　　B. 腹部压痛最显著的部位　　C. 腹肌强直呈板样
D. 右下腹柔软无压痛　　　E. 腹胀、肠鸣音消失
13. 消化性溃疡急性穿孔的典型体征是
14. 判断弥漫性腹膜炎病因时最有意义的是

七、胃癌

题型　A1型题

1. 胃癌的发生部位，最多见于
   A. 胃贲门部　　B. 胃大弯　　C. 胃小弯　　D. 胃窦部　　E. 胃底部
2. 确定早期胃癌最重要的指标是
   A. 肿瘤生长部位　　　　　B. 肿瘤直径　　　　　　　C. 肿瘤浸润范围
   D. 肿瘤浸润深度　　　　　E. 是否淋巴转移
3. 提示存在消化道肿瘤的报警症状中不包括
   A. 黑便　　　　B. 贫血　　　　C. 消瘦　　　　D. 吞咽困难　　　　E. 嗳气
4. 不能行胃癌根治手术的是
   A. 子宫直肠窝转移　　　　B. 肝十二指肠韧带内淋巴结转移　　C. 脾门部淋巴结转移
   D. 癌组织浸润胰尾部时　　E. 癌组织浸润横结肠时
5. 早期胃癌是指
   A. 癌灶直径≤10 cm　　　B. 癌灶面积≤5 cm^2　　　　C. 局限于黏膜或黏膜下层
   D. 无淋巴结转移　　　　　E. 一点癌
6. 判断胃癌术前临床分期的首选方法是
   A. 纤维胃镜　　B. X线钡餐　　C. 螺旋CT　　D. 腹部B超　　E. 正电子发射成像技术
7. 有关胃癌扩散转移途径，下列选项不正确的是
   A. 可血行转移到肝脏　　　B. 可转移到脐周淋巴结　　　C. 可转移到左侧锁骨上淋巴结
   D. 可种植到盆底　　　　　E. 不会转移到卵巢
8. 胃癌发生远处淋巴转移，一般最容易转移的部位是
   A. 左侧腋下　　B. 左锁骨上　　C. 右锁骨上　　D. 右侧腋下　　E. 左腹股沟
9. 胃癌患者考虑发生了远处转移是因为其临床表现出现了
   A. 贫血　　　　　　　　　B. 腹水　　　　　　　　　C. 消瘦
   D. 上腹部触及肿块　　　　E. 直肠指诊触及盆腔肿块

题型　A2型题

1. 男，58岁，上腹胀、隐痛2个月，伴食欲减退，乏力，消瘦，大便发黑。查体：消瘦，浅表淋巴结无肿大。上消化道钡剂造影见胃窦部小弯黏膜紊乱，可见直径3.5 cm不规则充盈缺损，胃壁僵直。其最常见的转移途径是
   A. 胃肠道内转移　　B. 淋巴转移　　C. 直接浸润　　D. 血行转移　　E. 腹腔内种植
2. 女，50岁，胃癌根治术后半年出现肛门下坠、里急后重。肛诊直肠前窝有一3 cm×2 cm实性包块，提示转移癌。其转移方式是
   A. 种植转移　　B. 跳跃式转移　　C. 血行转移　　D. 淋巴转移　　E. 直接蔓延
3. 男，65岁，间断上腹痛、腹胀25年，10年前经胃镜检查诊断为"慢性萎缩性胃炎伴肠化生"，3个月来上腹痛加重，影响睡眠，并有间断呕吐、黑便，体重下降8 kg。最可能的诊断是
   A. 慢性胃炎急性发作　　　B. 胃息肉　　　　　　　　　C. 胃淋巴瘤

D. 胃癌　　　　　　　　　　E. 十二指肠溃疡并幽门梗阻

4. 男，55岁，食欲下降、消瘦半年。胃镜示：胃窦大弯溃疡1.2 cm×1.0 cm，边缘隆起。超声胃镜：黏膜下层及浅肌层结构不清。病理：胃腺癌。幽门螺杆菌阳性。最适宜的治疗是
A. 手术治疗　　　B. 放射治疗　　　C. 化疗　　　D. 胃镜下切除　　　E. 抗幽门螺杆菌治疗

5. 男，41岁，胃部不适、食欲减退3个月。胃镜检查发现胃窦前壁直径0.5 cm的浅溃疡，幽门螺杆菌阳性。超声胃镜示病变侵及浅肌层，病理可见印戒细胞。最适当的治疗是
A. 根除幽门螺杆菌治疗　　　B. 应用质子泵抑制剂　　　C. 经胃镜病变黏膜切除术
D. 手术治疗　　　E. 应用胃黏膜保护剂

6. 男，56岁，上腹不适，进食后饱胀2个月，时有恶心、呕吐，上腹部隐痛，无烧心、反酸。查体：T 36.5℃，P 80次/分，R 18次/分，BP 120/80 mmHg。身高170 cm，体重52 kg，心肺查体未见异常，上腹部轻压痛，无肌紧张、反跳痛。胃镜在胃体小弯侧见直径2.5 cm溃疡，上有污秽苔，质脆易出血。其转移灶最常见的部位是
A. 骨　　　　　B. 胰　　　　　C. 肺　　　　　D. 肝　　　　　E. 脑

7. 患者，男性，56岁，慢性上腹痛15年，腹痛与进食关系不明显，偶有恶心。8年前胃镜诊为慢性萎缩性胃炎，2个月来上腹痛加重，早饱，腹胀，消瘦明显。查体：口唇苍白，上腹部压痛。为明确诊断最可靠的检查是
A. 胃镜+活组织检查　　　B. X线钡餐造影　　　C. 上腹部超声
D. 抗酸剂诊断性治疗　　　E. 肝胆超声

题型　A3/A4型题

（1～2题共用题干）
男，63岁，上腹部不适、消瘦半年，体重下降8 kg，粪隐血试验阳性。查体：剑突下深压痛，无反跳痛。
1. 应首先考虑的诊断是
A. 慢性胃炎　　　B. 胃溃疡　　　C. 十二指肠溃疡　　D. 胃癌　　　E. 慢性胆囊炎
2. 对明确诊断最有意义的检查是
A. 胃镜　　　　　　　　B. 上消化道X线钡剂造影　　　C. 腹部超声
D. 腹部CT　　　　　　E. ^{13}C尿素呼气试验

（3～5题共用题干）
男性，50岁。"胃痛"史15年。近年来消瘦、乏力，持续性呕吐宿食，胃痛规律改变，伴腰背痛。
3. 最可能的诊断是
A. 胃窦癌　　　　　　　B. 多发性溃疡　　　　　　　C. 瘢痕性幽门梗阻
D. 萎缩性胃炎　　　　　E. 胃后壁溃疡浸润至胰腺
4. 对诊断最有价值的检查方法是
A. 胃液测定酸度　　　　B. 查胃液脱落细胞　　　　　C. 纤维胃镜检查
D. 四环素荧光试验　　　E. CT检查
5. 最可能出现的电解质酸碱失衡是
A. 高氯高钾酸中毒　　　B. 高氯高钾碱中毒　　　　　C. 低氯低钾酸中毒
D. 低氯低钾碱中毒　　　E. 高氯低钾碱中毒

题型　B1型题

（1～2题共用备选答案）
A. 呼吸困难　　　　　　　　　B. 反复反酸、烧心伴胸痛　　　C. 上腹痛伴贫血
D. 突发上腹刀割样疼痛向腰背部放射　　　　　　　　　　　E. 间断餐后上腹部胀痛伴嗳气，不影响睡眠
1. 首先考虑功能性消化不良的临床表现是
2. 首先考虑胃癌的临床表现是

第二节　肝脏疾病

一、肝硬化

题型　A1型题

1. 肝硬化门静脉高压患者出现全血细胞减少，最主要的原因是

A. 消化道出血　　B. 病毒感染　　C. 脾功能亢进　　D. 肝功能减退　　E. 营养不良

2.门静脉高压症的主要临床表现不包括
A. 脾大　　B. 呕血和黑便　　C. 肝掌　　D. 腹水　　E. 食管静脉曲张

3.与肝硬化腹水形成机制无关的是
A. 心房利钠肽的过度分泌　　B. 血浆胶体渗透压下降　　C. 醛固酮及抗利尿激素增多
D. 有效循环血容量不足　　E. 门静脉压力升高

4.一般不会出现蜘蛛痣的部位是
A. 腹部　　B. 上肢　　C. 面部　　D. 胸部　　E. 颈部

5.反映肝纤维化的血清学指标是
A. 直接胆红素　　B. 白蛋白　　C. 胆碱酯酶
D. 丙氨酸氨基转移酶　　E. Ⅳ型胶原

6.肝硬化合并自发性细菌性腹膜炎时，选择抗生素的原则是
A. 针对G^-杆菌，兼顾G^+球菌
B. 针对G^+球菌，兼顾厌氧菌
C. 诊断G^+杆菌，联合抗真菌药物
D. 针对G^-球菌，兼顾厌氧菌
E. 针对G^-杆菌，联合抗真菌药物

7.向肝脏输送血液最多的血管是
A. 肝静脉　　B. 胃右动脉　　C. 肝动脉　　D. 门静脉　　E. 肠系膜上动脉

8.肝硬化腹水形成的决定性因素是
A. 中心静脉压增高　　B. 门静脉高压　　C. 醛固酮分泌增加
D. 抗利尿激素增加　　E. 肝内淋巴液容量增加和淋巴回流不畅

9.肝硬化失代偿期最突出的临床表现是
A. 低白蛋白血症　　B. 黄疸　　C. 腹水
D. 脾大及脾功能亢进　　E. 食管胃底静脉曲张

10.门静脉高压症患者出现食管胃底曲张静脉破裂大出血，易并发
A. 肝性脑病　　B. 急性肾衰竭　　C. 急性肝衰竭　　D. 肺水肿　　E. 急性心力衰竭

11.肝硬化最常见的并发症是
A. 肝性脑病　　B. 原发性肝癌　　C. 肝肾综合征
D. 上消化道出血　　E. 自发性腹膜炎

题型	A2型题

1.女，52岁，肝炎肝硬化10年，近3个月腹围明显增大，1周来少尿，无腹痛、发热。查体：腹部无压痛，移动性浊音（+）。实验室检查：血肌酐130 μmol/L，AFP正常。最可能的并发症是
A. 继发性腹膜炎　　B. 门静脉血栓形成　　C. 肝肾综合征
D. 肝癌　　E. 自发性腹膜炎

2.男，45岁，发现HBsAg阳性10余年，间断ALT异常。乏力，双下肢水肿2年，查体：肝掌阳性，胸前可见数个蜘蛛痣，血ALB 28 g/L。最有可能存在的特征性肝脏组织学病理改变是
A. 肝细胞气球样变　　B. 桥接坏死　　C. 肝细胞碎片状坏死
D. 肝细胞脂肪样变　　E. 假小叶形成

3.男，44岁，腹胀、乏力半年，加重伴尿量减少3天。尿量100～200 mL/d。查体：心率80次/分，呼吸19次/分，慢性病容，口唇无发绀，可见蜘蛛痣，巩膜黄染。腹膨隆，无压痛及反跳痛，肝肋下未触及。脾平脐，移动性浊音（+）、双下肢凹陷性水肿。实验室检查：血白细胞$2.8×10^9$/L，N 0.62，HBsAg（+），ALT 52 U/L，AST 86 U/L，TBil 46μmol/L，BUN 18.6 mmol/L，Scr 258.3μmol/L。最有可能的诊断是
A. 自发性腹膜炎　　B. 肝肾综合征　　C. 肝肺综合征　　D. 肝癌　　E. 肝性脑病

4.男，45岁，发现乙型肝炎20年。超声检查：肝脏回声不均匀，脾大，门静脉增宽，腹水。肝穿刺病理的特征性发现是
A. 假小叶形成　　B. 肝细胞气球样变　　C. 弥漫性肝纤维化
D. 肝细胞变性坏死　　E. 毛细胆管胆汁淤积

5.女，43岁，乙型肝炎肝硬化10年，近1周来高热伴乏力，出现鼻出血和皮肤多处瘀斑。为确定患者是否并发DIC，最有价值的实验室检查指标是
A. 血浆FⅧ：C下降　　B. APTT延长　　C. 血浆凝血酶原下降
D. 血浆纤维蛋白原下降　　E. PT延长

6.男，54岁，呕血、黑便2天，嗜睡、行为改变1天。实验室检查：ALT 35 U/L，AST 72 U/L，ALB 27.3 g/L。腹部B超示脾大。最可能的诊断是

A. 胃癌　　　　　　　　　　B. 肝硬化失代偿期　　　　　　C. 急性胃黏膜病变
D. 消化性溃疡　　　　　　　E. 食管贲门黏膜撕裂综合征

7. 男，43岁，肝炎肝硬化病史15年，反复少尿、腹胀1年，一周来腹痛伴低热。腹水常规：比重1.017，蛋白28 g/L，细胞总数920×10⁶/L，白细胞800×10⁶/L，多形核细胞0.80。最可能的诊断是
A. 门静脉血栓形成　　　　　B. 结核性腹膜炎　　　　　　　C. 原发性肝癌
D. 自发性腹膜炎　　　　　　E. 肝肾综合征

8. 男，58岁，反复腹胀、尿少、双下肢水肿2年，加重伴腹痛1周。口服螺内酯及呋塞米后尿量无明显增加，慢性乙型肝炎病史15年。腹腔穿刺抽出淡黄色腹水，腹水白细胞750×10⁹/L，中性粒细胞580×10⁹/L。以下治疗措施中错误的是
A. 腹腔穿刺放液　　　　　　B. 限制钠盐摄入　　　　　　　C. 应用广谱抗生素
D. 补充清蛋白　　　　　　　E. 腹水浓缩回输

9. 男，58岁，反复腹胀，尿少3年，加重伴双下肢水肿、腹围明显增加2周。乙型肝炎病史15年。腹部查体中不可能出现的体征是
A. 移动性浊音阳性　　　　　B. 尺压试验阳性　　　　　　　C. 液波试验阳性
D. 全部膨隆　　　　　　　　E. 腹式呼吸减弱

10. 男，38岁，患肝硬化3年，一周来畏寒、发热，体温38℃左右，全腹痛，腹部明显膨胀，尿量500 mL/d。以下体征中对目前病情判断最有意义的是
A. 腹壁静脉曲张呈海蛇头样　B. 蜘蛛痣及肝掌　　　　　　　C. 肝大
D. 腹部移动性浊音阳性　　　E. 全腹压痛及反跳痛

11. 男，55岁，间断少尿、腹胀1年，腹痛、低热1周。既往肝炎肝硬化病史15年。查体：T 37.5℃，P 84次/分，R 18次/分，BP 90/60 mmHg。双肺呼吸音清，未闻及干湿啰音，心律齐，腹膨隆，全腹轻压痛，无反跳痛，移动性浊音阳性。腹水常规：比重1.017，蛋白28 g/L，细胞总数920×10⁶/L，白细胞数800×10⁶/L，多形核细胞0.80。最可能的诊断是
A. 肝肾综合征　　　　　　　B. 自发性腹膜炎　　　　　　　C. 原发性肝癌
D. 门静脉血栓形成　　　　　E. 结核性腹膜炎

12. 男45岁，突发呕鲜血2小时，约400 mL。发现HBsAg阳性20年。查体：T 36.5℃，P 80次/分，R 18次/分，BP 120/80 mmHg。巩膜无黄染，双肺呼吸音清，未闻及干湿性啰音，心律齐。腹膨隆，无压痛、反跳痛、肌紧张，肝脏肋下未触及，脾脏肋下4 cm，移动性浊音阳性。准备急诊手术治疗，术前检查中不包括
A. 腹水常规检查　　　　　　B. 肾功能测定　　　　　　　　C. 出、凝血功能测定
D. 血清电解质测定　　　　　E. 肝功能检查

13. 男，40岁，乏力、反复牙龈出血及皮肤出血点1年。乙型肝炎病史10余年。查体：左肋下可触及包块，边界清，质地韧，有切迹，随呼吸移动，无压痛。该包块可能是
A. 左肾　　　B. 胰腺癌　　　C. 脾脏　　　D. 胃癌　　　E. 肝脏左叶

| 题型 | A3/A4型题 |

（1～2题共用题干）
男，55岁，慢性乙型肝炎病史15年，乏力、间断下肢水肿5年。腹泻4天，发热、腹胀、尿少3天。查体：全腹压痛，移动性浊音阳性。
1. 最可能的诊断是
A. 急性细菌性痢疾　　　　　B. 急性肾功能衰竭　　　　　　C. 结核性腹膜炎
D. 自发性腹膜炎　　　　　　E. 肝癌
2. 对明确诊断最有帮助的检查是
A. 腹部CT　　　　　　　　　B. 腹部B超　　　　　　　　　C. 粪细菌培养
D. 腹腔穿刺抽液检查　　　　E. 结核菌素试验

（3～4题共用题干）
男，56岁，突发呕血1小时。呕血量约500 mL，鲜红色，可见血块，伴大汗、心慌。查体：T 36.8℃，P 112次/分，R 26次/分，BP 114/80 mmHg。巩膜轻度黄染，肝掌（+），胸壁可见蜘蛛痣，心肺未见明显异常，腹胀，肝肋下未触及，脾肋下3 cm，移动性浊音（+）。血常规：Hb 95 g/L，WBC 3.6×10⁹/L，PLT 46×10⁹/L。半年前上消化道X线钡剂造影示食管虫蚀状改变，可见蚯蚓状及串珠状影。
3. 该患者上述表现中最有诊断意义的临床特点是
A. 呕血及黑便　　　　　　　B. 上消化道X线钡剂造影示食管串珠样表现
C. 移动性浊音阳性　　　　　D. 肝掌及蜘蛛痣　　　　　　　E. 脾大、脾亢

4. 如果患者未及时治疗，最易出现的并发症是
A. 急性肾衰　　B. 急性肝脓肿　　C. 肝性脑病　　D. 急性心衰　　E. 局限性腹膜炎

题型　B1 型题

（1～2 题共用备选答案）
A. 血甲胎蛋白　　　　　　B. 血 γ- 谷氨酰转移酶　　　　　C. 血丙氨酸氨基转移酶
D. 血Ⅳ型胶原　　　　　　E. 血白蛋白
1. 可用于肝纤维化诊断的实验室检查是
2. 可提示肝脏合成功能改变的实验室检查是

（3～4 题共用备选答案）
A. 碱性磷酸酶　　　　　　B. 谷氨酸氨基转移酶　　　　　C. 甲胎蛋白
D. 白蛋白　　　　　　　　E. 丙氨酸氨基转移酶
3. 反映肝硬化肝功能减退的指标是
4. 继发性肝癌一般不会发生变化的指标是

二、门静脉高压症

题型　A1 型题

1. 门静脉高压的交通支不包括
A. 胃底　　　　B. 肛管　　　　C. 食管　　　　D. 下肢　　　　E. 脐周
2. 门静脉高压症主要临床表现是
A. 男性乳房发育　　B. 肝掌　　C. 肝病面容　　D. 腹水　　　　E. 蜘蛛痣
3. 门静脉高压症手术，术后最易发生肝性脑病的术式是
A. 远端脾 - 肾静脉分流术　　B. 贲门周围血管离断术　　　　C. 食管下端胃镜切除术
D. 非选择性门体分流术　　　E. 限制性门体分流术

题型　A2 型题

1. 男，62 岁，反复腹胀 4 年。既往有慢性肝炎病史。查体发现脐周静脉曲张呈海蛇头样，其最可能的原因为
A. 心包积液　　　　　　　　B. 门静脉高压　　　　　　　　C. 上腔静脉阻塞
D. 下腔静脉阻塞　　　　　　E. 肝静脉阻塞
2. 男，45 岁，呕血、便血 2 天。突然恶心，并呕出大量鲜血，头晕、四肢乏力。乙型肝炎病史 24 年。查体：腹部膨隆，肝肋下未触及，脾肋下 4 cm，移动性浊音（+）。最可能的出血原因是
A. 胃溃疡　　　　　　　　　B. 十二指肠溃疡　　　　　　　C. 门静脉高压症
D. 胃癌　　　　　　　　　　E. 胆石症
3. 女，65 岁，食用坚果后突发呕血 4 小时，伴心悸、胸闷、气短。既往慢性乙型肝炎病史 20 年，冠心病病史 8 年。查体：T 36.5 ℃，P 100 次 / 分，R 24 次 / 分，BP 90/50 mmHg，双肺呼吸音清，未闻及干湿性啰音，心律不齐，可闻及早搏 10 次 / 分，腹软，无压痛。最适合的治疗药物是
A. 西咪替丁　　B. 硝酸甘油　　C. 血管升压素　　D. 普萘洛尔　　E. 生长抑素

三、肝性脑病

题型　A1 型题

1. 治疗肝性脑病时，可以促进氨代谢的药物是
A. 新霉素　　B. 支链氨基酸　　C. 乳果糖　　D. 氟马西尼　　E. L- 鸟氨酸 -L- 天冬氨酸
2. 下列检查中，适用于筛查轻微肝性脑病的检查是
A. 头颅 MRI　　B. 数字连接试验　　C. 血氨　　D. 头颅 CT　　E. 脑电图

题型　A2 型题

1. 男，58 岁，进食高蛋白食物后出现神志不清 1 天。大量饮酒 25 年，否认肝炎病史及家族史。查体：体温 36.5 ℃，心率 80 次 / 分，呼吸 18 次 / 分，血压 120/80 mmHg。面色晦暗，双肺呼吸音清，未闻及干湿

性啰音，心律齐，腹软，无压痛，扑翼样震颤（+）。该患者意识障碍最可能的原因是
A. 肝性脑病　　　　　　　B. 酒精戒断反应　　　　　C. 慢性酒精中毒
D. 低血糖发作　　　　　　E. 电解质紊乱

2. 女，53岁，腹痛、腹胀、低热4周，表情淡漠，嗜睡1天。腹部B超示：肝实质弥漫性病变、脾大及腹水。对该患者诊断最有意义的阳性体征是
A. 肌张力增高　　　　　　B. Babinski征阳性　　　　C. 扑翼样震颤阳性
D. 腹壁反射消失　　　　　E. 腱反射亢进

3. 男，55岁，诊断乙型肝炎肝硬化4年，黑便2天，不认家人、吵闹2小时。下列治疗中不恰当的是
A. 静脉应用奥美拉唑　　　B. 口服地西泮　　　　　　C. 静脉应用生长抑素
D. 口服乳果糖　　　　　　E. 口服利福昔明

4. 男，55岁，10年前诊断为肝炎肝硬化，3年前行门腔静脉分流术，2天前出现睡眠倒错、计算能力下降。该患者不宜进食的食物种类是
A. 淀粉类食物　　　　　　B. 低脂饮食　　　　　　　C. 高维生素食物
D. 高纤维素食物　　　　　E. 高蛋白饮食

5. 男，50岁，烦躁、昼睡夜醒2天。肝炎肝硬化病史5年。对明确意识障碍病因最有意义的实验室检查是
A. 血糖　　B. ALT/AST　　C. 血清蛋白电泳　　D. 血氨　　E. 血电解质

6. 男，40岁，腹胀、乏力5个月。嗜睡、言语混乱2天。既往患乙型肝炎20年，查体：T 36.5℃，P 80次/分，R 18次/分，BP 120/80 mmHg，神志清楚，消瘦，皮肤巩膜黄染，双肺呼吸音清，未闻及干湿啰音，心律齐，腹软，无压痛，移动性浊音（+）。诱发患者出现神经精神症状的因素中，最不可能的是
A. 应用苯二氮䓬类镇静剂　　B. 摄入大量蛋白质　　　　C. 摄入大剂量维生素C
D. 应用大剂量利尿药　　　　E. 便秘

7. 男，70岁，乏力、纳差2个月，近1个月睡眠不佳。查体：T 36.5℃，P 80次/分，R 18次/分，BP 120/80mmHg，巩膜黄染。腹软，肝肋下未触及，脾肋下2cm，无压痛。实验室检查：ALT 105U/L，Alb 29g/L，HBV-DNA 3.15×10⁶拷贝/mL。腹部B超：脾脏轻度肿大，肝脏边缘不光滑，实质回声不均匀，腹腔中等量积液。目前不宜给予的治疗药物是
A. 水飞蓟宾　　　　　　　B. 甘草酸二铵　　　　　　C. 地西泮
D. 多烯磷脂酰胆碱　　　　E. 恩替卡韦

8. 男，45岁，反复腹胀、纳差、牙龈出血2年。进肉食后出现行为异常，胡言乱语12小时。既往体健，否认传染病接触史，无放射性物质接触史，饮酒史20年，每天白酒6两左右。无精神病家族史。最可能的诊断是
A. 肝性脑病　　　　　　　B. 食物中毒　　　　　　　C. 糖尿病酮症酸中毒
D. 尿毒症　　　　　　　　E. 急性脑血管病

题型　A3/A4型题

（1～3题共用题干）
女，63岁，呕血、排柏油样便，意识不清4小时。乙型肝炎病史20年。

1. 其意识障碍最可能的是
A. 脑血管意外　　　　　　B. 短暂性脑缺血发作　　　C. 颈椎病
D. 肝性脑病　　　　　　　E. 休克

2. 对该患者最有价值的检查是
A. 胃镜　　　　　　　　　B. 食管X线钡餐检查　　　C. B超
D. 胸部CT　　　　　　　　E. 食管24小时pH监测

3. 首选的治疗措施是
A. 三腔二囊管压迫　　　　B. 静脉应用垂体后叶素　　C. 静脉应用生长抑素
D. 静脉应用质子泵抑制剂　E. 手术治疗

四、脂肪性肝病

题型　A2型题

1. 男，45岁，发热，血ALT升高（ALT 42～78 U/L）1个月。身高170 cm，体重90 kg。各项病毒学指标及自身免疫抗体均阴性。腹部B超示：肝脏回声增强，后部衰减。最佳的治疗措施是
A. 应用降脂药　　　　　　B. 休息并减少体力活动　　C. 应用保肝药物
D. 抗肝纤维化治疗　　　　E. 调整生活方式并减轻体重

2. 男，45岁，体检发现"转氨酶"升高。既往体健，吸烟史25年，约20支/日，饮酒史15年，每日饮高度白酒约6两。查体：BP 125/75 mmHg，身高170 cm，体重65 kg。心肺腹部未见明显异常。实验室检查：ALT 68 U/L，AST 200 U/L，γ-GT 214 U/L。肝炎病毒标志物阴性，自身免疫抗体阴性。腹部B超：肝脏轻度增大，回声增强，后部衰减。最基本的治疗措施是
A. 应用保肝药物　　　　　　B. 加强体育锻炼，饮食控制　　　C. 戒酒
D. 休息并减少体力活动　　　E. 应用调脂药物

五、肝脓肿

题型　A1型题

1. 细菌性肝脓肿最主要的原因是
A. 膈下脓肿蔓延　　　　　　B. 开放性肝脏损伤　　　　　　　C. 化脓性门静脉炎
D. 脓毒症　　　　　　　　　E. 胆管结石并感染
2. 肝脓肿的特点正确的是
A. 细菌性肝脓肿常为单发，较大　　　　　　　　B. 阿米巴肝脓肿起病急，伴寒战、高热
C. 阿米巴肝脓肿较小，多为多发性　　　　　　　D. 阿米巴肝脓肿脓液为褐色，无臭味
E. 阿米巴肝脓肿病人粪便中可找到阿米巴原虫

题型　A2型题

1. 男，42岁，寒战、发热5天，右季肋部痛2天，疼痛于深呼吸及咳嗽时加重。查体：巩膜轻度黄染，肝肋下2 cm，Murphy征阴性，肝区叩击痛阳性。胸部X线片：右侧膈肌抬高，肋脊角消失。肝脏B超：肝右叶可见6 cm×5 cm低回声区，边界欠清晰，中心有液性暗区。首先考虑的诊断是
A. 肺炎　　　B. 肝脓肿　　　C. 肝结核　　　D. 结核性胸膜炎　　　E. 肝癌
2. 男，45岁，持续性右上腹痛伴寒战、高热、恶心、呕吐10天。查体：皮肤、巩膜无黄染，右季肋部饱满，肝肋下4 cm，边缘钝，有压痛，无结节，右侧第7、8肋间腋中线皮肤水肿和压痛。血常规 WBC $18.5×10^9$/L，N 0.91。腹部B超示肝右叶内8 cm×6 cm液性暗区；X线示右膈肌升高，运动受限。最有可能的诊断是
A. 细菌性肝脓肿　　　　　　B. 胆囊结石伴感染　　　　　　　C. 肝癌伴感染
D. 右膈下脓肿　　　　　　　E. 肝囊肿
3. 女，55岁，寒战、发热，右上腹痛15天，体温每日高达39.8℃左右，CT提示肝内两个脓肿，最大直径达6 cm。其治疗方法应首选
A. 全身大剂量应用抗生素　　B. 右半肝切除术　　　　　　　　C. 经皮穿刺置管引流术
D. 脓腔内注入抗生素　　　　E. 支持治疗
4. 男，35岁，10天前淋雨后出现发热，按"感冒"治疗效果不佳。1天前突发寒战、右上腹痛。查体：T 39℃，BP 120/80 mmHg。双肺未闻及干湿性啰音，心律齐。肝肋下可触及，压痛明显，右腋前线第8肋间有叩痛。为明确诊断，应首选的检查是
A. 肝功能　　　　　　　　　B. 胸部X线片　　　　　　　　　C. 肝炎病毒标志物检测
D. 腹部B超　　　　　　　　E. 血甲胎蛋白
5. 男，45岁，突起寒战、发热伴右上腹胀痛2天。查体：T 40℃，P 100次/分，BP 130/80 mmHg，皮肤未见皮疹，浅表淋巴结无肿大。双肺呼吸音粗，未闻及干湿性啰音，心率100次/分，律齐，心音有力。右上腹压痛伴肌紧张，无反跳痛，肝肋下3 cm。腹部X线片：右膈肌抬高，运动受限。腹部B超：肝右叶占位性病变。最可能的诊断是
A. 阿米巴肝脓肿　　　　　　B. 肝癌破裂　　　　　　　　　　C. 细菌性肝脓肿
D. 急性胆管炎　　　　　　　E. 急性肝炎

题型　A3/A4型题

（1～3题共用题干）
女，42岁，发热，肝区疼痛5天，发热呈弛张热，伴寒战、大量出汗、心慌，肝区持续性胀痛，伴恶心、食欲不振。查体：T 39.5℃，P 100次/分，R 21次/分，BP 120/80 mmHg，皮肤无黄染，双肺呼吸音清，未闻及干湿啰音，心律齐，肝肋下4 cm，有压痛，右肋弓及腋中线处肋间皮肤水肿，压痛（+）。血常规：Hb 120 g/L，WBC $18×10^9$/L，N 0.90，PLT $180×10^9$/L
1. 首先考虑的诊断是
A. 肝囊肿并感染　　　　　　B. 肝癌并发感染　　　　　　　　C. 胆石症并发感染

D. 细菌性肝脓肿　　　　　　　E. 急性胆囊炎
2. 引起感染常见的致病菌是
A. 表皮葡萄球菌　　　　　　B. 白假丝酵母菌　　　　　　C. 破伤风梭菌
D. 大肠埃希菌　　　　　　　E. 草绿色链球菌
3. 首选的检查方法是
A. 腹部 X 线平片　　　　　　B. 腹部 B 超　　　　　　　C. 静脉胆道造影
D. 诊断性肝穿刺　　　　　　E. 腹部 CT

六、肝癌

题型　A1 型题

1. 普查原发性肝癌最常用的影像学检查是
A. 放射性核素肝扫描　　　　B. 肝脏 CT　　　　　　　　C. 肝脏 MRI
D. 肝脏 B 超　　　　　　　　E. 腹部 X 线片
2. 肝硬化患者近期肝脏进行性增大，应首先考虑的情况是
A. 并发肝癌　　　　　　　　B. 肝淤血　　　　　　　　　C. 门静脉高压加重
D. 肝硬化加重　　　　　　　E. 肝炎活动
3. 原发性肝癌中最常见的首发临床表现是
A. 肝脏肿大　　B. 食欲减退　　C. 恶心、呕吐　　D. 肝区疼痛　　E. 体重下降
4. 鉴别肝癌和肝血管瘤最佳的检查方法是
A. 腹部 MRI　　　　　　　　B. 腹部多普勒超声　　　　　C. 放射性核素肝扫描
D. 腹部 CT 平扫　　　　　　E. 内镜超声
5. 原发性肝的癌常见临床表现不包括
A. 肝大　　　　B. 黄疸　　　　C. 便秘　　　　　　D. 消瘦　　　　E. 肝区疼痛

题型　A2 型题

1. 男，45 岁，有慢性乙型肝炎病史 10 年。血 AFP 慢性升高。腹部 B 超发现肝内有 3 个结节，直径分别为 0.5 cm、0.7 cm、1.2 cm。周围肝组织出现明显的肝硬化改变。术后病理诊断为原发性肝细胞性肝癌，其分型属于
A. 巨块型肝癌　　B. 小肝癌　　　C. 大肝癌　　　D. 结节型肝癌　　E. 弥漫型肝癌
2. 女，62 岁，腹胀、纳差、肝区隐痛 5 个月。查体：T 36.5 ℃，P 80 次 / 分，R 18 次 / 分，BP 130/80 mmHg。皮肤巩膜黄染，可见两枚蜘蛛痣，双肺呼吸音清，未闻及干湿性啰音，心律齐，腹膨隆，肝肋下 3 cm，剑突下 5 cm，移动性浊音（+）。最可能的临床诊断是
A. 肝脓肿　　　B. 转移性肝癌　　C. 淋巴瘤　　　D. 肝结核　　　E. 原发性肝癌
3. 男。50 岁，肝功能异常 15 年，乏力、间断双下肢水肿 7 年，低热、消瘦、肝区隐痛 3 个月。最有诊断意义的实验室检查
A. γ- 谷氨酰转移酶　　　　　B. 癌胚抗原　　　　　　　　C. 总胆红素
D. 甲胎蛋白　　　　　　　　E. 丙氨酸氨基转移酶
4. 男，55 岁，右季肋部疼痛 2 个月，逐渐加重，并伴有乏力，体重下降 6 kg。慢性乙型肝炎病史 18 年。对明确诊断最有意义的实验室检查是
A. 碱性磷酸酶　　　　　　　B. 谷氨酸转肽酶　　　　　　C. 丙氨酸氨基转移酶
D. 甲胎蛋白　　　　　　　　E. 白蛋白
5. 男，53 岁，慢性乙型肝炎 10 年余。近几个月甲胎蛋白持续升高，B 超发现肝右叶明显偏大。诊断为
A. 肝囊肿　　　B. 肝胆管细胞癌　　C. 肝血管瘤　　　D. 肝脓肿　　　E. 肝细胞癌
6. 男，44 岁，肝区疼痛 2 个月。呈持续性钝痛，放射至右肩背部，消瘦、乏力。查体：巩膜无黄染，肝肋下 3 cm，质地稍硬，有结节感。AFP 800 μg/L，B 超示肝右叶 8 cm×6 cm 占位病变，向外生长，周边血流量增强，门静脉正常。最理想的治疗方法是
A. 肿瘤切除加放疗　　　　　B. 姑息性肝切除术　　　　　C. 根治性肝切除术
D. 肝动脉化疗栓塞　　　　　E. 局部射频治疗
7. 男，40 岁，肝区疼痛 3 个月，无发热。右肋下触及肝脏，质硬，表面有直径 5 cm 结节，无触痛。既往慢性乙型病毒性肝炎病史 10 年。为确认诊断最有意义的检查是
A. 腹部 CT　　　　　　　　B. 穿刺活检　　　　　　　　C. 选择性肝动脉造影
D. 腹部 B 超　　　　　　　　E. 腹部 MRI

8. 男，63岁，乏力、腹胀3个月，加重伴尿少1个月。慢性肝炎病史20余年。查体：巩膜轻度黄染，肝肋下4 cm，质硬，脾肋下3 cm，移动性浊音阳性，双下肢水肿。对诊断最有意义的实验室检查是
 A. 腹水铁蛋白　　　B. 血甲胎蛋白　　　C. 血CA125　　　D. 血癌胚抗原　　　E. 腹水腺苷脱氨酶
9. 男，58岁，3年前曾行直肠癌根治术，近3个月右上腹部及背部胀痛，无发热，大便正常。查体：锁骨上未触及肿大淋巴结，腹平软，未触及肿物，肝肋下未触及。实验室检查：血WBC 10×10^9/L，AFP无升高。腹部B超示：肝右叶多个实性占位，最大直径约3 cm。首先应考虑的诊断是
 A. 阿米巴性肝脓肿　　　　　B. 肝血管瘤　　　　　C. 多发肝囊肿
 D. 原发性肝癌　　　　　　　E. 肝转移癌
10. 男，55岁，慢性乙型肝炎病史15年，肝区隐痛2个月。腹部B超提示肝后叶直径约2 cm的低回声结节。对诊断最有意义的实验室检查是
 A. 碱性磷酸酶　　　　　　　B. 癌胚抗原　　　　　C. γ-谷氨酰转移酶
 D. 甲胎蛋白　　　　　　　　E. CA199
11. 男，55岁，右上腹疼痛3个月。呈持续性钝痛，向右肩背部放射，伴乏力，发病以来体重减轻6 kg。查体：T 36.5 ℃，P 80次/分，R 18次/分，BP 120/80 mmHg，巩膜无黄染、双肺呼吸音清，未闻及干湿性啰音，心律齐，肝肋下3 cm，质地稍硬，有结节感。实验室检查：AFP 900μg/L，CEA正常。腹部B超：肝右叶8 cm×6 cm占位性病变，向外生长，周边血流量增强，门静脉正常。最理想的治疗方法是
 A. 肿瘤切除加放疗　　　　　B. 姑息性肝切除术　　　C. 根治性肝切除术
 D. 局部射频治疗　　　　　　E. 经肝动脉化疗栓塞
12. 男，60岁，慢性乙型病毒性肝炎病史35年，3次查血甲胎蛋白升高。肝脏触诊无异常。肝功能异常，腹部B超示肝脏内见直径2 cm占位性病变。对诊断及治疗最有意义的检查是
 A. 腹部增强CT　　　　　　　B. MRCP　　　　　　　C. 放射性核素扫描
 D. 腹部CT平扫　　　　　　　E. 腹部X线平片

题型	B1型题

（1～2题共用备选答案）
 A. PSA　　　B. AFP　　　C. CA125　　　D. CA199　　　E. CEA
1. 与原发性肝癌密切相关的肿瘤标志物是
2. 与胰腺肿瘤密切相关的肿瘤标志物是

第三节　胆道疾病

一、解剖

题型	A1型题

1. Calot三角组成包括肝脏下缘、胆囊管和
 A. 右肝管　　　B. 肝总管　　　C. 左肝管　　　D. 胆总管　　　E. 副肝管
2. 有关胆管的叙述正确的是
 A. 左、右肝管汇合形成胆总管　　　　　　　　B. 胆囊管与胆总管汇合形成肝总管
 C. 胆总管分为十二指肠上段、后段和胰腺段　　D. Vater壶腹通常开口于十二指肠球部
 E. 胆总管长7～9 cm，直径0.4～0.8 cm

二、胆囊结石

题型	A1型题

1. 胆囊切除术中需探查胆总管的指征是
 A. 胆囊明显增厚　　　　　B. 胆囊增大　　　　　C. 胆总管直径＞1 cm
 D. 胆囊结石超过2 cm　　　E. 胆囊结石伴有胆囊息肉
2. 无症状性胆囊结石，应考虑及时手术治疗的是
 A. 高龄患者　　　　　　　B. 结石直径小于1 cm　　　C. 瓷性胆囊
 D. 发现胆囊结石3年　　　E. 口服胆囊造影胆囊显影
3. 治疗胆囊结石，方法正确且效果确切的是

A. 药物溶石治疗   B. 体外震波碎石法   C. 经皮胆囊取石术
D. 胆囊切除术   E. 胆囊切除，胆总管探查引流术

题型　A2 型题

1. 女，40岁，2天前体检超声提示胆囊内 3 cm 强回声团，后伴声影，胆囊壁厚 6 mm。平素无不适。糖尿病病史 5 年，目前血糖控制良好。无腹部手术史，其他检查未见异常。最适合该患者的治疗方案是
A. 腹腔镜胆囊切除术   B. 保守治疗   C. ERCP 取石
D. 开腹胆囊切除术   E. 胆囊造瘘术

2. 女，56岁，反复发作右上腹痛 3 年，皮肤、巩膜黄染，发热伴寒战 2 天。首选的检查是
A. 静脉胆囊造影   B. 内镜逆行胆胰管造影   C. 腹部 B 超
D. 经皮肝穿刺胆管造影   E. 磁共振胆胰管成像

3. 男，35 岁，腹腔镜胆囊切除术后 5 天。腹胀伴皮肤黄染、粪便呈陶土样 1 天。查体：T 36.5 ℃，P 80 次 / 分，R 18 次 / 分，BP 120/80 mmHg，皮肤、巩膜黄染，双肺呼吸音清，未闻及干湿性啰音，心律齐，右上腹轻度压痛，无反跳痛，移动性浊音（−）。最可能的原因是
A. 胃损伤   B. 结肠肝曲损伤   C. 胆囊管残端瘘
D. 十二指肠损伤   E. 胆总管损伤

4. 女，35 岁，体检超声提示胆囊内强回声光团，直径 0.5 mm，后伴声影，随体位改变而移动。既往无右上腹疼痛、发热及黄疸等症状。血常规正常，血糖正常。该患者适当的处理是
A. 体外震波碎石   B. 给予利胆排石药物   C. 腹腔镜胆囊切除术
D. 观察随诊   E. 胆囊切开取石

5. 女，50岁，间歇性右上腹痛伴皮肤巩膜黄染半年，再次发作 2 天。查体：T 36.5℃，P 80 次 / 分，R 18 次 / 分，BP 120/80 mmHg，皮肤巩膜明显黄染，未见肝掌、蜘蛛痣。右上腹压痛，无明显肌紧张和反跳痛。B 超检查示胆囊内多发泥沙样结石，胆总管略扩张。最恰当的手术方式是
A. 胆肠吻合术   B. 胆囊切除、胆总管探查术   C. 胆囊造瘘、胆总管探查术
D. 胆囊造瘘术   E. 腹腔镜胆囊切除术

三、急性胆囊炎

题型　A1 型题

1. 急性胆囊炎的典型体征是
A. 上腹部有压痛和反跳痛   B. Grey-Turner 征阳性   C. McBurney 点有压痛和反跳痛
D. 肝浊音界缩小   E. Murphy 征阳性

2. 急性结石性胆囊炎常见的致病菌是
A. 粪肠球菌   B. 铜绿假单胞菌   C. 幽门螺杆菌
D. 厌氧菌   E. 大肠埃希菌

3. 首选腹腔镜胆囊切除术的是慢性胆囊炎合并
A. 妊娠   B. 胆囊多发结石   C. 胆道狭窄
D. 胆囊癌可能   E. 腹腔内粘连严重

题型　A2 型题

1. 男，32 岁，聚餐后出现右上腹疼痛 2 天，向右肩胛区放射。查体：T 37.5 ℃，P 90 次 / 分，R 22 次 / 分，BP 130/80 mmHg，双肺呼吸音清，未闻及干湿啰音，心率 90 次 / 分，心律齐，右上腹肌紧张，压痛（+），Murphy 征（+）。最可能的诊断是
A. 急性胃炎   B. 右肾结石   C. 十二指肠球部溃疡
D. 急性胰腺炎   E. 急性胆囊炎

2. 男性，36 岁，1 天前饮酒后出现右上腹疼痛，向右侧肩背部放射，伴有恶心、呕吐、腹胀。查体：体温 38.5 ℃，心率 88 次 / 分，呼吸 20 次 / 分，血压 130/85 mmHg，双肺呼吸音清晰，未闻及干湿啰音，心律齐，右上腹肌紧张，压痛（+），墨菲征（+）。最有可能的诊断是
A. 急性胃炎   B. 急性胰腺炎   C. 右肾结石   D. 急性胆囊炎   E. 十二指肠溃疡

3. 女，45 岁，反复发作进食油腻食物后右上腹疼痛 2 年，影响生活，近半年控制饮食后发作次数减少，最近一次发作是 3 个月前，超声检查发现胆囊结石，胆囊缩小，囊壁增厚、粗糙。该患者首选的治疗方

法是
A. 胆囊切除术　　　　　B. 口服消炎利胆药物　　　　C. 体外碎石
D. 胆肠吻合术　　　　　E. 胆囊造瘘术
4. 女，45岁，1天前进高脂餐后出现右上腹剧烈绞痛，阵发性加剧，并向右肩背部放射，伴恶心、呕吐、发热，体温38℃。该患者最可能的诊断是
A. 肝脓肿　　　B. 胃溃疡穿孔　　　C. 急性肺栓塞　　　D. 急性胆囊炎　　　E. 急性胰腺炎
5. 男，32岁，2天前饮酒后出现右上腹疼痛，向右肩部放射。查体：右上腹肌紧张，压痛（+），Murphy征（+）。最可能的诊断是
A. 十二指肠球部溃疡　　　B. 急性胃炎　　　　　　　C. 急性胆囊炎
D. 急性胰腺炎　　　　　　E. 右肾结石
6. 女，79岁，因胆囊结石、急性胆囊炎入院，保守治疗5天后腹痛加剧。查体：T 39.5℃，P 120次/分，BP 106/70 mmHg。皮肤及巩膜无黄染，右上腹肌紧张，局部压痛、反跳痛。血常规：WBC 20×10⁹/L，N 0.89。最适合的治疗是
A. 静脉点滴抗菌药物　　　B. 腹腔引流术　　　　　　C. 鼻胆管引流术
D. 胆囊造瘘术　　　　　　E. 胆总管切开引流术
7. 男，64岁，上腹疼痛5小时。胆囊多发结石病史5年。查体：T 38.3℃，P 100次/分，BP 85/60 mmHg，皮肤、巩膜黄染，右上腹肌紧张，压痛（+）。为明确诊断，首选的检查是
A. 经内镜逆行胰胆管造影　　　B. 腹部B超　　　　　　C. 腹部CT
D. 胆道镜检查　　　　　　　　E. 经皮肝穿刺胆管造影
8. 女，72岁，腹痛6小时进食油腻食物后突发腹痛，以中上腹部为著。查体：P 110次/分，BP 110/60 mmHg。右上腹部可触及表面光滑包块，有压痛。首选的检查是
A. 逆行胰胆管造影　　　B. 腹部B超　　　　　　　C. 上消化道X线钡剂造影
D. 腹部X线平片　　　　E. 胃镜

四、肝外胆管结石

| 题型 | A1型题 |

1. 胆总管结石梗阻后最典型的临床表现是
A. Whipple三联征　　　　B. Charcot三联征　　　　C. Grey-Turner征
D. Murphy征阳性　　　　　E. Cullen征
2. 对肝总管远端结石诊断最有价值的检查是
A. X线平片　　　　　　　B. 经皮肝穿刺胆管造影　　C. 内镜逆行胰胆管造影
D. 内镜逆行胆管造影　　　E. 腹部超声
3. 细菌性肝脓肿鉴别诊断中，有无Charcot三联征主要用于鉴别
A. 急性胆管炎　　　　　　B. 阿米巴肝脓肿　　　　　C. 原发性肝癌
D. 急性胆囊炎　　　　　　E. 右膈下脓肿

| 题型 | A2型题 |

1. 男，36岁，腹腔镜胆囊切除术后1周，腹胀伴皮肤黄染，粪便呈陶土样1天。查体：T 36.5℃，P 80次/分，R 18次/分，BP 120/80 mmHg，皮肤巩膜黄染，双肺呼吸音清，未闻及干湿啰音，心律齐，右上腹轻度压痛，无反跳痛，移动性音（-）。最可能的原因是
A. 胃损伤　　　　　　　B. 胆囊管残端瘘　　　　C. 胆总管损伤
D. 结肠肝曲损伤　　　　E. 十二指肠损伤
2. 男，42岁，右上腹突发剧烈疼痛2小时，伴呕吐、尿黄。发病前3小时饮白酒约300 mL，并进食较多油腻食物。查体：右上腹有压痛及反跳痛。最有诊断价值的检查是
A. 胃镜　　　B. 腹部B超　　　C. 腹部X线平片　　　D. 血淀粉酶　　　E. 尿淀粉酶
3. 男，60岁，右上腹剧烈疼痛2天，黄疸、发热1天。首选的检查是
A. 腹部B超　　　　　　B. 磁共振胰胆管成像　　　C. 腹部CT
D. 腹部X线平片　　　　E. 经内镜逆行胆管造影
4. 男，45岁，餐后突发右上腹阵发性绞痛伴恶心2天，尿色呈浓茶样。既往有类似发作。查体：急性病容，巩膜黄染，双肺呼吸音清，未闻及干湿性啰音，右上腹深压痛，无肌紧张。最可能的诊断是
A. 急性胰腺炎　　　B. 胆道蛔虫病　　　C. 急性胆囊炎　　　D. 胆总管结石　　　E. 胆总管囊肿

| 题型 | A3/A4 型题 |

（1～3题共用题干）
女，66岁，右上腹疼痛伴发热、寒战5天，糖尿病病史20年，胆石症胆囊切除术后2年。查体：巩膜黄染，心肺未见异常，肝肋下2 cm，压痛（+），肝区叩击痛（+）。血常规：WBC $15×10^9$/L，N 0.85。
1. 为明确诊断，首选的检查是
  A. 肝脏穿刺 B. 腹部X线平片 C. 腹部B超
  D. 静脉胆系造影 E. 腹部胆系造影
2. 该患者最可能的病原体来源是
  A. 呼吸系统 B. 肠道 C. 胆道系统 D. 泌尿系统 E. 皮肤及软组织
3. 目前最重要的治疗是
  A. 手术 B. 应用广谱抗生素 C. 应用保肝药物
  D. 抗真菌 E. 抗结核

| 题型 | B1 型题 |

（1～2题共用备选答案）
  A. 肝硬化 B. 胆总管结石 C. 原发性肝癌 D. 壶腹部肿瘤 E. 病毒性肝炎
1. 患者有黄疸症状，伴有上腹绞痛、寒战、高热。最可能的病因诊断是
2. 患者有黄疸症状，无腹痛、发热。查体可触及肿大的胆囊，但无压痛。最有可能的诊断是

五、急性梗阻性化脓性胆管炎

| 题型 | A1 型题 |

1. 急性梗阻性化脓性胆管炎典型临床表现不包括
  A. 黄疸 B. 寒战高热 C. 休克 D. 腹痛 E. 贫血
2. 急性梗阻性化脓性胆管炎最常见的病因是
  A. 急性胃肠炎 B. 胆囊结石 C. 肝脓肿 D. 胆管结石 E. 上呼吸道感染
3. 与梗阻性化脓性胆管炎实验室检查结果不符合的是
  A. 碱性磷酸酶升高 B. 尿胆红素阳性 C. 尿胆原升高
  D. 血清结合胆红素升高 E. 白细胞计数升高
4. 急性梗阻性化脓性胆管炎最主要的治疗措施是
  A. 早期足量应用广谱抗生素 B. 扩容补液，预防休克 C. 保护肝功能，降低血清总胆红素
  D. 解除胆道梗阻，通畅引流 E. 纠正水、电解质紊乱
5. 急性梗阻性化脓性胆管炎典型临床表现"Reynolds 五联征"不包括
  A. 腹痛 B. 神经系统症状 C. 休克 D. 黄疸 E. 呕吐

| 题型 | A2 型题 |

1. 女，70岁，突发上腹痛12小时，伴寒战、发热。既往因十二指肠溃疡行胃大部切除毕Ⅱ式吻合术。查体：T 39.5 ℃，P 110次/分，BP 80/50 mmHg，皮肤、巩膜黄染，右上腹及剑突下肌紧张，压痛、反跳痛（+）。血 WBC $16×10^9$/L。腹部B超示：胆总管扩张，下段受肠气影响观察不清。该患者首选的手术方式是
  A. 胆肠吻合术 B. 胆囊切除术 C. 胆总管切开引流术
  D. 胆囊造瘘术 E. 经内镜十二指肠乳头切开术
2. 女，45岁，突发右上腹疼痛6小时，发病前曾进食油腻食物，伴发热，无寒战。查体：T 39.6 ℃，P 130次/分，BP 86/60 mmHg，神志清楚，巩膜黄染。心肺未见明显异常。右上腹压痛、反跳痛、肌紧张阳性。实验室检查：WBC $20×10^9$/L，总胆红素 110 μmol/L，直接胆红素 78 μmol/L。腹部B超提示肝内外胆管扩张。该病人治疗的首要措施是
  A. 胆道引流 B. 应用抗生素 C. 保护肝功能 D. 抗休克治疗 E. 解痉镇痛

| 题型 | A3/A4 型题 |

（1～3题共用题干）
女，68岁，突发上腹阵发性绞痛2小时，短时间内寒战、高热，小便呈浓茶样，随后嗜睡。查体：T 39.6 ℃，P 128次/分，R 30次/分，BP 80/50 mmHg。神志不清，躁动，巩膜黄染，右上腹肌紧张，有压痛和

反跳痛。
1. 导致该患者所患疾病最可能的病因是
A. 胆管肿瘤　　　B. 胆管结石　　　C. 胆管蛔虫　　　D. 胆管狭窄　　　E. 胆管畸形
2. 以下非手术治疗措施中，错误的是
A. 持续吸氧　　　　　　　　B. 联合使用足量抗生素　　　　C. 纠正水、电解质紊乱
D. 输注2个单位红细胞　　　E. 禁食、胃肠减压
3. 急症手术最有效的手术方式是
A. 胆总管切开减压术　　　　B. 腹腔镜胆囊切除术　　　　C. 胆囊造瘘术
D. 胆总管空肠吻合术　　　　E. 胆总管十二指肠吻合术

六、胆管癌

题型　A1型题

1. 胆管癌的主要临床表现是
A. 厌食、恶心、呕吐　　　　B. 腹痛、黄疸　　　　C. 腹痛、黄疸和寒战、高热
D. 无痛性黄疸　　　　　　　E. 体重明显减轻
2. 胆管癌的组织学类型最多见为
A. 鳞癌　　　B. 高分化腺癌　　　C. 低分化腺癌　　　D. 腺鳞癌　　　E. 类癌

题型　A2型题

1. 男，60岁，上腹胀、隐痛伴皮肤黄染、食欲不振、厌油腻饮食1个月，症状进行性加重，体重减轻5 kg。10天前开始大便颜色逐渐变浅，近2天大便呈白陶土样。查体：巩膜明显黄染，肝肋下未触及，右肋缘下可触及肿大的胆囊底部，无触痛。实验室检查：血总胆红素340μmol/L，血AFP 5μg/L。最可能的诊断
A. 胆囊结石　　　B. 肝门部胆管癌　　　C. 肝癌
D. 胆总管下段癌　E. 胆总管结石
2. 女，68岁，上腹部不适1个月，伴皮肤黄染、食欲不振、厌油腻食物，体重减轻5 kg。查体：巩膜明显黄染，肝肋下未触及，右肋缘下可触及肿大的胆囊底部，无触痛。实验室检查：血胆红素340 μmol/L。首先考虑的诊断是
A. 胆囊结石　　　B. 胃癌　　　C. 胆总管结石　　　D. 胆管癌　　　E. 肝癌
3. 男，64岁，上腹饱胀不适4个月，皮肤进行性黄染3个月。查体：皮肤、巩膜明显黄染。右上腹肋缘下可触及囊性包块，无触痛。为明确是否可行手术根治切除病灶，首选的检查是
A. 上消化道X线钡剂造影　　　B. 腹部B超　　　C. PET-CT
D. 胃镜　　　　　　　　　　　E. 腹部CT
4. 女，50岁，皮肤、巩膜黄染2个月，进行性加重，伴厌食、乏力。大便灰白，体重减轻3 kg。查体：巩膜、皮肤黄染，肝肋下3 cm，边缘钝，无结节，可触及肿大胆囊，Murphy征（−），血清总胆固醇、结合胆红素、ALP、γ-GT均显著升高，CA199升高。首选的影像学检查是
A. 核素扫描　　　B. 腹部CT　　　C. MRCP　　　D. 腹部MRI　　　E. 腹部B超
5. 男，56岁，皮肤黄染1个月，逐渐加深，伴皮肤瘙痒，大便灰白色，无发热。查体：T 36.8 ℃，P 85次/分，R 18次/分，BP 130/80 mmHg，巩膜、皮肤黄染，双肺呼吸音清、未闻及干湿性啰音，心律齐。腹软，肝肋下4 cm，未触及肿大胆囊，Murphy征阴性。腹部CT：肝总管上段2 cm×1.5 cm占位病变。最适宜的术式是
A. 肝门胆管、胆囊、部分肝外胆管及部分肝门区的肝组织切除
B. 全胰腺切除术　　　　　　　　　　　　　C. ERCP取石术
D. 胰头十二指肠切除术　　　　　　　　　　E. 左三叶肝切除

七、胆囊癌（助理不考）

题型　A1型题

1. 有关胆囊癌的叙述正确的是
A. 多发生在胆囊颈部　　　B. 约1/3胆囊癌并存胆囊结石　　　C. 以硬性腺癌较多见
D. 男性多发　　　　　　　E. 预后较好
2. 关于胆囊癌不正确的是

A. 病理分为浸润型和乳头型，以乳头型多见
B. 大多发生在 50~80 岁，女性多见
C. 胆囊癌多数为腺癌
D. 多发生在胆囊底或颈部
E. 起病隐匿，胆管阻塞后可出现黄疸，且进行性加重
3. 以下疾病不适合行腹腔镜胆囊切除术的有
A. 胆囊癌 B. 胆囊息肉 C. 慢性胆囊炎
D. 胆囊结石合并胆管结石 E. 单纯胆囊结石

第四节 胰腺疾病

一、急性胰腺炎

题型 A1 型题

1. 国人急性胰腺炎最常见的病因是
A. 药物 B. 胆道疾病 C. 自身免疫异常 D. 酒精 E. 高脂血症
2. 用于判断急性胰腺炎严重程度的血清学检查项目是
A. 血清钙 B. 碱性磷酸酶 C. 丙氨酸氨基转移酶
D. 淀粉酶 E. 血清钾
3. 在急性胰腺炎发病过程中，起关键作用的酶是
A. 磷脂酶 B. 脂肪酶 C. 溶菌酶 D. 胰蛋白酶 E. 淀粉酶
4. 急性胰腺炎所致腹痛的常见放射痛部位是
A. 左下颌部 B. 下腰骶部 C. 左腰背部 D. 左肩部 E. 左上臂内侧
5. 急性胰腺炎的典型症状是
A. 脐周阵发性疼痛，停止肛门排便和排气
B. 上腹部剧烈疼痛，向左上臂内侧放射
C. 上腹部烧灼样疼痛，进食后可缓解
D. 上腹部持续性剧烈疼痛，向腰背部放射
E. 阵发上腹部钻顶样疼痛，辗转体位
6. 血清淀粉酶水平是临床上诊断和监测急性胰腺炎的重要指标，其升高的高峰一般出现在发病后
A. 4 小时 B. 48 小时 C. 12 小时 D. 24 小时 E. 8 小时
7. 急性胰腺炎最常见的临床表现是
A. 腹泻 B. 呕吐 C. 停止排气排便 D. 黄疸 E. 上腹部疼痛

题型 A2 型题

1. 男，70 岁，上腹痛 1 年，进食后加重，大便 10 次 / 天，可见脂肪滴。查体：中腹部压痛（+）。腹部 B 超示胰腺多发钙化灶。应给予的药物是
A. 解痉止痛药物 B. 胰酶制剂 C. 消炎利胆药物
D. 钙离子阻滞剂 E. 质子泵抑制剂
2. 男，69 岁，持续上腹痛伴呕吐 6 小时，腹痛逐渐加重，蜷曲位稍减轻，发病前曾与朋友聚餐，查体：巩膜无黄染，上腹部肌紧张，无反跳痛，Murphy 征阴性，肠鸣音 3 次 / 分。最可能的诊断是
A. 急性胃炎 B. 急性胰腺炎 C. 急性胆囊炎 D. 消化性溃疡 E. 急性肠梗阻
3. 男，60 岁，急性重症胰腺炎保守治疗中，无尿 3 日。查体：BP 180/92 mmHg, P 120 次 / 分，双下肺满布细湿啰音。实验室检查：血钾 6.9 mmol/L, BUN 25.2 mmol/L, 肌酐 577 μmol/L。目前应采取的最有效治疗手段是
A. 静滴甘露醇利尿 B. 口服甘露醇或硫酸镁导泻 C. 紧急血液透析
D. 袢利尿药静脉注射 E. 控制入液量，停止补钾
4. 男，31 岁，饮酒后上腹痛 20 小时，呕吐后疼痛不减轻。查体：左上腹压痛，无肌紧张，血淀粉酶 820 U/L。最可能的诊断是
A. 急性胰腺炎 B. 急性肠梗阻 C. 急性胆囊炎 D. 急性肝炎 E. 急性胃炎
5. 女，42 岁，突发上腹剧痛 6 天，加重伴发热 2 天。查体：T 38 ℃, BP 76/50 mmHg。面色苍白，嗜睡，脉搏细速，尿少。中上腹压痛（+），伴反跳痛。上腹部可触及肿块，不活动。B 超示胰腺周围液性包块，直径 10 cm。尿淀粉酶 10 000 U/L（Somogyi 法），血 WBC 18×10⁹/L。引起该患者感染的致病菌最可能是
A. 结核分枝杆菌 B. 大肠埃希菌 C. 溶血性链球菌 D. 白念珠菌 E. 肠球菌
6. 女，48 岁，进大量肉食后上腹痛伴呕吐 6 小时，腹痛为持续性，阵发性加重，向左腰背部放射，呕吐物为胃内容物。对明确诊断最有意义的实验室检查是

A. 尿淀粉酶　　　　　B. 血胆红素　　　　　C. 血淀粉酶　　　　　D. 尿常规　　　　　E. 血白细胞计数

7. 女，30岁，饮酒后突发上腹痛4小时，无发热。血常规：Hb 120 g/L，WBC 8.5×10⁹/L，PLT 125×10⁹/L；血淀粉酶1032 U/L。腹部B超提示：胰腺略饱满。首要的治疗措施是
A. 应用氟尿嘧啶　　　　　B. 应用广谱抗生素　　　　　C. 禁食、胃肠减压
D. 胆管引流　　　　　E. 剖腹探查

8. 男，55岁，饮酒及高脂饮食后突发上腹疼痛4小时，向背部放射，伴呕吐、大汗、尿色黄。对诊断最有帮助的辅助检查是
A. 上消化道X线钡剂造影　　　　　B. 腹部CT　　　　　C. 肝胆核素扫描
D. 立位腹部X线平片　　　　　E. 胃镜

9. 男，45岁，突发中上腹持续性疼痛，伴呕吐、尿黄2小时，发病前3小时大量饮酒，并进食较多油腻食物。查体：T 37.5 ℃，P 98次/分，R 22次/分，BP 130/80 mmHg，双肺呼吸音清，未闻及干湿性啰音，心率98次/分，心律齐，上腹有压痛及反跳痛。最有诊断价值的检查是
A. 腹部CT　　　　B. 胃镜　　　　C. 尿淀粉酶　　　　D. 腹部X线平片　　　　E. 血清淀粉酶

10. 女，40岁，确诊为急性胰腺炎，内科正规治疗2周后体温仍在38～39 ℃，左上腹部压痛明显。血淀粉酶256 U/L，血WBC 16×10⁹/L。可能性最大的是
A. 败血症　　　　　B. 病情迁延未愈　　　　　C. 合并急性胆囊炎
D. 并发胰腺假性囊肿　　　　　E. 并发胰腺脓肿

11. 男，22岁，大量饮酒后突发上腹部胀痛，伴恶心、呕吐2小时。查体：P 102次/分，BP 110/60 mmHg。双肺呼吸音清，未闻及干湿性啰音，心律齐。上腹部压痛明显，反跳痛(+)，肠鸣音减弱。血尿常规及尿淀粉酶检查、立位腹部X线平片均未见明显异常。最可能的诊断
A. 急性肠梗阻　　B. 胆囊结石　　C. 急性胰腺炎　　D. 急性胆囊炎　　E. 上消化道穿孔

12. 女，65岁，持续性上腹痛1天。查体：T 38.4℃，巩膜无黄染，心肺无异常，上腹部压痛，肠鸣音减弱。实验室检查：Hb 120 g/L，WBC 15.4×10⁹/L，PLT 154×10⁹/L，血淀粉酶860 U/L，LDH 456 U/L。腹部B超：胆总管内径0.6 cm，末端及胰腺因气体干扰显示不清。对患者的诊断及指导治疗最有意义的辅助检查是
A. 腹部X线平片　　　　　B. 腹部增强CT　　　　　C. 心电图
D. 经内镜逆行胆胰管造影　　　　　E. 超声心动图

| 题型 | A3/A4型题 |

（1～3题共用题干）
男，45岁，进食高脂餐并饮酒后上腹持续疼痛8小时，呕吐2次后疼痛无缓解。查体：T 37.8 ℃，上腹偏左压痛、反跳痛阳性。
1. 最有诊断意义的辅助检查是
A. 血清脂肪酶　　　　　B. 血常规　　　　　C. 血清淀粉酶
D. 立位腹部X线平片　　　　　E. 心电图
2. 最可能的诊断是
A. 急性胃炎　　B. 急性胆囊炎　　C. 肠梗阻　　D. 急性胰腺炎　　E. 急性心肌梗死
3. 如需使用抗生素治疗，抗生素选择的最佳配伍是甲硝唑和
A. 阿奇霉素　　B. 克林霉素　　C. 环丙沙星　　D. 头孢拉啶　　E. 青霉素

（4～5题共用题干）
男，45岁，上腹部疼痛9小时。疼痛向背部放射，伴恶心、呕吐。发病前大量饮酒，查体：T 38.3 ℃，P 100次/分，上腹部肌紧张，压痛、反跳痛阳性。
4. 最可能的诊断是
A. 急性胰腺炎　　　　　B. 十二指肠溃疡穿孔　　　　　C. 急性胆囊炎
D. 急性胃肠炎　　　　　E. 急性胆管炎
5. 为明确诊断，首选的检查是
A. 血清脂肪酶　　　　　B. 血清淀粉酶　　　　　C. 尿淀粉酶
D. 肝功能　　　　　E. 立位腹部X线平片

（6～8题共用题干）
男，55岁，上腹疼痛8小时，进食高脂餐并饮酒后出现上腹痛，呕吐2次后疼痛无缓解。查体：T 37.8 ℃，巩膜轻度黄染，心肺未见异常，上腹偏左压痛、反跳痛阳性。
6. 最有诊断意义的辅助检查是
A. 心电图　　B. 血常规　　C. 血清脂肪酶　　D. 血清淀粉酶　　E. 立位腹部X线平片

7. 最可能的诊断是
A. 急性心肌梗死　　B. 急性胰腺炎　　　C. 肠梗阻　　　　D. 急性胃炎　　　　E. 急性胆囊炎
8. 若血 WBC 17.5×10⁹/L，N 0.85，抗生素选择的最佳配伍是甲硝唑和
A. 环丙沙星　　　　B. 青霉素　　　　　C. 阿奇霉素　　　D. 克林霉素　　　　E. 亚胺培南

（9～12题共用题干）

女，50岁，饮酒后上腹持续性剧痛 12 小时。疼痛向后背放射，前屈位可稍缓解，伴恶心、呕吐胃内容物，呕吐后疼痛不减轻。既往体健。查体：T 37.1℃，P 112 次 / 分，R 24 次 / 分，BP 100/70 mmHg，全腹压痛，以上腹为著，可疑反跳痛，无肌紧张，Murphy 征阴性，肠鸣音 2 次 / 分。腹部 B 超提示胆囊结石，胰腺肿大，回声减低。

9. 最可能的诊断是
A. 急性机械性肠梗阻　　　　B. 急性胆囊炎　　　　　　　C. 急性胰腺炎
D. 急性胃炎　　　　　　　　E. 消化性溃疡穿孔
10. 对明确诊断最有价值的检查是
A. 胃镜　　　　　　　　　　B. 血淀粉酶　　　　　　　　C. 结肠镜
D. 腹部立位 X 线平片　　　　E. 血胆红素
11. 治疗 6 周后，患者出现发热。查体：T 39.2℃。上腹可触及一巨大包块，边界不清，压痛（+），不活动。可能的原因是
A. 幽门梗阻　　　　　　　　B. 肝脓肿　　　　　　　　　C. 结肠癌合并肠梗阻
D. 急性胆囊炎后包裹性积液　E. 胰腺假性囊肿感染
12. 针对包块最适宜的治疗是
A. 禁食，胃肠减压　　　　　B. 化疗　　　　　　　　　　C. 内镜下结肠支架置入术
D. 穿刺引流　　　　　　　　E. 手术切除

| 题型 | B1 型题 |

（1～2题共用备选答案）
A. 糜蛋白酶　　B. 弹力蛋白酶　　C. 磷脂酶 A₂　　D. 胰蛋白酶　　E. 脂肪酶
1. 在急性胰腺炎的发病机制中，与血管破坏导致出血关系密切的酶是
2. 在急性胰腺炎发病机制中，与胰腺组织坏死和溶血关系密切的酶是

（3～4题共用备选答案）
A. 72 小时　　　　　　　B. 24 小时　　　　　　　C. 48 小时
D. 10 小时　　　　　　　E. 2 小时
3. 急性胰腺炎时，血淀粉酶升高达到高峰的时间一般是在发病后
4. 急性胰腺炎时，血脂肪酶开始升高的时间一般是在发病后

二、胰腺癌与壶腹周围癌

| 题型 | A1 型题 |

1. 胰头癌常见的首发症状是
A. 贫血　　　　B. 黄疸　　　　　C. 稀便　　　　D. 上腹隐痛　　　E. 皮肤瘙痒
2. 胰头癌最常见的临床表现是
A. 腹痛、黄疸和消瘦　　　　B. 腹痛、黄疸和上腹包块　　　　C. 黄疸、消瘦和腹胀
D. 腹痛、黄疸和呕吐　　　　E. 黄疸、消瘦和上腹包块

| 题型 | A2 型题 |

1. 女，55岁，上腹隐痛、皮肤巩膜黄染 1 个月，呈进行性加重，伴乏力、食欲不振。查体：T 36.5 ℃，P 80 次 / 分，R 18 次 / 分，BP 120/80 mmHg。双肺呼吸音清，未闻及干湿性啰音，心率 80 次 / 分，心律齐，腹部膨隆，腹软，未触及包块，肠鸣音减弱。血 CA199 和 CEA 增高。为明确诊断和设计手术方案，最有意义的检查方法是
A. 腹部 B 超　　　　　　　B. 腹部 MRI　　　　　　　　C. 上消化道钡剂造影
D. 腹部增强 CT　　　　　　E. ERCP
2. 男，56岁，皮肤黄染进行性加重 2 个月，体重减轻 5 kg。查体：体温 37.2 ℃，皮肤黄染，右肋下可触及肿大胆囊，无压痛。实验室检查：血清淀粉酶正常，血总胆红素 222μmol/L。最可能的诊断是

A. 慢性胰腺炎　　　B. 胰头癌　　　　　C. 胆总管结石　　　D. 胆囊癌　　　　　E. 肝门部胆管癌
3. 男，65岁，上腹隐痛3个月，向背部放射，腹痛逐渐加重并影响睡眠，蜷曲位略减轻。1周前发现皮肤巩膜黄染，无发热。应首先考虑的诊断是
A. 胃癌　　　　　　B. 胰腺癌　　　　　C. 肝癌
D. 胆结石伴胆道梗阻　E. 胆囊癌
4. 男，52岁，皮肤、巩膜黄染2个月。大便颜色变浅，无腹痛及发热。查体：皮肤、巩膜黄染，右上腹触及囊性包块，无压痛。腹部B超示：胆总管扩张，胆囊大，胰腺显示不清。该患者最可能的诊断是
A. 胆总管结石　　　B. 胆囊病　　　　　C. 慢性胆囊炎　　　D. 慢性胰腺炎　　　E. 壶腹周围癌
5. 男，68岁，皮肤及巩膜黄染2周。无腹痛及发热。查体：皮肤巩膜明显黄染，右上腹可触及肿大的胆囊，张力大，无压痛。最可能的诊断是
A. 胆囊结石　　　　B. 肝癌　　　　　　C. 胰头癌　　　　　D. 胆管结石　　　　E. 慢性胰腺炎
6. 男，64岁，巩膜黄染、尿色深黄2周。无腹痛、发热。查体：右上腹可触及肿大胆囊，无压痛。血总胆红素156 μmmol/L。最可能的诊断是
A. 急性肝炎　　　　B. 壶腹周围癌　　　C. 胆总管结石　　　D. 慢性胰腺炎　　　E. 胆囊结石
7. 男，56岁，无痛性黄疸2个月，呈渐进性加重。手术探查时见胆囊肿大。胆总管增粗，直径约1.8 cm，胰头部可触及质硬肿块，尚能推动。正确的手术方式是
A. 胰头十二指肠切除术　　　B. 胰腺空肠吻合术　　　C. 胰头部分切除术
D. 全胰切除术　　　　　　　E. 胆囊空肠吻合术
8. 男，60岁，乏力、纳差、眼黄、皮肤瘙痒3周，大便色白，体重下降3kg。既往体健，偶有饮酒。查体：T 36.5℃，P 80次/分，R 18次/分，BP 120/80 mmHg。皮肤巩膜明显黄染，未见肝掌及蜘蛛痣。双肺呼吸音清，未闻及干湿性啰音，心律齐。腹软，上腹可触及边界不清包块，不随呼吸移动，无压痛。应首先考虑的诊断是
A. 胆囊结石　　　　B. 急性化脓性胆管炎　　C. 胰腺癌
D. 胆总管结石　　　E. 急性肝炎
9. 女，50岁，2周前无明显诱因出现中上腹隐痛，皮肤巩膜黄染，小便呈浓茶样，1周前腹痛缓解，皮肤黄染减退，无皮肤瘙痒。实验室检查：ALT 90U/L，尿胆红素（+）。该患者最可能的疾病与胰头癌的鉴别诊断要点是
A. 黄疸有无波动　　B. 血清淀粉酶改变　　C. 皮肤有无瘙痒
D. 尿胆红素阳性　　E. 肝功能改变

题型	A3/A4型题

（1～3题共用题干）
女，60岁，食欲不振、腰背部胀痛半年，皮肤逐渐黄染，大便灰白色3个月。发病以来体重下降10 kg。查体：T 36.5℃，P 80次/分，R 18次/分，BP 120/80 mmHg，皮肤巩膜黄染，心肺查体未见明显异常，腹部无压痛、肌紧张，右肋下可触及肿大胆囊，无触痛。实验室检查：总胆红素78 μmol/L，直接胆红素65 μmol/L。
1. 首先考虑的诊断是
A. 胰头癌　　　　　B. 升结肠癌　　　　C. 肝门部胆管癌　　D. 胃窦癌　　　　　E. 肝癌
2. 该病人手术前，最重要的辅助检查是
A. 腹部B超　　　　B. 腹部CT　　　　　C. 上消化道造影
D. 胃镜　　　　　　E. 腹部立位X线平片
3. 首选的手术方式是
A. 右半肝切除术　　B. 肝门部胆管癌切除术　　C. 胰十二指肠切除术
D. 右半结肠切除术　E. 胃癌根治术

三、慢性胰腺炎（助理不考）

题型	A1型题

1. 慢性胰腺炎的主要危险因素是
A. 酗酒　　　　　　B. 胆道疾病　　　　C. 病毒感染　　　　D. 药物　　　　　　E. 高脂血症
2. 下列哪个是慢性胰腺炎最突出的症状
A. 呕吐　　　　　　B. 发热　　　　　　C. 腹部包块　　　　D. 便秘　　　　　　E. 腹痛
3. 有关慢性胰腺炎的描述错误的是

A. 多见于中老年人   B. 长期酗酒是欧美国家慢性胰腺炎的主要病因
C. 胆源性慢性胰腺炎病变主要位于胰体尾部   D. 高脂血症与慢性胰腺炎的发病有关
E. 胆道疾病是我国慢性胰腺炎的主要病因

第五节　肠道疾病

一、克罗恩病

题型　A1 型题

1. 克罗恩病的主要手术指征是
A. 持续性粪隐血阳性   B. 严重腹泻   C. 营养不良，体重减轻
D. 疑有恶变   E. 合并结肠息肉
2. 对克罗恩病最有诊断意义的病理改变是
A. 肠腺隐窝脓肿   B. 炎性息肉   C. 肠瘘形成
D. 肠壁非干酪性上皮样肉芽肿   E. 肠系膜淋巴结肿大
3. 克罗恩病的最常见并发症是
A. 中毒性休克   B. 结肠大出血   C. 肠梗阻   D. 急性肠穿孔   E. 癌变

题型　A2 型题

1. 男，28 岁，间断腹痛、发热 3 年。结肠镜检查：回肠末端见 4 cm×1 cm 纵行溃疡，周围黏膜铺路石样改变。活检标本可能出现的主要病理改变是
A. 隐窝脓肿   B. 杯状细胞减少   C. 非干酪样肉芽肿
D. 干酪样肉芽肿   E. 可见包涵体
2. 女，35 岁，右下腹痛、便秘 1 年。查体：T 36.5 ℃，P 80 次/分，R 16 次/分，BP 110/70 mmHg。双肺呼吸音清，未闻及干湿性啰音，心律齐，腹软，无压痛。结肠镜检查：回肠末端及升结肠起始部多发纵行溃疡，溃疡间黏膜大致正常，病变呈节段性。PPD 试验阴性。最可能的诊断是
A. 克罗恩病   B. 阿米巴肠病   C. 肠结核   D. 溃疡性结肠炎   E. 结肠癌

题型　A3/A4 型题

（1~3 题共用题干）
男，30 岁，间断右下腹痛 1 年，加重伴腹泻 1 个月。大便每日 4~5 次，黄色稀便，无黏液脓血，伴低热，体重下降 4 kg。既往反复发作肛瘘 1 年，曾手术治疗。查体：T 37.5℃，右下腹轻压痛。肛门视诊可见肛瘘开口。粪隐血（+++）。肠镜检查发现回肠末端、回盲瓣多发溃疡，病变之间黏膜相对正常，结肠及直肠未见明显异常。
1. 目前最可能的诊断是
A. 肠结核   B. 淋巴瘤   C. 贝赫切特病   D. 溃疡性结肠炎   E. 克罗恩病
2. 该患者黏膜活检病理检查中有助于诊断的发现是
A. 淋巴细胞浸润   B. 抗酸染色阳性   C. 非干酪样肉芽肿
D. 含铁血黄素沉积   E. 隐窝脓肿形成
3. 最适宜的治疗是
A. 抗生素治疗   B. 化疗   C. 益生菌治疗
D. 英夫利昔单抗治疗   E. 抗结核治疗

二、溃疡性结肠炎

题型　A1 型题

1. 典型溃疡性结肠炎患者的粪便特点是
A. 白陶土样便   B. 含泡沫粪样便   C. 黏液脓血便
D. 脂肪泻   E. 大量水样便
2. 溃疡性结肠炎活动期最主要的表现是
A. 发热   B. 黏液脓血便   C. 腹痛   D. 体重下降   E. 大便次数增多

3. 最易诱发中毒性巨结肠的电解质紊乱是
  A. 低钾血症　　　B. 高钙血症　　　C. 低钠血症　　　D. 低钙血症　　　E. 低磷血症
4. 溃疡性结肠炎患者典型的粪便特征是
  A. 柏油样便　　　B. 陶土样便　　　C. 鲜血便　　　　D. 稀水样便　　　E. 黏液脓血便

| 题型 | A2型题 |

1. 男，30岁，间断黏液脓血便10年，抗生素治疗效果不佳，肠镜示乙状结肠及直肠黏膜广泛充血糜烂，病理检查可见隐窝脓肿。首选的治疗药物是
  A. 蒙脱石散　　　　　　　B. 地衣芽孢杆菌制剂　　　　　C. 黄连素
  D. 5-氨基水杨酸　　　　　E. 左氧氟沙星
2. 女，55岁，间断腹泻5年，黏液脓血便3~4次/天，伴左下腹部疼痛，口服甲硝唑及甲磺酸左氧氟沙星（利复星）治疗无明显好转，查体：左下腹部压痛（+）。最可能的诊断是
  A. 克罗恩病　　　　　　B. 慢性细菌性痢疾　　　C. 溃疡性结肠炎
  D. 结肠癌　　　　　　　E. 缺血性肠病
3. 女，32岁，确诊溃疡性结肠炎6年。腹痛、腹泻加重伴高热、腹胀3天，2天来大量便血，腹胀明显。查体：全腹压痛，反跳痛明显，腹部听诊3分钟未闻及肠鸣音。首选的检查是
  A. 腹部CT　　　　　　　B. 立位腹部X线平片　　　C. 腹部B超
  D. 结肠镜　　　　　　　E. 结肠X线气钡双重造影
4. 女，20岁，间断脓血便1年。曾用喹诺酮类抗生素和甲硝唑治疗无效。1个月来，每日脓血便2~3次，粪便镜检WBC及RBC满视野。首选的治疗药物是
  A. 美沙拉嗪　　　B. 硫唑嘌呤　　　C. 泼尼松　　　D. 异烟肼　　　E. 蒙脱石散
5. 女性，33岁，间断腹痛、排黏液脓血便半年，加重1周。为明确诊断，最重要检查是
  A. 结肠镜　　　B. 腹部X线片　　　C. 腹部B超　　　D. 腹部血管造影　　　E. 腹部CT
6. 女，42岁，间断腹泻、脓血便5年，粪便病原体培养阴性，广谱抗生素治疗无效。结肠镜检查：乙状结肠、直肠黏膜广泛弥漫充血、水肿、散在点状糜烂。最可能的诊断是
  A. 阿米巴肠炎　　　B. 溃疡性结肠炎　　　C. 肠结核　　　D. 结肠癌　　　E. 细菌性痢疾
7. 男，25岁，反复腹痛、腹泻、便血10个月。近日加重伴发热，体温39℃，1天前因腹痛肌注阿托品治疗6小时后腹胀明显。查体：血压70/50 mmHg，心率120次/分。最可能出现的情况是
  A. 肠套叠　　　B. 肠穿孔　　　C. 肠梗阻　　　D. 肠出血　　　E. 中毒性巨结肠
8. 男，32岁，反复脓血便伴里急后重1年，抗生素治疗无效。下消化道X线钡剂造影检查发现直肠、乙状结肠多发龛影，黏膜粗乱及颗粒样改变。最可能的诊断是
  A. 克罗恩病　　　B. 溃疡性结肠炎　　　C. 肠结核　　　D. 细菌性痢疾　　　E. 结肠癌
9. 男，25岁，腹痛、脓血便、发热2个月，大便10次/日，体温39℃。粪镜检及培养未见病原体。结肠镜检查示结肠弥漫分布的糜烂及浅溃疡。病理学提示重度慢性炎症。左氧氟沙星联合甲硝唑治疗1周症状无缓解。最适宜的治疗药物是
  A. 泼尼松　　　B. 柳氮磺吡啶　　　C. 硫唑嘌呤　　　D. 美沙拉嗪　　　E. 美沙拉嗪联合美沙拉嗪栓
10. 男，32岁，左下腹痛2个月伴腹泻。大便为黄稀便，时有黏液脓血便，每日3次。查体：T 36.5℃，P 80次/分，R 18次/分，BP 120/80 mmHg。双肺呼吸音清，未闻及干湿啰音，心律齐，腹软，左下腹轻压痛，无反跳痛。结肠镜检查：直肠、乙状结肠黏膜弥漫充血、水肿、粗颗粒样改变，多发糜烂及浅溃疡。最可能的诊断是
  A. 结肠癌　　　B. 克罗恩病　　　C. 慢性结肠炎　　　D. 溃疡性结肠炎　　　E. 肠结核
11. 男，45岁，慢性腹泻6年。每日大便3~4次，便中有少量黏液脓血，抗生素治疗无效。查体：T 36.5℃，P 80次/分，R 18次/分，BP 120/80 mmHg。双肺呼吸音清，未闻及干湿性啰音，心律齐，腹软，无压痛。结肠镜检查：直肠、乙状结肠多发糜烂及浅溃疡。首选的药物是
  A. 口服硫唑嘌呤　　　　　B. 口服柳氮磺吡啶　　　　C. 静脉应用环孢素
  D. 口服泼尼松　　　　　　E. 静脉应用甲泼尼龙
12. 女，31岁，间断腹痛、腹泻10个月。大便3~4次/天，无发热。粪镜检：红细胞及白细胞满视野。应用甲硝唑、左氧氟沙星治疗2周症状无缓解。最可能的诊断是
  A. 阿米巴肠病　　　　　B. 肠易激综合征　　　　C. 慢性细菌性痢疾
  D. 结肠癌　　　　　　　E. 溃疡性结肠炎
13. 女，35岁，间断黏液脓血便2年，伴里急后重，大便每日3次，反复应用抗生素治疗，症状无明显好转。最有可能的诊断是
  A. 慢性细菌性痢疾　　　　　B. 肠伤寒　　　　　　C. 阿米巴痢疾

D. 溃疡性结肠炎　　　　　　　E. 肠易激综合征

题型　A3/A4 型题

（1～3题共用题干）
男，28岁，反复腹泻、黏液血便1年余，加重1个月。大便4～5次/日，无发热及消瘦。经环丙沙星及甲硝唑治疗2周，腹痛略减轻，仍腹泻及便血。
1. 应首先考虑的诊断是
A. 阿米巴肠病　　　　　　B. 结肠癌　　　　　　　　C. 慢性细菌性痢疾
D. 溃疡性结肠炎　　　　　E. 真菌性肠炎
2. 对诊断最有意义的检查是
A. 下消化道X线钡剂造影检查　　　　　　　　　　B. 粪找真菌及培养
C. 粪找阿米巴滋养体　　　D. 类细菌培养及药敏试验　E. 结肠镜
3. 最适宜的治疗措施是
A. 口服美沙拉嗪　　　　　B. 抗真菌治疗　　　　　　C. 口服微生态制剂
D. 根据粪细菌培养结果选用抗生素　　　　　　　　E. 口服泼尼松

（4～5题共用题干）
男，45岁，间断腹泻5年，加重3个月。大便每日4～5次，脓血便，纳差，体重减轻6 kg，口服左氧氟沙星治疗2周后复查粪便常规：白细胞、红细胞满视野，隐血（＋）。血常规：Hb 100 g/L，WBC $4.5×10^9$/L，PLT $215×10^9$/L。
4. 为明确诊断，首选的检查是
A. 腹部B超　　　　　　　B. 血肿瘤标志物　　　　　C. 腹部CT
D. 结肠镜　　　　　　　　E. 下消化道X线钡剂造影
5. 最有可能的诊断是
A. 肠道菌群失调　　　　　B. 溃疡性结肠炎　　　　　C. 肠易激综合征
D. 细菌性痢疾　　　　　　E. 结肠癌

题型　B1 型题

（1～2题共用备选答案）
A. 烧瓶样溃疡　　　　　　B. 环形溃疡　　　　　　　C. 不规则深大溃疡
D. 多发性浅溃疡　　　　　E. 纵行溃疡
1. 克罗恩病最典型的肠道溃疡形态是
2. 溃疡性结肠炎最常出现的肠道溃疡形态是
（3～4题共用备选答案）
A. 结肠脾曲　　　　　　　B. 结肠肝曲　　　　　　　C. 直肠和乙状结肠
D. 回盲部　　　　　　　　E. 全结肠
3. 肠结核的好发部位是
4. 溃疡性结肠炎的好发部位是

三、肠易激综合征

题型　A1 型题

1. 符合肠易激综合征临床特点的是
A. 与食物无明显关系　　　B. 症状多进行性加重　　　C. 好发于老年男性
D. 常出现明显的体重下降　E. 可伴有精神心理障碍
2. 肠易激综合征特征性的临床表现是
A. 腹痛及便血　　　　　　B. 腹痛或腹部不适伴排便习惯改变
C. 腹胀及里急后重　　　　D. 大便变细
E. 便秘及排便困难

题型　A2 型题

1. 女，30岁，反复腹痛、腹泻10年。排便后腹痛可缓解，无发热、消瘦。多次查粪常规示软便或黏液便，镜检（－），隐血（－）。最可能的诊断是

A. 克罗恩病　　　　　　　　B. 肠结核　　　　　　　　C. 溃疡性结肠炎
D. 慢性细菌性痢疾　　　　　E. 肠易激综合征
2. 男，35岁，间断腹痛、腹泻2年，受凉后加重，大便2～4次/日，多为不成形便，时带黏液，排便后腹痛可缓解，体重无明显变化，平素少量饮酒，结肠镜检查无异常。最可能的诊断是
A. 酒精性肝硬化　　　　　　B. 肠易激综合征　　　　　C. 功能性消化不良
D. 慢性胰腺炎　　　　　　　E. 肠道病毒感染
3. 女，30岁，反复便秘、腹痛10年。便前腹痛、腹部不适，便后缓解。工作紧张时症状加重。无便血及消瘦，睡眠差。最有可能的诊断是
A. 肠易激综合征　　B. 克罗恩病　　C. 肠结核　　D. 结肠癌　　E. 溃疡性结肠癌

| 题型 | A3/A4型题 |

（1～2题共用题干）
女，35岁，间断腹痛、腹泻5年，发作时大便3～5次/日，带黏液，无脓血，便后腹痛缓解，受凉及紧张后症状加重，无发热，抗生素治疗无效，发病以来体重无明显变化。粪隐血试验阴性。
1. 为确定诊断，首选的检查是
A. 小肠X线钡剂造影　　　　B. 腹部CT　　　　　　　　C. 结肠镜
D. 粪细菌培养　　　　　　　E. 腹部B超
2. 最可能的诊断是
A. 溃疡性结肠炎　　　　　　B. 克罗恩病　　　　　　　C. 慢性细菌性痢疾
D. 肠结核　　　　　　　　　E. 肠易激综合征

（3～5题共用题干）
女，45岁，腹泻10年。精神紧张时加剧，排便前腹痛，排便后腹痛可缓解。大便为糊状，发病以来体重无明显变化。既往体健，平素进食好，睡眠差。查体：T 36.5 ℃，P 80次/分，R 18次/分，BP 120/80 mmHg。未见皮疹，双肺呼吸音清，未闻及干湿性啰音，心律齐。腹软，无压痛。
3. 最有可能的诊断是
A. 肠易激综合征　　　　　　B. 克罗恩病　　　　　　　C. 慢性细菌性痢疾
D. 肠结核　　　　　　　　　E. 结肠癌
4. 为明确诊断，首选的检查是
A. 结肠镜　　　　　　　　　B. 全消化道X线钡剂造影　C. 腹部CT
D. 腹部血管造影　　　　　　E. 小肠镜
5. 适宜的治疗措施是
A. 微生态制剂　　B. 抗结核治疗　　C. 手术治疗　　D. 抗生素　　E. 糖皮质激素

四、肠梗阻

| 题型 | A1型题 |

1. 肠梗阻的四大典型临床表现是
A. 腹痛、腹胀、呕吐、停止排便排气　　　　　B. 腹痛、腹胀、呕吐、肠鸣音亢进
C. 腹痛、肠型、呕吐、停止排便排气　　　　　D. 腹痛、肠型、腹胀、停止排便排气
E. 腹痛、呕吐、停止排便排气、肠鸣音减弱
2. 关于低位小肠梗阻描述正确的是
A. 梗阻多位于空肠　　　　　B. 呕吐症状出现早　　　　C. 呕吐物只是胃内容物
D. 腹部X线检查可见多个阶梯状气液平面　　　E. 腹胀及腹痛不明显
3. 急性机械性肠梗阻引起的首要病理生理改变是
A. 呼吸衰竭　　B. 休克　　C. 体液丧失　　D. 感染　　E. 毒素中毒
4. 决定急性肠梗阻手术探查的最主要依据是
A. 是否为绞窄性肠梗阻　　　B. 近端肠管扩张程度　　　C. 梗阻部位
D. 是否为完全性梗阻　　　　E. 梗阻持续时间
5. 肠梗阻非手术治疗中，矫正生理紊乱的主要措施是
A. 纠正水、电解质紊乱和酸碱失衡　　　　　　B. 胃肠减压
C. 禁食　　　　　　　　　　D. 吸氧　　　　　　　　　E. 抗感染治疗
6. 不符合乙状结肠扭转临床特点的是

A. 呕吐早且频繁　　　　　　　B. 可见不对称腹胀或肠型　　　C. 钡灌肠影呈"鸟嘴"形
D. 腹部压痛及肌紧张不明显　　E. 腹部 X 线可见马蹄状充气肠袢
7. 原发性肠套叠绝大部分发生于
A. 婴幼儿　　　B. 老年　　　　C. 儿童　　　　D. 青年　　　　E. 中年
8. 关于肠梗阻临床表现的描述，正确的是
A. 低位肠梗阻腹胀及腹痛不明显　　　　　　　B. 低位小肠梗阻 X 线检查可见多个气液平
C. 高位肠梗阻呕吐物多为粪性　　　　　　　　D. 高位肠梗阻较低位肠梗阻腹胀明显
E. 低位肠梗阻呕吐症状出现早

题型　A2 型题

1. 男，63 岁，突发腹痛，停止排气排便 1 天，既往曾因十二指肠溃疡行胃大部切除术。查体：T 37.8 ℃，P 100 次 / 分，BP 100/80 mmHg，全腹压痛，反跳痛（+），立即做腹部 X 线平片检查见多发气液平面。诊断性腹腔穿刺抽出血性液体。该患者下一步首选的处理是
A. 立即肛管排气　　　　　B. 快速补液，扩容　　　　C. 立即手术探查
D. 全消化道 X 线钡剂造影　E. 严密观察病情 12 小时
2. 女，62 岁，腹痛伴停止排气排便 1 天，无呕吐。既往便秘史 10 年。查体：体温 36.5 ℃，心率 80 次 / 分，呼吸 18 次 / 分，血压 135/80 mmHg，心肺未见异常，腹部膨隆且不对称，以左下腹为著，有压痛，肠鸣音 7 次 / 分，移动性浊音阴性。直肠指检空虚，指套无染血。最可能的诊断是
A. 结肠癌　　　　　　　　B. 肠系膜血管栓塞　　　　C. 乙状结肠扭转
D. 麻痹性肠梗阻　　　　　E. 直肠癌
3. 男，60 岁，腹胀 6 天，伴轻度腹痛，偶有呕吐，近 4 天肛门停止排气排便。半个月前曾患腹膜炎。查体：全腹胀、肠鸣音消失。血钾 3.1 mmol/L。最可能的诊断是
A. 麻痹性肠梗阻　　　　　B. 痉挛性肠梗阻　　　　　C. 血运性肠梗阻
D. 机械性肠梗阻　　　　　E. 假性肠梗阻
4. 男，70 岁，腹部绞痛伴腹胀 4 小时，无呕吐，下消化道 X 线钡剂造影见直肠上钡剂受阻，钡影尖端呈"鸟嘴"形。最可能的诊断是
A. 肠套叠　　　B. 乙状结肠癌　　C. 乙状结肠扭转　　D. 直肠癌　　E. 小肠扭转
5. 男，76 岁，无排便 7 天，腹痛、呕吐 2 天，平素便秘。查体：肠鸣音亢进。最有可能的诊断是
A. 急性胃炎　　B. 急性腹膜炎　　C. 急性阑尾炎　　D. 急性胰腺炎　　E. 急性肠梗阻
6. 女，35 岁，术后粘连性梗阻 3 天，加重 1 天。查体：腹部可见肠型，右下腹有局限性压痛，肠鸣音亢进。多次腹部 X 线平片可见固定肠袢。首选的治疗措施是
A. 继续补液，观察病情变化　　B. 灌肠治疗　　　　　C. 剖腹探查
D. 注射吗啡止痛　　　　　　　E. 出现腹膜刺激征后手术
7. 女，65 岁，阵发性腹痛、腹胀、停止排气排便 2 天。既往有类似发作，程度较轻，未诊治。查体：P 100 次 / 分，BP 110/70 mmHg，双肺呼吸音清，未闻及干湿性啰音，心率 100 次 / 分，心律齐。腹肌紧张，压痛明显，反跳痛阳性，移动性浊音阳性。最可能的诊断是
A. 不全性粘连性肠梗阻　　B. 单纯性机械性肠梗阻　　C. 绞窄性肠梗阻
D. 麻痹性肠梗阻　　　　　E. 完全性高位肠梗阻
8. 女，72 岁，腹部绞痛 4 小时，伴腹胀，无呕吐、发热。下消化道 X 线钡剂造影见直肠上段钡剂受阻，钡影尖端呈"鸟嘴"形。最可能的诊断是
A. 直肠癌　　　B. 乙状结肠癌　　C. 小肠扭转　　D. 乙状结肠扭转　　E. 肠套叠

题型　A3/A4 型题

（1～3 题共用题干）
男，72 岁，1 年来阵发性腹痛，自觉有"气块"在腹中窜动，大便次数增加，近 3 个月腹胀、便秘，近 3 天无肛门排气、排便，呕吐物有粪便臭味，伴乏力、低热。
1. 根据病史考虑肠梗阻类型为
A. 低位不完全梗阻　　　　B. 高位完全梗阻　　　　　C. 高位不完全梗阻
D. 低位完全梗阻　　　　　E. 血运性肠梗阻
2. 引起该患者梗阻的病因最可能的是
A. 粪块　　　　B. 肿瘤　　　　C. 炎性狭窄　　　D. 肠系膜血栓　　E. 粘连带
3. 禁忌使用的检查是
A. 结肠镜　　　　　　　　B. 腹部 CT　　　　　　　　C. 腹部 B 超
D. 全消化道钡餐造影　　　E. 腹部 X 线平片

题型 B1型题

（1～2题共用备选答案）
A. 肠套叠 B. 粘连性肠梗阻 C. 小肠扭转
D. 乙状结肠扭转 E. 结肠癌致肠梗阻
1. 小儿肠梗阻最常见的原因是
2. 成人机械性肠梗阻最常见的是

（3～4题共用备选答案）
A. 充盈缺损 B. 鹅卵石征 C. 杯口征 D. 铅管征 E. 鸟嘴征
3. 克罗恩病的典型X线征象是
4. 乙状结肠扭转的典型X线征象是

（5～6题共用备选答案）
A. 麻痹性肠梗阻 B. 单纯性肠梗阻 C. 痉挛性肠梗阻
D. 绞窄性肠梗阻 E. 机械性肠梗阻
5. 急性小肠扭转一般应及时手术治疗因为其易发生
6. 外伤性腹膜后巨大血肿易发生

（7～8题共用备选答案）
A. 麻痹性肠梗阻 B. 低位肠梗阻 C. 痉挛性肠梗阻
D. 绞窄性肠梗阻 E. 高位肠梗阻
7. 持续腹痛，血便，肠鸣音消失，有腹膜刺激征的原因是
8. 呕吐粪样内容物，腹部高度膨胀的原因是

（9～10题共用备选答案）
A. 动力性肠梗阻 B. 绞窄性肠梗阻 C. 低位肠梗阻
D. 急性完全性肠梗阻 E. 慢性肠梗阻
9. 肠管呈代偿性肥厚并可引起低渗性缺水的原因是
10. 肠管迅速膨胀，肠管变薄，可引起等渗性缺水的原因是

五、结肠癌

题型 A1型题

1. 大肠癌最好发的部位是
A. 乙状结肠 B. 直肠 C. 升结肠 D. 降结肠 E. 横结肠
2. 升结肠癌主要临床表现
A. 肠梗阻 B. 便秘 C. 便血 D. 腹痛 E. 贫血
3. 升结肠癌的主要临床表现为
A. 黑便 B. 里急后重 C. 胆道狭窄 D. 便秘 E. 肠梗阻

题型 A2型题

1. 女，50岁，大便习惯改变伴体重减轻2个月。近2个月来无诱因排稀便，5～6次/日，偶伴少量脓血黏液，便前腹痛。查体：T 36.5℃，P 80次/分，R 18次/分，BP 120/80 mmHg，双肺呼吸音清，未闻及干湿性啰音，心率80次/分，律齐。腹软，左下腹可触及一质硬、固定、椭圆形包块，肠鸣音亢进。最可能的诊断是
A. 结肠息肉 B. 乙状结肠癌 C. 乙状结肠扭转
D. 溃疡性结肠炎 E. 肠套叠
2. 男，68岁，大便带血6个月，体重下降4 kg，既往有内痔病史。对明确诊断最有意义的检查是
A. 腹部CT B. 腹部X线平片 C. 腹部B超
D. 结肠镜 E. 血CEA
3. 男，65岁，排便习惯改变、腹胀、乏力、消瘦2个月，直肠指诊（-），粪便隐血阳性。为明确诊断最适宜的检查是
A. 腹部X线平片 B. 血CEA C. 腹部B超 D. 腹腔镜 E. 结肠镜
4. 男，73岁，间断左下腹疼痛半年，有时粪便中带有鲜血，有肛门下坠感。体重下降5 kg。查体：体温36.8℃，心率80次/分，呼吸18次/分，血压140/80 mmHg，贫血貌，左下腹有压痛。实验室检查：血红蛋白85 g/L，粪便隐血试验（+）。最可能的诊断是
A. 结肠癌 B. 肠易激综合征 C. 肠结核 D. 痔 E. 炎症性肠病

5. 女，33岁，间断腹痛，排黏液脓血便半年，加重1周。为明确诊断，最重要的检查是
A. 结肠镜　　　　B. 腹部X线平片　C. 腹部B超　　D. 腹部血管造影　E. 腹部CT
6. 男，50岁，右下腹隐痛伴低热、贫血4个月。下消化道X线钡剂造影示回盲部有充盈缺损，升结肠起始部肠腔狭窄。血CEA明显增高。下列手术治疗术式最合理的是
A. 回肠、横结肠吻合术　　　　B. 全结肠切除术　　　　C. 局部切除
D. 右半结肠切除术　　　　　　E. 回肠造瘘术
7. 男，64岁，乏力、消瘦，伴大便次数增多4个月。查体：面色苍白，腹平软，右侧腹部可触及直径约5 cm包块。实验室检查：Hb 80 g/L，粪隐血（+）。最可能的诊断是
A. 十二指肠癌　　B. 胆囊癌　　　　C. 阑尾类癌　　　D. 升结肠癌　　　E. 胰头癌
8. 男，62岁，腹痛、腹胀、乏力半年，腹部隐痛阵发性发作，无恶心、呕吐。查体：T 36.5 ℃，P 88次/分，R 22次/分，BP 120/80 mmHg，贫血貌，浅表淋巴结无肿大，巩膜无黄染，双肺呼吸音清，未闻及干湿啰音，心率88次/分，心律齐，腹软，未见肠型，右下腹可触及一活动性包块。实验室检查：血常规示Hb 90 g/L，WBC 9.5×10^9/L，PLT 195×10^9/L，肝功能正常，CEA 20μg/L，粪隐血试验阳性。最可能的诊断是
A. 回盲部肠套叠　　　　　　　B. 回盲部结核　　　　　C. 克罗恩病
D. 溃疡性结肠炎　　　　　　　E. 回盲部肿瘤
9. 男，60岁，腹泻、便秘交替，粪便带血6个月。体重减轻5 kg。查体：T 36.5℃，P 80次/分，R 18次/分，BP 120/80 mmHg，双肺呼吸音清，未闻及干湿性啰音，心率80次/分，律齐，腹软，无压痛。血常规：Hb 120g/L，WBC 15.6×10^9/L，N 0.86。结肠镜检查乙状结肠见溃疡性病灶。超声内镜提示病灶侵犯肠壁浆膜，肛周无肿大淋巴结。该病人TNM分期中T分期考虑为
A. T_3　　　　　B. T_x　　　　　C. T_4　　　　　D. T_0　　　　　E. T_2

| 题型 | A3/A4型题 |

（1～3题共用题干）
女，65岁，近1年来排便次数增多，腹泻、便秘间断交替出现，偶有血便。1天前突发上腹疼痛，呈阵发性加重，伴恶心，无呕吐，查体：T 37.5 ℃，BP100/70mmHg。上腹正中可触及5cm包块，全腹轻压痛，无反跳痛，无肌紧张，肠鸣音亢进。
1. 对明确诊断最有意义的检查是
A. 腹部B超　　　B. 腹部MRI　　　C. 结肠镜　　　D. 腹部CT　　　　E. 下消化道造影
2. 患者最可能的病变部位是
A. 胰体尾　　　　B. 横结肠　　　　C. 肝左叶　　　D. 胃窦部小弯侧　E. 十二指肠
3. 确诊后最适合的手术方式是
A. 根治性远端胃大部切除　　　B. 胰体尾切除　　　　　C. 横结肠切除
D. 肝左叶切除　　　　　　　　E. 胰十二指肠切除

六、肠结核

| 题型 | A1型题 |

1. 肠结核最常见的并发症是
A. 肠穿孔　　　　B. 下消化道出血　C. 癌变　　　　　D. 肠梗阻　　　　E. 肠内瘘管
2. 对肠结核最有诊断价值的检查是
A. X线钡餐检查发现肠腔狭窄　　　　　　　　B. 结肠镜检查示回盲部炎症
C. 粪便中查到结核分枝杆菌　　　　　　　　　D. 结核菌素试验强阳性
E. 结肠镜下活检找到干酪性上皮样肉芽肿

| 题型 | A2型题 |

1. 女，35岁，腹胀、便秘、乏力6个月，1周来症状加重伴呕吐。查体：体温37.6 ℃，右下腹可触及5 cm×3 cm大小包块，质地中等，边界不清，轻触痛。胸片示右侧胸膜肥厚，右上肺钙化灶。首先考虑的临床诊断是
A. 右侧卵巢肿物　B. 肠结核　　　　C. 结肠癌　　　　D. 克罗恩病　　　E. 阑尾周围脓肿
2. 女，30岁，腹胀、便秘、发热、乏力7个月。1周来症状加重。查体：T 37.7 ℃，右下腹触及4 cm×5 cm肿块，质地中等，边界不清，轻触痛。粪常规（−），结肠镜发现回盲部环形溃疡。最可能的诊断是
A. 阑尾周围脓肿　B. 克罗恩病　　　C. 右卵巢囊肿　　D. 肠结核　　　　E. 结肠癌

3. 女，30岁，腹痛伴低热、腹泻便秘交替1个月。查体：右下腹压痛，可触及边界不清的包块，活动度差。对明确诊断最有意义的检查是
A. 腹部CT B. B超引导下腹部包块穿刺 C. 结肠X线钡剂造影
D. 腹腔血管造影 E. 结肠镜

4. 男，32岁，发热、下腹痛、腹泻1个月。体温最高38.1℃，大便3次/日，黄稀便，无脓血。查体：T 37.5℃，P 90次/分，R 18次/分，BP 120/80 mmHg。双肺呼吸音清，未闻及干湿啰音，心律齐，腹软，无压痛。腹部B超示右下腹部肠壁增厚。对诊断有意义的检查是
A. 腹腔镜 B. 下消化道X线钡剂造影 C. 腹部CT
D. 结肠镜 E. 腹部X线平片

七、结直肠息肉

题型　A1型题

1. 最易变成结肠癌的疾病是
A. Peutz-Jeghers综合征 B. 家族性肠息肉病 C. 克罗恩病
D. 炎症性息肉 E. 溃疡性结肠炎

2. 肛诊时在直肠内可触到质软、有或无蒂、活动、外表光滑的球形肿物，最可能的诊断是
A. 坐骨直肠窝脓肿 B. 直肠癌 C. 肛瘘
D. 内痔 E. 直肠息肉

题型　A2型题

1. 女，30岁，里急后重伴排便不尽感2个月，大便带血近1个月。肛门见可复性肿物，直肠指诊于直肠侧壁触及柔软光滑有蒂包块。对于诊断最有意义的检查是
A. 结肠镜 B. 经直肠B超 C. 结肠X线钡剂灌肠检查
D. 经阴道B超 E. 盆腔CT

2. 男，30岁，排便次数增多、大便带血1个月。无腹痛、发热，无体重变化。查体：T 36.5℃，P 80次/分，R 18次/分，BP120/80mmHg，浅表淋巴结未触及。双肺呼吸音清，未闻及干湿性啰音，心律齐。腹软，无压痛，肝脾肋下未触及。直肠指检触及一个柔软光滑有蒂包块，直径约1cm，指套带血。最可能的诊断是
A. 结肠癌 B. 直肠息肉 C. 血栓性外痔 D. 肛窦炎 E. 直肠癌

题型　B1型题

（1～2题共用备选答案）
A. 炎性息肉 B. 错构瘤性息肉 C. 绒毛状腺瘤性息肉
D. 化生性息肉 E. 管状腺瘤性息肉

1. 10岁以下儿童肠息肉最常见的类型是
2. 克罗恩病所见息肉主要是

第六节　阑尾炎

题型　A1型题

1. 右下腹麦氏点压痛、反跳痛、肌紧张是急性阑尾炎的典型体征，其发生的主要机制是
A. 炎症致盲肠痉挛 B. 内脏神经反射 C. 炎症致阑尾炎痉挛
D. 阑尾腔压力增高 E. 炎症刺激壁层腹膜

2. 急性阑尾炎闭孔内肌试验阳性提示阑尾的位置是
A. 盆部 B. 回肠前位 C. 盲肠下位 D. 回肠下位 E. 盲肠后位

3. 转移性腹痛最常见的疾病是
A. 急性肠穿孔 B. 急性胆囊炎 C. 急性胃炎 D. 急性胰腺炎 E. 急性阑尾炎

4. 急性单纯性阑尾炎时，不符合临床表现的是
A. 右下腹局限性压痛 B. 脐周疼痛 C. 白细胞计数轻度升高
D. 均有局部腹肌紧张 E. 有低热表现

5. 造成阑尾管腔阻塞从而诱发急性阑尾炎的最常见原因是

A. 阑尾肿瘤压迫　　　　　　　B. 食物残渣进入阑尾管腔　　　C. 阑尾壁淋巴滤泡增生
D. 蛔虫进入阑尾管腔　　　　　E. 粪石阻塞管腔
6. 急性阑尾炎手术治疗后最常见的并发症是
A. 阑尾残株炎　　B. 粘连性肠梗阻　　C. 切口感染　　D. 出血　　E. 粪瘘

题型　A2 型题

1. 男，18 岁，转移性右下腹痛 16 小时，伴恶心、呕吐。16 小时前右下腹有局限性压痛，4 小时前疼痛范围扩大。查体：体温 38.8 ℃，P 92 次/分，腹部膨胀，全腹肌紧张，压痛和反跳痛（+），右下腹为重，肠鸣音消失。血常规：WBC $18.6×10^9$/L，N 0.91。病情加重的主要解剖学原因是
A. 阑尾蠕动弱而慢，阻塞的粪便残渣不易排出　　　　B. 阑尾与盲肠相通的开口狭窄，易梗阻
C. 阑尾系膜短而阑尾本身长，易坏死　　　　　　　　D. 阑尾动脉是终末血管，易痉挛坏死
E. 阑尾壁内淋巴组织丰富，易化脓

2. 男，28 岁，肚脐周围痛 2 小时，半天后疼痛逐渐转移至右下腹，右下腹有压痛、反跳痛及肌紧张。3 天后，突然疼痛减轻，但是右下腹压痛更加明显。对此患者首选检查是
A. 腹部 CT　　　　　　　　　B. X 线钡餐造影检查　　　　C. 腹部 B 超
D. 胃镜　　　　　　　　　　　E. 平卧位 X 线腹部平片

3. 女，60 岁，上腹胀痛伴恶心、呕吐 2 天，右下腹痛阵发性加剧，腹胀半天。查体：T 38.3 ℃，P 120 次/分，BP 150/90 mmHg，全腹压痛（+），右下腹明显，有肌紧张，肝浊音界存在，未闻及肠鸣音。实验室检查：WBC $13.0×10^9$/L，N 0.88。右下腹穿刺抽出黄色混浊液体 2 mL，镜检脓细胞（++）。最可能的诊断是
A. 重症急性胰腺炎　　　　　　B. 绞窄性肠梗阻　　　　　　C. 阑尾炎穿孔并弥漫性腹膜炎
D. 消化性溃疡穿孔并弥漫性腹膜炎　　　　　　　　　　　E. 伤寒肠穿孔并弥漫性腹膜炎

4. 女，30 岁，转移性右下腹痛 5 天，加重伴畏寒、发热 2 天。查体：全腹肌紧张，有明显压痛和反跳痛，麦氏点压痛明显，肠鸣音消失。腹腔穿刺抽出脓性液体，细菌培养结果最有可能是
A. 粪链球菌　　　　　　　　　B. 铜绿假单胞菌　　　　　　C. 变形杆菌
D. 金黄色葡萄球菌　　　　　　E. 大肠埃希菌

5. 男，28 岁，急性化脓性阑尾炎接受阑尾切除术后 5 小时，再次出现腹痛，伴烦躁、焦虑。查体：T 37.8 ℃，P 130 次/分，BP 80/60 mmHg，面色苍白，皮肤湿冷，双肺呼吸音清，未闻及啰音，腹胀，全腹轻度压痛，轻度肌紧张，未闻及肠鸣音。该病人首先要注意排除的危急情况是
A. 术后出血　　B. 肠瘘　　C. 粘连性肠梗阻　　D. 盆腔脓肿　　E. 切口裂开

6. 男，22 岁，上腹痛 1 日，次日转至右下腹，伴恶心，无呕吐。查体：T 38.5 ℃，双肺呼吸音清，未闻及干湿性啰音，心律齐，腹平软，右下腹明显压痛，反跳痛（+），未触及包块。血 WBC $15.6×10^9$/L，N 0.86。尿沉渣镜检：RBC 1～3/HP，WBC 2～3/HP。最可能的诊断是
A. 急性胆囊炎　　　　　　　　B. 右侧输尿管结石　　　　　C. 急性肠系膜淋巴结炎
D. 急性化脓性阑尾炎　　　　　E. 十二指肠溃疡急性穿孔

题型　A3/A4 型题

（1～3 题共用题干）
男，25 岁，晨起觉脐周疼痛，伴恶心。午后觉右下腹明显疼痛，不能忍受。查体：T 38.0 ℃，BP 110/80 mmHg，右下腹肌紧张，压痛、反跳痛阳性。
1. 该患者最可能的诊断是
A. 十二指肠溃疡穿孔　　　　　B. 肠系膜上动脉栓塞　　　　C. 急性肠梗阻
D. 急性阑尾炎　　　　　　　　E. 急性胆囊炎

2. 为明确诊断首选的检查是
A. 诊断性腹腔穿刺　　　　　　B. 胃镜　　　　　　　　　　C. 腹部 B 超
D. 腹部 CT　　　　　　　　　　E. 上消化道 X 线钡剂造影

3. 该患者行手术治疗，手术后 6 小时再次出现腹痛，烦躁焦虑。查体：P 110 次/分，BP 80/60 mmHg，面色苍白，皮肤湿冷，腹稍胀，全腹压痛，轻度肌紧张，肠鸣音减弱。最有可能的术后并发症是
A. 消化道穿孔　　　　　　　　B. 肠系膜血栓栓塞　　　　　C. 肠坏死
D. 腹腔内出血　　　　　　　　E. 急性肠梗阻

（4～6 题共用题干）
女，22 岁，突发腹痛 12 小时。腹痛呈持续性，先以脐部为主，后固定于右下腹，逐渐加重，伴恶心，无呕吐。

查体：T 37.5 ℃，P 100次/分，R 22次/分，BP 110/70 mmHg。痛苦面容，双肺未闻及啰音，心律齐。腹软，右下腹压痛，无反跳痛，Murphy征阴性，肝脾肋下未触及，肠鸣音减弱。血常规：Hb 120 g/L，WBC 13×10⁹/L，N 0.85，PLT 200×10⁹/L。拟行手术治疗。

4. 如腰大肌试验阳性，则术中阑尾最可能的位置是
A. 盆位　　　　　　　　B. 回肠前位　　　　　　　C. 盲肠后位
D. 盲肠下位　　　　　　E. 回肠后位

5. 如该患者为妊娠期，以下处理不正确的是
A. 手术切口需偏高　　　B. 围手术期应加用黄体酮　C. 临产期可行剖宫产同时切除阑尾
D. 常规放置引流管　　　E. 术后使用广谱抗生素

6.【假设信息】该患者术后10天，排便时排尿频繁，伴里急后重感。体温38.5 ℃，直肠指诊在直肠前壁触及有波动感的包块，触痛明显。最主要的治疗方法是
A. 充分引流　　　　　　B. 温盐水灌肠　　　　　　C. 应用抗生素
D. 热水坐浴　　　　　　E. 物理透热

题型　B1型题

（1～2题共用备选答案）
A. 阑尾坏疽穿孔　　　　B. 阑尾类癌　　　　　　　C. 形成阑尾周围脓肿
D. 门静脉炎　　　　　　E. 盲肠后位阑尾炎

1. 急性阑尾炎患者，未及时就诊，出现右下腹包块，有压痛，最可能的情况是
2. 急性阑尾炎患者，出现寒战、高热及巩膜黄染，最可能的情况是

第七节　直肠肛管疾病

一、解剖

题型　A1型题

1. 直肠长度为
A. 5～10 cm　　B. 12～15 cm　　C. 16～20 cm　　D. 21～25 cm　　E. 26～30 cm

2. 有关齿状线解剖意义的描述中，错误的是
A. 齿状线以上是黏膜，以下是皮肤
B. 齿状线以上发生的痔是内痔，以下的痔是外痔
C. 齿状线以上由直肠上、下动脉供血，以下由肛管动脉供应
D. 齿状线以上淋巴引流入髂外淋巴结，以下入腹股沟淋巴结
E. 齿状线以上受自主神经支配，以下属阴部内神经支配

二、肛裂

题型　A1型题

1. 不宜行直肠指诊的疾病是
A. 肛裂　　　　　B. 肛窦炎　　　　C. 内痔　　　　D. 肛周脓肿　　　　E. 肛瘘

2. 肛裂的典型临床表现是
A. 排便不尽　　　B. 里急后重　　　C. 黑便　　　　D. 脓血便　　　　　E. 排便后肛门疼痛

3. 肛裂"三联征"
A. 肛裂、前哨痔和肝周脓肿
B. 肛裂、肛乳头肥大和肛周脓肿
C. 肛裂、前哨痔和肛乳头肥大
D. 肛裂、大便失禁和肛乳头肥大
E. 肛裂、前哨痔和大便失禁

题型　A2型题

女，25岁，排便时肛门痛15天。查体：膝胸位于肛门12点处见纵行皮肤裂口，有新鲜血迹，其下方见小皮垂。最可能的诊断是
A. 混合痔　　　　B. 内痔脱出　　　C. 肛裂　　　　D. 外痔　　　　　　E. 直肠息肉

题型 | **B1 型题**

(1～2题共用备选答案)
A. 外痔　　　　B. 肛周脓肿　　　　C. 肛裂　　　　D. 内痔　　　　E. 肛瘘
1. 排便时肛门刀割样疼痛，便后数分钟疼痛缓解，随后又出现肛门剧痛，临床表现符合
2. 肛周有暗紫色长圆形肿物，质硬、压痛明显，临床表现符合

三、直肠肛管周围脓肿

题型 | **A1 型题**

直肠肛管周围脓肿最常见的发病部位是
A. 骨盆直肠间隙　　　　B. 肛门周围皮下　　　　C. 肛管括约肌间隙
D. 坐骨肛管间隙　　　　E. 直肠壁内

题型 | **A2 型题**

1. 女，30岁，肛周疼痛3天，排便时加重。查体：肛门左侧局部压重，有波动感。血 WBC 11.9×10^9/L。首选的治疗方法是
A. 广谱抗生素静脉滴注　　　　B. 高锰酸钾坐浴　　　　C. 对症止痛、镇静
D. 手术切开引流　　　　E. 肛门应用吲哚美辛栓
2. 女，35岁，肛门周围肿胀伴发热3天。排便时疼痛加重。查体：T 38.5 ℃，P 80次/分，R 18次/分，BP 120/80 mmHg，双肺呼吸音清，未闻及干湿性啰音，心律齐，腹软，无压痛。肛门周围皮肤发红、压痛明显。最可能的诊断是
A. 肛门周围脓肿　　　　B. 直肠黏膜下脓肿　　　　C. 肛门括约肌间隙脓肿
D. 骨盆直肠间隙脓肿　　　　E. 直肠后间隙脓肿
3. 女，45岁，肛门肿胀1周，持续性疼痛，逐渐加重，排便和行走时出现剧痛，有里急后重感和排便困难，伴发热，全身不适。查体：T 39.6 ℃，肛门左侧红肿，有明显压痛。直肠指诊：直肠左侧饱满，压痛（+），有波动感。血常规：Hb 102 g/L，WBC 21.0×10^9/L，N 0.92，PLT 210×10^9/L。决定立即行切开引流术，最主要的依据是
A. 排便有困难　　　　B. 局部饱满有波动感　　　　C. 高热，全身症状
D. 血白细胞增高　　　　E. 行走时出现剧痛
4. 男，30岁，肛门周围胀痛伴发热4天。排便时疼痛加重。查体：肛门周围皮肤红、压痛明显。最可能的诊断是
A. 直肠后间隙脓肿　　　　B. 直肠黏膜下脓肿　　　　C. 骨盆直肠间隙脓肿
D. 肛管括约肌间隙脓肿　　　　E. 肛周皮下脓肿

四、肛瘘

题型 | **A1 型题**

1. 下列疾病治疗后最易继发肛瘘的是
A. 肛周脓肿　　　B. 外痔　　　C. 肛裂　　　D. 混合痔　　　E. 内痔
2. 直肠指检触及条索状物，挤压时条索状物的肛旁端有脓性分泌物流出。最可能的诊断是
A. 肛瘘　　　B. 内痔　　　C. 外痔　　　D. 直肠癌　　　E. 直肠息肉
3. 肛瘘手术中为避免术后肛门失禁最需要明确的是
A. 肛瘘外口距肛门的距离　　　　B. 肛瘘内口数目　　　　C. 瘘管与肛门括约肌的关系
D. 瘘管切开的范围是否充分　　　　E. 肛瘘外口数目

题型 | **A2 型题**

1. 女，24岁，肛缘处潮湿瘙痒，有黏液流出3个月。查体：截石位8点处可见一小孔，挤压时有脓液排出。该患者最可能的诊断是
A. 肛瘘　　　B. 肛裂　　　C. 外痔　　　D. 内痔脱出　　　E. 混合痔
2. 男，32岁，肛门肿胀伴畏寒、发热4周。症状反复发作并逐渐加重，伴有排尿不适，肛门旁出现局部红肿疼痛，继之破溃流出脓液。确保疗效的关键步骤是

A. 瘘管切开，形成敞开的创面　　B. 抗感染治疗后手术　　C. 1∶5000 高锰酸钾溶液坐浴
D. 明确破溃外口和内口的位置　　E. 首先充分扩肛

题型　B1 型题

（1～2 题共用备选答案）
A. 肛裂　　　　B. 直肠癌　　　　C. 肛瘘　　　　D. 内痔　　　　E. 直肠息肉
1. 肛诊检查触及不规则肿物，质硬、固定，最可能是
2. 肛诊检查触及黏膜外条索状肿物，质地稍硬、固定，最可能是

五、痔

题型　A1 型题

1. 血栓性外痔的典型表现是
A. 肛周白色圆形肿块，无压痛　　　　　　　　B. 肛周白色圆形肿块，有压痛
C. 肛周暗紫色圆形肿块，有压痛　　　　　　　D. 肛周紫色不规则肿块，有压痛
E. 肛周紫色不规则肿块，无压痛
2. 以下肛门截石位中，内痔的好发部位是
A. 1 点　　　　B. 6 点　　　　C. 7 点　　　　D. 2 点　　　　E. 5 点
3. 内痔早期的典型症状是
A. 痔块脱出　　　　　　B. 无痛性、间歇性便后出血　　　　C. 疼痛伴血便
D. 肛门常有黏液分泌物　　E. 肛门瘙痒感

题型　A2 型题

1. 男，36 岁，便血 2 年。初为排便后有少量鲜血滴出，无痛，便后出血自行停止。近半年来偶有块状物自肛门脱出，便后自行回缩。最可能的诊断是
A. 直肠癌　　　B. 混合痔　　　C. 外痔　　　D. 内痔　　　E. 直肠脱垂
2. 男，25 岁，肛门剧烈疼痛伴异物感 1 天，局部有肿物突出。平素便秘，无便血史。查体：T 36.5 ℃，肛门口见直径 2.0 cm 肿物，稍硬，呈暗紫色，触痛。最可能的诊断是
A. 肛裂　　　B. 混合痔　　　C. 血栓性外痔　　　D. 直肠息肉　　　E. 内痔突出
3. 女，28 岁，肛门持续剧痛 1 天。查体：T 36.5 ℃，P 80 次 / 分，BP 120/80 mmHg，双肺呼吸音清，未闻及干湿性啰音，心律齐，腹软，无压痛，未触及包块，肛门口有直径 0.8 cm 的肿物，呈暗紫色、质硬，触痛明显。最可能的诊断是
A. 内痔脱出　　B. 肛周脓肿　　C. 肛裂　　D. 直肠息肉　　E. 血栓性外痔

题型　B1 型题

（1～2 题共用备选答案）
A. 外痔　　　　B. 内痔　　　　C. 混合痔　　　　D. 直肠脱垂　　　　E. 环形痔
1. 排便时脱出肛门，需手推才能还纳的圆形肿物是
2. 肿物呈梅花瓣样脱出肛门，同时肛门不松弛的是

六、直肠癌

题型　A1 型题

1. 腹膜返折以上直肠癌早期淋巴转移的主要途径是
A. 向直肠上动脉旁淋巴结转移　　B. 向腹股沟淋巴结转移　　C. 向髂内淋巴结转移
D. 向直肠下动脉旁淋巴结转移　　E. 向侧方淋巴结转移
2. 确定直肠癌能否保留肛门的重要因素是
A. 肿瘤下缘距齿状线距离　　B. 肿瘤浸润直肠壁的长度　　C. 是否合并直肠周围淋巴结转移
D. 是否合并有肝转移　　　　E. 肿瘤浸润直肠壁的深度
3. 直肠癌术后，最常见于检测复发的肿瘤标志物是
A. CA199　　　B. CA153　　　C. AFP　　　D. CA242　　　E. CEA

4. 对明确直肠癌局部浸润状况有意义的检查是
A. 结肠镜　　　　　　　　B. 全消化道 X 线钡餐造影　　　C. 结肠 X 线钡剂造影
D. 腹部 B 超　　　　　　　E. 盆腹部增强 CT
5. 提示结直肠癌诊断的最主要的报警症状是
A. 腹胀　　　　B. 腹痛　　　　C. 腹泻　　　　D. 便秘　　　　E. 便血
6. 直肠癌患者术前判断局部侵犯及转移状况，最主要的检查方法是
A. 钡剂灌肠检查　　B. B 超　　　　C. 肿瘤标志物　　D. CT　　　　E. 直肠镜

| 题型 | A2 型题 |

1. 男，68 岁，排便习惯改变 3 个月，便中带血 1 周，查体：浅表淋巴结未触及肿大，腹平软，未触及包块，移动性浊音（-），肠鸣音正常。直肠指诊：直肠前壁距肛缘 4 cm 菜花型肿物，侵及直肠 1/4 周径，肿物直径 2 cm，指套染血。为明确诊断及选择治疗方式，最佳的辅助检查是
A. 腹部 MRI　　　B. 腹部 CT　　　C. 腹部 B 超　　　D. 直肠镜　　　E. 结肠镜
2. 女，55 岁，里急后重伴排便不尽感 5 个月，大便带血近 1 个月，查体：T 36.5 ℃，P 80 次 / 分，R 18 次 / 分，BP 120/80 mmHg，双肺呼吸音清，未闻及干湿啰音，心率 80 次 / 分，心律齐，腹软，无压痛。直肠指诊：膝胸位，进指 6 cm，于直肠右侧壁触及柔软光滑有包块。对于诊断最有意义的检查是
A. 经阴道 B 超　　　　　B. 盆腔 CT　　　　　C. 结肠 X 线钡剂灌肠检查
D. 经直肠 B 超　　　　　E. 结肠镜
3. 男，70 岁，近 4 个月来反复脓血样便，3～4 次 / 日，经治疗稍缓解。5 天前停止排便，伴呕吐，不能进食。查体：全腹膨隆，对称，未触及肿块，肠鸣音 10 次 / 分，直肠指诊未及异常。结肠镜检：距肛门 10 cm 可见环形狭窄，呈菜花样外观，肠镜不能通过。最可能的诊断是
A. 克罗恩病　　　　　　B. 直肠息肉　　　　　C. 溃疡性结肠炎
D. 乙状结肠扭转　　　　E. 直肠癌
4. 男，50 岁，大便变细、次数增多 3 个月，伴肛门下坠感，里急后重，常有黏液血便，进行性加重。首先应进行的检查是
A. 直肠镜　　　　　　　B. 腹部 B 超　　　　　C. 大便隐血
D. 直肠指诊　　　　　　E. 下消化道 X 线钡剂造影

| 题型 | A3/A4 型题 |

（1～3 题共用题干）
男，65 岁，排便次数增加 6 个月，伴里急后重、排便不尽感。1 个月来大便变细，偶有大便表面带血，自觉乏力，体重减轻 4 kg。
1. 首选的检查方法是
A. 粪隐血　　　B. 直肠指检　　　C. 腹部超声　　　D. 结肠镜　　　E. 腹部 CT
2. 决定该病人手术方式的要点是
A. 是否合并肠周淋巴结转移　　B. 病灶浸润肠壁的深度　　　C. 病灶下缘距齿状线距离
D. 病灶浸润肠壁的周长　　　　E. 病灶浸润肠壁的长度
3. 该疾病最常见的远处转移部位是
A. 脾　　　　　B. 肝脏　　　　C. 骨骼　　　　D. 脑　　　　E. 肺

第八节　消化道大出血

| 题型 | A1 型题 |

1. 上消化道出血最常见的病因是
A. 食管贲门黏膜撕裂综合征　　B. 食管胃底静脉曲张破裂　　C. 胃血管畸形
D. 胃癌　　　　　　　　　　　E. 消化性溃疡
2. 上消化道出血表现为呕血或黑便，主要取决于
A. 出血的速度和量　　　　B. 出血部位的高低　　　C. 病变的性质
D. 凝血机制　　　　　　　E. 胃肠蠕动情况
3. 患者排柏油样便最可能出血的部位是
A. 胃　　　　　B. 回肠　　　　C. 空肠　　　　D. 乙状结肠　　　　E. 直肠

4. 上消化道出血的特征性表现是
   A. 贫血　　　B. 发热　　　C. 呕血与黑粪　　　D. 氮质血症　　　E. 失血性周围循环衰竭
5. 肝硬化食管静脉曲张大出血后，可能出现的表现不包括
   A. 血尿素氮增高　　B. 脾脏缩小　　C. 腹水减少　　D. 意识、障碍　　E. 少尿
6. 对鉴别上下消化道出血可能有帮助的是
   A. 粪便潜血阳性　　　　B. 血尿素氮升高　　　　C. 血肌酐升高
   D. 血红蛋白下降　　　　E. 血氨升高
7. 成人出现粪便隐血阳性时，消化道出血量至少大于
   A. 10 mL　　B. 9 mL　　C. 8 mL　　D. 6 mL　　E. 5 mL
8. 下列疾病可表现为肠鸣音活跃的是
   A. 上消化道出血　　　　B. 肠系膜上动脉栓塞　　　　C. 麻痹性肠梗阻
   D. 急性胰腺炎　　　　　E. 上消化道穿孔

| 题型 | A2 型题 |

1. 男，62 岁，半日前进食苹果后呕鲜血约 300 mL，随后排黑便约 400 g。慢性乙型肝炎病史 30 余年。查体：P 112 次 / 分，BP 100/60 mmHg，神志清楚，腹软，无压痛，肠鸣音 12 次 / 分。该患者消化道出血最有可能的原因是
   A. 糜烂性胃炎　　　　B. 食管贲门黏膜撕裂综合征　　　　C. 胃癌
   D. 消化性溃疡　　　　E. 胃底静脉曲张破裂
2. 男，57 岁，进食后呕吐大量鲜血 6 小时，既往乙型肝炎病史 30 余年。为迅速明确出血病因，首选的检查是
   A. 腹部 CT　　　　　B. 选择性腹腔动脉造影　　　　C. 上消化道 X 线钡餐造影
   D. 胃镜　　　　　　E. 腹部 B 超
3. 男，26 岁，饮酒后剧烈呕吐胃内容物数次，后呕鲜血 600 mL。既往体健。查体：BP 90/60 mmHg。最可能的出血原因是
   A. 胃癌　　　　　　B. 消化性溃疡　　　　C. 贲门黏膜撕裂
   D. 急性胃黏膜病变　　E. 胃血管畸形
4. 男，49 岁，进食硬质食物后呕鲜血 1 小时，既往发现 HBsAg 阳性 20 年。查体：P 108 次 / 分，BP 85/60 mmHg。烦躁，面色苍白，皮肤冷。最可能的出血原因是
   A. 急性胃黏膜病变　　B. 十二指肠溃疡　　　C. 食管贲门黏膜撕裂综合征
   D. 食管胃底静脉曲张破裂　　E. 胃癌
5. 女，32 岁，进食油腻食物后剧烈呕吐胃内容物多次，末次吐鲜血约 200 mL。既往体健，查体：体温 36.5 ℃，心率 110 次 / 分，呼吸 22 次 / 分，血压 90/60 mmHg。皮肤黏膜未见出血点，浅表淋巴结未触及肿大。双肺呼吸音清晰，未闻及干、湿啰音，心律齐，腹软，无压痛。最有可能的出血原因是
   A. 急性胃黏膜病变　　B. 胃血管异常　　　　C. 胃癌
   D. 食管贲门黏膜撕裂综合征　　E. 消化性溃疡
6. 男，66 岁，食用坚果后突发呕血 4 小时，伴心悸、胸闷、气短。既往慢性乙型肝炎病史 20 年，冠心病史 8 年。查体：BP 90/50 mmHg，心率 110 次 / 分，心律不齐，期前收缩 10 次 / 分。最适合的治疗药物是
   A. 西咪替丁　　B. 硝酸甘油　　C. 普萘洛尔　　D. 血管升压素　　E. 生长抑素
7. 男，45 岁，反复上腹痛 2 年，黑便 2 天，呕血伴头晕 4 小时。最适宜的止血治疗方式是
   A. 急症手术　　　　B. 经胃镜止血　　　　C. 静脉应用血管升压素
   D. 冰盐水胃腔灌洗　　E. 口服凝血酶
8. 男，50 岁，呕血、黑便 4 小时。发病前曾食硬质食物。发现 HBsAg 阳性 30 年。查体：P 108 次 / 分，BP 90/60 mmHg。烦躁、面色苍白、皮肤湿冷。应首选考虑的出血原因是
   A. 食管胃底静脉曲张破裂　　B. 食管肿瘤　　　C. 胃溃疡
   D. 十二指肠溃疡　　　　　　E. 急性胃黏膜病变
9. 男，60 岁，1 小时前突发呕血 500 mL。既往有慢性乙型肝炎病史。查体：P 105 次 / 分，BP 95/70 mmHg，轻度烦躁。目前首要的处理是
   A. 输注胶体液扩容　　B. 输注晶体液扩容　　　　C. 输红细胞悬液
   D. 应用止血药　　　　E. 输全血
10. 女，25 岁，妊娠 8 周出现剧烈呕吐，呕吐数次胃内容物后呕出鲜血 100mL。诊断考虑是

A. 消化性溃疡　　　　　　　　B. 急性胃炎　　　　　　　　C. 食管贲门黏膜撕裂综合征
D. 食管胃底静脉曲张破裂　　　E. 食管炎

| 题型 | A3/A4 型题 |

(1～3 题共用题干)

男,48 岁,呕血 5 小时。查体:P 120 次/分,BP 95/60 mmHg。营养状况差,巩膜明显黄染。腹壁可见静脉曲张,肝未触及,脾肋下 6 cm,移动性浊音阳性。

1. 该患者最可能的呕血原因是
A. 消化性溃疡　　　　　　　　B. 胆道出血　　　　　　　　C. 食管胃底静脉曲张破裂
D. 急性糜烂出血性胃炎　　　　E. 胃癌

2. 当前最有意义的检查是
A. 腹部 CT　　　　　　　　　 B. 腹部 B 超　　　　　　　　C. 上消化道 X 线钡剂造影
D. 胃镜　　　　　　　　　　　E. 腹部 X 线平片

3. 首先应输注的液体是
A. 平衡盐溶液　　　　　　　　B. 人血白蛋白　　　　　　　C. 复方氨基酸溶液
D. 全血　　　　　　　　　　　E. 5% 葡萄糖溶液

(4～5 题共用题干)

男,50 岁,呕血 3 小时。晚餐进食粗糙食物后突发呕鲜血,量约 600 mL。乙型肝炎病史 30 年,曾有黑便史。查体:T 36.5 ℃,P 110 次/分,R 20 次/分,BP 110/70 mmHg。皮肤未见出血点,可见肝掌。双肺呼吸音清,未闻及干湿性啰音,心律齐。腹软,无压痛,肝肋下未触及,脾肋下 2 cm。

4. 该患者发生呕血最可能的原因是
A. 胃溃疡大出血　　　　　　　B. 十二指肠溃疡大出血　　　C. 急性胆道大出血
D. 食管胃底曲张静脉破裂　　　E. 急性糜烂性胃炎

5. 患者拟接受手术止血,最主要的处置是
A. 结扎切断胃底贲门周围血管　　　　　　　　　　　　　　B. 结扎切断胃十二指肠血管
C. 结扎切断右及左胃网膜血管　　　　　　　　　　　　　　D. 结扎切断胃左及胃右动脉
E. 缝合结扎食管旁曲张静脉

第九节　腹膜炎

一、急性化脓性腹膜炎

| 题型 | A1 型题 |

1. 无休克的急性腹膜炎非手术治疗时,采取的体位是
A. 右侧卧位　　　　　　　　　B. 头、躯干和下肢各抬高约 20°　　C. 平卧位
D. 左侧卧位　　　　　　　　　E. 半卧位

2. 急性弥漫性腹膜炎手术治疗的步骤不包括
A. 用生理盐水冲洗腹腔至清洁　B. 术后一般放置腹腔引流　　　　C. 关腹前均在腹腔内用抗生素控制感染
D. 寻找引起腹膜炎的原发灶　　E. 根据病变脏器的部位确定手术切口

3. 以下关于急腹症手术适应证的描述最恰当的是
A. 急性胰腺炎,血淀粉酶高于正常考虑手术　　　　　　　　B. 消化道穿孔不是剖腹手术的绝对适应证
C. 肠梗阻只有明确诊断绞窄时才可手术　　　　　　　　　　D. 粘连性肠梗阻不需手术治疗
E. 先有发热的急性腹痛,一般是外科急腹症,均应考虑手术

4. 继发性腹膜炎最突出的腹痛特点是
A. 疼痛程度随时间变化　　　　B. 腹痛范围有大小变化　　　　　C. 原发病灶处疼痛最显著
D. 疼痛呈阵发性加剧　　　　　E. 肛门排气、排便后腹痛可缓解

5. 腹膜炎患者应进行手术探查的情况是
A. 体温超过 38 ℃　　　　　　B. 年龄超过 60 岁　　　　　　　 C. 出现休克症状
D. 发病时间大于 6 小时　　　　E. 血 WBC 超过 10×10^9/L

| 题型 | A2 型题 |

1. 女,50 岁,因腹痛入院。初步诊断考虑急性继发性腹膜炎,行内科治疗并观察病情变化,目前已经观

察 10 小时。出现下述情况应考虑手术治疗，除了
A. 呼吸性碱中毒　　　　　　B. 腹腔积液增多　　　　　　C. 出现休克
D. 腹痛进行性加重　　　　　　E. 病因诊断不明
2. 男，45 岁，腹部撞伤后脐周疼痛 2 小时，呈持续性，伴恶心，无呕吐，腹痛范围迅速扩大。查体：P 126 次 / 分，BP146/90mmHg，全腹肌紧张，压痛和反跳痛阳性，肠鸣音消失。准备剖腹探查。手术治疗的原则不包括
A. 关腹前用生理盐水反复冲洗腹腔　　　　　　B. 留置引流管，保证引流通畅
C. 处理原发病灶　　　　　　　　　　　　　　D. 术后禁食并胃肠减压
E. 尽量分离粘连组织

二、腹腔脓肿

题型　A2 型题

1. 女，35 岁，急性阑尾炎穿孔行阑尾切除术后 5 天出现发热、下腹坠胀、里急后重。首选的检查是
A. 腹部 B 超　　　　　　B. 立位腹部 X 线平片　　　　　　C. 腹部 CT
D. 腹部 MRI　　　　　　E. 直肠指诊
2. 男，33 岁，急性坏疽性阑尾炎手术后 4 天，出现尿频、尿急、大便次数增多、里急后重、发热。其最可能的并发症是
A. 急性肾盂肾炎　　B. 盆腔脓肿　　C. 肛周脓肿　　D. 阑尾残株炎　　E. 急性膀胱炎
3. 男，55 岁，因急性阑尾炎穿孔行阑尾切除术后第 6 天出现发热，体上升至 39.0℃，伴有腹泻及里急后重。查体：心肺未见明显异常，手术切口无红肿渗出。此时首选的检查是
A. 粪常规　　B. 胸部 X 线片　　C. 直肠指检　　D. 腹部 X 线片　　E. 腹部 B 超

题型　A3/A4 型题

（1～2 题共用题干）
男，45 岁，因急性坏疽性阑尾炎行阑尾切除术后第 10 天出现发热，体温 39.2 ℃。伴腹胀、恶心，肛门有下坠感，里急后重，曾排便 4 次，为黏液样便。
1. 此时首先应选用的检查是
A. 腹部 X 线平片　　B. 粪培养　　C. 血常规　　D. 腹部 B 超　　E. 直肠指检
2. 诊断明确后，除抗感染和支持疗法外，以下处理措施首选
A. 腹部透热理疗　　　　　　B. 温盐水加甲硝唑保留灌肠　　　　　　C. 经直肠穿刺抽液定位后切开引流
D. 经原麦氏切口进入腹腔引流　　　　　　E. 经下腹正中切口进入腹腔引流

三、结核性腹膜炎

题型　A1 型题

1. 腹水化验中腺苷脱氨酶（ADA）活性升高，最可能的是
A. 心功能衰竭腹水　　　　　　B. 结核性腹膜炎　　　　　　C. 继发性腹膜炎
D. 肝硬化腹水　　　　　　　　E. 自发性腹膜炎
2. 关于结核性腹膜炎腹痛的特点，下列哪项不符合
A. 疼痛多位于脐周或下腹　　　　　　　　　　B. 早期腹痛不明显，或可始终无腹痛
C. 当并发不完全性肠梗阻时，有阵发性腹痛　　D. 不会出现急腹症表现
E. 腹部压痛一般轻微
3. 下列关于结核性腹膜炎全身症状的叙述错误的是
A. 主要症状是发热和盗汗　　B. 热型以低热和中等热最多　　C. 约 1/3 患者呈弛张热
D. 少数可呈稽留热　　　　　E. 毒血症状明显者见于粘连型
4. 结核性腹膜炎不可能出现的体征是
A. 腹部压痛　　　　　　B. 腹部触诊呈揉面感　　　　　　C. 移动性浊音阴性
D. 振水音　　　　　　　E. 腹部包块
5. 结核性腹膜炎最常见的并发症是
A. 急性肠穿孔　　　　　　B. 慢性肠穿孔　　　　　　C. 感染中毒性休克
D. 肠梗阻　　　　　　　　E. 腹腔脓肿

6. 下列关于结核性腹膜炎诊断的各项中错误的是
A. 有结核病史 B. 长期低热 C. 腹痛、腹胀伴腹水
D. 腹壁柔韧感可以触诊 E. 腹水检查结核分枝杆菌阳性率较高

7. 对结核性腹膜炎最有诊断价值的检查是
A. PPD 试验 B. 结肠镜检查 C. 血沉
D. 腹腔积液常规 E. 腹腔镜检查 + 腹膜活检

题型　A2 型题

1. 女，32 岁，脐周胀痛伴低热 1 个月余，腹部 B 超示腹腔积液，腹水常规有核细胞 1000×10^6/L，淋巴细胞 0.90。最可能的诊断是
A. 原发性腹膜炎 B. 肝硬化腹水 C. 结缔组织病
D. 结核性腹膜炎 E. 腹腔恶性肿瘤

2. 女，35 岁，间断发热，腹胀伴全腹痛 3 个月。查体：体温 37.5 ℃，腹壁柔韧感，移动性浊音阳性。腹水常规：黄绿色，白细胞 600×10^6/L，多个核细胞 0.20，单个核细胞 0.80。最可能的诊断是
A. 自发性细菌性腹膜炎 B. 肝硬化腹水 C. 结核性腹膜炎
D. 腹膜转移癌 E. 腹膜间皮瘤

3. 男，32 岁，发热、乏力、纳差、腹胀 2 个月。体温最高 37.9 ℃。查体：T 37.5 ℃，P 80 次/分，R 18 次/分，BP 120/80 mmHg。双肺呼吸音清，未闻及干湿性啰音，心律齐，腹壁柔韧感，移动性浊音阳性。实验室检查：血沉 60 mm/h。腹水化验：比重 1.025，蛋白 35 g/L，白细胞 850×10^6/L，单核细胞 0.80，多核细胞 0.20。首先考虑的诊断是
A. 结核性腹膜炎 B. Budd-Chiari 综合征 C. 肝硬化并原发性腹膜炎
D. 系统性红斑狼疮 E. 腹膜转移癌

4. 男，30 岁，低热、腹痛、腹胀 2 个月。体温最高 38 ℃，一般发生在下午。2 个月来体重减轻约 5 kg。查体：腹部压痛，右下腹可触及边界不清、质地柔韧的包块，移动性浊音（+）。腹腔穿刺抽出暗黄色浑浊液体。腹水化验：比重 1.026，蛋白 31 g/L，白细胞 710×10^6/L，单个核细胞 0.85。适当的治疗措施是
A. 抗结核治疗 B. 腹腔探查术 C. 静脉应用广谱抗生素
D. 静脉应用免疫抑制剂 E. 腹腔灌洗

题型　A3/A4 型题

（1～2 题共用题干）
女，35 岁，腹胀、腹部隐痛伴低热 3 个月。突发脐周绞痛 6 小时，呕吐数次，无排气、排便。

1. 最可能的诊断是
A. 消化性溃疡并幽门梗阻 B. 慢性阑尾炎急性发作 C. 结肠癌并肠穿孔
D. 结核性腹膜炎并肠梗阻 E. 缺血性肠病并肠梗阻

2. 首选的检查是
A. 结肠镜检查 B. 立位腹部 X 线平片 C. 腹部 B 超
D. 腹部 CT E. 腹部 MRI

（3～4 题共用题干）
女，35 岁，腹痛、腹胀 1 个月。伴发热，下午较明显，无寒战，无恶心、呕吐、腹泻。查体：T 37.5 ℃，P 80 次/分，R 18 次/分，BP 120/80 mmHg。双肺呼吸音清，未闻及干湿性啰音，心律齐。腹部膨隆，全腹弥漫性压痛，无反跳痛，移动性浊音（+）。胸部 X 线检查：右上肺可见钙化灶。

3. 应首先考虑的诊断是
A. 肝硬化腹水　B. 心源性腹水　C. 腹膜间皮瘤　D. 腹膜转移癌　E. 结核性腹膜炎

4. 为明确诊断，应首先进行的检查是
A. PPD 试验 B. 血白蛋白 C. 血常规 + 血沉
D. 腹腔穿刺及腹水化验 E. 腹部 CT

（5～6 题共用题干）
男，45 岁，1 个月前出现腹胀，无呕吐，伴发热，体温最高 38 ℃，夜间盗汗，12 小时前突发腹部绞痛，未排气排便。查体：T 37.7 ℃，P 88 次/分，R 16 次/分，BP 110/80 mmHg，心肺查体未见异常，腹部呈揉面感，可见肠型及蠕动波，肠鸣音亢进。

5. 该患者最可能的诊断是
   A. 淋巴瘤合并肠梗阻　　　　B. 家族性息肉病　　　　C. 溃疡性结肠炎
   D. 结肠癌合并肠梗阻　　　　E. 结核性腹膜炎合并肠梗阻
6. 目前该患者首选的检查是
   A. 血沉　　　　　　　　　　B. 结肠镜　　　　　　　C. 立位腹部X线平片
   D. 腹部B超　　　　　　　　E. 腹部CT

第十节　腹外疝

一、腹股沟区解剖

题型　A1型题

1. 腹股沟管深环的体表投影位于腹股沟韧带中点
   A. 下方3 cm　　B. 上方3 cm　　C. 上方1 cm　　D. 上方2 cm　　E. 下方2 cm
2. 构成腹股沟管前壁的组织结构是
   A. 腹横肌　　　B. 腹横筋膜　　C. 腹股沟韧带　　D. 腔隙韧带　　E. 腹外斜肌腱膜
3. 穿过股管下口的结构是
   A. 股动脉　　　B. 股静脉　　　C. 股神经　　　D. 大隐静脉　　E. 子宫圆韧带或精索
4. 关于直疝三角的构成，下列哪项是错误的
   A. 腹股沟韧带构成底边　　　　B. 腹直肌内缘构成内侧边　　　C. 腹壁下动脉构成外侧边
   D. 直疝三角缺乏完整的腹肌覆盖　　　　　　　　　　　　　　E. 直疝三角内腹横筋膜比周边部分薄
5. 成年人腹股沟管的长度应为
   A. 2～3 cm　　B. 4～5 cm　　C. 6～7 cm　　D. 8～9 cm　　E. 10～12 cm

二、腹股沟疝

题型　A1型题

1. 腹股沟直疝最有诊断意义的临床表现是
   A. 按压深环疝仍复出　　　　B. 容易发生嵌顿　　　　C. 疝囊颈位于腹壁下动脉外侧
   D. 疝包块呈梨形　　　　　　E. 最常见于中年人
2. 腹股沟斜疝和直疝最重要的鉴别要点是
   A. 疝内容物是否有嵌顿史　　B. 疝内容物是否容易还纳　　C. 疝囊颈与腹壁下动脉的关系
   D. 疝块外形　　　　　　　　E. 发病年龄
3. 最容易发生疝内容物坏死的临床类型是
   A. 易复性疝　　B. 绞窄性疝　　C. 难复性疝　　D. 滑动性疝　　E. 嵌顿性疝
4. 先天性腹股沟斜疝发生的最主要原因是
   A. 腹横肌发育不全　　　　　B. 腹横筋膜发育不全　　　　C. 腹外斜肌发育不全
   D. 腹内斜肌发育不全　　　　E. 腹膜鞘突不闭锁
5. 腹股沟疝查体时，压迫腹股沟管深环的部位是
   A. 耻骨结节外侧2 cm　　　　B. 髂前上棘与耻骨结节连线中点　　　C. 肿块隆起最明显处
   D. 精索内前方2 cm　　　　　E. 腹股沟韧带中点上方2 cm
6. 以下关于腹股沟直疝描述正确的是
   A. 多数能进入阴囊　　　　　B. 多见于儿童和青壮年　　　C. 回纳后压住腹股沟内环，肿块不再突出
   D. 极少出现嵌顿　　　　　　E. 疝囊颈在腹壁下动脉外侧
7. 判断嵌顿性疝发展为绞窄性疝最重要的依据是
   A. 嵌顿的时间长　　　　　　B. 肠壁张力下降　　　　　　C. 出现肠梗阻表现
   D. 疝内容物缺血坏死　　　　E. 肠蠕动减弱

题型　A2型题

1. 男，58岁，左腹股沟区可复性包块7年。2天前感冒后出现咳嗽，3小时前自觉包块进入阴囊，不能还

纳伴疼痛。疼痛呈持续性胀痛，伴恶心、呕吐。查体：体温 36.5 ℃，心率 80 次/分，呼吸 18 次/分，血压 120/80 mmHg。双肺呼吸音清，未闻及干湿性啰音，心律齐。腹软，左侧阴囊内可触及包块，触痛明显，包块透光试验阴性。最可能的诊断是

A. 阴囊急性蜂窝织炎　　　　B. 腹股沟斜疝嵌顿　　　　C. 睾丸恶性肿瘤并内出血
D. 睾丸鞘膜积液并感染　　　E. 腹股沟直疝嵌顿

2. 男，74 岁，腹股沟疝修补术后 2 年，复发 3 个月，要求再手术治疗。考虑患者年老、腹壁薄弱，最适宜的手术式是

A. Lichtenstein 法　　　　B. Halsted 法　　　　C. Bassini 法
D. McVay 法　　　　　　　E. Ferguson 法

3. 男，30 岁，右下腹可复性包块 2 年。查体：右侧腹股沟区呈梨形隆起，平卧回纳后压迫腹股沟管深环部位肿物不再复出，无压痛。手术中最有可能的发现是

A. 部分膀胱壁在疝囊内　　　B. 盲肠组成疝囊壁的一部分
C. 直疝三角部位腹壁薄弱　　D. 疝囊颈位于腹壁下动脉外侧
E. 精索在疝囊前外方

| 题型 | B1 型题 |

（1～2 题共用备选答案）

A. 股疝　　　　　　　　B. 白线疝　　　　　　　　C. 腹股沟直疝
D. 腹股沟斜疝　　　　　E. 脐疝

1. 小儿先天性疝最常见的是
2. 老年人最常见的不容易发生嵌顿的疝是

三、股疝

| 题型 | A1 型题 |

最易引起嵌顿的腹外疝是

A. 股疝　　　　　　　B. 小儿脐疝　　　　　C. 白线疝
D. 切口疝　　　　　　E. 腹股沟直疝

| 题型 | A2 型题 |

1. 女，62 岁，右侧股疝嵌顿 11 小时。查体：体温 37.1 ℃，心率 90 次/分，呼吸 18 次/分，血压 130/80 mmHg。双肺呼吸音清，未闻及干湿性啰音，心律齐。腹胀明显，右下腹局限性压痛（+），有肌紧张，肠鸣音亢进。右侧腹股沟韧带下方隆起肿块，有压痛。手术时发现小肠坏死，行坏死小肠切除后。下一步正确的手术措施是

A. McVay 法疝修补术　　　　B. Bassini 法疝修补术　　　　C. 单纯疝囊高位结扎术
D. Halsted 法疝修补术　　　　E. Ferguson 法疝修补术

2. 女，52 岁，肥胖。右腹股沟韧带下方卵圆窝处可见 3 cm×3 cm 半球状突起，局部有胀痛感。平卧时突起可变小、变软，但有时不完全消失。查体：卵圆窝处咳嗽冲击不明显。最常用的手术方式是

A. McVay 法　　B. Halsted 法　　C. Bassini 法　　D. Ferguson 法　　E. Shouldice 法

3. 女，45 岁，突发右下腹痛伴呕吐，停止排气排便 7 小时。查体：P 110 次/分，BP 130/80 mmHg，右侧腹股沟韧带下方卵圆窝处可触及半球形包块，压痛明显，不能还纳。正确的处理是

A. 立即扩容补液　　　　B. 手法还纳包块　　　　C. 应用吗啡，缓解疼痛
D. 密切观察病情变化　　E. 立即手术治疗

4. 女，45 岁，1 年来久站或长时间行走时觉左下腹部胀痛不适。查体：T 36.5 ℃，P 80 次/分，R 18 次/分，BP 120/80 mmHg。双肺呼吸音清，未闻及干湿性啰音，心律齐。腹软，无压痛，立位左腹股沟韧带下方内侧突起半球形肿物，平卧时可缩小，咳嗽时无明显冲击感，压迫内环后肿物仍可复出。该患者最适宜的手术方法是

A. Shouldice 法疝修补术　　　B. McVay 法疝修补术　　　C. Bassini 法疝修补术
D. Halsted 法疝修补术　　　　E. Ferguson 法疝修补术

第十一节 腹部损伤

一、腹部闭合性损伤

题型　A1 型题

1. 腹部闭合性损伤导致空腔脏器破裂但不表现为腹膜炎的是
   A. 直肠下端　　B. 乙状结肠　　C. 回肠末端　　D. 胃窦小弯侧　　E. 空肠上段
2. 因腹部闭合性损伤行剖腹探查手术时应首先探查的器官是
   A. 结肠　　　　　　　　B. 盆腔器官　　　　　　C. 肝、脾等实质性器官
   D. 胃、十二指肠第一段　E. 胃后壁及胰腺
3. 腹部闭合性损伤时最容易受到损伤的内脏器官是
   A. 脾　　　　　B. 肝　　　　　C. 胰腺　　　　D. 横结肠　　　E. 胃
4. 对疑有腹腔内空腔脏器破裂的腹部闭合性损伤患者，在观察期内处理错误的是
   A. 使用广谱抗生素　　B. 注射止痛剂　　C. 禁饮食　　D. 肠胃减压　　E. 补充血容量
5. 破裂后液体进入腹腔引起腹膜刺激征最严重的腹部实质脏器是
   A. 脾脏　　　　B. 胰腺　　　　C. 肾上腺　　　　D. 肾脏　　　　E. 肝脏

题型　A2 型题

1. 男，35 岁，左下腹外伤后 24 小时。入院时有弥漫性腹膜炎，行剖腹探查术。术中见腹腔内有黄色脓液及粪便，降结肠下段有一 0.5 cm 穿孔，有粪便溢出。最合适的术式是
   A. 穿孔处修补，横结肠造口　　B. 单纯结肠穿孔修补术　　C. 降结肠穿孔处切除，端端吻合术
   D. 左半结肠切除术　　　　　　E. 单纯腹腔引流术
2. 男，33 岁，右上腹外伤 2 小时。查体：P 120 次/分，R 28 次/分，BP 90/60 mmHg。全腹有压痛、反跳痛，以右上腹为著，移动性浊音（+）。最有意义的辅助检查是
   A. 腹部 B 超　　　　　　B. 立位腹部 X 线平片　　　　C. 腹部 CT
   D. 诊断性腹腔穿刺　　　E. 腹部 MRI
3. 男，28 岁，腰背及腹部挤压伤后 1 小时。查体：P 96 次/分，BP 140/80 mmHg，痛苦貌，腹部膨隆，轻压痛，无反跳痛，肠鸣音弱，腰肋部可见瘀斑。急诊剖腹探查见后腹膜完整，腹膜后见 10 cm×8 cm×2 cm 血肿，观察期大小无变化。该患者术后的治疗中最重要的是
   A. 防治感染　　　　　　　B. 纠正贫血　　　　　　　C. 纠正水电解质紊乱
   D. 防治肝肾功能障碍　　　E. 纠正低蛋白血症
4. 女，50 岁，车祸致腹部损伤 3 小时。伤后腹痛、腹胀。在急诊室非手术治疗观察期间，最重要的措施是
   A. 实验室检查的动态监测　　B. 全面了解损伤经过　　　C. 腹部 X 线检查
   D. 腹部 B 超的动态检查　　　E. 观察腹部体征的变化
5. 女，25 岁，右上腹刀刺伤 1 小时，烦躁、恶心、呕吐。查体：P 106 次/分，BP 110/80 mmHg，腹肌紧张，有局限压痛和反跳痛。CVP 4 cmH₂O，Hb 100 g/L，血细胞比容 0.35。首先应进行的处理是
   A. 镇静、止痛　　　　　　B. 肠胃减压　　　　　　　C. 抗生素静滴
   D. 快速输平衡盐溶液　　　E. 快速输全血
6. 男，32 岁，锐器刺伤右上腹 1 小时。查体：T 36.5 ℃，P 100 次/分，R 26 次/分，BP 100/65 mmHg，双肺呼吸音清，未闻及干湿性啰音，心率 100 次/分，心律齐。诊断性腹腔穿刺抽出不凝血。急症手术探查。正确的腹腔探查顺序首先探查
   A. 小肠　　　　　　　　B. 胃后壁及胰腺　　　　　C. 右肾
   D. 肝脏　　　　　　　　E. 胃、十二指肠
7. 男，30 岁，车祸致腹部闭合性损伤 5 小时。查体发现有下列阳性表现，其中提示腹部空腔脏器破裂的最主要依据是
   A. 肝浊音界消失　　　　B. 腹部压痛并反跳痛　　　C. 腹肌紧张
   D. 肠鸣音消失　　　　　E. 腹式呼吸减弱

题型　A3/A4 型题

（1～3 题共用题干）
女，16 岁，被侧塌的房屋压伤后腹痛伴呕吐 1 小时。查体：P 140 次/分，R 26 次/分，BP 80/54 mmHg，神志清，

痛苦面容，腹肌紧张，有压痛和反跳痛，移动性浊音（+），肠鸣音消失。
1. 伤后 1 小时，对判断有无腹部脏器损伤价值最小的实验室检查结果是
  A. 白细胞及中性粒细胞升高　　B. 粪便常规有大量红细胞　　C. 尿中可见大量红细胞
  D. 红细胞及血红蛋白　　E. 血细胞比容下降
2. 若行急症手术，原则上应首先探查
  A. 胃和大网膜　　B. 空肠和回肠　　C. 肝脏和脾脏
  D. 十二指肠和胰腺　　E. 结肠和直肠
3. 非手术治疗，最主要的措施是
  A. 使用大剂量抗菌药物　　B. 使用止痛药物　　C. 使用止血药物
  D. 给予一次大剂量糖皮质激素　　E. 快速补充血容量

二、常见腹部脏器损伤

题型　A1 型题

1. 腹部闭合损伤时，最常受到损伤的空腔脏器是
  A. 乙状结肠　　B. 胃　　C. 十二指肠　　D. 升结肠　　E. 小肠
2. 以下关于腹部闭合性损伤导致肠损伤的描述，错误的是
  A. 小肠损伤后腹腔穿刺常呈阳性　　B. 小肠损伤后易常出现腹膜刺激征
  C. 肠损伤后均有膈下游离气体　　D. 小肠损伤多于结肠损伤
  E. 结肠损伤后的感染表现一般较晚但严重
3. 处理肝外伤措施中，相对不重要的是
  A. 损伤处放置引流管　　B. 术中结扎局部断裂的血管和胆管　　C. 早期全身应用维生素 K
  D. 去除失去活力的肝组织　　E. 同时进行手术治疗与抗休克治疗

题型　A2 型题

1. 女，35 岁，被汽车撞到腹部。查体：P 90 次 / 分，BP 120/80 mmHg，全腹肌紧张，压痛伴反跳痛，肠鸣音消失。该患者最可能损伤的器官是
  A. 肝脏　　B. 胰腺　　C. 脾脏　　D. 小肠　　E. 肾脏
2. 男，18 岁，练双杠时撞击上腹部，突发腹痛 4 小时。疼痛加重，伴背部疼痛、恶心、呕吐，呕吐物中有胃液和胆汁。既往有胆囊炎病史。腹部 X 线平片检查：横结肠肝曲胀气，腹膜后有气体征象。粪隐血（−）。最可能的诊断是
  A. 右肾破裂　　B. 肝破裂　　C. 胆囊破裂　　D. 十二指肠破裂　　E. 结肠破裂
3. 男，19 岁，右上腹被汽车撞伤 2 小时。查体：P 138 次 / 分，BP 80/60 mmHg，面色苍白，四肢厥冷，腹肌紧张，压痛及反跳痛阳性，肠鸣音减弱。实验室检查：Hb 85 g/L，WBC 2.8×10^9/L。最有可能的诊断是
  A. 小肠破裂　　B. 胃破裂　　C. 结肠损伤　　D. 肝破裂　　E. 十二指肠和胰损伤
4. 男，32 岁，左上腹被撞伤后钝痛 1 天，突发腹痛加重 3 小时。查体：P 140 次 / 分，BP 60/45 mmHg，面色苍白，四肢厥冷，双肺呼吸音清，心率 140 次 / 分，上腹中度压痛，肌紧张，移动性浊音（+）。腹腔穿刺抽出不凝血。最可能的诊断是
  A. 肝破裂　　B. 脾破裂　　C. 结肠破裂　　D. 小肠破裂　　E. 胃破裂
5. 女，45 岁，被汽车撞伤 4 小时，出现右上腹及背部疼痛，向右肩部放射，呕吐物为血性。查体：T 36.5 ℃，P 100 次 / 分，R 18 次 / 分，BP 110/70 mmHg，神志清楚，双肺呼吸音清，未闻及干湿性啰音，心律齐。上腹部轻压痛，无明显肌紧张，直肠指检可在骶前触及捻发感，腹部平片见腹膜后积气。应首先考虑损伤的脏器为
  A. 右肺部损伤　　B. 肝脏损伤　　C. 右肾损伤　　D. 十二指肠损伤　　E. 脾脏损伤
6. 男，28 岁，右上腹撞伤后腹痛 2 小时。查体：P 140 次 / 分，R 24 次 / 分，BP 80/40 mmHg，神智清，面色苍白，双肺呼吸音清，腹部膨隆，腹式呼吸减弱，全腹压痛，以右上腹为著，伴反跳痛，肝区叩诊（+）。诊断为
  A. 右肺损伤　　B. 肝脏损伤　　C. 右肾损伤　　D. 十二指肠损伤　　E. 脾脏损伤
7. 男，30 岁，高处坠落伤 3 小时。查体：T 37.8 ℃，P 110 次 / 分，BP 80/50 mmHg，神志清楚，面色苍白，胸壁无明显压痛，未及骨擦感。双肺呼吸音稍粗，未闻及干湿性啰音，心率 110 次 / 分，律齐。全腹压痛，以上腹部为重，无反跳痛，腹肌稍紧张。诊断性腹腔穿刺抽出不凝固血液。最可能的诊断是
  A. 肝破裂　　B. 脾破裂　　C. 胰腺破裂　　D. 小肠破裂　　E. 胃破裂

| 题型 | A3/A4 型题 |

（1～3题共用题干）

男性，25岁，突然晕倒2小时，5天前因车祸撞击左下胸部，曾卧床休息2天。查体：心率140次/分，呼吸30次/分，血压75/60 mmHg。神志清，面色苍白，左下胸部有皮肤瘀斑，腹部膨隆，有轻度压痛，反跳痛（+），移动性浊音（+），肠鸣音减弱。

1. 最可能的诊断是
A. 肠破裂　　　　B. 小肠破裂　　　C. 结肠破裂　　　D. 肾破裂　　　E. 脾破裂
2. 为尽快明确诊断，首选的检查是
A. 胸部X线　　　B. 腹部B超　　　C. 腹部CT　　　D. 腹部MRI　　　E. 腹部X线
3. 最佳的处理方法是
A. 胃修补术　　　B. 结肠修补术　　C. 脾切除术　　　D. 小肠修补术　　E. 肾切除术

（4～6题共用题干）

男，45岁，8个月前骑电动车时摔倒，腹部被车把撞伤并疼痛，经治疗后缓解，6个月前觉上腹部逐渐隆起，伴上腹饱胀，近日来常恶心、呕吐。查体：上腹部可触及直径约10 cm包块，无肌紧张、压痛、反跳痛。

4. 应首选的检查是
A. 腹部CT　　　　　　　　B. 腹部B超　　　　　　　　C. 立位腹部X线平片
D. 腹部MRI　　　　　　　 E. 胃镜
5. 影像学检查提示，该患者上腹部10 cm×10 cm囊性肿物，其最可能的诊断是
A. 腹部后血肿　　　　　　B. 膈疝　　　　　　　　　　C. 肝左叶囊肿
D. 胰腺假性囊肿　　　　　E. 十二指肠憩室
6. 该患者最合适的手术方式是
A. 腹部后血肿消除术　　　B. 膈疝修补术　　　　　　　C. 肝左叶囊肿开窗术
D. 胰腺囊肿内引流术　　　E. 十二指肠憩室修补术

第十六章 泌尿系统

第一节 尿液检查

题型　A1 型题

1. 肾小球源性血尿的特点是
   A. 变形红细胞尿　B. 终末血尿　　C. 尿痛伴血尿　　D. 初始血尿　　E. 有凝血块的尿
2. 蛋白尿的定义是 24 小时尿蛋白超过
   A. 150 mg　　　　B. 100 mg　　　C. 200 mg　　　　D. 250 mg　　　E. 300 mg
3. 少尿的定义是尿量少于
   A. 100 mL/24 h 或 5 mL/h　　　B. 400 mL/24 h 或 17 mL/h　　　C. 200 mL/24 h 或 7 mL/h
   D. 500 mL/24 h 或 17 mL/h　　 E. 300 mL/24 h 或 15 mL/h
4. 下列疾病中最常出现变形红细胞血尿的是
   A. 急性肾小球肾炎　　　　B. 多囊肾合并出血　　　　C. 肾结核
   D. 急性肾盂肾炎　　　　　E. 尿路结石
5. 下列表现最能提示非肾小球源性血尿的是
   A. 尿红细胞呈多形性　　　B. 尿沉渣镜检可见红细胞管型
   C. 伴大量蛋白尿　　　　　D. 尿潜血阳性　　　　E. 终末血尿
6. 下列成分可见于肾小管性蛋白尿的是
   A. 补体　　　　　B. β₂微球蛋白　　C. IgG　　　　　D. 本周蛋白　　E. IgM
7. 尿相差显微镜显示正常细胞的情况最常见于
   A. 急性肾小球肾炎　　　　B. Alport 综合征　　　　C. 急性肾盂肾炎
   D. 慢性肾小球肾炎　　　　E. 急进性肾小球肾炎
8. 区别血红蛋白尿与血尿的主要方法
   A. 尿蛋白电泳　　　　　　B. 尿沉渣镜检　　　　　C. 尿蛋白定性试验
   D. 尿比重　　　　　　　　E. 尿胆红素

题型　A2 型题

1. 男，38 岁，间断活动后尿色加深 1 周，既往反复痛风发作 2 年。查体：BP 120/80 mmHg。尿常规：RBC 10～50/HP，WBC 3～5/HP，尿蛋白（-）。首选的进一步检查是
   A. 尿脱落细胞检查　　　　B. 肾脏增强 CT　　　　　C. 尿红细胞形态
   D. 清洁中段尿培养　　　　E. 肾穿刺活检
2. 女，32 岁，发热伴寒战 3 天，肉眼血尿 1 天，无尿频、尿痛。查体：右肾区叩痛（+）。尿常规：蛋白（+），RBC 30～40/HP，WBC 20～30/HP。管型最可能是
   A. 透明管型　　　　　　　B. 蜡样管型　　　　　　C. 白细胞管型
   D. 颗粒管型　　　　　　　E. 上皮细胞管型
3. 男，62 岁，体检发现蛋白尿 4 个月。既往糖尿病病史 8 年，2 年前因糖尿病视网膜变性激光治疗，高血压病史 5 年。查体：BP 150/80 mmHg，双下肢轻度凹陷性水肿。尿常规：蛋白（++），红细胞（-），尿蛋白定量 2.6 g/d。该患者蛋白尿的分类首先考虑为
   A. 肾小管性蛋白尿　　　　B. 病理性蛋白尿　　　　C. 溢出性蛋白尿
   D. 分离（泌）性蛋白尿　　E. 肾小球性蛋白尿

题型　B1 型题

（1～2 题共用备选答案）
A. 白细胞管型　　B. 红细胞管型　　C. 透明管型　　D. 颗粒管型　　E. 蜡样管型
1. 慢性肾衰竭尿中最常见的管型为
2. 急性肾盂肾炎尿中最常见的管型为
（3～4 题共用备选答案）
A. 血尿　　　　　B. 肾性糖尿　　　C. 肾小管酸中毒　D. 白蛋白尿　　　E. 白细胞尿

3. 糖尿病肾病多表现为
4. 微小病变型肾病多表现为

第二节 肾小球疾病

一、急性肾小球肾炎

题型　A1 型题

1. 急性链球菌感染后肾小球肾炎电镜下的典型表现是
   A. 广泛足突消失
   B. 电子致密物呈"飘带"样在肾小球基底膜沉积
   C. 毛细管腔内中性粒细胞浸润
   D. 电子致密物呈"驼峰"样在上皮下沉积
   E. 电子致密物在系膜区沉积
2. 引起急性肾小球肾炎最常见的病原体为
   A. 结核分枝杆菌　　　　B. 金黄色葡萄球菌　　　　C. 柯萨奇病毒
   D. 寄生虫　　　　　　　E. 溶血性链球菌
3. 急性弥漫性增生性肾小球肾炎中增生的主要细胞是
   A. 肾球囊壁层上皮细胞及毛细血管内皮细胞　　B. 肾小球毛细血管内皮细胞及系膜细胞
   C. 肾球囊脏层上皮细胞及系膜细胞　　　　　　D. 肾小球周围的成纤维细胞及系膜细胞
   E. 肾球囊脏层上皮细胞及壁层上皮细胞
4. 目前最常用的评价肾小球滤过率的指标是
   A. 菊粉清除率　　　　　B. 血肌酐　　　　　　　　C. 血尿素氮清除率
   D. 血尿素氮　　　　　　E. 内生肌酐清除率
5. 原发性肾小球疾病的临床分类不包括
   A. 慢性肾小球肾炎　　　B. 肾盂肾炎　　　　　　　C. 急进性肾小球肾炎
   D. 肾病综合征　　　　　E. 无症状性血尿或（和）蛋白尿
6. 急性肾小球肾炎治疗不包括
   A. 降压　　　　　　　　B. 抗感染　　　　　　　　C. 低盐及限制液体入量
   D. 糖皮质激素　　　　　E. 利尿

题型　A2 型题

1. 男，50 岁，水肿 2 周，少尿伴血压升高 1 周。3 周前曾有皮肤感染史。尿常规：尿蛋白（+），尿沉渣镜检 RBC 20～30/HP，血肌酐 140 μmol/L，尿素氮 11 μmol/L，血 C_3 降低。肾穿刺提示为毛细血管内增生性肾小球肾炎。通常该患者 C3 恢复正常的时间约为
   A. 半年　　　B. 1 年　　　C. 8 周　　　D. 3 个月　　　E. 2 周
2. 女，24 岁，咽痛 3 周，肉眼血尿伴水肿 4 天。查体：BP 140/95 mmHg，咽稍充血，扁桃体无肿大，双下肢凹陷性水肿。尿常规：蛋白质（++）。沉渣镜检：红细胞满视野，白细胞 3～5/HP，抗链球菌溶血素"O"升高。该患者最主要治疗措施是
   A. 应用中药　　　　　　B. 应用糖皮质激素　　　　C. 休息、对症治疗
   D. 应用免疫抑制剂　　　E. 低蛋白饮食
3. 男，15 岁，扁桃体炎 2 周，颜面部水肿、尿量减少 3 天。查体：BP 160/80 mmHg。实验室检查：尿蛋白（++），尿红细胞 20～30/ 高倍视野，红细胞管型 1～2/ 低倍视野，血补体 C3 降低。该患者肾脏病变最可能的病理类型是
   A. 微小病变型肾炎　　　B. 系膜增生性肾小球肾炎　　　C. 系膜毛细血管性肾小球肾炎
   D. 毛细血管内增生性肾小球肾炎　　　　　　　E. 膜性肾病
4. 女，15 岁，肉眼血尿伴水肿 1 周。20 天前患皮肤脓疱疮，抗感染治疗好转。查体：BP 150/90 mmHg，颜面及双下肢水肿。实验室检查：血 Hb 112 g/L，WBC $6.8×10^9$/L，N 0.70，Scr 130 μmol/L，ASO 滴度升高，C3 降低。尿沉渣镜检：RBC 满视野，WBC 5～8/HP。尿蛋白（++）。最可能的诊断是
   A. 肾病综合征　　　　　B. 急进性肾小球肾炎　　　　C. 急性肾盂肾炎
   D. 急性肾小球肾炎　　　E. IgA 肾病

| 题型 | A3/A4 型题 |

（1～4题共用题干）
男，19岁，咽痛、发热伴咳嗽2周，眼睑水肿伴肉眼血尿3天。查体：BP 150/100 mmHg，全身皮肤无皮疹。实验室检查：尿蛋白（++），尿红细胞30～40/HP，管型3～5/HP，血C3降低，Scr 126 μmol/L。
1. 该患者最可能的诊断为
   A. 急进性肾小球肾炎　　　　B. 慢性肾小球肾炎　　　　C. 肾病综合征
   D. 急性肾小球肾炎　　　　　E. 急性肾盂肾炎
2. 该患者最可能出现的管型是
   A. 上皮细胞管型　　B. 透明管型　　C. 红细胞管型　　D. 白细胞管型　　E. 蜡样管型
3. 该患者治疗应不包括
   A. 糖皮质激素　　　B. 利尿　　　C. 控制血压　　　D. 休息　　　E. 抗生素
4.【假设信息】若患者4天后出现尿量进行性减少，肌酐进行性升高，应首先考虑进行的检查是
   A. 核素肾动态显像　　　　　B. 肾穿刺活检　　　　　C. 泌尿系统B超
   D. 清洁中段尿培养+药敏试验　　　　　　　　　　E. 静脉肾盂造影

| 题型 | B1 型题 |

（1～2题共用备选答案）
A. 左肾静脉受压　　B. 尿路结石　　C. 泌尿系肿瘤　　D. 肾小球肾炎　　E. 尿路感染
1. 男，35岁，突发性右侧腰部剧痛半天。尿常规红细胞满视野，相差显微镜下红细胞为正常形态。最可能的原因是
2. 男，15岁，上呼吸道感染后2周出现肉眼血尿伴水肿、血压升高。最可能的原因是

二、急进性肾小球肾炎

| 题型 | A1 型题 |

急进性肾小球肾炎Ⅱ型最常见的检测异常是
A. 循环免疫复合物阳性　　　B. 血抗肾小球基底膜抗体阳性　　C. 血清中性粒细胞胞质抗体（ANCA）阳性
D. 血单克隆免疫球蛋白升高　　E. 血冷球蛋白阳性

| 题型 | A2 型题 |

1. 男，25岁，肉眼血尿，进行性尿量减少伴恶心、呕吐1周。查体：BP 160/90 mmHg，双下肢中度凹陷性水肿。尿蛋白（++），尿RBC 20～30/HP，血Hb 90 g/L，Scr 490 μmol/L，B超示双肾增大。最有可能的临床诊断是
   A. 急性肾盂肾炎　　　　　　B. 慢性肾小球肾炎急性发作　　　C. 急性肾小球肾炎
   D. 急性间质性肾炎　　　　　E. 急进性肾小球肾炎
2. 男，68岁，间断发热1个月，咯血伴进行性少尿10天。查体：BP 165/100 mmHg，双中下肺可闻及湿啰音，双下肢水肿。尿常规：RBC 40～50/HP，蛋白（++）。血Cr 455 μmol/L，BUN 18.5 mmol/L，B超示双肾增大。ANA（-），抗中性粒细胞胞质抗体阳性。最可能诊断是
   A. 急进性肾小球肾炎Ⅱ型　　B. 急进性肾小球肾炎Ⅲ型　　C. 急进性肾小球肾炎
   D. IgA肾病　　　　　　　　E. 急进性肾小球肾炎Ⅰ型
3. 男，24岁，额面部水肿、肉眼血尿伴咳嗽、痰中带血1周，少尿3天。BP 160/100 mmHg，尿蛋白（++），RBC 20～30/HP，血Cr 420 μmol/L，血清抗肾小球基底膜抗体阳性，B超示双肾增大。目前最关键的治疗是
   A. 血液透析　　　　　B. 泼尼松　　　　　C. 血浆置换
   D. 丙种球蛋白　　　　E. 泼尼松联合环磷酰胺

三、慢性肾小球肾炎

| 题型 | A1 型题 |

1. 肾小球疾病主要的发病机制是
   A. 肾小球高灌注　　B. 高血压　　C. 过敏反应　　D. 血脂异常　　E. 免疫异常
2. 慢性肾小球肾炎治疗主要目的不包括

A. 防止肾功能进行性恶化　　B. 延缓肾功能进行性恶化　　C. 改善或缓解临床症状
D. 防治心脑血管并发症　　　E. 消除尿蛋白及尿红细胞

题型　A2 型题

1. 男，45 岁，慢性肾小球肾炎，高血压病史 3 年。规律服用血管紧张素转换酶抑制剂和螺内酯治疗。1 周前"上呼吸道感染"后出现尿量减少，近 2 天尿量约 100 mL/d。该患者最可能出现的电解质紊乱是
   A. 血钾降低　　B. 血镁降低　　C. 血钙升高　　D. 血钾升高　　E. 血钠升高
2. 女，65 岁，夜尿增多 3 年，乏力 4 个月。曾服用"龙胆泻肝丸"5 年。查体：BP 145/90 mmHg，贫血貌。实验室检查：血 Hb 74 g/L，Scr 220 μmol/L，尿比重 1.010，尿糖（+），尿蛋白（+），尿 RBC 2～3/HP。B 超示双肾萎缩。其肾功能减退最主要的原因是
   A. 慢性肾小球肾炎　　　B. 慢性肾盂肾炎　　　C. 糖尿病肾病
   D. 慢性间质性肾炎　　　E. 高血压肾损害
3. 男，23 岁，血尿、蛋白尿 2 年。查体：BP 160/90 mmHg，尿蛋白 1.3～1.8 g/d，血肌酐 100 μmol/L。最可能的诊断是
   A. 无症状性蛋白尿和血尿　　B. 高血压肾损害　　　C. 慢性肾小球肾炎
   D. 肾病综合征　　　　　　　E. 慢性间质性肾炎
4. 男，45 岁，发现血尿、蛋白尿 8 年。查体：BP 150/90 mmHg。实验室检查：尿蛋白定量 1.2～1.8 g/d，血肌酐 10 μmol/L。临床诊断是
   A. 急性肾小球肾炎　　B. 肾病综合征　　　　C. 隐匿性肾小球肾炎
   D. 高血压肾损害　　　E. 慢性肾小球肾炎

题型　A3/A4 型题

（1～4 题共用题干）
男，40 岁，发现血尿、蛋白尿 5 年。查体：BP 150/90 mmHg，双下肢轻度凹陷性水肿。实验室检查：尿蛋白 1.0～1.7 g/d，尿 RBC 5～15/HP，Scr 100 μmol/L。B 超示双肾大小正常。
1. 该患者首先考虑的临床诊断是
   A. 无症状性蛋白尿和（或）血尿　　　　　B. 急性肾小球肾炎
   C. 慢性肾小球肾炎　　D. 肾病综合征　　E. 高血压肾损害
2. 该患者首选的进一步检查项目是
   A. 肾活检病理检查　　B. 尿找肿瘤细胞　　C. 肾动脉造影
   D. 24 小时尿钠测定　　E. 双肾 CT 检查
3. 该患者应首选的降压药物是
   A. 袢利尿药　　　　　B. 血管紧张素转换酶抑制剂　　C. 钙通道阻滞剂
   D. β 受体拮抗剂　　　E. α 受体拮抗剂
4. 其治疗的最终目标是
   A. 消除尿蛋白　　　B. 消除水肿　　　C. 延缓肾脏病进展
   D. 控制血压　　　　E. 消除血尿

四、肾病综合征

题型　A1 型题

1. 诊断肾病综合征必须具备的依据是
   A. 大量蛋白尿与血尿　　B. 高脂血症与水肿　　C. 大量蛋白尿与低清蛋白血症
   D. 低清蛋白血症与高脂血症　　E. 水肿与低清蛋白血症
2. 肾病综合征蛋白尿的分类属于
   A. 肾小管性蛋白尿　　B. 肾小球性蛋白尿　　C. 溢出性蛋白尿
   D. 组织性蛋白尿　　　E. 功能性蛋白尿
3. 肾病综合征的诊断标准不包括
   A. 尿蛋白＞3.5 g/24h　　B. 高血压　　　　C. 水肿
   D. 血清白蛋白＜30 g/L　　E. 高脂血症
4. 原发性肾病综合征应用泼尼松治疗原则，不正确的是
   A. 始量要足　　　　　B. 减药慢稳　　　C. 维持用药半年至一年或更长

D. 无效时改用泼尼松龙　　　　　　E. 抗生素预防感染

题型　A2 型题

1. 女，15 岁，双下肢及颜面水肿 2 周。查尿蛋白 5.2 g/d，尿 RBC 0～2/HP，血清蛋白 28 g/L，Scr 90 μmol/L，抗核抗体阴性。应首选的治疗措施是
   A. 低分子量肝素抗凝　　　　B. 静脉点滴清蛋白　　　　C. 口服 ACEI 药物
   D. 泼尼松联合环磷酰胺　　　E. 泼尼松足量足疗程

2. 男，19 岁，初发肾病综合征，应用泼尼松 60 mg/d 治疗 8 周，水肿无明显好转，复查尿蛋白仍大于 3.5 g/d，肾活检提示微小病变型肾病。下一步最适宜的治疗是
   A. 加用人血白蛋白　　　　　B. 加用免疫抑制剂　　　　C. 增加泼尼松剂量
   D. 大剂量静脉应用免疫球蛋白　　　　　　　　　　　E. 加用 ACEI/ARB

3. 男孩，5 岁，颜面、四肢水肿半个月。查体：BP 120/80 mmHg。尿常规：蛋白（+++）。尿沉渣镜检：RBC 20/HP。血总蛋白 40 g/L，白蛋白 25 g/L。最可能诊断是
   A. 急性肾炎　　　　　　　　B. 急进性肾炎　　　　　　C. 慢性肾炎
   D. 肾炎型肾病综合征　　　　E. 单纯性肾病综合征

4. 男孩，6 岁，眼睑水肿伴尿量减少 1 周，精神尚可。实验室检查：尿蛋白（++++），红细胞 5/HP，血浆总蛋白 35 g/L，白蛋白 20 g/L，胆固醇 7.0 mmol/L。首选治疗是
   A. 输注白蛋白　　　　　　　B. 甲泼尼龙冲击　　　　　C. 静脉滴注低分子右旋糖酐
   D. 口服环磷酰胺　　　　　　E. 口服泼尼松

题型　A3/A4 型题

（1～2 题共用题干）
女，65 岁，因大量蛋白尿外院肾活检示膜性肾病 1 周，泼尼松 60 mg/d 治疗 3 周，突发右侧腰痛伴肉眼血尿 1 天。查体：右肾区叩击痛（+），尿蛋白（+++）。尿沉渣镜检红细胞满视野，血 Alb 15 g/L，血肌酐 95 μmol/L，B 超示右肾增大。

1. 对明确血尿原因最有价值的检查是
   A. 清洁中段尿培养　　　　　B. 静脉肾盂造影　　　　　C. 肾血管彩超
   D. 重复肾活检　　　　　　　E. 尿查肿瘤细胞

2. 当前最重要的治疗是
   A. 抗感染　　　　　　　　　B. 泼尼松加量　　　　　　C. 止血药物
   D. 加用环磷酰胺　　　　　　E. 低分子量肝素抗凝

（3～4 题共用题干）
女，30 岁，面部皮疹、发热 1 个月，水肿 1 周。查体：T 37.8℃，BP 160/100 mmHg，颜面可见充血性皮疹，腹部移动性浊音（+），双下肢凹陷性水肿。血常规：Hb 96 g/L，WBC 3.1×10^9/L，PLT 67×10^9/L。尿沉渣镜检：RBC 满视野，WBC 8～10/HP。尿蛋白定量 4.2 g/24h。肾功能正常，血 C3 下降。

3. 首先考虑的诊断是
   A. 急性肾小球肾炎　　　　　B. 狼疮肾炎　　　　　　　C. 过敏性紫癜性肾炎
   D. 乙型肝炎病毒相关肾炎　　E. 原发性小血管炎肾损害

4. 为明确诊断，最有价值的实验室检查是
   A. 血抗链球菌溶血素"O"　　 B. 血抗核抗体及双链 DNA 抗体　　C. 血 IgA 及 IgE
   D. 乙型肝炎病毒标志物　　　E. 血抗中性粒细胞胞质抗体

（5～6 题共用题干）
男，66 岁，腰痛、消瘦半年、双下肢水肿 3 个月，既往有高血压病史 5 年。查体：BP 120/80 mmHg，贫血貌，双下肢中度凹陷性水肿。尿常规：RBC 0～2/HP，尿蛋白（++++），尿蛋白定量 3.6 g/d，血 Hb 78 g/L，Scr 88 μmol/L，Hb 86 g/L，Alb 28 g/L。B 超提示双侧肾大小形态正常。

5. 该患者目前最可明确的诊断是
   A. 肾病综合征　　　　　　　B. 急进性肾小球肾炎　　　C. 急性肾小球肾炎
   D. 慢性肾小球肾炎　　　　　E. 无症状性蛋白尿

6. 对明确诊断最有价值的检查是
   A. 血肿瘤标志物及胸、腹 CT　　　　　　　　　　B. 血抗肾小球基底膜抗体及抗中性粒细胞胞质抗体（ANCA）
   C. 血抗核抗体、抗双链 DNA 抗体及补体　　　　　D. 血、尿免疫固定电泳及骨髓穿刺
   E. 血乙型肝炎病毒标志物

题型 B1 型题

（1～2 题共用备选答案）
A. 卡托普利
B. 环磷酰胺
C. 低分子量肝素
D. 甲泼尼龙（甲基泼尼松龙）
E. 呋塞米（速尿）

1. 预防肾病综合征肾静脉血栓形成
2. 肾动脉狭窄者慎用

五、IgA 肾病

题型 A1 型题

1. IgA 肾病最常见的临床表现为
    A. 蛋白尿
    B. 白细胞尿
    C. 血尿
    D. 水肿
    E. 高血压
2. 下列关于 IgA 肾病错误的说法是
    A. 病理类型主要为系膜增生性肾小球肾炎
    B. 确诊有赖于肾活检病理检查
    C. 青少年好发
    D. 预后良好，很少有肾功能恶化
    E. 常在感染后 72 小时以内发作肉眼血尿

六、无症状性血尿和（或）蛋白尿

题型 A2 型题

1. 男，25 岁，1 年来反复镜下血尿，相差显微镜检查为变形红细胞，尿蛋白 0.4 g/d，无水肿、高血压及肾功能减退。应首先考虑的诊断为
    A. 无症状性血尿和（或）蛋白尿
    B. 急性肾小球肾炎
    C. 泌尿系统肿瘤
    D. 慢性肾小球肾炎
    E. 尿路结石
2. 女，28 岁，体检发现镜下血尿，蛋白尿半年。无高血压，糖尿病病史。父母体健。查体：BP 110/80 mmHg，下肢无水肿。尿红细胞 10～20/HP，90% 变形。尿蛋白定量 0.4 g/d，血肌酐 72 μmol/L，补体正常，抗核抗体阴性。该患者最可能的诊断是
    A. 肾病综合征
    B. 慢性肾小球肾炎
    C. 急性肾小球肾炎
    D. 无症状性血尿和（或）蛋白尿
    E. 慢性间质性肾炎
3. 男，19 岁，反复镜下血尿 2 年。无水肿、高血压。尿沉渣镜检红细胞 10～20/HP，变形红细胞为主。尿蛋白阴性，血肌酐 70 μmol/L。临床应诊断为
    A. 无症状性血尿
    B. IgA 肾病
    C. 慢性肾小球肾炎
    D. 泌尿系统肿瘤
    E. 急性肾小球肾炎
4. 男，46 岁，发现镜下血尿伴蛋白尿 2 个月，查体：BP 120/70 mmHg，双下肢无水肿，尿沉渣镜检红细胞 25～30/高倍视野，尿蛋白定量 0.8 g/d、血肌酐 75 μmol/L、白蛋白 41 g/L。B 超示双肾大小、形态正常。首先考虑的临床诊断为
    A. 肾病综合征
    B. 急性肾小球肾炎
    C. 无症状性血尿和蛋白尿
    D. 急进性肾小球肾炎
    E. 慢性肾小球肾炎

第三节　尿路感染

一、急性肾盂肾炎

题型 A1 型题

1. 女性尿路感染最常见的感染途径是
    A. 淋巴道感染
    B. 血行感染
    C. 医源性感染
    D. 上行感染
    E. 直接感染
2. 对上、下尿路感染无鉴别意义的是
    A. 尿渗透压
    B. 尿培养
    C. 抗体包被细菌
    D. 尿白细胞管型
    E. 肾区叩痛

| 题型 | A2 型题 |

1. 女，45 岁，尿频、尿急、尿痛 2 天，伴高热、寒战、腰痛半天。查体：T 39 ℃，BP 110/70 mmHg，左肾区有叩击痛。尿常规：蛋白（+），RBC 2～5/HP，WBC 40～50/HP。最可能的诊断是
A. 急性膀胱炎　　　　　　　B. 肾肿瘤　　　　　　　C. 肾结核
D. 急性肾盂肾炎　　　　　　E. 慢性肾盂肾炎

2. 女，63 岁，发热伴腰痛 3 天。既往糖尿病病史 8 年。查体：T 38.5 ℃，右肾区叩击痛（+）。血 WBC 11.3×10^9/L，N 0.88。尿常规：RBC 8～10/HP、WBC 25～30/HP、糖（++）、蛋白（+）。对明确诊断最有意义的检查是
A. 肾穿刺活检　　　　　　　B. 清洁中段尿培养＋药敏试验　　　C. 尿找病理细胞
D. 泌尿系 B 超　　　　　　　E. 尿相差显微镜

3. 女，66 岁，发热伴尿频、尿急、尿痛 3 天。既往糖尿病病史 10 年。查体：左肾区叩击痛（+），尿沉渣镜检：红细胞 3～5/HP，白细胞满视野。清洁中段尿细菌定量培养为大肠埃希菌 10^6/mL。下列处理措施正确的是
A. 抗生素治疗 2 周　　　　　B. 单剂量抗生素治疗　　　C. 抗生素治疗 3 天
D. 抗生素治疗 1 周　　　　　E. 无需抗生素治疗

4. 男，70 岁，劳累后突发畏寒、高热伴右侧腰痛 1 天。无尿频、尿急、尿痛。查体：右肾区叩击痛（+）。尿沉渣镜检：WBC 30～40/HP，RBC 5～8/HP。为明确诊断，下列应首选的检查是
A. 肾脏 B 超　　　　　　　　B. 清洁中段尿培养＋药敏试验
C. 血培养　　　　　　　　　D. 静脉肾盂造影　　　　　E. 尿找肿瘤细胞

5. 女，40 岁，畏寒、高热伴腰痛、尿频、尿急、尿痛 2 天。查体：左侧肾区有疼痛和叩击痛。尿 WBC 40～50/HP，白细胞管型 5/HP，血 WBC 15.4×10^{12}/L，N 0.87。最可能的诊断是
A. 急性膀胱炎　　　　　　　B. 尿路结石　　　　　　　C. 急性肾盂肾炎
D. 急性肾小球肾炎　　　　　E. 尿路综合征

二、慢性肾盂肾炎

| 题型 | A2 型题 |

1. 女，42 岁，间断发热、腰痛伴尿频 2 年，每次发作应用抗生素治疗可好转。近半年来夜尿增多。尿常规：尿比重 1.015，RBC 0～2/HP，WBC 3～5/HP。静脉肾盂造影见肾盂肾盏狭窄变形，肾小盏扩张。首先考虑的诊断是
A. 慢性肾炎　　　　　　　　B. 肾积水　　　　　　　　C. 肾囊肿合并感染
D. 慢性肾盂肾炎　　　　　　E. 肾结核

2. 女，56 岁，反复尿频、尿急伴腰痛 3 年，夜尿增多 1 年。查体：BP 155/80 mmHg，双肾区无叩击痛。尿常规示蛋白微量。尿沉渣镜检：RBC 10～15/HP，WBC 30～35/HP。Scr 76 μmol/L，尿渗透压 342 mOsm/（kg·H$_2$O）。B 超：左肾 8.3 cm×4.9 cm。最可能的诊断是
A. 急性膀胱炎　　　　　　　B. 急性肾盂肾炎　　　　　C. 慢性肾小球肾炎
D. 慢性肾盂肾炎　　　　　　E. 泌尿系结核

三、急性膀胱炎

| 题型 | A2 型题 |

1. 女，62 岁，尿频、尿急、尿痛 1 天，尿中可见血丝，伴排尿时下腹痛，无发热。不宜采取的检查方法是
A. 尿菌落计数　　　　　　　B. 尿细菌培养＋药物敏感试验　　　C. 静脉尿路造影
D. 膀胱镜检查　　　　　　　E. 尿常规检查

2. 女，28 岁，尿急、尿频、尿痛 2 天。查体：T 36.5 ℃，双肾区无叩痛。尿沉渣镜检：RBC 5～10/HP，WBC 20～30/HP。最可能的诊断为
A. 急性膀胱炎　　　　　　　B. 急进性肾小球肾炎　　　C. 急性间质性肾炎
D. 急性肾小球肾炎　　　　　E. 急性肾盂肾炎

3. 女，30 岁，尿频、尿急、尿痛 3 天，无发热。查体：肾区无叩击痛。血 WBC 5.6×10^9/L，N 0.66。尿沉渣镜检：WBC 25～30/HP。下一步应采取的最佳措施为
A. 多饮水，不用抗生素　　　B. 抗生素治疗 2 周　　　　C. 抗生素治疗 3 天
D. 抗生素治疗 4 周　　　　　E. 单剂量抗生素治疗

题型　B1 型题

（1～2 题共用备选答案）
A. 大肠埃希菌　　B. 肠球菌　　　　C. 金黄色葡萄球菌　　D. β-溶血性链球菌　　E. 厌氧菌
1. 急性膀胱炎最常见的致病菌
2. 诱发急性肾小球肾炎常见的病原体

四、无症状性细菌尿

题型　A1 型题

1. 无症状性细菌尿最常见的致病菌是
A. 粪肠球菌　　　B. 大肠埃希菌　　　C. 葡萄球菌　　　D. 铜绿假单胞菌　　　E. 变形杆菌
2. 需治疗的无症状性菌尿见于
A. 老年女性　　　　　　　B. 长期留置导尿管　　　　　C. 糖尿病
D. 绝经前非妊娠妇女　　　E. 妊娠妇女
3. 无症状性细菌尿患者清洁中段尿细菌培养结果应符合
A. G^- 杆菌数 $< 10^3$/mL　　　　B. G^- 杆菌数 $\geq 10^3$/mL　　　　C. G^- 杆菌数 $< 10^4$/mL
D. G^- 杆菌数 $< 10^4 \sim 10^5$/mL　　E. G^- 杆菌数 $\geq 10^5$/mL

第四节　肾功能不全

一、急性肾损伤

题型　B1 型题

（1～2 题共用备选答案）
A. 肾前性急性肾衰竭　　　B. 急进性肾小球肾炎　　　C. 急性肾小管坏死
D. 肾后性急性肾衰竭　　　E. 急性间质性肾炎
1. 消化道大出血后少尿，尿钠 10 mmol/L，该种情况考虑
2. 下尿路梗阻可引起
（3～4 题共用备选答案）
A. 肾后性急性肾衰竭　　　B. 肾前性氮质血症　　　C. 急性肾小管坏死
D. 急进性肾炎　　　　　　E. 急性间质性肾炎
3. 充血性心力衰竭加重期出现少尿，血 BUN/Cr > 20，尿比重 1.025，最可能的诊断是
4. 老年糖尿病肾病患者腹部增强 CT 造影后出现少尿，尿钠 54 mmol/L，最可能的诊断是

二、急性肾小管坏死

题型　B1 型题

（1～2 题共用备选答案）
A. 急性间质性肾炎　　　B. 急性肾小管坏死　　　C. 肾后性急性肾衰竭
D. 急进性肾小球肾炎　　E. 肾前性氮质血症
1. 男，32 岁，误服生鱼胆后恶心、呕吐、腹痛、腹泻伴少尿，尿比重 1.009，尿钠 45 mmol/L，Scr 225 μmol/L，BUN 8.97 μmol/L。少尿最主要的原因是
2. 男，59 岁，慢性充血性心力衰竭患者，上呼吸道感染后喘憋加重，尿量减少，尿比重 1.020，尿钠 18.6 mmol/L，Scr 256 μmol/L。少尿最主要的原因是

三、慢性肾脏病

题型　A1 型题

1. 鉴别急性肾衰竭与慢性肾衰竭首选的检查是
A. 核素肾动态显像　　　B. 内生肌酐清除率　　　C. 尿钠排泄分数
D. 尿沉渣镜检　　　　　E. 肾脏 B 超

2. 慢性肾衰竭患者出现下列检查结果，需要紧急透析治疗的是
   A. 血肌酐 700 μmol/L   B. 血钾 6.8 mmol/L   C. 血红蛋白 72 g/L
   D. 血钠 130 mmol/L   E. 血钙 1.9 mmol/L
3. 慢性肾脏病（CKD）4 期是指
   A. GFR 15～29 mL/（min·173 m^2）   B. GFR ≥ 60 mL/（min·173 m^2）
   C. GFR < 15 mL/（min·173 m^2）   D. GFR < 10 mL/（min·173 m^2）
   E. GFR 50～59 mL/（min·173 m^2）
4. 在我国，目前慢性肾衰竭最常见的病因是
   A. 高血压肾病   B. 糖尿病肾病   C. 遗传性肾病
   D. 原发性肾小球肾炎   E. 慢性肾盂肾炎
5. 常规血液透析的禁忌证是
   A. 糖尿病   B. 新发脑出血   C. 肺部感染   D. 急性左心衰竭   E. 高血压
6. 慢性肾衰竭患者常出现的电解质紊乱是
   A. 高磷血症，低钙血症   B. 低磷血症，低钙血症   C. 低磷血症，高钙血症
   D. 低磷血症，高钾血症   E. 低钾血症，高钙血症

| 题型 | A2 型题 |

1. 男，50 岁，间断水肿 3 年，加重伴乏力 1 个月。3 年来反复出现颜面和双下肢水肿，未予诊治。1 个月来水肿加重，查体：BP 170/85 mmHg，双下肢中度水肿。尿常规：尿 RBC（-），蛋白（++）。血 Hb 70 g/L，Scr 865 μmol/L，K$^+$ 6.5 mmol/L，Ca^{2+} 1.79 mmol/L，全段甲状旁腺激素（PTH）710 pg/mL。需要紧急处理的临床情况是
   A. 血 K$^+$ 6.5 mmol/L   B. 血 Ca^{2+} 1.79 mmol/L   C. 血 Hb 70 g/L
   D. 血 Scr 865μmol/L   E. 血 PTH 710 pg/mL
2. 女，51 岁，慢性肾衰竭病史 3 年，头晕，乏力，四肢发麻 1 天。查体：BP 160/100 mmHg，贫血貌。心电图示：窦性心律，T 波高尖。急查血肌酐 789 μmol/L，血钾 6.8 mmol/L。对该患者最关键的治疗是
   A. 导泻   B. 限制钾盐摄入   C. 补液   D. 血液透析   E. 口服降压药物

| 题型 | A3/A4 型题 |

（1～2 题共用题干）
女，63 岁，夜尿增多伴血压升高 2 年，乏力、纳差 1 个月，既往间断服用"龙胆泻肝丸"多年。查体：BP 150/95 mmHg，双下肢无水肿。实验室检查：Hb 82 g/L，Scr 238 μmol/L。尿常规：RBC（-），蛋白（+），糖（+）。放射性核素肾动态显像示左肾 GFR 10.2 mL/min，右肾 GFR 11.5 mL/min。
1. 该患者的肾功能分期为
   A. 慢性肾脏病 3 期   B. 慢性肾脏病 4 期   C. 慢性肾脏病 1 期
   D. 慢性肾脏病 2 期   E. 慢性肾脏病 5 期
2. 患者肾功能减退最可能的病因是
   A. 糖尿病肾病   B. 高血压性良性小动脉性肾硬化
   C. 慢性肾小球肾炎   D. 慢性间质性肾炎   E. 慢性肾盂肾炎

| 题型 | B1 型题 |

（1～2 题共用备选答案）
   A. 糖皮质激素   B. 磷结合剂   C. 促红细胞生成素
   D. 血管紧张素转换酶抑制剂   E. 碳酸氢钠
1. 慢性肾功能不全继发性甲状旁腺功能亢进患者应给予
2. 糖尿病肾病大量蛋白尿患者应给予

第五节　肾结核

| 题型 | A1 型题 |

1. 要了解肾结核患者肾功能、病变程度与范围。首选的检查方法是
   A. CT 扫描   B. 静脉尿路造影   C. MRI   D. 逆行肾盂造影   E. B 超

2. 诊断肾结核，最可靠的依据是
A. IVU 见肾盏有破坏性改变　　B. 尿结核杆菌培养阳性　　C. 尿中找到抗酸杆菌
D. 尿常规检查呈酸性脓尿　　E. 尿频、尿急、尿痛

题型　A2 型题

男，30 岁，发现右肾积水 1 个月。既往有肺结核史，已治愈。查体：消瘦体型。尿液结核菌涂片：抗酸杆菌（+）。该疾病最常见的临床症状为
A. 腰痛　　B. 尿频、尿急、尿痛　　C. 发热　　D. 盗汗　　E. 贫血

题型　A3/A4 型题

（1～2 题共用题干）
女，32 岁，慢性膀胱刺激症状逐渐加重 3 个月。KUB+IVU 见右肾有钙化影，肾影增大，无功能。
1. 应考虑的疾病是
A. 右肾结核　　B. 右肾肿瘤　　C. 右肾结石　　D. 肾盂肾炎　　E. 右肾积水
2. 对确诊最有价值的尿液检查是
A. 尿三杯试验　　B. 尿蛋白测定　　C. 尿结核分枝杆菌培养
D. 尿常规　　E. 尿普通细胞培养

题型　B1 型题

（1～2 题共用备选答案）
A. 抗结核治疗　　B. 病灶清除术　　C. 肾部分切除术　　D. 肾切除术　　E. 肾造瘘术
1. 一侧肾结核无功能，对侧肾正常，应做
2. 一侧肾结核无功能，对侧肾重度积水并尿毒症，应先

（3～4 题共用备选答案）
A. B 超　　B. KUB　　C. IVU　　D. 逆行肾盂造影　　E. CT
3. 肾结核早期可了解分侧肾功能的最佳影像学检查是
4. 肾结核后期可显示肾实质破坏的最佳影像学检查是

（5～6 题共用备选答案）
A. 病理肾结核　　B. 肾髓质结核　　C. 临床肾结核　　D. 肾自截　　E. 肾钙化
5. 双侧肾皮质的肾小球周围毛细血管丛内多发微小结核病灶，临床无症状，称为
6. 肾结核致输尿管完全闭塞，膀胱继发结核病变好转，临床症状消失，称为

第六节　尿路结石

一、上尿路结石

题型　A1 型题

1. 直径 2.8 cm 的肾盂单发结石，首选的治疗方式是
A. 抗感染治疗　　B. 经皮肾镜碎石取石　　C. 药物排石
D. 肾盂切开取石　　E. 体外冲击波碎石
2. 上尿路结石体外冲击波碎石的禁忌证是
A. 合并肾积水　　B. 结石直径 1.5 cm　　C. 腰部疼痛
D. 结石远端尿路梗阻　　E. 血尿
3. 肾盂结石 2.8 cm，肾功能正常，中度肾积水，首选的治疗方法是
A. 肾盂切开取石　　B. 药物排石　　C. 体外冲击波碎石
D. 多饮水，密切观察　　E. 经皮肾镜碎石取石

题型　A2 型题

1. 男，22 岁，右腰部胀痛伴血尿 3 个月余，KUB+IVU 诊断右肾盂结石，大小 1.8 cm×1.2 cm，右肾轻度积水，

肾功能正常。首选的治疗方法是
  A. 药物排石   B. 体外冲击波碎石（ESWL）   C. 右肾盂切开取石
  D. 经皮肾镜激光碎石   E. 抗感染

2. 男，35岁，反复右腰部绞痛伴血尿，KUB见右肾结石，长径1.8 cm。IVU见右肾轻度积水，输尿管显影正常。首选的治疗方法是
  A. 经皮肾镜碎石取石术   B. 输尿管镜碎石取石术   C. 体外冲击波碎石
  D. 药物排石   E. 抗炎治疗

题型　B1型题

（1～2题共用备选答案）
  A. 草酸钙结石   B. 尿酸结石   C. 混合性结石   D. 碳酸盐结石   E. 磷酸盐结石
1. 腹部平片不显影的结石是
2. 感染性结石的性质是

（3～4题共用备选答案）
  A. 输尿管软镜激光碎石   B. 体外冲击波碎石   C. 药物排石
  D. 经输尿管碎石   E. 经皮肾镜碎石
3. 右肾盂结石直径3.5 cm，B超检查肾盂分离3 cm，应选择的治疗方法是
4. 右输尿管上段结石0.4 cm×0.3 cm，应选择的治疗方法是

二、膀胱结石

题型　A1型题

1. 老年男性发生膀胱结石最常见的诱因是
  A. 膀胱炎   B. 前列腺炎   C. 前列腺增生   D. 膀胱憩室   E. 膀胱异物
2. 膀胱结石患者典型的排尿症状是
  A. 排尿疼痛   B. 尿频、尿急、尿痛   C. 血尿
  D. 排尿时突然中断   E. 排尿困难

题型　A2型题

男孩，5岁，排尿困难，尿流中断，跑动或改变体位姿势后又可排尿。最可能的疾病是
  A. 尿道狭窄   B. 神经源性膀胱   C. 前尿道结石   D. 尿道瓣膜   E. 膀胱结石

题型　B1型题

（1～2题共用备选答案）
  A. 急性膀胱炎   B. 急性肾盂肾炎   C. 泌尿系结核   D. 膀胱结石   E. 膀胱肿瘤
1. 中年男性，有顽固膀胱刺激症状伴终末血尿，应先考虑
2. 时有膀胱刺激症状，伴排尿困难及尿流中断，改变体位后可继续排尿，应先考虑

（3～4题共用备选答案）
  A. 等待自行排出   B. 药物治疗   C. 体外冲击波碎石
  D. 经皮肾镜碎石取石   E. 输尿管切开取石
3. 直径<0.6 cm的胱氨酸结石，应选择
4. 直径≤2 cm的肾结石或输尿管上段结石，应选择

第七节　泌尿、男性生殖系统肿瘤

一、肾肿瘤

题型　A1型题

1. 肾细胞癌最常见的病理类型是
  A. 透明细胞癌   B. 乳头状肾细胞癌   C. 未分类肾细胞癌

D. 嫌色细胞癌　　　　　　　　E. 集合管癌
2. 诊断肾细胞癌最可靠的影像学方法是
A. CT 平扫　　　　　　　　B. B 超　　　　　　　　　　C. 尿路平片 + 静脉尿路造影
D. 肾动脉造影　　　　　　　E. CT 增强扫描
3. 诊断肾癌最常见的检查方法是
A. 肾穿刺活检　　B. IVU　　　　C. KUB　　　　D. CT（平扫+增强）　　E. 逆行肾盂造影

题型　A2 型题

1. 男，60 岁，左侧腰部胀痛伴间歇性无痛性肉眼血尿 3 个月余。IVU 可见左肾盏中充盈不佳。首先考虑的诊断是
A. 肾盏结石　　B. 肾黄色肉芽肿　　C. 肾结核　　　　D. 肾盂肾炎　　　　E. 肾盂癌
2. 男，55 岁，间歇性全程无痛肉眼血尿 2 个月。静脉尿路造影可见右肾盂充盈缺损。首先考虑的疾病是
A. 肾盂肾炎　　B. 肾结石　　　　　C. 肾结核　　　　D. 肾癌　　　　　　E. 肾盂癌
3. 男，60 岁，体检时 B 超发现左肾下段不均质的中等回声实性肿块，CT 增强扫描显示左肾下段恶性肿瘤，直径 3.5 cm，右肾萎缩。最适宜的治疗是
A. 左肾切除术　　　　　　　　B. 左肾动脉栓塞术　　　　　　C. 左肾根治切除术
D. 密切观察　　　　　　　　　E. 左肾部分切除术
4. 女，42 岁，肉眼血尿 1 个月余。IVU 显示双肾功能正常，右肾盂有充盈缺损 1.5 cm×1.2 cm。尿细胞学检查发现肿瘤细胞。治疗方法首选
A. 放疗　　　　　　　　　　　B. 右肾输尿管全切术　　　　　C. 化疗
D. 右肾切除术　　　　　　　　E. 肿瘤切除术

二、膀胱肿瘤

题型　A1 型题

1. 膀胱 T_a 期乳头状癌的治疗方法是
A. 膀胱全切除术　　　　　　　B. 膀胱部分全切除术　　　　　C. 局部治疗
D. 膀胱灌注化疗　　　　　　　E. 经尿道膀胱肿瘤切除术
2. 采用 TNM 分期，膀胱肿瘤浸润浅肌层的分期是
A. T_1 期　　　B. T_{2b} 期　　　C. T_{3a} 期　　　D. T_a 期　　　E. T_{2a} 期
3. 判断膀胱肿瘤恶性程度的依据是
A. 血尿程度　　B. 肿瘤的数目　　C. 肿瘤的大小　　D. 肿瘤浸润深度　　E. 肿瘤细胞分化程度
4. 确诊膀胱肿瘤最可靠的依据是
A. B 超　　　　　　　　　　　B. 膀胱镜检查 + 活检　　　　　C. CT
D. 膀胱造影　　　　　　　　　E. 尿脱落细胞学检查
5. 膀胱癌最常见的症状是
A. 尿潴留　　　B. 尿频、尿急　　C. 尿痛　　　　D. 排尿困难　　　　E. 血尿

题型　A2 型题

1. 男，52 岁，反复无痛肉眼血尿 1 个月。偶伴尿频、尿急。首先应考虑的疾病是
A. 膀胱肿瘤　　B. 膀胱炎　　　　C. 慢性前列腺炎　　D. 膀胱结石　　　　E. 前列腺增生
2. 男，60 岁，1 年前行尿道膀胱肿瘤电切术，病理诊断为高级别尿道上皮瘤，后未随访，3 天前因肉眼血尿两次入院，膀胱镜检查发现膀胱肿瘤复发，直径 3 cm，术后病理诊断仍为高级别尿道上皮瘤，盆腔 CT 提示肿瘤侵及膀胱全层。最佳的治疗方案是
A. 膀胱部分全切除术　　　　　B. 经尿道膀胱肿瘤电切术　　　C. 膀胱根治性切除术
D. 化疗 + 支持治疗　　　　　　E. 化疗 + 放疗 + 支持治疗
3. 女，62 岁，膀胱炎病史多年，近期反复出现肉眼血尿。膀胱镜检查可见膀胱左侧乳头状肿瘤，大小 1.5 cm×1 cm，有蒂。活组织病理检查为尿路上皮癌 1 级。最适宜的治疗措施是
A. 放疗　　　　　　　　　　　B. 膀胱全切除术　　　　　　　C. 经尿道膀胱肿瘤电切术
D. 开放保留膀胱手术　　　　　E. 膀胱内药物灌注治疗
4. 男，62 岁，反复无痛肉眼血尿 3 个月。偶伴尿频、尿急。查体：一般状态好，轻度贫血貌，双肾未触及。首先应考虑的疾病是

A. 泌尿系感染　　B. 前列腺增生　　C. 膀胱肿瘤　　D. 膀胱结石　　E. 慢性前列腺炎
5. 女，65岁，间歇全程肉眼血尿2个月，尿呈洗肉水样。无尿频、尿急、尿痛。间断出现，近日血尿加重。配偶吸烟。最可能的疾病是
A. 膀胱癌　　B. 膀胱炎　　C. 急性肾盂肾炎　　D. 尿路结石　　E. 肾癌

题型　A3/A4 型题

（1～2题共用题干）
女，45岁，无痛性肉眼血尿1个月，尿中偶有血块，伴膀胱刺激症状。B超见膀胱右侧壁有1 cm×2 cm软组织影，有蒂。
1. 应考虑的诊断是
A. 膀胱结石　　B. 腺性膀胱炎　　C. 膀胱异物　　D. 膀胱憩室　　E. 膀胱肿瘤
2. 为明确诊断，最有价值的检查方法是
A. 尿细胞学检查　　B. 盆腔 MRI　　C. 盆腔 CT　　D. 膀胱造影　　E. 膀胱镜检查 + 活检

题型　B1 型题

（1～2题共用备选答案）
A. 膀胱癌根治切除术　　　　B. 姑息性放疗　　　　C. 经尿道膀胱肿瘤电切术
D. 膀胱部分切除术　　　　　E. 经尿道膀胱肿瘤电切 + 膀胱灌注化疗
1. 单发 T_a 期膀胱尿路上皮癌，首选的治疗方法是
2. T_3 期膀胱尿路上皮癌，首选的治疗是

三、前列腺癌

题型　A2 型题

男，62岁，进行性排尿困难1年。直肠指检前列腺稍增大，左侧叶有1枚黄豆大小硬结。PSA 15 ng/mL。MRI 见前列腺增大，边界清，左侧外周带有低信号病灶，精囊形态正常。前列腺穿刺诊断为前列腺癌，Gleason 分级评分 3+4=7。其余检查未见异常。首选的治疗方法是
A. 根除性前列腺切除术　　B. 全身化疗　　C. 经尿道前列腺切除术
D. 前列腺冷冻治疗　　　　E. 内分泌治疗

题型　A3/A4 型题

（1～2题共用题干）
男，75岁，排尿困难3年，加重2周。直肠指检发现前列腺结节，质地硬。血清PSA 30 ng/mL。
1. 为明确诊断，最重要的检查是
A. 前列腺穿刺活检　　B. 前列腺 MRI　　C. 膀胱尿道镜检查
D. 前列腺增强 CT　　　E. 经直肠前列腺超声
2. 下列检查对患者病情评价意义不大的是
A. 前列腺 MRI　　　　B. 泌尿系 B 超　　C. 放射性核素骨显像
D. X 线胸片　　　　　E. 膀胱尿道造影

题型　B1 型题

（1～2题共用备选答案）
A. 前列腺移行带　　　　B. 前列腺中央带　　　　C. 前列腺外周带
D. 前列腺前纤维肌区域　E. 各部位发生率相同
1. 前列腺增生发生的主要部位是
2. 前列腺癌最常发生的部位是

四、睾丸肿瘤

题型　A2 型题

1. 男，25岁，右侧阴囊坠胀3个月。查体：右侧睾丸增大、质硬，有沉重感。应首先考虑疾病是

A. 鞘膜积液　　　B. 睾丸炎　　　C. 睾丸扭转　　　D. 睾丸肿瘤　　　E. 睾丸结核
2. 男，56岁，右侧阴囊部隐痛2个月。查体：右侧阴囊壁左侧增大，触之有硬结与睾丸粘连，边界不清，有轻微触痛。首先应考虑的诊断是
A. 睾丸结核　　　B. 睾丸肿瘤　　　C. 腹股沟斜疝　　　D. 睾丸鞘膜积液　　　E. 睾丸炎

题型　B1型题

（1～2题共用备选答案）
A. 睾丸鞘膜积液　　　　B. 交通性鞘膜积液　　　　C. 附睾结核
D. 附睾扭转　　　　　　E. 睾丸肿瘤
1. 右侧阴囊内肿块，质硬，无触痛，有沉重感，透光试验阴性。最可能的疾病是
2. 右侧阴囊内肿块，表面光滑，有囊性感，卧位肿块缩小或消失，睾丸可触及，透光试验阳性。最可能的疾病是

五、肾血管平滑肌脂肪瘤（助理不考）

题型　A1型题

1. 有关肾血管平滑肌脂肪瘤的叙述，下列哪项不对
A. CT平扫表现为肾实质内或突出肾轮廓外的等、低混杂密度肿块
B. 增强扫描，血管结构及平滑肌成分明显强化，脂肪组织无强化
C. 合并出血，表现为不规则形高密度
D. 双肾发现血管平滑肌脂肪瘤时应想到有合并结节性硬化的可能
E. 肾血管平滑肌脂肪瘤是肾脏最常见的恶性肿瘤
2. 关于肾血管平滑肌脂肪瘤，叙述正确的是
A. 肿瘤含血管、横纹肌、脂肪成分　　　　B. 肿瘤可发生破裂出血
C. 为独立的肿瘤，不属于其他综合征　　　D. 肿瘤多以血管为基本成分
E. 肿瘤内均会显示脂肪成分
3. 肾血管平滑肌脂肪瘤与肾癌鉴别的要点是
A. 肿瘤大小　　　B. 肿瘤形态　　　C. 肿瘤有无强化
D. 瘤内有无脂肪成分　　　E. 肿瘤强化程度

第八节　尿路梗阻

一、肾积水

题型　A2型题

男，12岁，反复左腹部胀痛2年。查体：左腰部包块，质软，呈囊性，查B超提示左肾积水，肾皮质变薄。为了解左肾实质损害程度及分侧肾功能，首选的检查是
A. KUB　　　　　　　　B. 血BUN、Cr　　　　　　C. CT平扫
D. 放射性核素肾显像　　E. 逆行尿路造影

二、良性前列腺增生

题型　A1型题

1. 前列腺增生患者最早出现的症状是
A. 肉眼血尿　　　B. 尿频　　　C. 尿潴留　　　D. 进行性排尿困难　　　E. 尿急
2. 老年男性发生尿潴留，首先考虑的疾病是
A. 良性前列腺增生　　　B. 膀胱颈挛缩　　　C. 糖尿病
D. 前列腺癌　　　　　　E. 膀胱肿瘤
3. 直肠指检发现下列情况中，属于前列腺穿刺活检指征的是
A. 前列腺增大　　　B. 前列腺硬结　　　C. 前列腺触痛
D. 前列腺囊性变　　E. 前列腺萎缩

| 题型 | A2 型题 |

1. 男，68岁，进行性排尿困难5年，夜尿4～5次。近期曾发生急性尿潴留2次，既往体健。心肺功能正常，前列腺Ⅱ度肿大，血清 PSA 3.1μg/L，膀胱残余尿80 mL。首选的手术方法是
A. 双侧睾丸切除　　　　　B. 经会阴前列腺切除　　　　C. 经尿道前列腺切除
D. 耻骨上前列腺切除　　　E. 耻骨后前列腺切除
2. 男，65岁，进行性排尿困难2年，不能自行排尿2小时，膀胱膨隆，轻压痛。首选的治疗方法应是
A. 导尿并保留导尿管　　　B. 药物治疗　　　　　　　　C. 耻骨上膀胱穿刺
D. 耻骨上膀胱造瘘　　　　E. 针灸
3. 男，59岁，排尿困难2年。2年来排尿困难逐渐加重，表现为尿线变细，尿滴沥。夜尿3～4次。无尿痛及肉眼血尿，直肠指检及B超诊断为前列腺增生。确定排尿梗阻程度的有效检查方法是
A. 尿流率检查　　　B. 膀胱镜　　　C. 残余尿测定　　　D. CT　　　　　E. MRI

| 题型 | A3/A4 型题 |

（1～2题共用题干）
男，68岁，进行性排尿困难，尿线变细，饮酒后症状加重。
1. 该患者最可能的病因是
A. 前列腺增生　　B. 尿道狭窄　　C. 膀胱肿瘤　　D. 尿道结石　　E. 神经性膀胱
2. 要确诊病因，首选的影像学检查是
A. CT　　　　　　B. MRI　　　　　C. B 超　　　　D. KUB　　　　E. 膀胱造影检查
（3～4题共用题干）
患者，男性，72岁，尿频、排尿困难、尿不成线半年余，曾发生急性尿潴留。经检查确诊为良性前列腺增生。肺、肝、肾功能检查未见异常。
3. 最佳的治疗方法是
A. 长期留置导尿管　　　　B. 服用 5α-还原酶抑制剂　　C. 手术治疗
D. 抗感染治疗　　　　　　E. 尿道扩张
4. 若患者选择保守治疗，常用的治疗方案是
A. 间歇导尿　　B. 抗炎治疗　　C. α_1受体阻滞剂　　D. 激光疗法　　E. 等待观察
（5～6题共用题干）
男，70岁，进行性排尿困难10年，夜尿3～4次。从未药物治疗。直肠指检：前列腺体积大，中央沟消失，表面尚光滑，质地中等。B超：双肾无积水，输尿管未见扩张。最大尿流率10 mL/s。
5. 首先考虑的疾病是
A. 膀胱结石　　　B. 膀胱颈部挛缩　　C. 前列腺癌　　D. 前列腺增生　　E. 神经源性膀胱
6. 首选的治疗方法是
A. 膀胱造瘘　　　　　　　B. 根治性前列腺切除术　　　C. 口服多沙唑嗪＋非那雄胺
D. 经尿道前列腺电切术（TURP）　　　　　　　　　　　E. 膀胱切开取石

三、尿潴留

| 题型 | A1 型题 |

1. 腰麻术后出现急性尿潴留，最常用的处理方法是
A. 热敷　　　　　　　　　B. 耻骨上膀胱穿刺抽吸尿液
C. 耻骨上膀胱造瘘　　　　D. 导尿　　　　　　　　　　E. 针灸
2. 男性老年人急性尿潴留最常见的病因是
A. 前列腺癌　　B. 膀胱肿瘤　　C. 膀胱颈挛缩　　D. 前列腺增生　　E. 尿道狭窄

第九节　泌尿系统损伤

一、肾损伤

| 题型 | A2 型题 |

1. 肾损伤手术探查的适应证，哪项除外

A. 开放性肾损伤 B. 同时合并腹腔脏器损伤 C. 腰腹部肿块增大，局部症状明显
D. 全程肉眼血尿 E. 血尿逐渐加重，血红蛋白和血细胞比容继续降低
2. 关于肾损伤的叙述，错误的是
A. 血块通过输尿管可引发肾绞痛 B. 血尿与损伤程度完全一致
C. 血尿逐渐加重应作为手术指征 D. 腰腹部肿块明显增大提示应手术治疗
E. 持久性血尿可行选择性肾动脉栓塞术

题型　A3/A4 型题

（1～2题共用题干）

男，30岁，1小时前从3米高处坠落，右腰部受伤，局部疼痛，肉眼血尿。查体：生命体征平稳，腹软。住院5日后下床活动，右腰部疼痛加剧并出现腰部包块。此时P 120次/分，BP 80/40 mmHg。
1. 为了解右腰部包块来源，应采取的检查是
A. 核素肾图 B. B超 C. KUB D. 血常规 E. 尿常规
2. 下一步最恰当的治疗措施是
A. 抗休克同时准备手术 B. 输血 C. 抗感染
D. 输液 E. 继续观察

（3～4题共用题干）

患者于3小时前从2米高处跌下，左腰部撞击伤，无昏迷，血压正常，左腰部疼痛伴轻压痛，无包块，尿常规 RBC 5～10/HP。
3. 最可能的诊断是
A. 肾挫伤 B. 肾部分裂伤 C. 肾全层裂伤 D. 肾蒂断裂 E. 输尿管损伤
4. 协助诊断肾挫伤，首要的检查是
A. 血肌酐 B. 尿常规 C. 静脉尿路造影 D. 腹部 CT 平扫 E. 血细胞比容

二、前尿道损伤

题型　A1 型题

1. 骑跨伤导致尿道断裂时，最有效的治疗方法是
A. 导尿 B. 耻骨上膀胱造瘘 C. 清除会阴部血肿
D. 经会阴尿道修补 E. 保守观察、抗炎治疗
2. 为明确尿道损伤部位以及程度，首选检查是
A. B超 B. 尿检 C. 血生化 D. 活检 E. 静脉尿路造影
3. 尿道球部损伤最常见的病因是
A. 尿道镜检查 B. 会阴部刺伤 C. 会阴部骑跨伤 D. 尿道扩张 E. 骨盆骨折
4. 尿道损伤合并尿外渗及阴囊血肿时，有效的治疗方法是
A. 导尿 B. 经会阴尿道吻合 + 清除血肿及尿外渗
C. 清除会阴部血肿 D. 耻骨上膀胱造瘘 E. 经会阴尿道修补
5. 以下关于尿道损伤的叙述，不正确的是
A. 阴茎部尿道损伤多见 B. 球部损伤多见于骑跨性损伤
C. 前尿道损伤多发生于球部 D. 后尿道损伤多发生于骨盆骨折
E. 医源性尿道狭窄有增多趋势

题型　A2 型题

男，建筑工人，从脚手架跌下伤及会阴部。3小时后不能自行排尿且有尿外渗。尿外渗的范围多局限在
A. 腹腔 B. 会阴及阴囊 C. 膀胱周围 D. 前列腺周围 E. 耻骨后间隙

题型　A3/A4 型题

（1～2题共用题干）

男，35岁，会阴部骑跨伤，受伤后尿道外口滴血，伴尿时疼痛加重，会阴部和阴囊处轻度肿胀，瘀斑。
1. 该患者泌尿系损伤的部位是
A. 尿道阴茎部 B. 膀胱颈部 C. 尿道膜部 D. 尿道球部 E. 尿道前列腺部

2. 首选的处理方法是
A. 单纯血肿清除　　　　B. 膀胱造瘘　　　　C. 试插导尿管引流尿液 + 抗感染治疗
D. 尿道会师复位　　　　E. 尿道端端吻合

题型　B1 型题

（1～2 题共用备选答案）
A. 试插导尿管　　B. 尿道造影　　C. 尿道探子　　D. B 超　　E. 尿道镜检查
1. 确定尿道损伤部位及程度，应选用的方法是
2. 检查尿道是否连续、完整，首选的方法是
（3～4 题共用备选答案）
A. 球部尿道　　B. 膜部尿道　　C. 悬垂部尿道　　D. 前列腺部尿道　　E. 膀胱颈部
3. 骑跨伤易伤及
4. 骨盆骨折易伤及
（5～6 题共用备选答案）
A. 3 天　　B. 1 周　　C. 2 周　　D. 3 周　　E. 1 个月
5. 前尿道挫伤患者诊断性导尿后应留置导尿
6. 前尿道断裂者行尿道端端吻合术后应留置导尿

三、后尿道损伤

题型　A1 型题

1. 男性骨盆骨折合并泌尿系损伤，最常见的损伤部位是
A. 尿道阴茎部　　B. 尿道球部　　C. 尿道膜部　　D. 尿道前列腺部　　E. 膀胱颈部
2. 后尿道损伤最常见的病因是
A. 骨盆骨折　　B. 枪弹伤　　C. 会阴部骑跨伤　　D. 盆腔手术　　E. 刀刺伤

题型　A2 型题

男性，45 岁，外伤致骨盆骨折、会阴部撕裂伤，术后尿潴留，烦躁不安，最佳处理方法是
A. 肌注地西泮 10 mg　　　　B. 下腹部热敷　　　　C. 口服止痛药
D. 静注氯贝胆碱　　　　　　E. 留置导尿管

题型　A3/A4 型题

（1～2 题共用题干）
男，50 岁，车祸 2 小时急诊入院，经抢救后生命体征平稳，神志清醒。现出现下腹部疼痛，不能排尿 4 小时。查体：下腹部叩诊呈浊音，直肠指检可触及直肠前方饱满，前列腺尖端浮动感。X 线摄片显示骨盆骨折（耻骨下支断裂）。
1. 最可能的诊断是
A. 肾损伤　　B. 前尿道损伤　　C. 输尿道损伤　　D. 后尿道损伤　　E. 膀胱破裂
2. 后期需要补充的最重要的检查是
A. B 超　　B. 尿道造影　　C. CT　　D. 膀胱造影　　E. 静脉尿路造影

四、膀胱损伤（助理不考）

题型　A1 型题

1. 下列关于膀胱损伤的处理原则错误的是
A. 输液、输血　　B. 止痛　　C. 应用抗生素　　D. 持续尿液引流　　E. 必须及早手术
2. 以下提示膀胱损伤的表现是
A. 排尿障碍而膀胱空虚　　　　B. 假性尿失禁　　　　C. 下腹部腹膜刺激征
D. 导尿管不易插入　　　　　　E. 血尿
3. 泌尿系统损伤最常见的是
A. 肾损伤　　B. 膀胱损伤　　C. 尿道损伤　　D. 输尿管损伤　　E. 以上都不对

第十节 男性生殖系统感染

| 题型 | A2 型题 |

1. 男,29 岁,尿频、尿急、尿痛伴尿道内不适 1 年余。近日晨起排尿终末可见尿道口"滴白",下腹部及会阴隐痛。无寒战和高热。最可能诊断
   A. 良性前列腺增生　　　　B. 慢性膀胱炎　　　　C. 急性细菌性前列腺炎
   D. 慢性前列腺炎　　　　　E. 慢性尿道炎

2. 男,42 岁,寒战、高热、尿频、尿急、尿痛、排尿困难、会阴部胀痛 1 天。查体:尿道口无分泌物和红肿。首先考虑的疾病是
   A. 膀胱结石　　B. 急性前列腺炎　　C. 急性尿道炎　　D. 急性膀胱炎　　E. 急性附睾炎

| 题型 | A3/A4 型题 |

(1~2 题共用题干)

男,40 岁,出现排尿后尿道灼痛并溢出白色黏液 6 个月。会阴部及腰背部酸痛,性欲减退,乏力。前列腺按摩液检查:卵磷脂小体少量,白细胞 20~30/HP。

1. 首选考虑的疾病是
   A. 尿路结石　　B. 尿道炎　　C. 肾结核　　D. 慢性前列腺炎　　E. 膀胱炎

2. 不应采用的治疗方法是
   A. 热水坐浴及理疗　　　　B. 抗结核治疗　　　　C. 抗菌治疗
   D. 应用活血化瘀、清热解毒的中成药　　　　E. 定期前列腺按摩

(3~4 题共用题干)

男,38 岁,会阴部不适,双侧睾丸疼痛 1 年。社区医院按"前列腺炎"治疗效果不明显,近期症状加重,出现血精。查体:睾丸正常,左侧附睾尾部肿大,质地偏硬,左输精管增粗,呈"串珠状"改变。直肠指检:前列腺略大,有大小不等的结节,无压痛。

3. 最可能的诊断是
   A. 前列腺癌　　　　B. 附睾、输精管炎　　　　C. 精囊炎
   D. 慢性前列腺炎　　E. 生殖系结核

4. 为协助诊断,需补充的最重要的病史是
   A. 不洁性生活史　　　　B. 泌尿系感染史　　　　C. 附睾炎病史
   D. 睾丸炎病史　　　　　E. 结核病史

第十一节 泌尿、男性生殖系统先天性畸形及其他疾病

一、隐睾

| 题型 | A1 型题 |

隐睾最严重的后果是
   A. 睾丸炎　　B. 睾丸扭转　　C. 不育　　D. 睾丸恶变　　E. 睾丸萎缩

| 题型 | A2 型题 |

患儿,男,1 岁。B 型超声检查发现左侧睾丸位于腹股沟管内,经内分泌治疗 10 周后睾丸仍未下降到阴囊内。下一步治疗的最佳方法是
   A. 观察　　　　　　　　　　B. 左睾丸切除术　　　　C. 继续内分泌治疗
   D. 近期行左睾丸下降固定术　　E.3 岁后行左睾丸下降固定术

| 题型 | B1 型题 |

(1~2 题共用备选答案)
   A. HCG 治疗　　B. 雄激素治疗　　C. 睾丸固定术　　D. 睾丸切除术　　E. 等待自行下降

1.1 岁以后睾丸仍未下降,应行

2. 两岁以前睾丸仍未下降，应行

二、鞘膜积液

题型　A1 型题

1. 成人巨大睾丸鞘膜积液，最佳的治疗措施是
A. 睾丸鞘膜翻转　　　　　B. 鞘膜囊全部切除　　　　　C. 等待自行吸收消退
D. 内环处高位结扎鞘状突　E. 鞘膜积液穿刺抽液
2. 透光试验用于诊断的主要疾病是
A. 睾丸鞘膜积液　B. 腹股沟疝　C. 睾丸肿瘤　D. 精索静脉曲张　E. 附睾炎

题型　A2 型题

1. 男，3 岁，右侧阴囊内肿块，光滑、有波动感，右侧睾丸未触及。卧位时肿块不消失。首先考虑的诊断是
A. 腹股沟疝　　　　　　B. 精索鞘膜积液　　　　　C. 隐睾
D. 睾丸鞘膜积液　　　　E. 交通性鞘膜积液
2. 男，59 岁，发现右侧阴囊内肿物 5 年，逐渐增大。肿物呈球形，表面光滑，有囊性感，无压痛，触不到睾丸和附睾。透光试验阳性。B 超示液性暗区，平卧后肿物无消失或缩小。最可能的诊断是
A. 腹股沟斜疝　　　　　B. 附睾炎　　　　　　　　C. 精索囊肿
D. 睾丸鞘膜积液　　　　E. 睾丸肿瘤
3. 男孩，6 岁，右侧阴囊肿块 2 年。肿块表面光滑，有囊性感，无压痛，卧位时肿块消失，睾丸可触及，透光试验阳性。首选考虑的疾病是
A. 腹股沟斜疝　　　　　B. 睾丸鞘膜积液　　　　　C. 精索鞘膜积液
D. 交通性鞘膜积液　　　E. 睾丸、精索鞘膜积液

题型　B1 型题

（1～2 题共用备选答案）
A. 腹股沟斜疝　　　　　B. 睾丸肿瘤　　　　　　　C. 精索鞘膜积液
D. 交通性鞘膜积液　　　E. 睾丸鞘膜积液
1. 阴囊内卵圆形肿块，呈囊性，表面光滑，触不到睾丸和附睾，透光试验阳性，平卧后未见消失。可能的疾病是
2. 位于睾丸上方的囊性包块，与睾丸有明显的分界，透光试验阳性。可能的疾病是

三、精索静脉曲张

题型　A1 型题

精索静脉曲张患者可能出现的是
A. Coombs 试验（+）　　　B. Eaton 试验（+）　　　C. Buerger 试验（+）
D. Perthes 试验（+）　　　E. Valsalva 试验（+）

题型　B1 型题

（1～2 题共用备选答案）
A. 下腔静脉　B. 左肾静脉　C. 右肾静脉　D. 脾静脉　E. 门静脉
1. 男性左精索内静脉汇入
2. 女性左卵巢静脉汇入

第十二节　肾间质疾病

急性间质性肾炎（助理不考）

题型　A1 型题

1. 最常见的引起急性间质性肾炎的原因为

A. 药物　　　B. 感染　　　C. 自身免疫性疾病　　　D. 特发性　　　E. 食物

2. 关于急性间质性肾炎激素治疗正确的是

A. 足量激素 60 mg　　　B. 激素 30~40 mg　　　C. 甲强龙冲击治疗

D. 小剂量激素治疗　　　E. 激素合用免疫抑制剂

第十七章 女性生殖系统

第一节 女性生殖系统解剖

一、外生殖器解剖

题型 **A1型题**

1. 外阴部外伤后最易发生血肿的部位是
A. 阴阜　　　B. 阴蒂　　　C. 大阴唇　　　D. 小阴唇　　　E. 会阴部
2. 下列最易形成囊肿的部位是
A. 大阴唇　　B. 阴道前庭窝　　C. 尿道旁腺　　D. 前庭大腺　　E. 前庭球

题型 **A2型题**

19岁女学生,骑自行车与三轮车相撞,自觉外阴疼痛难忍并肿胀就诊。根据女性外阴解剖学特点,可能发生的是
A. 小阴唇裂伤　　　　　　B. 处女膜破裂　　　　　　C. 大阴唇血肿
D. 阴道前庭损伤　　　　　E. 前庭大腺肿大伴出血

二、内生殖器解剖

题型 **A1型题**

1. 卵巢动静脉通过的韧带是
A. 主韧带　　　　　　　B. 卵巢固有韧带　　　　　　C. 骨盆漏斗韧带
D. 圆韧带　　　　　　　E. 宫骶韧带
2. 关于女性生殖器解剖正确的是
A. 子宫峡部非孕期长约2cm　　　　　　B. 子宫内膜各层均发生周期性变化
C. 子宫韧带共3对　　　　　　　　　　D. 阴道穹隆四部中前穹隆最深
E. 站立时直肠子宫凹陷为女性腹膜腔最低位置
3. 关于子宫下段的说法,正确的是
A. 为临产后的子宫颈　　　　　　　　　B. 孕16周扩展成宫腔的一部分
C. 临产后子宫颈伸展可达7～10 cm　　　D. 由非孕时的子宫峡部伸展而成
E. 孕中期的子宫颈扩展为宫腔的一部分
4. 关于卵巢形态学特征,说法正确的是
A. 卵巢白膜是平滑肌组织　　B. 成年妇女卵巢重约15 g　　C. 卵巢表面无腹膜
D. 皮质内含血管、神经、淋巴管　　　　E. 髓质内含许多始基卵泡
5. 欲行全子宫加双附件切除,不需要切断的韧带是
A. 主韧带　　B. 卵巢固有韧带　　C. 卵巢悬韧带　　D. 阔韧带　　E. 圆韧带
6. 关于子宫的解剖,下列说法哪项是正确的
A. 成年人子宫体与子宫颈的比例为1∶2
B. 成年女性的子宫长7～8 cm、宽4～5 cm、厚2～3 cm
C. 子宫峡部的黏膜无周期性变化
D. 子宫颈主要由平滑肌构成
E. 成年妇女子宫颈管长4～5 cm
7. 女性盆腹腔最低部位是
A. 阴道前穹隆　　B. 阴道后穹隆　　C. 阴道左穹隆　　D. 阴道右穹隆　　E. 直肠子宫陷凹

题型 **A2型题**

患者,女性,36岁,月经过多且经期延长,淋漓不断,乏力就诊。B超检查:子宫前壁及宫底部可探及

207

约 6.0 cm×4.7 cm、3.5 cm×4.0 cm、1.6 cm×3.6 cm 的肌瘤结节。血红蛋白：50 g/L。诊断为多发性子宫肌瘤并重度贫血。和患者沟通后决定行子宫全切保留双附件手术，术中不能切断的韧带是
A. 圆韧带　　　B. 阔韧带　　　C. 卵巢固有韧带　　D. 子宫骶韧带　　E. 卵巢悬韧带

题型　B1 型题

（1～2 题共用备选答案）
A. 单层高柱状上皮　　　　B. 鳞状上皮化生　　　　C. 复层鳞状上皮
D. 有纤毛的高柱状上皮　　E. 生发上皮
1. 阴道黏膜上皮为
2. 宫颈管黏膜上皮为

三、生殖系统血管分布、淋巴引流、神经支配

题型　A1 型题

1. 右侧卵巢动脉来自
A. 腹主动脉　　B. 髂总动脉　　C. 髂内动脉　　D. 髂外动脉　　E. 肾动脉
2. 左侧卵巢静脉一般汇入
A. 髂总静脉　　B. 髂内静脉　　C. 髂外静脉　　D. 肾静脉　　E. 腹主静脉

题型　B1 型题

（1～2 题共用备选答案）
A. 髂外动脉　　B. 髂内动脉　　C. 髂总动脉　　D. 腹主动脉　　E. 左肾动脉
1. 子宫动脉来自
2. 卵巢动脉来自

四、骨盆的组成、分界和类型

题型　A1 型题

1. 与中骨盆狭窄无关的是
A. 坐骨切迹宽度　　　　B. 骶尾关节活动度　　　　C. 坐骨棘间径
D. 骨盆侧壁倾斜度　　　E. 骶骨弯曲度
2. 关于骨盆最小平面，下列哪项是正确的
A. 近似圆形，前为耻骨联合后缘，两侧为坐骨棘，后为骶骨下端
B. 呈纵椭圆形，前为耻骨联合后缘，两侧为坐骨棘，后为骶骨下端
C. 呈横椭圆形，前为耻骨联合下缘，两侧为坐骨棘，后为骶骨下端
D. 呈纵椭圆形，前为耻骨联合下缘，两侧为坐骨棘，后为骶骨下端
E. 近似圆形，前为耻骨联合下缘，两侧为坐骨棘，后为骶骨下端
3. 骨盆底肌肉中，起最重要支持作用的是
A. 会阴深横肌　　B. 会阴浅横肌　　C. 球海绵体肌　　D. 肛门外括约肌　　E. 肛提肌

五、骨盆底的组成及会阴解剖

题型　A1 型题

关于骨盆底的组成，下列说法错误的是
A. 会阴浅筋膜属于骨盆底外层　　　　B. 肛门外括约肌属于骨盆底中层
C. 泌尿生殖膈亦称三角韧带　　D. 骨盆底最坚韧的为内层　　E. 肛提肌有加强盆底托力的作用

第二节　女性生殖系统生理

题型　A1 型题

1. 雌、孕激素的周期性变化，正确的是

A. 雌激素在周期中有一个分泌高峰　　　　　　　　　　B. 孕激素在周期中有两个分泌高峰
C. 雌激素于排卵后 7～8 天出现高峰　　　　　　　　　　D. 月经来潮时孕激素水平开始下降
E. 雌、孕激素出现高峰的时间并不吻合
2. 属于雌激素作用的是
　A. 宫颈黏液增多　　　　　B. 阴道上皮细胞脱落加快　　　C. 抑制乳腺腺泡发育成熟
　D. 促进水钠排泄　　　　　E. 抑制输卵管肌收缩的振幅
3. 排卵前雌激素的主要来源是
　A. 子宫内膜　　　B. 黄体细胞　　　C. 卵泡膜细胞　　　D. 初级卵泡　　　E. 滋养细胞
4. 卵子由卵巢排出后未受精，黄体开始萎缩是在排卵后的
　A.5～7 天　　　B.9～10 天　　　C.11～12 天　　　D.13～14 天　　　E.15～16 天
5. 女性第二性征发育最早的标志是
　A. 月经来潮　　　B. 乳房发育　　　C. 身高增长　　　D. 阴毛出现　　　E. 卵巢增大
6. 雌激素的生理作用不正确的是
　A. 使子宫发育　　　　　　B. 促进水与钠排泄　　　　　C. 促进输卵管发育
　D. 促进骨中钙的沉积　　　E. 促进阴道上皮细胞的增生
7. 关于卵巢生理，正确的是
　A. 排卵后由于孕激素的中枢性升温作用故基础体温升高　　B. 整个月经周期中只出现一次雌激素高峰
　C. 排卵后阴道上皮出现大量角化细胞　　　　　　　　　　D. 卵泡成熟度与宫颈黏液分泌量呈平行关系
　E. 成熟卵泡的持续时间是一定的
8. 雌激素和孕激素的协同作用表现在
　A. 促进子宫内膜增生　　　　B. 促进输卵管蠕动　　　　C. 促进乳房发育
　D. 促进宫颈黏液分泌　　　　E. 促进阴道上皮细胞角化
9. 子宫内膜腺上皮细胞的核下，开始出现含糖原小泡，相当于月经周期的
　A. 增生期早期　　　B. 分泌期早期　　　C. 增生期中期　　　D. 分泌期中期　　　E. 增生期晚期
10. 关于排卵正确的是
　A. 排卵多发生在下次月经来潮前 14 天左右　　　　B. 妇女自青春期开始周期性规律排卵
　C. 在 FSH 作用下黄体形成　　　　　　　　　　　　D. 每一月经周期，每个卵巢排出一个卵子
　E. 卵巢排出卵子直接进入输卵管
11. 月经血不凝原因是
　A. 排出的速度过快　　　　B. 排出的量过多　　　　C. 月经血内缺乏血小板
　D. 子宫内膜含大量的纤维蛋白溶酶　　　　　　　　E. 以上均不是

题型	A2 型题

1. 女，25 岁，月经周期为 30 天，其末次月经是 2018 年 4 月 18 日，其排卵日期大约在 5 月
　A.2 日　　　B.4 日　　　C.6 日　　　D.8 日　　　E.10 日
2. 女性，月经周期为 28 天，排卵正常，于月经周期第 14 天刮宫，此时子宫内膜处于
　A. 分泌期早期　　　B. 分泌期中期　　　C. 分泌期晚期　　　D. 增生期中期　　　E. 增生期晚期

第三节　妊娠生理

题型	A1 型题

1. 妊娠 10 周后，雌激素的主要来源是
　A. 胎儿-胎盘单位　　　　　B. 胎儿肾上腺皮质　　　　C. 子宫平滑肌
　D. 胎盘合体滋养细胞　　　E. 卵巢黄体
2. 生理状态下，能产生 HCG 的部位是
　A. 胎盘　　　B. 胎膜　　　C. 子宫　　　D. 卵巢　　　E. 脐带
3. 孕妇血清绒毛膜促性腺激素（HCG）浓度达高峰是在妊娠
　A.5～7 周　　　B.8～10 周　　　C.11～13 周　　　D.14～16 周　　　E.17～19 周
4. 妊娠早期羊水的主要来源是
　A. 母体血清经胎膜进入羊膜腔的透析液　　　　　　B. 胎儿皮肤
　C. 胎儿尿液　　　D. 胎儿肺　　　E. 胎膜
5. 受精卵着床时间是受精后

A. 6～7 天　　　B. 7～8 天　　　C. 8～9 天　　　D. 9～10 天　　　E. 10～11 天
6. 胎盘的组成为
A. 羊膜、叶状绒毛膜和底蜕膜　　　　　　　　　　B. 羊膜、平滑绒毛膜和包蜕膜
C. 羊膜、叶状绒毛膜和包蜕膜　　　　　　　　　　D. 羊膜、平滑绒毛膜和底蜕膜
E. 羊膜、平滑绒毛膜和真蜕膜
7. 心脏病孕妇最容易发生心力衰竭的时期是
A. 妊娠 20～22 周　　　　B. 妊娠 24～26 周　　　　C. 妊娠 28～30 周
D. 妊娠 32～34 周　　　　E. 妊娠 36～38 周
8. 与胎儿胎盘功能关系密切的激素是
A. 雌酮　　　　B. 孕酮　　　　C. 胎盘催乳素　　　　D. 雌二醇　　　　E. 雌三醇
9. 正常脐带内含有
A. 一条脐动脉，一条脐静脉　　B. 一条脐动脉，两条脐静脉　　C. 两条脐动脉，两条脐静脉
D. 两条脐动脉，一条脐静脉　　E. 两条脐动脉
10. 关于妊娠期生殖系统的变化，正确的是
A. 子宫各部均匀增大　　　　　　B. 卵泡发育及排卵活跃，可见多个卵细胞形成
C. 阴道皱襞展平　　　　　　　　D. 子宫峡部在妊娠晚期开始变软并延长
E. 宫颈管内的腺体肥大增生并黏液增多
11. 关于妊娠期母体乳房的变化，正确的是
A. 妊娠晚期开始乳汁分泌　　　B. 大量雌激素刺激乳腺腺泡发育　　　C. 大量孕激素刺激乳腺腺管发育
D. 初乳为白色浓稠液体　　　　E. 乳头增大变黑、乳晕颜色加深
12. 妊娠晚期心血管系统生理功能变化，错误的是
A. 心率增快而有心悸　　　　　B. 心脏容量增加 10% 左右
C. 叩诊心浊音界稍扩大　　　　D. 心尖部可闻及柔和吹风样收缩期杂音
E. 增大的子宫压迫下腔静脉血液回流受阻，心搏量减少

题型	A2 型题

初孕妇，26 岁，妊娠 38 周。查体：P 90 次/分，R 18 次/分，BP 120/80 mmHg。叩诊心浊音界稍向左扩大，心尖部闻及 2/6 级收缩期吹风样杂音。踝部轻度水肿。最可能的诊断是
A. 妊娠期高血压疾病性心脏病　　　　　　　　　　B. 风湿性心脏病合并妊娠
C. 心脏病合并妊娠，性质待查　　　　　　　　　　D. 正常妊娠改变
E. 围生期心肌病

题型	B1 型题

（1～3 题共用备选答案）
A. 10%　　　B. 30%　　　C. 40%～45%　　　D. 35%　　　E. 50%
1. 妊娠末期心脏容量约增加
2. 妊娠 32～34 周心搏量约增加
3. 妊娠 32～34 周血容量约增加
（4～5 题共用备选答案）
A. 底蜕膜　　　B. 包蜕膜　　　C. 真蜕膜　　　D. 叶状绒毛膜　　　E. 平滑绒毛膜
4. 与囊胚及滋养层接触的子宫肌层之间的为
5. 覆盖在囊胚上面的蜕膜为
（6～7 题共用备选答案）
A. 妊娠 12 周　　　B. 妊娠 14 周　　　C. 妊娠 20 周　　　D. 妊娠 28 周　　　E. 妊娠末期
6. 子宫下段形成的时期为
7. 妊娠后子宫峡部开始拉长的时期为

第四节　妊娠诊断

题型	A1 型题

1. 以下哪项属于晚期妊娠
A. 妊娠 25 周　　　B. 妊娠 12 周　　　C. 妊娠 27 周　　　D. 妊娠 28 周　　　E. 妊娠 26 周

2. 早期妊娠的确诊依据是
   A. 停经史　　　　B. 早孕反应　　　　C. 尿妊娠试验　　　D. 黑加征　　　　E. B 型超声检查
3. 以下关于早孕诊断，错误的是
   A. 黑加征阳性　　　　　　　B. 子宫增大变软，呈球形　　　　C. 阴道及子宫颈呈紫蓝色
   D. 黄体酮试验阳性　　　　　E. 尿 HCG 阳性
4. 早期妊娠 B 型超声宫腔内可见到圆形或椭圆形妊娠囊的是
   A. 停经 35 日　　B. 停经 40 日　　C. 停经 60 日　　D. 停经 4 周　　E. 停经 6 周
5. 初孕妇自觉胎动，多数开始于
   A. 妊娠 12～14 周　　　　B. 妊娠 15～17 周　　　　C. 妊娠 16～20 周
   D. 妊娠 21～23 周　　　　E. 妊娠 21～26 周
6. 在孕妇腹壁上听诊，与胎儿心率一致的是
   A. 腹主动脉音　　B. 脐带杂音　　C. 胎动音　　D. 子宫杂音　　E. 以上都不对
7. 正常妊娠于 32 周末时宫底高度应为
   A. 脐上 3 横指　　　　　　B. 脐与剑突之间　　　　　　C. 耻骨联合上刚能触及
   D. 脐耻之间　　　　　　　E. 剑突下 2 横指
8. 胎头矢状缝与母体骨盆入口右斜径一致，小囟门位于母体骨盆左前方，其胎位是
   A. 枕左横　　　B. 枕右横　　　C. 枕左前　　　D. 枕右前　　　E. 枕右后
9. 下列关于胎方位的描述正确的是
   A. 指最先进入母体骨盆入口的胎儿部分　　　　　B. 指胎儿先露部指示点与母体骨盆的关系
   C. 指母体纵轴与胎儿纵轴的关系　　　　　　　D. 指胎儿头部与母体骨盆的关系
   E. 指胎儿在腹腔中的各种姿势

题型　A2 型题

患者，女性，26 岁，既往月经规律，停经 50 天，近 3 天晨起呕吐，厌油食，伴有轻度尿频，仍坚持工作。下列哪项检查对确诊最有意义
   A. 尿妊娠试验　　B. A 型超声　　C. B 型超声　　D. 诊断性刮宫　　E. 基础体温测定

题型　A3/A4 型题

（1～3 题共用题干）
女，26 岁，G_1P_0，末次月经记不清。产检：宫高 32 cm（手测宫底位于剑突下 2 横指），胎先露部可以左右推移，听诊胎心位于脐右下方。
1. 该孕妇的孕周为
   A. 妊娠 24 周　　B. 妊娠 28 周　　C. 妊娠 32 周　　D. 妊娠 36 周　　E. 妊娠 40 周
2. 胎儿的胎方位是
   A. ROA　　　　　　B. ROP　　　　　　C. RSA
   D. RSP　　　　　　E. LOP
3. 以四部触诊法检查胎先露部形态应为
   A. 高低不平，可变形　　　　B. 宽而软，形态不规则　　　　C. 圆而硬，有浮球感
   D. 平坦且饱满　　　　　　　E. 先露高浮，跨耻征阳性

第五节　孕期监护及孕期保健

题型　A1 型题

1. 末次月经第一天为 2016 年 7 月 6 日，计算预产期应是
   A. 2017 年 5 月 12 日　　　　B. 2017 年 4 月 13 日　　　　C. 2017 年 5 月 14 日
   D. 2017 年 5 月 15 日　　　　E. 2017 年 5 月 16 日
2. 胎心率减速与宫缩无特定关系，出现下降迅速且恢复迅速现象的原因是
   A. 胎儿缺氧　　B. 胎动　　C. 子宫收缩　　D. 胎头受压　　E. 脐带受压
3. 下列提示胎盘功能正常的情况是
   A. 血清胎盘生乳素突然降低 50%　　　　　　B. NST 试验无反应型
   C. 胎动＜10 次/2 小时　　　　D. OCT 试验阳性　　　　E. 尿雌激素/肌酐比值＞15

4. 确定胎儿安危最简便而准确的方法是
   A. 催产素激惹试验　　　　　B. 胎动计数　　　　　　　　C. 尿雌三醇测定
   D. 胎儿电子监护　　　　　　E. 羊膜镜检查
5. 提示胎儿肾成熟的是
   A. 卵磷脂/鞘磷脂（L/S）＞2　B. 羊水中脂肪细胞出现率＞20%　C. 羊水肌酐值≥176.8 μmol/L
   D. 羊水淀粉酶值＞450 U/L　　E. 胆红素类物质值＜0.02
6. 胎心变化中与胎儿窘迫无关的是
   A. 胎心率170次/分　　　　　B. 胎心率100次/分　　　　　C. 胎心早期减速
   D. 胎心晚期减速　　　　　　E. 胎心变异减速
7. 反映胎儿肺成熟度的是
   A. 卵磷脂/鞘磷脂比值　　　　B. 淀粉酶值　　　　　　　　C. 胆红素类物质
   D. 含脂肪细胞出现率　　　　E. 肌酐值
8. 了解胎儿成熟度最常用的检查项目是
   A. 检测羊水中卵磷脂/鞘磷脂比值　　　　　　　　　　　B. 检测羊水中肌酐值
   C. 检测羊水中胆红素类物质　　D. 检测羊水中淀粉酶值　　E. B型超声检查胎儿双顶径值
9. 胎心率减速与宫缩有固定关系，出现下降迅速且恢复迅速的现象原因是
   A. 胎儿缺氧　　　B. 胎动　　　　C. 子宫收缩　　　D. 胎头受压　　　E. 脐带受压
10. 胎心监护提示胎儿缺氧的是
    A. 早期减速　　　B. 早期加速　　C. 轻度变异减速　D. 晚期减速　　　E. NST反应型

题型　A2型题

1. 初产妇，27岁，妊娠39周，规律宫缩10小时，枕左前位，胎心144次/分。宫口开大2 cm，胎头未衔接。最可能符合本产妇实际情况的骨盆测量数值是
   A. 骶耻外径17 cm　　　　　B. 髂棘间径24 cm　　　　　C. 髂嵴间径27 cm
   D. 坐骨棘间径10 cm　　　　E. 坐骨结节间径8.5 cm
2. 患者，女性，25岁，初产妇，妊娠40周。规律宫缩13小时，自然破膜2小时，宫口开大4 cm，胎心100次/分，胎心监测频繁出现晚期减速。本例正确处置应是
   A. 急查尿雌激素/肌酐比值　　B. 吸氧，左侧卧位　　　　　C. 静注25%葡萄糖液内加维生素C
   D. 静脉滴注缩宫素，加速产程进展　　　　　　　　　　　E. 立即行剖宫产术
3. 26岁初孕妇，妊娠38周，主诉肋下有块状物。腹部检查：子宫呈纵椭圆形，胎先露部较软且不规则，胎心在脐上偏左。本例应诊断为
   A. 枕先露　　　　B. 面先露　　　C. 臀先露　　　　D. 肩先露　　　　E. 复合先露

题型　B1型题

（1～2题共用备选答案）
   A. 早期减速　　　　　　　　B. 晚期减速　　　　　　　　C. 变异减速
   D. 基线胎心率无变异　　　　E. 周期性胎心率加速
1. 枕先露，先露+2，胎膜已破，第一产程末，胎儿电子监护时可能出现
2. 疑有脐带受压或脐带绕颈，胎儿电子监护时可能出现

（3～5题共用备选答案）
   A. 胎头在耻骨上方，胎心位于脐左下方　　　　B. 胎头位于子宫底部，胎心位于脐右下方
   C. 胎头在上方，胎心位于脐左上方　　　　　　D. 胎头在下方，胎心位于脐右下方
   E. 胎头在脐左侧，胎心靠近脐下方
3. 横位
4. 枕左前位
5. 骶左前位

（6～7题共用备选答案）
   A. 坐骨结节间径　　　　　　B. 耻骨弓角度　　　　　　　C. 真结合径
   D. 骶尾关节活动度　　　　　E. 骶棘韧带宽度
6. 能反映中骨盆大小的指标是
7. 能反映骨盆入口大小的指标的是

第六节 正常分娩

题型 **A1 型题**

1. 胎儿能否入盆的关键径线是
A. 坐骨棘间径　　B. 入口前后径　　C. 坐骨结节间径　　D. 入口横径　　E. 中骨盆前后径
2. 胎头矢状缝适应骨盆与出口前后径一致的动作称为
A. 胎头外旋转　　B. 胎头俯屈　　C. 胎头内旋转　　D. 胎头衔接　　E. 胎头仰伸
3. 临产后的胎心监护，错误的是
A. 胎心每次应听 1 分钟　　　　　　　　　　　　　B. 潜伏期应每小时听胎心一次
C. 活跃期应每 30 分钟听胎心一次　　　　　　　　D. 第二产程应每 15 分钟听胎心一次
E. 听胎心应在宫缩间歇期宫缩刚结束时
4. Apgar 评分为 3 分的小儿首先需要处理的是
A. 降温　　　　　　　　B. 吸氧　　　　　　　　C. 用镇静剂
D. 吸净呼吸道堵塞物　　E. 心脏按压
5. 下列哪项不是子宫收缩力的特点
A. 间歇性　　B. 对称性　　C. 极性　　D. 缩复作用　　E. 节律性
6. 分娩中有助于胎先露进行内旋转的肌肉是
A. 子宫平滑肌　　B. 会阴浅横肌　　C. 会阴深横肌　　D. 肛门括约肌　　E. 盆底肛提肌
7. 临产后正常宫缩起自
A. 两侧宫角部　　B. 两侧子宫侧壁　　C. 宫颈部　　D. 子宫下段　　E. 宫底部
8. 临产的重要标志是
A. 见红，破膜，规律宫缩　　　　　　　　B. 见红，规律宫缩，宫口扩张不明显
C. 见红，先露下降，伴有尿频　　　　　　D. 规律宫缩，破膜，伴有见红
E. 规律宫缩，逐渐增强，伴随进行性宫口扩张和先露下降
9. 下列哪个现象不属于临产诊断依据
A. 渐增性节律性宫缩　　B. 阴道流水，pH 碱性　　C. 子宫颈管消失
D. 宫口进行性扩张　　　E. 先露部下降
10. 第一产程促使胎儿下降的主要产力是
A. 子宫收缩力　　B. 腹肌收缩力　　C. 膈肌收缩力　　D. 肛提肌收缩力　　E. 精神心理因素

题型 **A2 型题**

1. 初产妇，28 岁，胎儿娩出 30 分钟后出现阴道流血 200 mL，用手在产妇耻骨联合上方轻压子宫下段时，外露脐带回缩。此时正确的处理措施是
A. 立即输血　　　　　B. 按压宫底，牵拉脐带　　C. 等待胎盘剥离
D. 徒手剥离胎盘　　　E. 子宫体注射麦角新碱
2. 初产妇，27 岁，临产 6 小时，宫缩 25～35 秒，间隔 4～5 分钟，胎心 140 次 / 分，先露浮，突然阴道流水，色清，宫口开 1 指。下列哪项处理不当
A. 立即听胎心　　　　　　　　B. 静滴缩宫素　　　　　C. 记录破膜时间
D. 超过 12 小时尚未分娩，加用抗生素　　　　　　　　E. 观察羊水性状和流出量
3. 初产妇，产后 4 小时。因行会阴侧切术，伤口疼痛，未排尿，宫底脐上 2 指，阴道出血不多，按压下腹部有排尿感。下列选项处理不恰当的是
A. 下腹正中置热水袋　　B. 鼓励产妇多饮水　　C. 鼓励产妇坐起排尿
D. 热水熏洗外阴　　　　E. 肌内注射甲硫酸新斯的明
4. 初产妇，26 岁，停经 38 周，规律宫缩 9 小时，胎儿娩出后 10 分钟，胎盘未娩出。以下处理方法不正确的是
A. 下压宫底协助胎盘娩出　　B. 检查宫体是否变硬　　C. 观察脐带有无自行延长
D. 阴道有无流血　　　　　　E. 轻压耻骨联合上方
5. 女，30 岁，妊娠 38 周，G_2P_1，规律宫缩 5 小时，宫口开大 6 cm，胎膜完整，S+1，胎心率 130 次 / 分。此时正确的处置是
A. 人工破膜　　　　　　　　　B. 立刻送产房待产　　　C. 温肥皂水灌肠加速产程
D. 嘱产妇屏气使用腹压　　　　E. 开始保护会阴

题型 B1 型题

（1～2题共用备选答案）
  A. 双顶径　　　　　B. 枕额径　　　　C. 枕下前囟径　　　D. 枕颏径　　　　　E. 顶枕径
1. 枕左前位以半俯屈状态入盆后衔接的径线为
2. 枕左前位胎儿于骨盆底俯屈后通过产道的径线是

第七节　正常产褥

题型 A1 型题

1. 关于恶露的特点，正确的是
  A. 白色恶露持续 3 周　　　　　　　B. 浆液恶露持续 10 周　　　　　　C. 正常恶露持续 4～6 个月
  D. 血性恶露持续 7 天　　　　　　　E. 血性恶露含有蜕膜和细菌
2. 胎盘附着部位的子宫内膜完全修复需到产后
  A. 3 周　　　　　B. 4 周　　　　　C. 5 周　　　　　D. 6 周　　　　　E. 8 周
3. 正常产褥期母体生殖器官逐渐恢复恰当的是
  A. 宫体恢复至非孕大小需 4 周　　　　　　　　　　　　B. 宫颈外形于产后 3 周恢复至未孕状态
  C. 于产后 2 周宫颈完全恢复至正常状态　　　　　　　　D. 于产后 10 日，腹部检查扪不到宫底
  E. 于产后第 4 周，除胎盘附着处外，宫腔表面均由新生的内膜修复
4. 产后 72 小时内血容量的变化为
  A. 增加 15%～25%　　　　　B. 减少 15%～25%　　　　　C. 增加 25%～35%
  D. 减少 25%～35%　　　　　E. 增加 20%～30%
5. 下列产褥期处理错误的是
  A. 若发生便秘可以口服缓泻剂　　　　　　　　　　　　B. 废弃定时哺乳
  C. 产后 2 小时若产妇自觉肛门坠胀应进行肛查　　　　　D. 侧切刀口感染应延期拆线
  E. 会阴水肿者产后 24 小时可用红外线照射外阴

题型 B1 型题

（1～2题共用备选答案）
  A. 产后 6 周　　　　　B. 产后 10 周　　　　　C. 产后 2～3 个月
  D. 产后 4～6 个月　　　E. 哺乳期间一直不恢复排卵
1. 不哺乳产妇产后恢复排卵约在
2. 哺乳产妇产后恢复排卵约在

第八节　病理妊娠

一、自然流产

题型 A1 型题

1. 晚期流产是指流产发生在
  A. 12～20 周　　　　　B. 12～24 周　　　　　C. 12 周～不足 28 周
  D. 13～27 周　　　　　E. 13 周～不足 28 周
2. 关于流产的临床过程，下列哪项是正确的
  A. 妊娠 8 周以前的流产，多为不全流产　　　　　　　B. 妊娠 8 周以后的流产，多为完全流产
  C. 不全流产易发生失血性休克　　　　　　　　　　　　D. 难免流产是由不全流产发展而来的
  E. 难免流产时，妊娠试验均为阴性
3. 关于早期流产表现的描述，正确的是
  A. 稽留流产子宫大小与停经周数相符　　　　　　　　B. 完全流产宫口关闭，子宫接近正常大小
  C. 早期流产先有腹痛后有阴道出血　　　　　　　　　　D. 难免流产的宫颈口尚未扩张
  E. 不全流产子宫大小与停经周数相符

题型　A2 型题

1.患者，女性，24 岁，妊娠 7 周，阵发性下腹痛 1 天，阴道少量流血 2 小时。为决定是否继续妊娠，最简单、最方便的辅助检查是
A.尿妊娠试验　　　　　　B.检测血清甲胎蛋白值　　　C.血 HCG
D.B 超检查　　　　　　　E.检测血清雌二醇值

2.女，26 岁，妊娠 21 周，下腹膨隆不明显，无胎动感。妇科检查：宫口闭，无血染，子宫如孕 9 周大小。B 超提示胎心、胎动消失。对该孕妇做刮宫前最应重视下列何项检查
A.凝血功能检查　　　　　B.肝功能检查　　　　　　　C.血常规检查
D.肾功能检查　　　　　　E.子宫肌肉对催产素敏感试验

3.已婚妇女，28 岁，妊娠 21 周。一日前出现少量阴道流血，继而出现阵发性下腹痛。妇科检查宫口未开，胎膜未破。一日来阴道流血量增多，腹痛加剧，妇科检查宫颈口已开。此时正确的诊断为
A.先兆流产　　B.难免流产　　C.不全流产　　D.完全流产　　E.功能失调性子宫出血

4.已婚妇女，25 岁，停经 49 天，阵发性下腹痛伴阴道少量出血 3 天，妇科检查宫口未开，子宫大小与停经天数相符合。最可能的诊断是
A.异位妊娠流产　　B.葡萄胎　　C.先兆流产　　D.难免流产　　E.不全流产

5.女，26 岁，妊娠 8 周，阵发性下腹痛 2 天，阴道少量流血 5 小时。为决定是否继续妊娠，最有价值的辅助检查是
A.检测血清甲胎蛋白值　　B.尿妊娠试验　　　　　　　C.检测血清雌三醇值
D.B 超检查　　　　　　　E.检测血清雌二醇值

6.女，28 岁，停经 68 天，阵发腹痛伴多量阴道流血 1 天。妇科检查：子宫 6 周妊娠大小，宫口开，有血液不断流出。处理首选的是
A.立即清宫　　B.立即抗感染　　C.按摩子宫　　D.输血　　E.剖腹探查

7.27 岁已婚妇女，停经 8 周，下腹阵发性剧痛 1 小时伴阴道较多量流血。检查宫口开大 2 cm。本例最恰当的处置是
A.给予止血药物　　　　　B.肌内注射黄体酮　　　　　C.肌内注射麦角新碱
D.静脉滴注缩宫素　　　　E.清宫术

8.女，28 岁，停经 3 个月，早孕反应消失，阴道少许流血 2 天。妇科检查：宫口闭，子宫为非孕时 2 倍大小，质软，双侧附件区未触及异常。该患者最可能的诊断是
A.先兆流产　　B.难免流产　　C.不全流产　　D.完全流产　　E.稽留流产

题型　A3/A4 型题

（1～2 题共用题干）
患者，27 岁，已婚妇女。停经 75 日，阴道中等量流血 4 日伴发热。昨日阴道排出一块肉样组织，今晨突然大量阴道流血。查体：BP 80/60 mmHg，T 38.2 ℃，P 116 次/分。子宫如近妊娠 2 个月大，有压痛，宫口通过一指松，阴道分泌物明显臭味。血 WBC 20.5×10^9/L，Hb 68 g/L。

1.该患者最可能的主要诊断是
A.急性盆腔炎　　　　　　B.不全流产合并感染　　　　C.流产
D.宫外孕合并感染　　　　E.难免流产

2.除抗休克外，还需进行的紧急处理是
A.大量输液、输血　　　　B.注射宫缩剂　　　　　　　C.抗生素大剂量静滴
D.钳夹出宫腔内妊娠物　　E.立即进行彻底清宫

（3～5 题共用题干）
女，28 岁，停经 3 个月，早孕反应消失，阴道少许流血 2 天。妇科检查：宫口闭，子宫如妊娠 8 周大，质软，双侧附件区未触及异常。

3.为明确诊断，首选的检查是
A.腹部 CT 检查　　B.诊断性刮宫　　C.血孕酮测定　　D.B 超检查　　E.多普勒超声检查

4.该患者最可能的诊断是
A.完全流产　　B.稽留流产　　C.先兆流产　　D.流产感染　　E.难免流产

5.该患者正确的处理措施是
A.继续观察 1 周　　　　　B.激素保胎治疗　　　　　　C.雌激素治疗后刮宫
D.孕激素治疗后刮宫　　　E.滴注缩宫素引产

（6～8 题共用题干）

女，25岁，现停经8周，感下腹隐痛伴阴道少许流血4天。妇科检查：阴道少许血液，宫颈口未扩张，子宫约50天孕周大小，软，双附件正常。
6. 首选的辅助检查
  A. 盆腔CT   B. 血HCG   C. B超检查   D. 诊断刮宫   E. PPD试验
7. 最可能的诊断是
  A. 子宫肌瘤   B. 慢性盆腔炎   C. 功能失调性月经紊乱
  D. 先兆流产   E. 子宫腺肌病
8. 该患者最佳治疗方案是
  A. 诊断性刮宫   B. 药物人工周期治疗   C. 抗感染治疗
  D. 手术切除子宫   E. 保胎治疗

题型　B1型题

（1～2题共用备选答案）
  A. 先兆流产   B. 难免流产   C. 稽留流产   D. 不全流产   E. 完全流产
1. 常并发休克及感染的流产是
2. 易发生弥散性血管内凝血的流产是
（3～4题共用备选答案）
  A. 黄体功能不足   B. 胎盘早剥   C. 宫颈内口松弛   D. 染色体异常   E. 胎盘梗死
3. 引起早期流产的主要原因是
4. 晚期流产最常见的原因是

二、早产

题型　A1型题

1. 关于早产的描述，以下哪项正确
  A. 早产临产与足月妊娠的临产诊断标准不同
  B. 一旦诊断早产，均应及时给予抑制宫缩药物
  C. 卧床休息对治疗早产无帮助
  D. 早产与新生儿呼吸窘迫综合征无关系
  E. 分娩时第二产程可作会阴一侧切开防止新生儿颅内出血
2. 下列符合早产临产的条件的是
  A. 妊娠28周，无痛性不规律性宫缩   B. 妊娠30周，宫颈展平为20%
  C. 妊娠30周，宫颈扩张2 cm以上   D. 妊娠27周，规律宫缩伴宫颈进行性改变
  E. 妊娠38周，规律宫缩伴有宫颈进行性改变

题型　A2型题

女，28岁，初产妇。妊娠28周，阵发性腹痛，伴有少许阴道流血1天。查体：T 36.5℃，规律宫缩1次/5分钟，持续40秒，宫颈扩张3 cm。最可能的诊断是
  A. 早产临产   B. 不全流产   C. 难免流产   D. 先兆早产   E. 先兆流产

题型　A3/A4型题

（1～3题共用题干）
初产妇，27岁，妊娠32周，阴道少量流血及规律腹痛2小时。肛门检查：宫颈管消失，宫口开大2 cm。
1. 该患者最可能的诊断是
  A. 早产临产   B. 胎盘早剥   C. 前置胎盘   D. 晚期流产   E. 先兆临产
2. 该患者不恰当的处理措施是
  A. 静脉滴注硫酸镁   B. 使用缩宫素引产   C. 使用少量镇静剂
  D. 口服沙丁胺醇   E. 左侧卧位
3. 为促使胎儿肺成熟，应给予
  A. 5%葡萄糖   B. 三磷酸腺苷   C. 倍他米松   D. 硝苯地平   E. 辅酶A

| 题型 | B1 型题 |

（1～2 题共用备选答案）
A. BraxtonHicks 宫缩
B. 规律宫缩，伴宫颈展平超过 80%
C. 规律宫缩，伴宫颈扩张 2 cm 以上
D. 不规则宫缩，伴宫颈管进行性收缩
E. 不规则宫缩，不伴宫颈管缩短
1. 属于先兆早产的表现是
2. 属于早产临产的表现是

三、过期妊娠

| 题型 | A1 型题 |

1. 既往月经规律，妊娠 42^{+5} 周，下列情况最不可能出现的是
   A. 羊水增多　　　　　　B. 羊水粪染　　　　　　C. 胎儿生长受限
   D. 胎盘功能正常　　　　E. 胎儿过熟综合征
2. 过期妊娠，羊水少时，胎心电子监护胎心率变化可能是
   A. 早期减速　　　　　　B. 变异减速　　　　　　C. 周期性胎心率加速
   D. 晚期加速　　　　　　E. 晚期减速
3. 与过期妊娠无关的是
   A. 羊水过多　　　　　　B. 头盆不称　　　　　　C. 巨大胎儿
   D. 雌、孕激素比例失调　E. 胎盘缺乏硫酸酯酶
4. 过期妊娠孕妇需迅速终止妊娠的情况是
   A. 缩宫素激惹试验阳性　B. 无应激试验反应型　　C. 12 小时胎动 18 次
   D. 胎儿监护早期减速　　E. B 超羊水最大暗区垂直深度 40 mm

四、异位妊娠

| 题型 | A1 型题 |

1. 输卵管妊娠典型的临床症状为
   A. 停经、阴道流血　　　　　B. 腹痛、阴道流血、发热　　C. 停经、腹痛、阴道流血
   D. 腹痛、阴道流血、恶心　　E. 腹痛、阴道流血、晕厥
2. 异位妊娠体征不包括
   A. 阴道后穹隆饱满　　　　　B. 直肠子宫陷凹有触痛结节　C. 宫颈举痛
   D. 子宫漂浮感　　　　　　　E. 子宫一侧有触痛包块
3. 异位妊娠最常见的发生部位是在输卵管的
   A. 伞部　　　　　　　　　　B. 壶腹部　　　　　　　　　C. 峡部
   D. 壶腹部与峡部连接部　　　E. 间质部
4. 关于输卵管妊娠破裂与流产的鉴别，下列哪项说法不恰当
   A. 输卵管妊娠破裂可于后穹隆穿刺抽出不凝血　　B. 流产表现为下腹阵发性坠痛
   C. 流产出现休克时其程度与外出血不成正比例　　D. 两者尿 HCG 均可阳性
   E. 宫颈举痛为输卵管妊娠破裂的典型体征
5. 以下异位妊娠类型后果最严重的是
   A. 输卵管壶腹部妊娠流产　　B. 输卵管峡部妊娠破裂　　　C. 输卵管间质部妊娠破裂
   D. 陈旧性宫外孕　　　　　　E. 继发性腹腔妊娠
6. 黄体破裂与输卵管妊娠的鉴别要点是
   A. 黄体破裂患者多无停经史
   B. 黄体破裂患者多为双侧下腹部突发疼痛
   C. 黄体破裂者可有少量阴道流血
   D. 黄体破裂患者于阴道后穹隆穿刺无血液抽出
   E. 黄体破裂者 HCG 检测多为阳性
7. 下列异位妊娠的临床表现中错误的是
   A. 有停经但小于 8 周　　　B. 多有不同程度的腹痛　　　C. 可以出现腹部包块
   D. 多有阴道流血　　　　　E. 可导致失血性休克
8. 确诊为输卵管妊娠破裂、失血性休克，紧急抢救措施应该是

A. 给止血及升压药 B. 立即剖腹探查术 C. 输血、输液
D. 纠正休克后手术 E. 抗休克与剖腹探查术同时进行

题型　A2 型题

1. 已婚妇女，26 岁，月经规律，停经 40 天，今晨出现一侧下腹痛伴肛门坠胀感，血压 90/60 mmHg。该患者此时有诊断价值的体征是
A. 子宫稍大变软 B. 腹肌紧张 C. 宫颈举痛，后穹隆饱满
D. 双合诊黑加征（+） E. 腹部移动性浊音（-）

2. 女，28 岁，停经 40 天，阴道少量出血伴右下腹隐痛 2 天。B 超宫腔未见明显妊娠囊，首先考虑的是
A. 月经 B. 月经不调 C. 闭经 D. 先兆流产 E. 异位妊娠

3. 女，26 岁，停经 50 天，左下腹胀痛不适 2 天，肛门坠胀 1 天。平素月经规律。BP 90/60 mmHg。与诊断无关的体征是
A. 子宫稍大变软 B. 后穹隆饱满 C. 宫颈软并着色
D. 宫颈光滑 E. 宫颈举痛

4. 26 岁未产妇，停经 48 日后出现阴道少量流血伴右下腹隐痛。今晨起床时突然右下腹剧痛来院。检查：血压 90/60 mmHg，面色苍白，下腹稍膨隆，右下腹压痛明显，肌紧张不明显，叩诊移动性浊音（±）。妇科检查：子宫稍大稍软，右附件区触及有压痛包块。恰当诊断应是
A. 输卵管妊娠流产 B. 输卵管峡部妊娠破裂 C. 急性阑尾炎
D. 急性输卵管炎 E. 右侧卵巢肿瘤蒂扭转

5. 已婚妇女，26 岁，停经 55 天，剧烈腹痛 3 天，阴道不规则流血 1 天。今晨从阴道排出三角形膜样物质。检查：贫血貌，下腹部压痛、反跳痛明显。正确治疗应选择
A. 静脉滴注缩宫素 B. 肌注麦角新碱 C. 吸宫术终止妊娠
D. 应用止血药 E. 行腹腔镜手术

6. 女，30 岁，停经 45 天，阴道少量流血 1 天。平素月经规律。查体：P 96 次/分，BP 100/60 mmHg。妇科检查：子宫稍大，左侧附件区增厚，压痛明显。B 超提示左侧附件区有一 3 cm×3 cm×2 cm 大小包块，少量盆腔积液。首选的检查是
A. 超声引导下包块穿刺 B. 诊断性刮宫 C. 严密观察
D. 介入治疗 E. 血 β-HCG 测定

题型　A3/A4 型题

（1~2 题共用题干）
患者，26 岁，女性，停经 45 天，突感下腹坠痛及肛门坠胀感，少量阴道流血及头晕、呕吐半天。体格检查：面色苍白，血压 80/40 mmHg，腹肌略紧张，下腹压痛。妇科检查：阴道少量血性物，宫颈举痛（+），后穹隆饱满，子宫稍大，附件区触诊不满意。

1. 首选检查项目应是
A. 心电图 B. 后穹隆穿刺 C. 血常规及凝血时间
D. 尿妊娠试验 E. 诊断性刮宫

2. 本例最可能的诊断是
A. 急性盆腔炎 B. 先兆流产 C. 卵巢囊肿蒂扭转
D. 异位妊娠 E. 难免流产

（3~5 题共用题干）
患者，女性 24 岁，已婚，平时月经规律，停经 45 天，右下腹剧痛 3 小时伴头晕及肛门坠胀感。查体：BP 80/60 mmHg，面色苍白，痛苦病容，下腹部压痛及反跳痛（+），尤以右侧为著，肌紧张不明显，移动性浊音（+）。妇科检查：宫颈举痛，宫体稍大，右附件区触及不规则包块，大小约 4 cm×3 cm×3 cm，压痛（+）。实验室检查：Hb 103 g/L。

3. 该患者简单可靠的辅助检查是
A. 腹部 CT 检查 B. 宫腔镜检查 C. 腹部 X 线检查
D. 阴道后穹隆穿刺 E. 腹腔镜检查

4. 该患者最可能的诊断是
A. 卵巢脓肿蒂扭转 B. 输卵管妊娠破裂 C. 卵巢滤泡囊肿破裂
D. 卵巢黄体囊肿破裂 E. 卵巢子宫内膜异位囊肿破裂

5. 该患者正确的处理措施是

A. 口服止血药物　　　　　B. 手术治疗　　　　　　　　C. 肌内注射甲氨蝶呤
D. 中药活血化瘀　　　　　E. 对症处理，严密观察
(6～8共用题干)
女，28岁，停经45天，右下腹剧烈疼痛1小时伴晕厥感。平素月经规律。
6. 首先考虑的诊断是
A. 输卵管妊娠破裂　　　　B. 急性阑尾炎　　　　　　　C. 卵巢囊肿蒂扭转
D. 不全流产　　　　　　　E. 急性输卵管炎
7. 对该患者采取的处理措施不正确的是
A. 剖腹探查术　　B. 立即补液　　C. 腹腔镜手术　　D. 继续观察　　E. 立即配血
8. 术中识别输卵管的标志是
A. 输卵管伞部　　B. 输卵管间质部　　C. 输卵管系膜　　D. 输卵管漏斗　　E. 输卵管外侧端

五、妊娠期高血压疾病

题型　A1型题

1. 下列不是妊娠期高血压疾病高危因素的是
A. 双胎妊娠　　B. 糖尿病　　C. 羊水过多　　D. 前置胎盘　　E. 营养不良
2. 子痫发作时孕妇的直接死亡原因是
A. 心脏病　　B. 脑出血　　C. Ⅲ度胎盘早剥　　D. 急性重型肝炎　　E. 急性肝衰竭
3. 子痫前期孕妇头痛剧烈伴呕吐时首选药物应是
A. 硫酸镁静脉滴注　　　　B. 哌替啶肌内注射　　　　　C. 肼屈嗪静脉滴注
D. 甘露醇快速静脉滴注　　E. 氯丙嗪静脉推注
4. 用硫酸镁治疗妊娠期高血压疾病最早出现的中毒反应是
A. 呼吸减慢　　　　　　　B. 尿量减少　　　　　　　　C. 膝反射迟钝或消失
D. 膝反射亢进　　　　　　E. 心动过速

题型　A2型题

1. 初孕妇，28岁，妊娠32周，2天前突发头痛，视物模糊。查体：P 70次/分，BP 170/120 mmHg，脚踝部凹陷性水肿，神经系统检查未发现异常。产科检查：胎心率120次/分。为评估病情严重程度，首选的检查是
A. 眼底检查　　B. 甲状腺功能测定　　C. 尿常规　　D. 头颅CT　　E. 心脏彩超
2. 初孕妇，27岁，妊娠34周。3天前突觉头痛且逐渐加重，既往体健。查体：BP 170/110 mmHg，双下肢水肿（++），蛋白尿5 g/24h，血细胞比容0.42。该患者目前的诊断为
A. 高血压合并妊娠　　　　B. 妊娠期高血压　　　　　　C. 子痫前期
D. 重度子痫前期　　　　　E. 子痫
3. 24岁初产妇，妊娠38周，持续性头痛，头晕，视物不清4天。BP 160/100 mmHg，随机蛋白（++）。应诊断为
A. 妊娠期高血压　　　　　B. 轻度子痫前期　　　　　　C. 重度子痫前期
D. 慢性高血压并发子痫前期　　E. 妊娠合并慢性高血压
4. 初孕妇，28岁，妊娠37^{+4}周，剧烈头痛并呕吐3次。查体：BP 170/110 mmHg，尿蛋白（++），双下肢轻度水肿。无宫缩，枕右前位，胎心率138次/分，估计胎儿体重2800 g。该患者应立即采取的处理措施是
A. 静脉滴注缩宫素　　　　B. 人工破膜后静滴缩宫素　　C. 静滴硫酸镁及快速静滴甘露醇
D. 立即行剖宫术　　　　　E. 肌内注射哌替啶
5. 初孕妇，25岁，妊娠37周，剧烈头痛并呕吐，并自觉胎动少一天，血压160/110 mmHg，尿蛋白（++），胎心130次/分，子宫颈管未消失，OCT呈频繁晚期减速（迟发性减速），血细胞比容0.41。最合适的处理是
A. 静滴硫酸镁及与肼屈嗪控制病情　　　　B. 硫酸镁加降压加扩容疗法控制病情
C. 积极治疗，48小时未能控制病情则行剖宫产　　D. 破膜加静脉滴注缩宫素引产
E. 积极药物治疗的同时立即剖宫产
6. 初孕妇，29岁，妊娠37周。头痛1周，今晨喷射性呕吐1次，1小时前突然抽搐并随即昏迷入院。查体：BP 180/120 mmHg，尿蛋白（+++）。该患者最可能的诊断是
A. 子痫　　　　　　　　　B. 脑出血　　　　　　　　　C. 分离（转换）性障碍
D. 癫痫　　　　　　　　　E. 脑血栓形成

题型 A3/A4 型题

（1～2题共用题干）
初产妇，26岁，妊娠39周，近3日头痛、视物模糊，今晨头痛加重，呕吐2次，急诊入院。
1. 假设诊断确定，最有价值的病史是
A. 既往血压正常　　　　　B. 既往无头痛史　　　　　C. 有高血压家族史
D. 曾患病毒性肝炎　　　　E. 曾患慢性盆腔炎
2. 随后若发现胎心184次/分，最恰当的处理应为
A. 肌注地西泮　　　　　　B. 立即剖宫产　　　　　　C. 静脉滴注肼屈嗪
D. 立即缩宫素引产　　　　E. 静脉滴注硫酸镁、甘露醇后剖宫产

六、妊娠剧吐（助理不考）

题型 A1 型题

1. 妊娠剧吐不能进食者，为预防Wernicke综合征，应补充的维生素是
A. 维生素E　　B. 维生素A　　C. 维生素B_1　　D. 维生素B_6　　E. 维生素C
2. 妊娠剧吐易造成患者下列哪种维生素缺乏
A. 维生素A　　B. 维生素B_1　　C. 维生素B_6　　D. 维生素B_{12}　　E. 维生素C

七、胎盘早剥

题型 A1 型题

1. 胎盘早剥隐性出血较可靠的诊断依据是
A. 腹部超声检查提示血性暗区　　B. 腹部有疼痛　　　　　C. 宫体某一点或全部有压痛
D. 破膜有血性羊水　　　　　　　E. 胎儿有异常心率
2. 重型胎盘早剥与先兆子宫破裂共有的临床表现是
A. 合并妊娠期高血压疾病　　　　B. 剧烈腹痛　　　　　　C. 跨耻征阳性
D. 子宫呈板状硬　　　　　　　　E. 出现病理缩复环
3. 胎盘早剥的主要病理变化是
A. 底蜕膜出血　　　　　　　　　B. 包蜕膜出血　　　　　C. 真蜕膜出血
D. 胎盘边缘血窦破裂出血　　　　E. 全身血管病变
4. 胎盘早剥的临床表现正确的是
A. 腹部柔软　　　　　　　　　　B. 触诊胎位清楚　　　　C. 听诊胎心正常
D. 妊娠晚期无痛性阴道出血　　　E. 休克程度与阴道流血量不成正比
5. 以下哪项不是胎盘早剥的并发症
A. 产后出血　　B. 肝功能异常　　C. 急性肾衰竭　　D. 席恩综合征　　E. DIC与凝血功能障碍

题型 A2 型题

1. 患者，女性，26岁，妊娠34周，头痛、乏力6天，治疗3天无效。今晨突然出现腹痛，并且逐渐加重，呈持续性。检查腹部发现子宫板状硬。本例最可能的诊断是
A. 轻型胎盘早剥　　　　　　B. 重型胎盘早剥　　　　　C. 先兆子宫破裂
D. 前置胎盘　　　　　　　　E. 先兆早产
2. 初孕妇，26岁，妊娠36周。因腹部直接受撞击出现轻微腹痛，伴少量阴道流血，胎心143次/分。恰当的处理应是
A. 立即行剖宫产结束妊娠
B. 卧床休息，给予镇静药观察病情变化
C. 立即肛查，了解宫口扩张情况
D. 立即阴道检查，根据宫口扩张程度决定分娩方式
E. 静脉滴注止血药物
3. 初孕妇，妊娠34周。头晕、头痛伴视物模糊4天，5小时前突然出现剧烈腹痛。查体：贫血貌，血压160/110 mmHg，子宫板状硬。最可能的诊断是
A. 前置胎盘　　B. 胎盘早剥　　C. 先兆早产　　D. 先兆子宫破裂　　E. 子宫肌瘤红色样变

| 题型 | A3/A4 型题 |

（1～3题共用题干）
患者，初孕妇，妊娠39周，剧烈持续腹痛4小时入院。贫血貌，BP 130/80 mmHg，P 120次/分，子宫硬，不松弛，有局限性压痛，胎位不清，胎心110次/分，阴道少量流血，肛查宫口未开。
1.可能的诊断是
 A.前置胎盘　　　　　　　　B.先兆子痫　　　　　　　　C.继发性贫血
 D.低张性子宫收缩乏力　　　E.胎盘早剥
2.为明确诊断，最有价值的辅助检查是
 A.胎心监护　　　　　　　　B.阴道检查　　　　　　　　C.B超
 D.血红细胞计数及血红蛋白值　　　　　　　　　　　　　E.血白细胞计数及分类
3.此时最恰当的处理应是
 A.输血输液　　　　　　　　B.静脉滴注缩宫素引产　　　C.给予镇静药等待产程发动
 D.剖宫产结束分娩　　　　　E.以上都不是

（4～6题共用题干）
初孕妇，33岁，妊娠36周，自觉头痛、眼花5日。经治疗3日未见显效，4小时前突然出现腹痛并逐渐加重，呈持续性。查体：P 116次/分，BP 90/60 mmHg，胎位不清，胎心消失，宫颈管未消失，宫口未开大。
4.该患者最可能出现的症状体征是
 A.病理性缩复环　　　　　　B.贫血程度与阴道流血量成正比　　C.大量蛋白尿
 D.剧烈咳嗽，呼吸困难　　　E.子宫硬如板状
5.经超声诊断为Ⅲ度胎盘早剥，该患者最恰当的处理措施是
 A.地西泮静注，待阴道分娩　B.静滴缩宫素引产　　　　　C.纠正休克同时尽快剖宫产
 D.补液，输血　　　　　　　E.人工破膜
6.若该患者皮肤黏膜出现瘀斑，最可能并发的是
 A.弥散性血管内凝血　　　　B.羊水栓塞　　　　　　　　C.败血症
 D.肾功能不全　　　　　　　E.感染性休克

| 题型 | B1 型题 |

（1～2题共用备选答案）
 A.前置血管　　B.葡萄胎　　C.子宫破裂　　D.胎盘早剥　　E.前置胎盘
1.子痫前期常导致的并发症是
2.妊娠33周，反复无痛性阴道出血3次，最可能的诊断是

八、前置胎盘

| 题型 | A1 型题 |

1.前置胎盘即胎盘部分或全部附着于
 A.子宫颈内口　B.子宫体底部　C.子宫体前壁　D.子宫体侧壁　E.子宫体后壁
2.与前置胎盘的发生无关的是
 A.妊娠高血压综合征　　　　B.双胎妊娠　　　　　　　　C.多次刮宫
 D.胎盘面积过大　　　　　　E.受精卵滋养层发育迟缓
3.前置胎盘阴道流血的特征是
 A.常伴有下腹阵发性疼痛
 B.常发生在妊娠中期
 C.阴道流血量与贫血程度不成正比
 D.妊娠28周出现阴道流血多为完全性前置胎盘
 E.妊娠35周出现阴道流血多为边缘性前置胎盘
4.前置胎盘并发产后出血的主要原因是
 A.子宫下段收缩不良　　　　B.胎盘剥离不全　　　　　　C.子宫颈撕裂
 D.凝血功能障碍　　　　　　E.以上都不是
5.关于前置胎盘不恰当的处理是
 A.剖宫产是处理前置胎盘的主要手段
 B.术前B超检查的重要目的是胎盘定位和选择切口

C. 术前必须做阴道检查
D. 术前必须做好防止和抢救出血的准备
E. 子宫切口应避开胎盘附着部位

题型　A2 型题

1. 初产妇，27 岁，妊娠 37 周，晚 10 时突然出现无痛性阴道较多量流血入院。查体：BP 110/78 mmHg，子宫软，枕左前位，胎心 164 次/分。目前恰当的处理是
A. 剖宫产　　　　B. 器械助娩　　　C. 等待自然分娩　　　D. 缩宫素引产　　　E. 人工破膜引产
2. 28 岁经产妇，妊娠 39 周，今晨 5 时突然出现阴道多量流血来院。检查子宫无压痛区，胎头在宫底部，胎心 140 次/分，血压 100/70 mmHg。阴道检查宫口开大 2 cm，先露部为胎臀，可触及胎胞。本例出血最可能的原因是
A. 前置胎盘　　　B. 胎盘早剥　　　C. 子宫破裂　　　　D. 宫颈裂伤　　　E. 脐带帆状附着前置血管破裂

题型　A3/A4 型题

（1～3 题共用题干）
患者，38 岁经产妇，妊娠 37 周，阴道反复无痛性多量流血 5 小时入院。查体：BP 80/60 mmHg，P 102 次/分。无宫缩，宫底在剑突下 2 指，臀先露，胎心 94 次/分，骨盆外测量正常。
1. 本例最可能的诊断应是
A. 先兆临产　　　B. 正常产程　　　C. 前置胎盘　　　　D. 胎盘早剥　　　E. 先兆子宫破裂
2. 本例最恰当的处理应是
A. 期待疗法　　　B. 外转胎位术　　C. 人工破膜　　　　D. 静滴缩宫素　　E. 立即剖宫产
3. 预防本病发生最有意义的项目是
A. 避免多次刮宫、多产、产褥感染　　　　　　　B. 避免宫腔内压力骤然降低
C. 加强定期的产前检查　　　D. 妊娠期间避免长时间仰卧和腹部外伤　E. 积极防治妊娠期高血压疾病

（4～6 题共用题干）
初孕妇，25 岁，妊娠 31 周。从妊娠 29 周起反复 3 次阴道流血，量少，无腹痛。再次阴道流血同月经量。查体：P 88 次/分，BP 110/70 mmHg。子宫软，无宫缩，枕左前位，胎头高浮，胎心率 144 次/分。
4. 首先考虑的诊断是
A. 低置性前置胎盘　　　　B. 中央性前置胎盘　　　　C. 边缘性前置胎盘
D. 部分性前置胎盘　　　　E. 前置血管破裂
5. 应进行的辅助检查是
A. 测定血雌三醇值　　　　B. 血常规及尿常规　　　　C. B 超检查
D. 肛查判断宫颈是否扩张　E. 盆腔 X 线片
6. 错误的处理方法是
A. 出血停止可期待治疗　　B. 卧床休息，应用宫缩抑制剂　　C. 直接阴道检查确定前置胎盘类型
D. 输液备血　　　　　　　E. 继续流血，应行剖宫产术

（7～8 题共用题干）
初孕妇，26 岁，妊娠 38^{+3} 周，无诱因无痛性阴道流血 2 天，流血量达 500 mL，胎心 150 次/分，无明显宫缩。
7. 可能的诊断是
A. 胎盘早剥　　　B. 前置胎盘　　　C. 临产　　　　　　D. 胎膜早破　　　E. 胎儿宫内窘迫
8. 若该孕妇阴道流血量持续增多，恰当的处理应是
A. 给镇静药物观察病情变化　　B. 立即行人工破膜　　　C. 静脉滴注催产素引产
D. 行剖宫产术　　　　　　　　E. 以上都不是

（9～11 题共用题干）
患者 36 岁，G_3P_0，孕 33 周，阴道少量出血 3 天，无腹痛，曾自然流产、过期流产各一次。入院检查：枕左前位，胎头浮，胎心好，耻骨联合上方可闻及胎盘杂音。
9. 该病例最可能的诊断是
A. 胎盘早期剥离　B. 前置胎盘　　　C. 先兆流产　　　　D. 先兆子宫破裂　E. 胎盘边缘血窦破裂
10. 为明确诊断，首选的检查方法是
A. X 线腹部平片　　　　　B. 阴道内镜检查　　　　　C. 腹部 B 超检查
D. 血常规及凝血功能检查　E. 肛门检查
11. 最恰当的处理是
A. 确诊后即行人工破膜　　B. 人工破膜及静滴缩宫素　　C. 期待疗法

D. 尽快剖宫产术　　　　　　　E. 卧床休息、吸氧

九、双胎妊娠（助理不考）

题型　A1 型题

不属于双胎妊娠常见并发症的是
A. 羊水过多　　B. 产后出血　　C. 过期妊娠　　D. 胎盘早剥　　E. 胎儿畸形

题型　A2 型题

1. 女，28 岁，初产妇。双胎妊娠，妊娠 39 周临产。P 90 次 / 分，BP 140/80 mmHg。规律宫缩 10 小时后宫口开全，第一胎儿头位娩出，新生儿体重 2600 g。第二胎儿为单臀先露，已衔接，胎心正常。本例恰当的处理措施是
A. 行外转胎位术　　B. 产钳牵引术　　C. 等待臀助娩　　D. 行内转胎位术　　E. 立即剖宫产术
2. 初产妇，27 岁，双胎妊娠，妊娠 38 周，第一胎为单臀先露，娩出的新生儿体重为 2600 g，Apgar 评分 8 分。第二胎为枕先露，胎心 145 次 / 分，宫缩规律。本例恰当的处理措施是
A. 等待自然分娩　　B. 肌注哌替啶　　C. 行剖宫产术　　D. 行外转胎位术　　E. 行内转胎位术

十、巨大胎儿（助理不考）

题型　A1 型题

巨大胎儿经阴道分娩的常见并发症不包括
A. 产程延长　　B. 产后出血　　C. 肩难产　　D. 头盆不称　　E. 羊水栓塞

题型　A2 型题

孕妇，30 岁，妊娠 38 周，近 2 天自觉腹胀。检查：腹形较妊娠月份大，骨盆外测量正常，胎头浮，跨耻征（＋）。B 型超声示胎儿双顶径 11 cm，应诊断为
A. 巨大胎儿　　B. 羊水过多　　C. 双胎妊娠　　D. 胎头高直位　　E. 胎儿宫内发育迟缓

十一、胎儿生长受限（助理不考）

题型　A1 型题

1. 下列导致胎儿生长受限的因素最常见的是
A. 妊娠期糖尿病　　　　　　B. 多次刮宫导致宫腔粘连　　　　C. 妊娠期高血压疾病
D. 合并卵巢小囊肿　　　　　E. 羊水过多
2. 最可能导致胎儿生长受限的主要危险因素是
A. 子宫发育畸形　　　　　　B. 两次刮宫史　　　　　　　　　C. 母体双阴道单子宫
D. 孕妇年龄小于 35 岁　　　　E. 合并卵巢小囊肿

十二、死胎

题型　A1 型题

关于死胎正确的说法是
A. 妊娠 24 周后胎儿在子宫内死亡　　　　　　B. 听不到胎心时可确诊为死胎
C. 一旦确诊为死胎应尽快引产　　　　　　　　D. 死胎只能阴道分娩
E. 胎儿死亡 4 天尚未排出，必须行凝血功能检查

十三、胎膜早破

题型　A1 型题

1. 胎膜早破的病因不包括
A. 钙缺乏　　　　　　　　　B. 维生素 C 缺乏　　　　　　　　C. 病原微生物上行感染

D. 胎膜受力不均　　　　　　　　E. 羊膜腔压力增高
2. 胎膜早破对母儿的影响<u>不包括</u>
A. 宫内感染　　　　　　B. 诱发早产　　　　　　C. 影响产程进展
D. 增加产褥感染机会　　E. 容易发生脐带脱垂
3. 未足月儿胎膜早破的处理<u>不正确的</u>是
A. 绝对卧床、抬高臀部　　B. 纠正羊水过少　　　　C. 地塞米松促胎肺成熟
D. 硫酸镁抑制宫缩　　　　E. 破膜超过 24 小时，抗生素预防感染

十四、胎儿窘迫

| 题型 | A1 型题 |

1. 胎心变化中，<u>不能</u>诊断胎儿窘迫的是
A. 胎心率＜ 110 次 / 分　　B. 胎心率＞ 160 次 / 分　　C. 胎心早期减速
D. 胎心晚期减速　　　　　　E. 胎心变异减速
2. 胎儿宫内窘迫的处理，下列哪项<u>不正确</u>
A. 经吸氧，改变体位不见好转，应迅速结束分娩
B. 估计短时间不能分娩者应剖宫产
C. 胎头已降至盆底可阴道助产
D. 胎儿未足月估计分娩后难以存活者不必给予处理
E. 病因治疗
3. 胎儿在子宫内急性缺氧<u>初期</u>表现为胎动
A. 减弱　　　　B. 增强　　　　C. 频繁　　　　D. 次数减少　　　　E. 次数稍增多

| 题型 | A2 型题 |

<u>32 岁初产妇</u>，临产 21 小时，宫口 10 cm，胎膜已破，S+3，宫缩每次 40 秒，间隔 2 分钟，胎心率 100 次 / 分，羊水 Ⅱ°污染，胎心监护出现多个<u>晚期减速</u>。此时应采取的措施是
A. 静脉滴注缩宫素　　　　B. 产钳术助产　　　　C. 立即行剖宫产术
D. 胎头吸引术助娩　　　　E. 等待自然分娩

第九节　妊娠合并内、外科疾病

一、妊娠合并心脏病

| 题型 | A1 型题 |

1. 对妊娠早期心脏病孕妇能否继续妊娠，<u>主要的判断依据</u>是
A. 心脏病种类　　B. 胎儿大小　　C. 病变部位　　D. 孕妇年龄　　E. 心功能分级
2. 心脏病产妇<u>胎儿娩出后</u>应立即
A. 腹部放置沙袋　　　　B. 抗感染　　　　　　C. 鼓励下床活动
D. 静脉注射麦角新碱　　E. 行绝育手术

| 题型 | A2 型题 |

1. 26 岁风湿性心脏病患者，现妊娠 45 天出现心力衰竭，其<u>处理原则</u>应是
A. 立即行负压吸宫术终止妊娠　　　　　　B. 控制心力衰竭后继续妊娠
C. 边控制心力衰竭边终止妊娠　　　　　　D. 控制心力衰竭后行负压吸宫术
E. 控制心力衰竭后行钳刮术
2. 初孕妇，既往风湿性心脏病、二尖瓣狭窄病史 8 年。平时不用药，登三楼无明显不适。孕 5 个月起活动时常有轻度心慌、气促。现孕 38 周，因心悸、咳嗽，<u>夜间不能平卧、心功能Ⅲ级而急诊入院</u>。在制订治疗计划时，最恰当的方案是
A. 纠正心功能，等待自然临产　　　　　　B. 积极控制心力衰竭，同时行剖宫产术
C. 积极控制心力衰竭，同时行引产术　　　D. 积极控制心力衰竭后终止妊娠
E. 适量应用抗生素后继续妊娠

3. 初产妇，29岁，足月妊娠，合并风湿性心脏病，心功能Ⅱ级。检查：枕左前位，胎心率正常，无头盆不称。决定经阴道分娩，其产程处理，下列选项正确的是
A. 产妇取平卧位休息 B. 出现心力衰竭征象时吸氧 C. 第二产程鼓励产妇屏气用力
D. 胎肩娩出后腹部放置沙袋并用腹带包扎固定 E. 产后常规注射麦角新碱

二、妊娠合并急性病毒性肝炎（助理不考）

题型 A1 型题

孕妇于妊娠早期患重型肝炎，正确的处理应是
A. 药物治疗重型肝炎 B. 肝炎好转后继续妊娠 C. 先行人工流产术
D. 治疗肝炎的同时行人工流产术 E. 治疗肝炎，待病情好转行人工流产术

三、妊娠期糖尿病

题型 A1 型题

妊娠糖尿病的高危因素与下列哪项无关
A. 肥胖 B. 家族糖尿病史 C. 孕妇身高 D. 孕妇体重 E. 有死胎或巨大儿史

题型 B1 型题

（1～2题共用备选答案）
A. ≥5.1 mmol/L B. ≥7.0 mmol/L C. ≥8.5 mmol/L D. ≥10.0 mmol/L E. ≥11.1 mmol/L
1. 妊娠期糖尿病诊断标准是 75 g OGTT 服糖后 2 小时血糖
2. 普通成人糖尿病诊断标准是 75 g OGTT 服糖后 2 小时血糖

第十节 遗传咨询、产前筛查与产前诊断

题型 A1 型题

产前诊断胎儿畸形最常用的手段是
A. 胎儿心电图 B. 羊膜腔穿刺羊水检查 C. 胎儿头皮血 pH 检查
D. 羊膜镜检查 E. B 超检查

题型 A2 型题

1. 经产妇，37岁，孕22周。B超检查羊水过多，怀疑神经管缺陷。最常用的检测方法是
A. 血 HCG B. 尿雌三醇 C. 血肌酐 D. 血雌三醇 E. 血 AFP
2. 36岁初产妇，患苯丙酮尿症，低苯丙氨酸饮食治疗至20岁，智力、行为均正常。现妊娠18周，来院做产前咨询，应建议
A. 查血清 β-HCG 和 PAP-A B. 超声检查胎儿颈项透明层和鼻骨
C. 行 AFP、HCG 和 E_3 三联血清学筛查 D. 对胎儿行产前基因诊断
E. 对胎儿行染色体核型分析

第十一节 异常分娩

一、产力异常

题型 A1 型题

1. 发生协调性子宫收缩乏力时的一般处理不包括
A. 预防感染 B. 排空膀胱 C. 补充能量
D. 静脉注射地西泮 E. 纠正酸中毒
2. 引起子宫收缩乏力的原因不包括
A. 子宫局部因素 B. 内分泌失调 C. 有急产史 D. 胎位异常 E. 精神因素

| 题型 | A2 型题 |

1. 初产妇，25 岁，宫口开全 1 小时，胎头下降速度＜1 cm，诊断为
 A. 胎头下降延缓　　　　　B. 第二产程延长　　　　　C. 活跃期停滞
 D. 活跃期延长　　　　　　E. 潜伏期延长
2. 女，22 岁，初产妇。妊娠 38 周，规律宫缩 7 小时。检查：宫口开大 5 cm，S=0，枕左前位，胎心 148 次 / 分。预估胎儿体重 2800 g。目前应采取的处理是
 A. 严密观察产程进展　　　B. 静脉推注地西泮　　　　C. 人工破膜
 D. 人工灌肠　　　　　　　E. 静脉滴注缩宫素
3. 初产妇，26 岁，妊娠 39 周，分娩过程中自觉下腹部持续疼痛，拒按，烦躁不安。产科检查：下腹部压痛，胎位触不清，胎心不规律，宫口停止扩张，胎先露部下降停止。诊断为"高张性宫缩乏力"。下列处理错误的是
 A. 处理原则是调节子宫收缩，恢复正常节律及其极性
 B. 立即注射缩宫素
 C. 给予强镇静剂
 D. 经上述处理未能得到纠正者，均应行剖宫产术
 E. 若不协调宫缩已被控制，但宫缩仍弱，可静脉滴注缩宫素
4. 初孕妇，32 岁，妊娠 39 周，规律宫缩 11 小时，产程进展缓慢，给予缩宫素静滴后，诉小腹部持续疼痛，痛苦呻吟，烦躁不安。查体：下腹部拒按，宫缩无间歇期，宫口开大 4 cm。给予硫酸镁静推后，宫缩缓解不明显，胎心听不清，胎头 S=0。该患者进一步采取的治疗措施是
 A. 立即行剖宫产　　B. 静滴缩宫素　　C. 肌注哌替啶　　D. 口服地西泮　　E. 吸氧，对症治疗

| 题型 | A3/A4 型题 |

（1～2 题共用题干）
26 岁初产妇，妊娠 39 周，规律宫缩 2 小时，枕右前位，胎心良好，骨盆外测量正常，B 超测胎头双顶径 9.2 cm，羊水平段 3.8 cm。
1. 此时最恰当的处置应是
 A. 行剖宫产术　　　　　　B. 静脉滴注缩宫素　　　　C. 缓慢静注能量合剂
 D. 肌内注射维生素 K_1　　E. 严密观察产程
2. 产妇宫缩正常，胎头 S+3，宫口开大 4 cm。此时最恰当的处理应是
 A. 人工破膜　　　　　　　B. 静脉滴注缩宫素　　　　C. 让产妇于宫缩时加腹压
 D. 行温肥皂水灌肠　　　　E. 行剖宫产术

| 题型 | B1 型题 |

（1～2 题共用备选答案）
 A. 硫酸镁静脉滴注　　　　B. 哌替啶肌内注射　　　　C. 肼苯达嗪静脉滴注
 D. 甘露醇快速静脉滴注　　E. 阿托品肌内注射
1. 不协调性子宫收缩乏力首选药物是
2. 重症妊娠期高血压疾病孕妇出现剧烈头痛伴呕吐时首选药物是

二、产道异常

| 题型 | A2 型题 |

1. 初孕妇，25 岁，妊娠 40 周，规律宫缩 8 小时，宫缩 40～50 秒 /4～5 分，检查胎心率 140 次 / 分，枕左前位，胎头双顶径 10 cm，先露 0，宫口开大 2 cm，坐骨棘间径 9 cm。该患者正确的处理是
 A. 剖宫产　　　　　　　　B. 肌内注射哌替啶　　　　C. 静脉滴注缩宫素
 D. 继续观察产程进展　　　E. 静脉注射 5% 葡萄糖注射液
2. 初产妇，25 岁，孕 38 周，规律下腹痛 6 小时，宫口开大 4 cm，骨盆测量正常。胎儿发育正常，胎心率 150 次 / 分，枕左前位。正确的处理应是
 A. 等待自然分娩　　　　　B. 立即剖宫产　　　　　　C. 静滴硫酸镁抑制宫缩
 D. 米索前列醇加强宫缩　　E. 静滴缩宫素加强宫缩
3. 初孕妇，妊娠 36 周，产检时行骨盆测量：髂嵴间径 25 cm，骶耻外径 19 cm，坐骨结节间径 7.5 cm。本

例孕妇的骨盆应诊断为
A. 男型骨盆　　　　　　　B. 佝偻病性扁平骨盆　　　　　C. 均小骨盆
D. 漏斗型骨盆　　　　　　E. 单纯扁平骨盆

4. 初产妇，28岁，妊娠40周，规律宫缩12小时。产科检查：胎头高浮，宫口开大3 cm，胎头枕骨靠近骶岬，胎心140次/分。最恰当的处理措施是
A. 静脉滴注地诺前列酮　　B. 尽早行剖宫产术　　　　　　C. 等待宫口开全产钳助娩
D. 静脉滴注缩宫素　　　　E. 等待经阴道分娩

5. 患者，孕1产0，孕40周。枕左前位，临产16小时入院，胎心好，宫口开全，先露S-1，测坐骨结节间径7 cm，出口后矢状径6 cm，胎儿估计3100 g，应选择
A. 静滴缩宫素加强宫缩　　B. 胎吸术　　　　　　　　　　C. 产钳术
D. 自然分娩　　　　　　　E. 剖宫产术

三、胎位异常

| 题型 | A2型题 |

初产妇，足月妊娠。宫口开全1小时35分尚未分娩，阴道检查：头先露，宫口开全，胎头位于坐骨棘水平下3 cm，枕左横位（LOT）。胎膜已破，羊水清，胎心率140次/分，估计胎儿重3100 g。本例的正确处理应是
A. 行剖宫产术　　　　　　　　　　B. 缩宫素静脉滴注　　　　　　C. 行产钳助产术
D. 徒手将胎头枕部转向前方，然后阴道分娩　　　　　　　　　　E. 等待阴道自然分娩

第十二节　分娩期并发症

一、子宫破裂

| 题型 | A1型题 |

1. 除下列哪项外，其余均是先兆子宫破裂的诊断依据
A. 胎心不清　　B. 血尿　　C. 血压下降　　D. 病理缩复环　　E. 下腹剧痛拒按

2. 对于子宫破裂的预防，下列选项不正确的是
A. 严格掌握缩宫素引产指征　　　　　　　　　B. 加强计划生育宣传，减少多产妇
C. 做好产前检查，及时发现胎位异常　　　　　D. 瘢痕子宫孕妇，无需特殊对待
E. 尽量避免中高位产钳助产

3. 关于不完全性子宫破裂，下列描述恰当的是
A. 子宫肌层部分性破裂，宫腔与腹腔相通
B. 子宫肌层全部或部分破裂，浆膜层尚未穿破
C. 胎心正常
D. 胎儿及附属物在腹腔内
E. 子宫肌层全部或部分破裂，浆膜层尚未穿破，宫腔与腹腔未相通

4. 以下不属于先兆子宫破裂表现的是
A. 下腹剧痛，烦躁不安　　B. 排尿困难，血尿　　　　C. 子宫体和子宫下段之间形成环状凹陷
D. 胎儿触不清，胎心率听不清　　　　　　　　　　　E. 阴道出血致产妇休克

| 题型 | A2型题 |

初孕妇，30岁，妊娠40周，规律宫缩4小时入院。因产程不佳，给予缩宫素静脉滴注，加强宫缩，2小时后下腹疼痛难忍。孕妇烦躁不安，呼吸急促，心率110次/分，胎心率100次/分，子宫下段有明显压痛，导尿见血尿。本例最可能的诊断是
A. 先兆子宫破裂　　B. 子宫破裂　　C. 强直性宫缩　　D. 羊水栓塞　　E. 胎盘早期剥离

| 题型 | A3/A4型题 |

（1~2题共用题干）
患者，27岁，初产妇。妊娠39周，规律宫缩8小时入院。查体：髂棘间径24 cm，坐骨结节间径7.5 cm，

枕左前位，胎心140次/分。肛查宫口开大4 cm，S = 0。2小时后产妇呼叫腹痛难忍，检查宫缩1分钟1次，持续40秒，胎心116次/分。子宫下段压痛明显，阴道检查宫口开大5 cm，先露胎头。
1. 此时最可能的诊断是
A. 胎儿窘迫　　　　　　　　B. 不协调性子宫收缩过强　　　C. 不协调性子宫收缩乏力
D. 先兆子宫破裂　　　　　　E. 重型胎盘早剥
2. 应采取的措施是
A. 即刻做宫缩应激试验，若异常行剖宫术　　　　B. 停止静滴缩宫素，继续观察产程
C. 立即肌注哌替啶或地西泮　　D. 等待宫口开全行产钳术　　E. 立即行剖宫产术

二、产后出血

题型　A1 型题

1. 应首先考虑切除子宫止血的是
A. 宫缩乏力　　　　　　　　B. 胎盘粘连　　　　　　　　C. 胎盘大部植入
D. 凝血功能障碍　　　　　　E. 子宫胎盘卒中
2. 产后出血是指阴道流血量在胎儿娩出后24小时内超过
A. 300 mL　　B. 400 mL　　C. 500 mL　　D. 600 mL　　E. 700 mL

题型　A2 型题

女，25岁，顺产一体重4200 g男婴，胎盘娩出后继之出现阴道大量流血，暗红色，子宫轮廓不清。该患者产后出血最可能的原因是
A. 子宫收缩乏力　　B. 凝血功能障碍　　C. 软产道裂伤　　D. 子宫破裂　　E. 胎膜残留

三、羊水栓塞

题型　A2 型题

1. 女，22岁，初产妇。孕41周，规律宫缩8小时后宫口开大8 cm，自然破裂，破膜后突然呼吸困难，发绀，血压下降。最可能的诊断是
A. 子宫破裂　　B. 胎膜早破　　C. 胎盘早剥　　D. 羊水栓塞　　E. 前置胎盘
2. 初产妇，28岁，孕37周，分娩时突然发生烦躁不安、寒战、咳嗽、呼吸困难、发绀、血压迅速下降，脉细弱。恰当的处理措施不包括
A. 吸氧　　　　　　　　　　B. 盐酸罂粟碱静脉缓注　　　　C. 抗过敏治疗
D. 抗休克治疗　　　　　　　E. 立即切除子宫

第十三节　异常产褥期并发症

一、产褥感染

题型　A1 型题

1. 下列关于产褥病率的说法，恰当的是
A. 分娩24小时内每小时测体温4次，体温有2次达到或超过38 ℃
B. 产褥期内有2次体温达到或超过38 ℃
C. 产后24小时以后的10日内用口表每日测量4次，体温有2次达到或超过38 ℃
D. 产后24小时以后1周内用口表每日测量4次，体温有2次达到或超过38 ℃
E. 产后24小时以后的1个月内用口表每日测量4次，体温有2次达到或超过38 ℃
2. 产褥期发生"股白肿"，其感染病原体多为
A. β-溶血性链球菌　　　　　B. 金黄色葡萄球菌　　　　　　C. 产气荚膜梭菌
D. 沙眼衣原体　　　　　　　E. 脆弱拟杆菌

题型　A2 型题

1. 女，25岁，产后10天，下腹痛伴发热3天。查体：T 39 ℃，P 98次/分，R 26次/分。脓血性恶露，有恶臭。

血常规：WBC 13×10⁹/L，N 0.88。最可能的诊断是
A. 产褥感染　　　B. 正常产褥　　　C. 产褥中暑　　　D. 急性膀胱炎　　　E. 晚期产后出血
2. 28岁产褥妇，产后 8日，发热、腹痛 5日入院。体温 39.2 ℃，血压 90/60 mmHg，急性痛苦病容，下腹压痛。妇科检查：子宫如妊娠 4 个月大，触痛明显，子宫右侧触及有压痛实性肿块。本例应诊断为
A. 急性子宫内膜炎　　　　　B. 急性子宫肌炎　　　　　C. 急性盆腔结缔组织炎
D. 急性盆腔腹膜炎　　　　　E. 弥漫性腹膜炎

二、晚期产后出血（助理不考）

题型　A2 型题

1. 产褥妇，26岁，剖宫产术后 16 天，突然子宫大量出血 2 小时伴乏力。查体：BP 70/50 mmHg，心率 128 次/分，Hb 78 g/L，面唇苍白，神志欠清。检查：出血口组织坏死范围小，炎症反应轻。恰当的处理措施是
A. 保守治疗　　　　　　　B. 抗休克同时剖腹探查　　　　　C. 行子宫次全切除术
D. 行子宫切除术　　　　　E. 清宫术止血
2. 初产妇，28岁，10天前在家中经阴道分娩，产后血性恶露持续时间长，无异味。突然出血增多 1天。无寒战、高热。查体：子宫如妊娠 3 个月大，质软，压痛不明显，宫口松，能容 2 指。其阴道流血最可能的原因是
A. 子宫脱垂　　　B. 子宫内膜炎　　　C. 子宫颈裂伤　　　D. 蜕膜残留　　　E. 胎盘、胎膜残留

题型　A3/A4 型题

（1～2题共用题干）
产褥妇，26岁。剖宫产术后 16 天，突然阴道大量流血 3 小时来院。入院时 BP 84/60 mmHg，心率 122 次/分，Hb 84 g/L。
1. 该患者应立即采取的处理措施不包括
A. 行 B 超检查　　　　　　B. 建立静脉通道，补液、输血
C. 清宫术后止血　　　　　D. 静脉滴注缩宫素　　　　　E. 静脉滴注广谱抗生素预防感染
2. 该患者最可能的出血原因是
A. 胎盘附着面复旧不全　　　B. 胎盘、胎膜残留　　　C. 胎盘附着面血栓脱落
D. 继发性子宫收缩乏力　　　E. 子宫切口裂开出血

第十四节　女性生殖系统炎症

一、生殖道防御机制

题型　A1 型题

1. 维持阴道正常酸性环境的主要菌群是
A. 葡萄球菌　　　B. 肠球菌　　　C. 大肠埃希菌　　　D. 乳杆菌　　　E. 棒状杆菌
2. 关于女性生殖道的生理防御机制，正确的是
A. 正常阴道菌群中不包括支原体和念珠菌
B. 卵巢分泌的孕激素使阴道上皮增厚并富含糖原
C. 宫颈内口紧闭以及宫颈管有黏液栓利于防止上行感染
D. 阴道正常情况下呈弱碱性环境
E. 宫颈阴道部表面为单层鳞状上皮，抗感染能力强

二、细菌性阴道病

题型　A1 型题

1. 细菌性阴道病首选的治疗药物是
A. 抗厌氧菌药物　　　　　B. 抗病毒药物　　　　　C. 抗革兰氏阴性菌药物
D. 抗革兰氏阳性菌药物　　E. 抗真菌药物
2. 关于细菌性阴道病的特征叙述恰当的是

A. 与不洁性生活无关　　　　B. 胺臭味试验阴性　　　　C. 分泌物呈脓性黏稠
D. 阴道 pH 小于 4.5　　　　E. 线索细胞阳性
3. 细菌性阴道病的诊断标准不包括
A. 脓性泡沫白带　　　　　　B. 匀质、稀薄、灰白色阴道分泌物
C. 阴道分泌物 pH＞4.5　　　 D. 线索细胞阳性　　　　　E. 胺臭味试验阳性

| 题型 | A2 型题 |

女，54 岁，白带增多，均匀稀薄，有臭味，阴道黏膜无明显充血，阴道 pH 为 5，线索细胞阳性。最可能的诊断是
A. 急性淋病　　　　　　　　B. 细菌性阴道病　　　　　C. 滴虫阴道炎
D. 外阴阴道念珠菌病　　　　E. 老年性阴道炎

三、外阴阴道假丝酵母菌病

| 题型 | A1 型题 |

1. 白念珠菌性阴道炎典型的白带是
A. 凝乳块状　　　B. 泡沫状　　　C. 黄色脓性　　　D. 水样　　　E. 血性
2. 外阴阴道假丝酵母菌病的主要感染方式是
A. 内源性感染　　　　　　　B. 性生活直接传播　　　　C. 经接触感染衣物传播
D. 经血液传播　　　　　　　E. 垂直传播
3. 哪项与外阴阴道假丝酵母菌病无关
A. 长期使用抗生素　　　　　B. 大量免疫抑制剂的应用　C. 孕妇
D. 老年女性阴道壁薄　　　　E. 大剂量雌激素治疗
4. 对于外阴阴道假丝酵母菌病，下列哪项是恰当的
A. 用 1：5000 的高锰酸钾冲洗阴道可提高疗效
B. 典型的白带为黄色泡沫状
C. 致病的白色假丝酵母菌主要来源于手足癣，因交叉感染而致病
D. 顽固病例要注意并发糖尿病
E. 患假丝酵母菌阴道炎的孕妇可暂不治疗
5. 复发性外阴阴道假丝酵母菌病（RVVC）巩固治疗维持需要
A. 3 个月　　　B. 1 个月　　　C. 7～14 天　　　D. 6 个月　　　E. 3 天

| 题型 | A2 型题 |

女，55 岁，糖尿病史 7 年，外阴瘙痒、灼痛 1 个月余，白带无异味。妇科检查：阴道黏膜充血，白带多，呈凝乳块状。本例最可能的诊断是
A. 细菌性阴道病　　　　　　B. 老年性阴道炎　　　　　C. 外阴硬化性苔藓
D. 非特异性外阴炎　　　　　E. 外阴阴道念珠菌病

四、滴虫阴道炎

| 题型 | A1 型题 |

1. 不是滴虫阴道炎临床表现的是
A. 脓性、有泡沫白带　　　　B. 外阴部瘙痒　　　　　　C. 经期之后自觉症状加重
D. 阴道黏膜有散在红色斑点　E. 小阴唇内侧附着白色膜状物
2. 滴虫阴道炎最常见的传播途径是
A. 性交直接接触感染　　　　B. 经血循环感染　　　　　C. 间接接触感染
D. 内源性感染　　　　　　　E. 经淋巴循环感染

| 题型 | A2 型题 |

中年妇女，白带增多伴外阴瘙痒 4 天。妇科检查：宫颈、阴道壁充血，分泌物黄绿色，有臭味，呈泡沫状。为明确诊断，首先应做的检查是
A. 宫颈刮片活检　　　　　　B. 尿常规　　　　　　　　C. 胺臭试验

D. 悬滴法阴道分泌物查滴虫　　E. 阴道细胞学检查

题型　B1 型题

（1～2题共用备选答案）
A. 直接或间接传播　　B. 飞沫传播　　C. 内源性感染
D. 血液传播　　E. 垂直传播
1. 滴虫阴道炎的主要感染方式是
2. 外阴阴道念珠菌病的主要感染方式是

五、萎缩性阴道炎（助理不考）

题型　A3/A4 型题

（1～3题共用题干）
女，70岁，外阴瘙痒、阴道灼热感4天，妇科检查：阴道黏膜有散在出血点，阴道内少许分泌物，呈淡黄色。
1. 该患者首先考虑的诊断为
A. 萎缩性阴道炎　　B. 淋菌性阴道炎　　C. 细菌性阴道病
D. 外阴阴道念珠菌病　　E. 滴虫阴道炎
2. 其最可能的病因是
A. 雌激素水平低下　　B. 淋菌感染　　C. 阴道菌群失调
D. 念珠菌感染　　E. 滴虫感染
3. 该患者首选的外用药物是
A. 制霉菌素　　B. 红霉素　　C. 孕激素　　D. 雌激素　　E. 甲硝唑

六、宫颈炎

题型　A1 型题

1. 慢性宫颈炎不包括
A. 宫颈糜烂　　B. 宫颈息肉　　C. 宫颈肥大　　D. 宫颈囊肿　　E. 宫颈上皮内瘤变
2. 慢性宫颈炎出现腰骶部疼痛时说明
A. 乳突状糜烂　　B. 重度糜烂　　C. 炎症扩散至盆腔
D. 宫颈息肉　　E. 宫颈腺体囊肿形成

七、盆腔炎性疾病

题型　A1 型题

1. 关于盆腔炎的感染途径，下列哪项是正确的
A. 产褥及流产后感染主要是血行播散
B. 结核性盆腔炎主要是沿黏膜上行感染
C. 沙眼衣原体是沿生殖器黏膜上行蔓延
D. 阑尾炎等消化道炎症可通过淋巴系统蔓延到内生殖器
E. 淋病奈瑟球菌是通过性接触后先入侵泌尿系统后再蔓延到生殖道
2. 下列何项不是急性盆腔炎的手术指征
A. 药物治疗48～72小时体温不降，中毒症状加重或肿块增大者
B. 脓肿破裂引起全身中毒症状
C. 脓肿形成，药物治疗病情缓解，肿块局限化，但不消失
D. 药物治疗，病情缓解，双侧附件虽未触及肿块，但有增厚感和压痛
E. 病情有所控制，但脓肿形成，并向阴道后穹隆突出

题型　A2 型题

1. 女，35岁，因下腹痛伴发热2天来急诊。查体：T 38.9℃，急性病容，下腹部有压痛、反跳痛及肌紧张。妇科检查可见脓性阴道分泌物，宫颈有举痛，双侧附件区增厚，有压痛。最可能的诊断是
A. 卵巢囊肿破裂　　B. 急性宫颈炎　　C. 急性盆腔炎

D. 卵巢囊肿蒂扭转　　　　　　　E. 卵巢囊肿继发感染

2. 女，30岁，人工流产后发热伴下腹疼痛20天。查体：宫颈举痛，子宫后位，正常大小，触痛明显。右侧宫旁明显增厚，压痛。盆腔超声检查：子宫大小正常，右宫旁可探及不均质混合回声包块，大小约5.0 cm×2.5 cm，边界欠清。最可能的诊断是

A. 急性盆腔炎　　　　　　　　　B. 盆腔结核　　　　　　　　　C. 卵巢肿瘤蒂扭转
D. 急性阑尾炎　　　　　　　　　E. 黄体破裂

第十五节　女性生殖器官肿瘤

一、宫颈癌

题型　A1型题

1. 绝经期妇女宫颈癌的早期临床症状是
A. 绝经后阴道出血　　　　　　　B. 接触性出血　　　　　　　　C. 腹痛
D. 大量血性腥臭白带　　　　　　E. 下肢水肿

2. 早期发现宫颈癌简便、可靠的初筛方法是
A. 宫颈刮片细胞学检查　　　　　B. 阴道镜　　　　　　　　　　C. 宫颈活检
D. 碘试验　　　　　　　　　　　E. 宫颈锥形切除术

3. 下列不属于宫颈癌相关危险因素的是
A. 多个性伴侣　　B. 吸烟　　　C. 未生育　　　D. 不洁性行为　　E. 过早性生活

4. 子宫颈癌起源于
A. 宫颈外口鳞状上皮和柱状上皮交界处　　　　B. 宫颈内口及其附近黏膜
C. 宫颈阴道部　　　　　D. 宫颈管内　　　　　E. 宫颈外口

5. 宫颈癌的临床分期依据
A. 有无淋巴结转移　　　　　　　B. 术后所见分期　　　　　　　C. 病灶侵犯范围
D. 临床表现　　　　　　　　　　E. 病理分级

6. 宫颈癌临床分期ⅡA指
A. 癌累及阴道，未达阴道下1/3段，无明显宫旁浸润　　B. 癌累及宫旁，无明显间质浸润
C. 肉眼可见癌灶虽位于宫颈，但体积＞4 cm　　　　　　D. 癌累及阴道下1/3段，无明显宫旁浸润
E. 癌累及宫旁，间质浸润深度3～5 mm

题型　A2型题

1. 42岁已婚女性，血性白带数月，月经规律，妇科查体：宫颈见片状糜烂，质脆，易出血。子宫及双附件未扪及异常。最有助于确诊的检查为
A. B超检查　　　　　　　　　　B. 阴道分泌物检查　　　　　　C. 宫颈活组织检查
D. 阴道镜检查　　　　　　　　　E. 白带检查

2. 女，45岁，同房后阴道流血3个月，G_5P_1，妇科查体：宫颈重度糜烂状，下唇息肉样赘生物，直径2 cm，三合诊宫颈旁组织无异常，取宫颈赘生物送病理，提示宫颈鳞癌。首选的治疗方案
A. 根治性放射　　　　　　　　　B. 子宫颈切除＋盆腔淋巴结切除术
C. 筋膜外子宫切除　　　　　　　D. 宫颈锥形切除术　　　　　　E. 广泛性子宫切除＋盆腔淋巴结切除术

3. 女，45岁，不规则阴道流血2个月。性交后出血，宫颈锥切标本显微镜下可见低分化鳞细胞癌，间质浸润深度2 mm。正确的分期为
A. ⅠA1期　　　B. ⅠA2期　　　C. ⅠB1期　　　D. ⅠB2期　　　E. ⅡB期

4. 女，45岁，性交后出血半年。妇科检查：宫颈Ⅰ度糜烂状。宫颈细胞学检查结果为低度鳞状上皮内病变（LSIL）。为明确诊断，下一步应首选的处理是
A. 宫颈冷刀锥切　　　　　　　　B. 宫颈电热圈切除术　　　　　C. 阴道镜下活检
D. 宫颈管搔刮　　　　　　　　　E. HPV-DNA检测

题型　A3/A4型题

（1～3题共用题干）

女，45岁，G_4P_2。月经规律，白带增多半年，性交后阴道流血2个月。近3年未体检。妇科检查发现宫

颈重度糜烂状，触血（＋），子宫附件未见明显异常。宫颈活组织病理报告为宫颈鳞状细胞癌，浸润深度为 7 mm。
1. 该患者的临床分期是
   A. Ⅰ B1   B. Ⅰ A2   C. Ⅰ B2   D. Ⅰ A1   E. Ⅱ A
2. 宜选择的手术方案是
   A. 筋膜内全子宫切除术 + 盆腔淋巴结切除术   B. 筋膜外全子宫切除术 + 盆腔淋巴结切除术
   C. 改良广泛子宫切除术 + 盆腔淋巴结切除术   D. 广泛宫颈切除术 + 盆腔淋巴结切除术
   E. 广泛子宫切除术 + 盆腔淋巴结切除术
3. 如术后组织病理学证实右侧闭孔淋巴结转移，最恰当的处理是
   A. 放化疗   B. 观察随访   C. 生物治疗   D. 物理治疗   E. 性激素治疗

（4～6题共用题干）
女，60岁，接触性出血半年。妇科检查：外阴阴道未见异常，宫颈肥大糜烂、质脆，子宫及双附件未见异常。
4. 为明确诊断，首选的辅助检查是
   A. 诊断性刮宫   B. 宫腔镜检查   C. HPV 检测
   D. 宫颈细胞学检查   E. 宫颈多点活检
5. 病理检查报告宫颈鳞状细胞异型性增生，占宫颈上皮全层 2/3 以上，伴人乳头瘤病毒感染。该患者应诊断为
   A. CIN Ⅰ   B. CIN Ⅱ   C. CIN Ⅲ   D. 宫颈癌   E. 宫颈糜烂
6. 适宜的治疗措施是
   A. 微波治疗   B. 激光治疗   C. 随诊观察   D. 局部药物治疗   E. 全子宫切除治疗

| 题型 | B1 型题 |

（1～2题共用备选答案）
   A. B 超检查   B. 阴道脱落细胞学检查   C. 分段诊刮
   D. 宫颈刮片   E. 宫颈及宫颈管活组织检查
1. 某绝经妇女阴道不规则流血，怀疑宫体癌，同时排除子宫颈管癌的检查方法是
2. 确诊宫颈癌的主要方法是

（3～4题共用备选答案）
   A. 临床表现   B. 病理检查   C. 术中探查   D. 盆腔检查   E. 细胞学检查
3. 宫颈癌确定诊断的最重要依据是
4. 宫颈癌临床分期的最重要依据是

（5～6题共用备选答案）
   A. Ⅰ A2   B. Ⅰ B1   C. Ⅰ B3   D. Ⅱ A1   E. Ⅱ B
5. 上述子宫颈癌期别，需行改良广泛子宫切除术的是
6. 上述子宫颈癌期别，需要手术中行腹主动脉旁淋巴结取样的是

二、子宫肌瘤

| 题型 | A1 型题 |

1. 子宫浆膜下肌瘤的临床表现，下列说法正确的是
   A. 若瘤蒂较长，易发生蒂扭转   B. 子宫呈均匀增大   C. 不规则阴道出血
   D. 发生症状较早较重   E. 白带增多
2. 女性生殖器最常见的良性肿瘤是
   A. 阴道腺病   B. 子宫肌瘤   C. 卵巢皮样囊肿
   D. 输卵管内膜异位   E. 卵巢浆液性囊腺瘤
3. 子宫肌瘤最常见的类型是
   A. 肌壁间肌瘤   B. 黏膜下肌瘤   C. 浆膜下肌瘤   D. 阔韧带肌瘤   E. 宫颈肌瘤
4. 常伴发热和腹痛的子宫肌瘤变性是
   A. 玻璃样变   B. 囊性变   C. 红色样变   D. 肉瘤变   E. 钙化
5. 子宫肌瘤药物治疗原则
   A. 身体虚弱无法手术   B. 有手术禁忌证   C. 年轻要求生育
   D. 绝经前肌瘤不大，症状轻者   E. 以上均是

题型　A2型题

1. 女，31岁，停经21周。剧烈腹痛、发热1天，伴恶心、呕吐，无阴道流血。查体：宫底平脐，子宫前壁压痛，胎心156次/分。血WBC 13×10⁹/L，N 0.78。彩色超声提示单胎妊娠合并子宫肌壁间肌瘤，肌瘤直径7 cm。最可能是子宫肌瘤发生
A. 感染　　　　　　B. 肉瘤样变　　　　C. 玻璃样变　　　　D. 红色样变　　　　E. 囊性变
2. 年轻女性，已婚未育。曾自然流产2次，B超检查子宫前壁4 cm×3 cm×5 cm大小的强回声光团，双附件正常。该患者最恰当的治疗方法是
A. 药物保守治疗　　　　　　B. 子宫次全切除术　　　　　　C. 子宫全切术
D. 肌瘤切除术　　　　　　　E. 诊断性刮宫
3. 患者，女性，50岁。月经增多，经期延长已2年，伴头晕、心悸。妇科检查：子宫如妊娠3个月大，B型超声检查提示子宫肌瘤，血红蛋白80 g/L。最恰当的处理是
A. 随访观察　　　　　　　　B. 应用宫缩剂、止血药　　　　C. 应用雄激素
D. 肌瘤摘除术　　　　　　　E. 子宫切除

三、子宫内膜癌

题型　A1型题

1. 确诊子宫内膜癌最常用的检查方法是
A. 阴道细胞学检查　　　　　B. 分段诊断性刮宫　　　　　　C. 宫腔镜检查
D. 宫颈刮片细胞学检查　　　E. B型超声检查
2. 子宫内膜癌的高危因素不包括
A. 不孕症　　　　　　　　　B. 卵巢早衰　　　　　　　　　C. 肥胖
D. 无排卵性功能失调子宫出血　　　　　　　　　　　　　　E. 糖尿病
3. 子宫内膜癌最多见的病理类型是
A. 腺角化癌　　　B. 腺癌　　　C. 透明细胞癌　　　D. 鳞腺癌　　　E. 鳞癌
4. 确诊子宫内膜癌的最佳方法是
A. 宫腔涂片细胞学检查　　　B. 宫颈管细胞学检查　　　　　C. 宫颈活检
D. 子宫内膜活检　　　　　　E. 子宫分段诊刮活检
5. 子宫内膜癌的首选治疗方法是
A. 手术治疗　　　　　　　　B. 手术、放射联合治疗　　　　C. 放射治疗
D. 激素治疗　　　　　　　　E. 化学治疗
6. 子宫内膜癌Ⅱ期的治疗原则是
A. 放疗　　　　　　　　　　　　　　　　　　　　　　　　B. 化疗
C. 改良广泛性子宫切除+双侧附件切除+盆腔及腹主动脉旁淋巴结取样
D. 子宫全切术+双附件切除术　　　　　　　　　　　　　　E. 孕酮类治疗

题型　A2型题

1. 女，50岁，G₃P₂，8年前行节育术，月经不规则1年，阴道不规则流血15天。查体：心率62次/分，血压100/65 mmHg，结膜苍白，子宫略大，稍软，无压痛，宫旁未触及异常。为确定诊断，应首选的检查是
A. 尿HCG测定　　B. 阴道镜检查　　C. 盆腔CT检查　　D. 分段诊刮　　E. 女性激素水平检查
2. 女，60岁，绝经8年后阴道不规则流血1个月，糖尿病病史4年，体重87 kg，子宫如孕2个月妊娠大小，稍软。B超示子宫内膜1.8 cm，其内探及1.2 cm×0.8 cm不均质回声光团，有丰富血流信号。最可能诊断是
A. 子宫内膜炎　　　　　　　B. 黏膜下子宫肌瘤　　　　　　C. 子宫内膜息肉
D. 子宫内膜癌　　　　　　　E. 子宫肉瘤
3. 女，65岁，绝经15年，阴道不规则流血10余天，高血压、糖尿病病史10年。妇科检查：宫体如8周妊娠大小，质软，双附件未见异常。应首先考虑的疾病是
A. 子宫内膜癌　　B. 子宫内膜炎　　C. 子宫腺肌病　　D. 子宫内膜息肉　　E. 子宫肌瘤

题型　A3/A4型题

(1～3题共用题干)
女，67岁，高血压、糖尿病史10年，BMI 28，1年来不规则阴道流血。B超发现宫腔内2.2 cm×2.8 cm实质不均回声区，有丰富血流，宫腔线消失，测血清CA125为35 U/mL。

1. 首先考虑的诊断是
   A. 宫颈癌　　　B. 子宫内膜癌　　　C. 卵巢上皮癌　　　D. 输卵管癌　　　E. 绒毛膜癌
2. 最有价值的诊断方法是
   A. 性激素水平的测定　　　B. 子宫颈活组织检查　　　C. HCG 水平测定
   D. 诊断性刮宫　　　E. 腹腔镜检查
3. 术中冰冻切片检查示全肌层肿瘤浸润，但未累及浆膜层，手术方式应选择
   A. 筋膜外全子宫切除术
   B. 筋膜外全子宫切除术 + 双附件切除术
   C. 筋膜外全子宫切除术 + 双附件切除术 + 盆腔淋巴结切除及腹主动脉旁淋巴结取样
   D. 改良广泛性子宫切除术 + 双附件切除术 + 盆腔淋巴结切除及腹主动脉旁淋巴结取样
   E. 肿瘤细胞减灭术

题型　B1 型题

（1～2 题共用备选答案）
A. 宫颈刮片细胞学检查　　　B. 颈管搔刮活组织检查　　　C. 阴道镜下活组织检查
D. 分段诊刮活组织检查　　　E. 碘试验后宫颈活组织检查
1. 确诊子宫内膜癌的检查方法是
2. 确诊宫颈鳞癌的检查方法是

四、卵巢肿瘤

题型　A1 型题

1. 女性生殖系统恶性肿瘤中死亡率最高的是
   A. 宫颈癌　　　B. 外阴癌　　　C. 恶性滋养细胞肿瘤
   D. 子宫内膜癌　　　E. 卵巢癌
2. 好发于儿童及青少年的卵巢肿瘤是
   A. 性索间质肿瘤　　　B. 生殖细胞肿瘤　　　C. 上皮性肿瘤
   D. 转移性癌　　　E. 非特异性间质瘤
3. 卵巢肿瘤患者盆腔 X 线平片显示牙齿及骨骼提示
   A. 畸胎瘤　　　B. 内胚窦瘤　　　C. 纤维瘤　　　D. 卵泡膜细胞瘤　　　E. 颗粒细胞瘤
4. 分泌雌激素的卵巢恶性肿瘤是
   A. 未成熟型畸胎瘤　　　B. 浆液性囊腺癌　　　C. 子宫内膜样癌
   D. 颗粒细胞瘤　　　E. 原发性绒癌
5. 能引起子宫内膜增生过长的卵巢肿瘤是
   A. 成熟囊性畸胎瘤　　　B. 卵泡膜细胞瘤　　　C. 内膜样肿瘤
   D. 内胚窦瘤　　　E. 浆液性囊腺瘤
6. 卵巢纤维瘤伴胸腹腔积液形成称为
   A. Meniere 综合征　　　B. Down 综合征　　　C. Meigs 综合征
   D. Cushing 综合征　　　E. 类癌综合征
7. 卵巢肿瘤最常见的并发症是
   A. 恶变　　　B. 破裂　　　C. 瘤体内出血　　　D. 感染　　　E. 蒂扭转
8. 突发一侧下腹痛 1 天，诊断为卵巢瘤蒂扭转，错误的处理是
   A. 一经确诊即应手术　　　B. 避免术中将肿瘤弄破　　　C. 行肿瘤剜出术
   D. 术时应在蒂根部下方钳夹　　　E. 取下肿瘤应切开检查并送病理
9. 青年女性，卵巢单侧发现部分囊性包块，查血清 AFP 升高，诊断为卵黄囊瘤。其治疗首选
   A. 博来霉素 + 依托泊苷 + 顺铂　　　B. 顺铂 + 拓扑替康
   C. 卡铂 + 紫杉醇　　　D. 卡铂 + 吉西他滨　　　E. 顺铂 + 阿霉素
10. 下列选项中卵巢内胚窦瘤的特异性肿瘤标志物是
    A. AFP　　　B. CA125　　　C. HCG　　　D. PSA　　　E. CA199

题型　A2 型题

1. 女，52 岁，绝经 6 年，阴道淋漓流血 10 天。查右附件区扪及：手拳大肿物，表面覆有光泽、薄的纤维

包膜。阴道脱落细胞提示雌激素高度影响。最可能的诊断应是右侧卵巢
  A. 纤维瘤　　　　　　　　　B. 浆液性囊腺瘤　　　　　　　C. 良性囊性畸胎瘤
  D. 黏液性囊腺瘤　　　　　　E. 卵泡膜细胞瘤
2. 女，47岁，胃癌术后2年，下腹不适3个月。妇科检查：子宫正常大小，双侧附件区各触及一个拳头大小的椭圆形包块，移动性浊音（-）。最可能的诊断是
  A. 卵巢卵黄囊瘤　　　　　　B. 卵巢纤维瘤　　　　　　　　C. 卵巢库肯勃瘤
  D. 卵巢子宫内膜异位囊肿　　E. 卵巢畸胎瘤
3. 女，64岁，绝经14年，阴道少量流血3次。查体：腹膨隆，如足月妊娠，腹水征（-）。B超示：巨大肿物40 cm×50 cm×30 cm，囊性，多房性。体重、食欲、大小便均无变化。本例最可能为卵巢的
  A. 浆液性囊腺瘤　　　　　　B. 黏液性囊腺瘤　　　　　　　C. 皮样囊肿
  D. 卵泡膜细胞瘤　　　　　　E. 透明细胞癌
4. 患者，15岁女孩。剖腹手术中快速冰冻病理切片回报：左侧卵巢颗粒细胞瘤低度恶性，肉眼所见：左侧卵巢略大，右侧卵巢未见异常，探查盆腹腔未见其他异常。应行何种术式
  A. 左侧附件切除　　　　　　B. 双侧附件切除　　　　　　　C. 子宫全切+左侧附件切除
  D. 子宫次全切+左侧附件切除　E. 左侧附件切除+放疗
5. 患者，女，36岁，月经紊乱，卵巢包块，经诊断为卵巢颗粒细胞瘤。该患者最常用的化疗方案是
  A. 顺铂+紫杉醇　　　　　　B. 紫杉醇+卡铂　　　　　　　C. 博来霉素+依托泊苷+顺铂
  D. 顺铂+长春新碱　　　　　E. 博来霉素+长春新碱
6. 女，52岁，腹胀2个月，发现腹水1周，患者绝经2年，无不规则阴道流血，胃镜、肠镜均未发现异常，妇科超声提示左附件肿物，实性为主，大小约6 cm×6 cm×5 cm，血清CA125 1805 U/mL。首选考虑诊断为
  A. 卵巢子宫内膜异位囊肿　　B. 盆腔结核　　　　　　　　　C. 输卵管囊肿
  D. 卵巢恶性上皮性肿瘤　　　E. 卵巢转移性肿瘤

题型　B1型题

（1～4题共用备选答案）
  A. 成熟囊性畸胎瘤　　　　　B. 未成熟畸胎瘤　　　　　　　C. 颗粒细胞瘤
  D. 无性细胞瘤　　　　　　　E. 内胚窦瘤
1. 含有原始神经细胞组织的卵巢肿瘤是
2. 恶变多发生于绝经后妇女的卵巢肿瘤是
3. 能分泌雌激素的卵巢肿瘤是
4. 对放疗极敏感的卵巢肿瘤是

（5～6题共用备选答案）
  A. 血清β-HCG　　　　　　 B. 血清雌激素　　　　　　　　C. 血清CA125
  D. 血清AFP　　　　　　　　E. 血清雄激素
5. 卵巢内胚窦瘤标志物是
6. 卵巢浆液性囊腺癌最常用的肿瘤标志物是

（7～9题共用备选答案）
  A. 上皮性肿瘤　　B. 畸胎瘤　　　　C. 颗粒细胞瘤　　D. 无性细胞瘤　　E. 内胚窦瘤
7. 对放疗最敏感的卵巢肿瘤
8. 在成人最多见的肿瘤
9. 常伴AFP异常升高

第十六节　妊娠滋养细胞疾病

一、葡萄胎

题型　A1型题

1. 关于葡萄胎，下列说法恰当的是
  A. 葡萄胎清宫后卵巢黄素化囊肿需及时切除　　　B. 葡萄胎B超检查宫腔时可呈"落雪状"
  C. 子宫小于停经月份可排除葡萄胎　　　　　　　D. 葡萄胎均会发生停经后阴道流血
  E. 葡萄胎清宫后常规预防性化疗

2. 葡萄胎清除后随访时间至少为
A. 半年　　　　　B. 1年　　　　　C. 1年半　　　　　D. 2年　　　　　E. 3年
3. 下列不是葡萄胎的临床表现的是
A. 高血压、蛋白尿　　　　B. 妊娠剧吐　　　　C. 甲状腺功能亢进症
D. 阴道不规则出血　　　　E. 抽搐
4. 关于葡萄胎，下列说法恰当的是
A. 葡萄胎清宫后卵巢黄素化囊肿需及时切除　　　　B. 完全性葡萄胎染色体均来自父方
C. 子宫小于停经月份可排除葡萄胎　　　　　　　　D. 葡萄胎均会发生停经后阴道流血
E. 葡萄胎清宫后常规预防性化疗
5. 关于葡萄胎的处理，正确的是
A. 先备血，再吸宫　　　　B. 先子宫动脉栓塞，再吸宫　　　　C. 先化疗，再吸宫
D. 先吸氧，再吸宫　　　　E. 先静滴抗生素，再吸宫

题型　A2 型题

1. 女，28岁，G_2P_1，停经2个月余，阴道少量流血10天。妇科检查：宫体如4个月妊娠大小。B超显示宫腔内充满"落雪状"光点，未测到胎体和胎盘回声，双附件区探及直径5 cm大小无回声包块。初步诊断是
A. 双侧卵巢肿瘤　　B. 稽留流产　　　C. 羊水过多　　　D. 葡萄胎　　　E. 绒癌
2. 女，34岁，停经48天，阴道出血3天。平素月经规律，1周前自测尿妊娠试验阳性，伴下腹隐痛，G_1P_0。检查发现宫口有血块堵塞，子宫增大如孕9周大小，质软，无压痛。妇科超声显示：宫腔内多发囊性区"落雪状"。首先考虑的诊断是
A. 侵蚀性葡萄胎　　B. 难免流产　　　C. 先兆流产　　　D. 异位妊娠　　　E. 葡萄胎
3. 患者，女性，36岁，G_2P_1，既往月经正常，停经66天。3天前出现下腹痛，呈阵发性，随后出现阴道不规则流血，子宫增大达脐水平，血清HCG 5万U/L。该患者的常规检查不包括
A. HCG定量测定　　B. B超检查　　　C. 胸部X线片　　D. 妇科检查　　　E. 激素水平测定
4. 患者，女，28岁，平时月经规则，现停经60天，阴道流血10天。妇科检查子宫如妊娠3个月大，软，无压痛。双侧附件区均触及5 cm囊性包块，壁薄，活动好，无压痛。血HCG增高明显。最可能的诊断是
A. 异位妊娠　　　B. 卵巢巧克力囊肿　　C. 子宫肌瘤　　　D. 葡萄胎　　　E. 早期妊娠

题型　A3/A4 型题

(1～3题共用题干)
女，33岁，停经11^{+5}周。不规则阴道流血伴下腹部隐痛3天。妇科检查：宫底平脐，质软，未触及胎体，未闻及胎心，尿妊娠试验阳性。
1. 应首先考虑的诊断是
A. 先兆流产　　　B. 稽留流产　　　C. 异位妊娠　　　D. 羊水过多　　　E. 葡萄胎
2. 腹部超声最可能显示
A. 宫腔内未探及妊娠囊，宫旁探及异常低回声区
B. 卵巢呈"项链征"　　　　　　　　　　　　C. 宫腔内"蜂窝状"不均质回声
D. 羊水最大暗区垂直深度≥8 cm　　　　　　E. 子宫血流丰富呈现"火球征"
3. 患者治疗后随访项目不必要的是
A. HPL测定　　　B. HCG测定　　　C. 腹部B超　　　D. X线胸片　　　E. 肺部CT

二、妊娠滋养细胞肿瘤

题型　A1 型题

1. 滋养细胞肿瘤最常见的转移部位是
A. 肺　　　　　B. 阴道　　　　　C. 肾　　　　　D. 肝　　　　　E. 脑
2. 侵蚀性葡萄胎与绒毛膜癌最主要的区别点是
A. 阴道流血时间长短　　　B. 距葡萄胎排空后时间长短　　　C. 尿中HCG值高低
D. 子宫大小程度不同　　　E. 活组织镜下见有无绒毛结构
3. 绒毛膜癌常见的转移部位依次是
A. 肺、盆腔、肝、脑、阴道　　　　　　　　　　B. 肺、阴道、盆腔、肝、脑

C. 肺、脑、盆腔、肝、阴道
D. 阴道、肺、盆腔、肝、脑
E. 肺、肝、阴道、盆腔、脑

4. 关于妊娠滋养细胞肿瘤的发生，正确的是
A. 侵蚀性葡萄胎可继发于流产后
B. 侵蚀性葡萄胎不会发生子宫外转移
C. 侵蚀性葡萄胎多继发于葡萄胎清宫后1年以上
D. 绝经后妇女不会发生绒毛膜癌
E. 绒毛膜癌可继发于足月妊娠或异位妊娠后

题型 A2型题

1. 患者，女性，26岁，葡萄胎清宫术后阴道持续少量流血3个月。妇科检查：子宫如妊娠45天大小，质软，双侧附件均可触及囊性肿物，大小约5 cm×4 cm，活动好。尿HCG阳性，盆腔超声示子宫肌层有一3 cm×3 cm不均质回声，血流信号丰富，两侧附件区有囊性低回声包块。首选的治疗为
A. 卵巢囊肿切除术　　B. 放射治疗　　C. 子宫病灶切除术
D. 清宫术　　E. 化学治疗

2. 患者，女性，26岁，足月分娩11个月后出现持续的阴道不规则流血，血β-HCG持续高水平，CT示肺部转移灶。最有可能的诊断是
A. 胎盘部位反应　　B. 胎盘残留　　C. 绒毛膜癌　　D. 葡萄胎　　E. 侵蚀性葡萄胎

3. 患者，女性，28岁，已婚，无子女，葡萄胎行清宫术8周后，HCG持续阳性，拟诊断为侵蚀性葡萄胎，适宜的治疗方法是
A. 清宫术　　B. 子宫切除术　　C. 化疗　　D. 放疗　　E. 放疗+子宫切除术

4. 葡萄胎清宫术后3个月，阴道不规则流血，子宫稍大，尿HCG（＋），组织学检查在子宫、肌层内见到退化的绒毛阴影，胸片示双下肺有多处片状阴影。最可能的诊断是
A. 绒毛膜癌　　B. 先兆流产　　C. 异位妊娠　　D. 葡萄胎残留　　E. 侵蚀性葡萄胎

5. 28岁，经产妇，人工流产术后半年，术后断续阴道流血，量不多。术后一直避孕。尿妊娠试验阳性，查体：子宫如鸭卵大、软，胸片见两肺中下部有多处散在棉絮团影。本例最可能的疾病是
A. 吸宫不全　　B. 葡萄胎　　C. 侵蚀性葡萄胎　　D. 绒毛膜癌　　E. 胎盘部位滋养细胞肿瘤

题型 A3/A4型题

（1～2题共用题干）

女，28岁，葡萄胎清宫术后阴道持续少量流血3个月。妇科检查：子宫如妊娠50天大小，质软，双侧附件均可触及囊性肿物，大小约5 cm×4 cm，活动好。尿HCG阳性。盆腔超声示子宫肌层有一4 cm×3 cm不均质回声，血流信号丰富，两侧附件区有囊性低回声包块。

1. 该患者最可能的诊断是
A. 子宫腺肌病合并卵巢囊肿　　B. 不全流产　　C. 早孕合并卵巢囊肿
D. 绒毛膜癌　　E. 侵蚀性葡萄胎

2. 首选的治疗是
A. 卵巢囊肿切除术　　B. 放射治疗　　C. 子宫病灶切除术
D. 清宫术　　E. 化学治疗

题型 B1型题

（1～2题共用备选答案）
A. 淋巴转移和种植　　B. 血行转移和淋巴转移　　C. 直接蔓延和种植
D. 直接蔓延和淋巴转移　　E. 血行转移

1. 宫颈癌主要播散的方式是
2. 绒毛膜癌主要播散的方式是

第十七节　生殖内分泌疾病

一、排卵障碍性异常子宫出血

题型 A1型题

1. 关于无排卵性异常子宫出血的描述恰当的是

A. 月经周期紊乱，经期长短不一 B. 基础体温双相型，但排卵后体温上升缓慢
C. 继发痛经，进行性加重 D. 分泌期内膜与增生期内膜并存
E. 血孕激素呈持续高水平

2. 黄体萎缩不全常见的症状是
A. 月经周期正常，经量减少 B. 月经周期正常，经期延长 C. 月经周期缩短，月经频发
D. 月经周期延长，经期缩短 E. 月经周期紊乱，经期长短不一

3. 下列选项不是无排卵性异常子宫出血的病理变化的是
A. 萎缩型子宫内膜 B. 增生期子宫内膜 C. 子宫内膜单纯型增生
D. 子宫内膜复杂型增生 E. 分泌期与增生期内膜并存

4. 子宫内膜复杂型增生过长的病理特征是
A. 瑞士干酪样外观 B. 背靠背现象 C. 腺上皮细胞层次增多
D. 月经期仍表现为增生期形态 E. 腺体少而小

5. 排卵性异常子宫出血的子宫内膜变化是
A. 增生型子宫内膜 B. 分泌型子宫内膜 C. 萎缩型子宫内膜
D. 子宫内膜腺囊型增生过长 E. 子宫内膜腺瘤型增生过长

6. 黄体萎缩不全患者月经5～6天刮宫的病理表现
A. 单纯型增生 B. 增殖期与分泌期并存 C. 增殖期内膜
D. 分泌期内膜 E. 复杂型增生

7. 下面选项不是无排卵性异常子宫出血的病理变化的是
A. 萎缩型子宫内膜 B. 增生期子宫内膜 C. 子宫内膜单纯型增生
D. 子宫内膜复杂型增生 E. 子宫内膜不典型增生

题型 A2型题

1. 经产妇，36岁，近半年经期8～11天，周期正常，经量多。妇科检查子宫前位，稍大，无压痛，双侧附件正常，基础体温双相。恰当的处理应是
A. 口服氯米芬 B. 人工周期疗法 C. 肌注青霉素
D. 下次经前10天肌注黄体酮 E. 月经干净后肌注黄体酮

2. 患者，女性，45岁，经量增多及经期延长，此次月经量多且持续12天。妇科检查子宫稍大稍软。本例有效的止血措施应是
A. 静脉注射巴曲酶（或6-氨基己酸） B. 口服大剂量雌激素
C. 口服大量甲羟孕酮 D. 口服甲睾酮 E. 行刮宫术

3. 患者，女性，17岁，月经不规律，停经3个月后出现阴道出血1周。检查子宫大小正常，质软，宫颈黏液涂片检查见典型羊齿叶状结晶，化验结果示 Hb 70 g/L。该患者的止血措施优先考虑
A. 刮宫术 B. 大剂量孕激素 C. 大剂量雌激素
D. 服用止血药 E. 促排卵药物

4. 患者，女性，26岁，结婚2年不孕，月经周期24～25天，经期3～5天。盆腔检查正常，连测3个周期BBT呈双相，高温相持续9～10天。诊为
A. 无排卵型月经 B. 正常月经 C. 黄体发育不全
D. 黄体萎缩不全 E. 子宫内膜结核

5. 女，28岁，G_2P_0，月经周期短。妇科检查：子宫大小正常，质软，宫颈未见异常。基础体温呈双相型，高温相维持约8天。应考虑的诊断为
A. 无排卵性异常子宫出血 B. 子宫内膜不规则脱落
C. 早期妊娠 D. 黄体功能不足 E. 多囊卵巢综合征

题型 A3/A4型题

(1～2题共用题干)
女，18岁，月经不规则2年。阴道大量流血2周，贫血貌。B超示：子宫及双侧附件未见异常。血FSH、LH、T、PRL水平正常。

1. 该患者最可能的诊断是
A. 子宫内膜癌 B. 卵巢功能性肿瘤 C. 子宫内膜异位症
D. 排卵障碍性异常子宫出血 E. 多囊卵巢综合征

2. 经过治疗血止住并撤退性出血后，首选的治疗是
A. 氯米芬促排卵治疗 B. 雌孕激素序贯疗法 C. 雌激素治疗

D. 孕激素治疗　　　　　　　　　　E. 雄激素治疗

题型　B1 型题

（1～2 题共用备选答案）
A. 月经 5～6 日刮宫子宫内膜呈增生期和分泌期并存　　B. 月经 5～6 日刮宫子宫内膜呈分泌型
C. 经前诊断性刮宫子宫内膜呈增生型　　　　　　　　　D. 经前诊断性刮宫子宫内膜呈蜕膜反应
E. 经前诊断性刮宫子宫内膜呈分泌不良
1. 无排卵性异常子宫出血子宫内膜的表现是
2. 卵巢黄体功能不足子宫内膜的表现是

二、闭经

题型　A1 型题

1. 闭经患者用孕激素治疗出现撤药性阴道流血，表示
   A. 子宫内膜呈萎缩型　　　　B. 子宫内膜有结核病灶　　　　C. 体内缺乏雌激素
   D. 子宫内膜对雌激素不起反应　　　　　　　　　　　　　　E. 子宫内膜已受雌激素影响
2. 诊断子宫性闭经的依据是
   A. 注射黄体酮有撤退性出血　　B. 注射黄体酮无撤退性出血　　C. 雌-孕激素无撤退性出血
   D. 雌-孕激素有撤退性出血　　　E. 雌激素有撤退性出血
3. 最常见的闭经是
   A. 子宫性闭经　　B. 卵巢性闭经　　C. 下丘脑性闭经　　D. 垂体性闭经　　E. 原发性闭经
4. Asherman 综合征是指
   A. 因先天性染色体异常所致的闭经　　　　　　　　B. 闭经泌乳综合征
   C. 因垂体功能受损所致闭经　　D. 先天性无子宫　　E. 因子宫内膜受损宫腔粘连所致闭经
5. Sheehan 综合征属于
   A. 下丘脑性闭经　　B. 精神性闭经　　C. 子宫性闭经　　D. 卵巢性闭经　　E. 垂体性闭经
6. 卵巢功能衰竭引起卵巢性闭经，体内垂体卵泡刺激素（FSH）水平应是
   A. 增高　　　　B. 持续下降　　　　C. 波动很大　　　　D. 降低　　　　E. 测不出
7. 闭经时，垂体兴奋试验结果呈阳性表示
   A. 雌激素水平较低　　　　B. 有排卵　　　　　　C. Turner 综合征
   D. 垂体性闭经　　　　　　E. 下丘脑性闭经

题型　A2 型题

1. 女，32 岁，G_3P_0，闭经半年来诊。行孕激素试验和雌激素序贯试验均为阴性，此时应
   A. 测定 FSH、LH 水平以明确诊断　　　　　　B. 行垂体兴奋试验以明确诊断
   C. 诊断为子宫性闭经　　　　　　　　　　　　D. 诊断为卵巢性闭经
   E. 诊断为Ⅱ度闭经
2. 患者，女性，26 岁，未婚，闭经 3 年。肛诊：子宫正常大小，孕激素试验阴性。下一步最佳检查方法是
   A. 垂体兴奋试验　　　　B. 基础体温测定　　　　C. 染色体检查
   D. 激素水平测定　　　　E. 雌孕激素试验
3. 患者，女性，35 岁，月经稀发 2 年，闭经 6 个月。既往月经规律，查体：子宫及双侧附件未见明显异常，乳房挤压有乳汁分泌。盆腔 B 超未见异常。该患者闭经最可能的原因是
   A. 特纳综合征　　　　　B. Asherman 综合征　　　C. 希恩综合征
   D. 垂体瘤　　　　　　　E. 多囊卵巢综合征
4. 女，30 岁，月经不规律 3 年，闭经 7 个月，溢乳 2 个月。对诊断最具有价值的测定项目是
   A. 促甲状腺激素　　B. 催乳素　　　C. 孕激素　　　D. 雄激素　　　E. 雌激素

题型　A3/A4 型题

（1～2 题共用题干）
女，43 岁，8 年前分娩后闭经，1 周前因不洁饮食出现腹泻、食欲减退、精神萎靡、卧床不起。今日上午被家人发现神志不清来急诊。查体：BP 85/50 mmHg，皮肤苍白，毛发稀疏，消瘦，心率 86 次 / 分，血糖 2.4 mmol/L，血 Na^+ 128 mmol/L。

1. 该患者病史问诊中最重要的是
   A. 胃肠道疾病史　　B. 糖尿病史　　C. 分娩出血史　　D. 结核病史　　E. 进食异常
2. 最有助于诊断的检查是
   A. 肝功能检查　　　　　　　B. 胰腺检查　　　　　　　　C. 糖化血红蛋白检查
   D. 垂体激素检查　　　　　　E. 肾上腺检查

题型	B1 型题

（1～2题共用备选答案）
   A. 神经性厌食　　B. 希恩综合征　　C. 卵巢早衰　　D. 宫腔粘连　　E. 雄激素不敏感综合征
1. 属于下丘脑性闭经的是
2. 属于垂体性闭经的是

三、多囊卵巢综合征（助理不考）

题型	A1 型题

1. 多囊卵巢综合征的临床表现不正确的是
   A. 月经失调　　B. 不孕　　C. 消瘦　　D. 多毛、痤疮　　E. 黑棘皮症
2. 多囊卵巢综合征的常见月经改变是
   A. 月经周期正常，经量过多　　B. 月经频发　　　　　　C. 月经周期正常，经量过少
   D. 月经周期正常，经量延长　　E. 月经稀发

题型	A2 型题

患者，女性，35岁，婚后5年未孕，月经周期45～60天，月经量少，体型肥胖。血 LH/FSH ＞ 2，超声提示右侧卵巢体积 13 cm³。该患者诊断考虑为
   A. 高胰岛素血症　　　　　　B. 多囊卵巢综合征　　　　　C. 垂体瘤
   D. 下丘脑性闭经　　　　　　E. 黄体功能不全

题型	A3/A4 型题

（1～2题共用题干）
女，28岁，婚后4年未孕。月经周期4～5天/2～3个月，量偏少，身高156 cm，体重75 kg，面部可见痤疮，阴毛分布呈男性型。妇科检查：子宫未见异常，双侧卵巢稍大。基础体温单相。
1. 该患者最可能的诊断是
   A. 生殖器结核　　　　　　　B. 多囊卵巢综合征　　　　　C. 子宫内膜异位症
   D. 黄体功能不足　　　　　　E. 卵巢早衰
2. 该患者用氯米芬治疗，最需要注意防止的并发症是
   A. 卵巢过度刺激综合征　　　B. 肝肾功能损害　　　　　　C. 黄素化卵泡不破裂综合征
   D. 卵巢早衰　　　　　　　　E. 盆腔炎性疾病

四、绝经综合征

题型	A1 型题

围绝经期的标志性症状是
   A. 阴道干涩　　B. 潮热　　C. 情绪低落　　D. 失眠　　E. 月经稀少

第十八节　子宫内膜异位症及子宫腺肌病

一、子宫内膜异位症

题型	A1 型题

1. 子宫内膜异位症的确诊依据是

A. 典型病史　　　　　　　　B. B 型超声波检查　　　　　　C. 血 CA125 升高
D. 病理组织学检查　　　　　E. 妇科检查
2. 子宫内膜异位症最常见的发病部位是
A. 直肠　　　　B. 膀胱　　　　C. 卵巢　　　　D. 输卵管　　　　E. 阴道
3. 子宫内膜异位症根治手术适用于
A. 45 岁以下重度患者　　　　B. 45 岁以上重度患者　　　　C. 45 岁以下中度患者
D. 45 岁以上轻度患者　　　　E. 45 岁以下轻度患者

题型　A2 型题

1. 患者，女性，28 岁，已婚 4 年未孕，继发性痛经进行性加重 4 年，平素月经规律。妇科检查：子宫后位，正常大小，固定，左侧附件区触及 5～6 cm 囊性包块，边界欠清，固定。CA125 升高。该患者诊断最好的方法为
A. B 超　　　　B. 盆腔 CT　　　　C. 腹部 X 线平片　　　　D. 腹腔镜　　　　E. 宫腔镜
2. 患者，女性，28 岁，继发不孕伴痛经 2 年。妇科检查：宫颈光滑，子宫后位，正常大小，粘连固定，经阴道后穹隆扪及触痛结节。应诊断为
A. 卵巢癌　　　　　　　　　　B. 子宫内膜异位症　　　　　　C. 慢性盆腔炎
D. 子宫腺肌病　　　　　　　　E. 盆腔淤血症

二、子宫腺肌病

题型　A1 型题

子宫腺肌病的临床特点，说法不恰当的是
A. 经量过多，经期延长　　　　B. 继发性痛经，进行性加重　　　　C. 子宫呈均匀性增大
D. 疼痛常于经前 1 周开始至月经来潮时缓解　　　　E. 部分患者可无症状

题型　A2 型题

1. 患者，女性，50 岁，G_2P_1，进行性痛经 5 年，经量多。查体：子宫如妊娠 9 周大小，质硬有压痛。B 超示：子宫增大，边界清楚，子宫肌层增厚，回声不均。药物治疗后症状无缓解。最佳手术治疗方案是
A. 广泛性子宫切除术　　　　　B. 全子宫切除术　　　　　　　C. 改良广泛性子宫切除术
D. 子宫切除加双附件切除术　　E. 骶神经切断术
2. 女，38 岁，人工流产术后 2 年出现痛经，进行性加重，需服用止痛药物。妇科检查：子宫后倾屈，如妊娠 50 天大小，呈球状，质硬，活动受限。B 超检查示子宫肌层回声不均匀，局部有短线状增强。最可能的诊断是
A. 盆腔结核　　　　　　　　　B. 子宫内膜炎　　　　　　　　C. 慢性盆腔炎
D. 子宫腺肌病　　　　　　　　E. 子宫肌瘤

第十九节　女性生殖器损伤性疾病

题型　A1 型题

1. 子宫脱垂最主要的原因是
A. 分娩损伤和产褥早期体力劳动　　　　　　　　　　　B. 长期慢性咳嗽
C. 长期便秘　　　　　　　　D. 盆底组织先天发育不良　　E. 盆底组织退行性变
2. 与子宫脱垂发生无关的韧带是
A. 圆韧带　　　　B. 卵巢固有韧带　　　　C. 主韧带　　　　D. 阔韧带　　　　E. 宫骶韧带

题型　A2 型题

1. 患者，女性，46 岁，G_3P_2。腰骶部疼痛 1 年，站立时明显，休息时缓解，近半年行走时自觉有块状物自阴道口脱出。既往体健，妇科检查：平卧位时用力向下屏气，宫颈已脱出于阴道口外，宫体仍在阴道内，宫颈较长。该患者适宜的治疗方式是
A. 观察对症处理　　　　　　　B. 曼氏手术　　　　　　　　　C. 经阴道子宫全切除及阴道前后壁修补术

D. 盆底重建手术　　　　　　　　E. 阴道纵隔形成术
2. 患者，女性，34 岁，G_1P_1。近 2 年来阴道脱出一肿物，逐渐增大。妇科检查：宫颈光滑，屏气用力后宫颈脱出阴道口外，子宫萎缩，双侧附件正常。对该患者子宫脱垂程度判断正确的是
A. Ⅰ度轻型　　　B. Ⅰ度重型　　　C. Ⅱ度轻型　　　D. Ⅱ度重型　　　E. Ⅰ度

第二十节　不孕症与辅助生殖技术

题型　A1 型题

引起女性继发不孕最常见的原因是
A. 排卵障碍　　　B. 子宫内膜因素　　　C. 宫颈因素　　　D. 输卵管因素　　　E. 免疫因素

题型　A2 型题

1. 女，36 岁，婚后 6 年未避孕，未怀孕，月经规律，月经来潮 12 小时子宫内膜活检为分泌期子宫内膜。HSG 示双侧输卵管不通，丈夫精液常规正常。进一步的治疗方法为
A. 配子输卵管内移植　　　B. 输卵管通液　　　C. 抗感染治疗
D. IVF-ET（体外受精-胚胎移植）　　　E. 宫腔内人工授精
2. 女，35 岁，婚后十年不明原因不孕，平素月经周期紊乱。其不孕的原因可能为
A. 输卵管阻塞　　　B. 排卵障碍　　　C. 盆腔炎症粘连
D. Asherman 综合征　　　E. 子宫肌瘤

第二十一节　计划生育

一、宫内节育器避孕

题型　A1 型题

月经常不规则，经量较多的妇女，以下避孕措施不宜使用的是
A. 宫内节育器　　　B. 短效口服避孕药　　　C. 长效口服避孕药
D. 阴茎套避孕　　　E. 安全期避孕

二、甾体激素药物避孕

题型　A1 型题

1. 关于短效口服避孕药作用机制，不正确的是
A. 抑制子宫内膜增殖变化　　　　　　　B. 改变宫颈黏液性状
C. 影响精子获能　　　D. 抑制排卵　　　E. 使子宫内膜分泌不良
2. 不属于短效口服避孕药禁忌证的为
A. 哺乳期　　　B. 慢性宫颈炎　　　C. 乳腺癌根治术后
D. 血栓性静脉炎　　　E. 乙型病毒性肝炎

题型　A2 型题

1. 女，24 岁，月经规律，经量较多。尚无生育计划，咨询避孕方法，最合适的是
A. 复方短效口服避孕药　　　　　　　　B. 长效避孕针
C. 体外排精　　　D. 宫内节育器　　　E. 安全期避孕
2. 33 岁经产妇，平时月经周期稍缩短，经量多。检查宫颈糜烂Ⅰ度，宫口松。最合适的避孕方法应是
A. 安全期避孕　　　B. 阴茎套避孕　　　C. 阴道隔膜避孕
D. 宫内节育器避孕　　　E. 口服避孕药避孕

题型　B1 型题

（1～2 题共用备选答案）
A. 紧急避孕药　　　B. 宫内节育器（IUD）　　　C. 复方短效口服避孕药

D. 长效复方避孕注射剂　　　　E. 安全期避孕
1. 女，24岁，未育，近半年无生育计划，首选的避孕方法是
2. 顺产后4个月哺乳期女性，首选的避孕方法是

三、屏障避孕

题型　A2型题

女，45岁，患Ⅱ度子宫脱垂伴阴道前、后壁明显膨出。两个月前患乙型肝炎住院治疗50天，现来院咨询避孕方法，应用
A. 宫内节育器　　B. 口服避孕药　　C. 安全期避孕　　D. 外用避孕药膜　　E. 男用阴茎套

题型　B1型题

（1～2题共用备选答案）
A. 口服避孕药　　B. 阴茎套　　C. 宫内节育器　　D. 安全期避孕　　E. 体外排精
1. 女，35岁，月经规律，经量多。妇科检查：宫颈糜烂状，宫颈口松，子宫前位，正常大小。首选的避孕方式是
2. 女，29岁，3个月前剖宫产分娩，现行母乳喂养，首选的避孕方式是

四、其他避孕方法

题型　A1型题

在下列避孕方法中，失败率较高的是
A. 使用避孕套　　　　　　B. 使用阴道隔膜　　　　　　C. 利用安全期避孕
D. 放置宫内节育器　　　　E. 按期口服避孕药

五、输卵管绝育术

题型　A1型题

1. 最适于进行输卵管结扎术的时间是
A. 月经来潮前3～4天　　B. 足月产后4天　　C. 难产后72天
D. 人工流产后3天　　　　E. 月经干净后3～4天
2. 输卵管绝育术的作用是
A. 抑制排卵　　　　　　　B. 杀灭精子　　　　　　　C. 阻止精子与卵子相遇
D. 降低宫颈黏液的黏稠度　E. 降低精子存活率

题型　A2型题

女，35岁，G_5P_0。停经5个月，患风湿性心脏病20年，心功能Ⅲ级，曾因风湿性心脏病行人工流产术3次。B超示中期妊娠，拟行剖宫取胎术。该患者最佳的避孕方法是
A. 紧急避孕药　　　　　　B. 长效避孕针　　　　　　C. 宫内节育器
D. 短效口服复方避孕药　　E. 输卵管绝育术

六、人工流产

题型　A1型题

1. 人工流产吸宫术适用于
A. 妊娠14周　　　　　　　B. 急性生殖道炎症　　　　C. 各种慢性疾病的急性期
D. 手术当天体温2次超过37.5℃　　　　　　　　　E. 妊娠剧吐
2. 人工流产术后10天仍有较多的阴道出血，首先考虑的诊断是
A. 子宫穿孔　　　　　　　B. 子宫复旧不全　　　　　C. 吸宫不全
D. 子宫内膜炎　　　　　　E. 宫颈裂伤

| 题型 | **A2 型题** |

1. 患者，女，29岁，人工流产术中突感胸闷、头晕、恶心、呕吐。查体：面色苍白、大汗淋漓、四肢厥冷，血压 70/50 mmHg，脉搏 50 次 / 分。此时应首先给予
A. 输血补液　　　　　　　B. 阿托品静脉注射　　　　　C. 苯巴比妥钠肌内注射
D. 迅速清除宫腔内容物　　E. 间羟胺静脉滴注

2. 患者人工流产术后 14 天，仍阴道流血较多，伴下腹疼痛，体温 38.5 ℃。双合诊子宫略大，呈球形，压痛明显。应考虑诊断为
A. 漏吸　　　　　　　　　B. 吸宫不全并发感染　　　　C. 吸宫不全
D. 输卵管妊娠　　　　　　E. 人工流产综合征

3. 女，27岁，妊娠 7 周行人工流产负压吸引术，术者突觉"无底"感，患者随即感觉下腹部剧烈疼痛，伴恶心。心率 75 次 / 分。首先应考虑的诊断是
A. 失血性休克　　B. 流产不全　　C. 羊水栓塞　　D. 子宫穿孔　　E. 人工流产综合征

| 题型 | **A3/A4 型题** |

（1～2题共用题干）
女，34岁，停经 58 天，在行人工流产负压吸宫术时，突然出现胸闷、面色苍白、大汗淋漓、下腹坠痛、头晕、恶心等症状。查体：T 37.1℃，P 49 次 / 分，R 30 次 / 分，BP 90/50 mmHg，阴道流血不多。

1. 最可能的诊断是
A. 羊水栓塞　　　　　　　B. 仰卧位低血压　　　　　　C. 子宫穿孔
D. 人工流产综合征　　　　E. 失血性休克

2. 此时应暂停手术，并给予
A. 阿托品　　　B. 地塞米松　　C. 多巴胺　　D. 缩宫素　　E. 输血

第二十二节　妇女保健

| 题型 | **A1 型题** |

1. 叶酸是体内重要的维生素，孕妇体内水平过低最严重的潜在危害是
A. 妊娠高血压综合征　　　B. 生出低体重儿　　　　　　C. 孕期严重缺钙
D. 胎儿神经管畸形　　　　E. 伴有严重锌缺乏

2. 孕妇分娩出院后，社区医院进行产后访视的次数至少应为
A. 1 次　　　B. 2 次　　　C. 3 次　　　D. 4 次　　　E. 5 次

第十八章 血液系统

第一节 贫血

一、贫血概论

题型　A1 型题

1. 常见贫血的临床表现不包括
 A. 乏力　　　　　B. 面色苍白　　　　C. 活动后心悸　　D. 头晕　　　　　E. 皮疹
2. 慢性失血性贫血的外周血实验室检查特点是
 A. 大细胞正色素性贫血　　　B. 小细胞低色素性贫血　　　C. 小细胞正色素性贫血
 D. 大细胞低色素性贫血　　　E. 正细胞正色素性贫血
3. 观察有无贫血，最可靠的查体部位是
 A. 睑结膜、指甲及口唇　　　B. 耳郭皮肤　　　　　　　　C. 面颊、皮肤及上腭黏膜
 D. 颈部皮肤及舌面　　　　　E. 手背皮肤及口腔黏膜
4. 由红细胞膜异常引起的贫血性疾病是
 A. 镰状细胞贫血　　　　　　B. 蚕豆病　　　　　　　　　C. 地中海贫血
 D. 遗传性球形细胞增多症　　E. 不稳定血红蛋白病

题型　A2 型题

1. 女婴，8 个月，母乳喂养，未添加辅食。查体：面色苍白，肝脾肿大。外周血象：Hb 75 g/L，RBC $3.5×10^{12}$/L，MCV 70 fl，MCH 26 pg，MCHC 30%。其贫血的细胞形态是
 A. 大细胞性　　　　　　　　B. 正细胞正色素性　　　　　C. 正细胞低色素性
 D. 小细胞低色素性　　　　　E. 单纯小细胞正色素性
2. 男孩，2 岁，血常规：Hb 45 g/L，RBC $2.0×10^{12}$/L。该患儿的贫血程度是
 A. 重度贫血　　　B. 正常血象　　　C. 轻度贫血　　　D. 中度贫血　　　E. 极重度贫血

题型　B1 型题

（1~2 题共用备选答案）
A. MCV＞100 fl，MCH＞34 pg，MCHC＞36%
B. MCV＜80 fl，MCH 27~34 pg，MCHC 32%~36%
C. MCV 80~100 fl，MCH 27~34 pg，MCHC 32%~36%
D. MCV＜80 fl，MCH＜27 pg，MCHC＜32%
E. MCV＞100 fl，MCH＞34 pg，MCHC 32%~36%
1. 营养性巨幼细胞贫血的检查结果为
2. 缺铁性贫血的检查结果为

二、缺铁性贫血

题型　A1 型题

1. 下列不属于缺铁性贫血患者组织缺铁表现的是
 A. 匙状甲　　　　　　　　　B. 心悸、气短　　　　　　　C. 异食癖
 D. 毛发干枯、脱落　　　　　E. 口角炎、舌炎
2. 观察铁剂治疗缺铁性贫血是否有效的早期指标是
 A. 血红蛋白上升　　　　　　B. 红细胞数上升　　　　　　C. 网织红细胞上升
 D. 血清转铁蛋白饱和度增加　E. 血清铁蛋白增加
3. 诊断缺铁性贫血铁减少期的敏感指标是
 A. 血清铁蛋白　　　　　　　B. 血红蛋白　　　　　　　　C. 红细胞游离原卟啉
 D. 转铁蛋白饱和度　　　　　E. 血清铁

4. 血红素合成障碍所致的贫血是
A. 缺铁性贫血　　　　　　　B. 再生障碍性贫血　　　　　C. 海洋性贫血
D. 巨幼细胞贫血　　　　　　E. 慢性病性贫血

题型　A2 型题

1. 女，25 岁，头晕、乏力 2 个月。既往体健，近 1 年来月经量明显增多。实验室检查：Hb 95 g/L，RBC $3.5×10^{12}$/L，红细胞大小不等，中心淡染区扩大，WBC $4.5×10^9$/L，PLT $310×10^9$/L，粪隐血（-）。最根本的治疗措施是
A. 治疗妇科疾病　　　　　　B. 给予雄性激素　　　　　　C. 给予铁剂
D. 给予糖皮质激素　　　　　E. 给予维生素 B_{12} 及叶酸

2. 女婴，11 个月，面色苍白伴萎靡不振 1 个月。生后混合喂养，未添加辅食。查体：皮肤黏膜苍白，肝肋下 1 cm，心肺无异常。实验室检查：Hb 85 g/L，RBC $3.5×10^{12}$/L，平均细胞容积 68 fl，血清蛋白降低。最可能的诊断是
A. 再生障碍性贫血　　　　　B. 维生素 B_{12} 缺乏性巨幼细胞贫血
C. 溶血性贫血　　　　　　　D. 叶酸缺乏性巨幼细胞贫血　　E. 缺铁性贫血

3. 女，22 岁，头晕、乏力 1 年。实验室检查：血 Hb 70 g/L，RBC $3.0×10^{12}$/L，WBC $4.1×10^9$/L，PLT $200×10^9$/L，血清铁蛋白 4 μg/L。最可能的诊断是
A. 地中海贫血　　　　　　　B. 慢性病性贫血　　　　　　C. 巨幼细胞贫血
D. 骨髓增生异常综合征　　　E. 缺铁性贫血

4. 女，22 岁，面色苍白 1 年余。既往月经量多 2 年。血常规：Hb 75 g/L，WBC $6.7×10^9$/L，PLT $220×10^9$/L。骨髓细胞学检查：增生活跃，红系增生为主，中、晚幼红比值增高，成熟红细胞大小不均，以小细胞为主，中心淡染区扩大。首选的治疗是
A. 口服铁剂　　　　　　　　B. 补充维生素 B_{12}、叶酸　　C. 口服雄激素
D. 口服泼尼松　　　　　　　E. 输注红细胞

5. 男婴，6 个月，双胞胎之一，早产出生。查体：面色苍白，欠活泼，心肺无异常，腹软，肝脾肋下均可触及。实验室检查：血清铁蛋白 10 μg/L，血清铁 9 μmol/L。外周血涂片可见红细胞大小不等，以小细胞为主。考虑诊断为
A. 缺铁性贫血　　　　　　　B. 铁粒幼细胞性贫血　　　　C. 生理性贫血
D. 感染性贫血　　　　　　　E. 地中海贫血

6. 女，9 个月，因皮肤黏膜苍白，伴食欲欠佳 10 天就诊。查体：面色苍黄，呼吸平稳，心肺查体未见异常，肝肋下 3 cm，脾肋下 1.5 cm。实验室检查：Hb 80 g/L，RBC $3.5×10^{12}$/L，血清铁蛋白 10 μg/L。血涂片可见 RBC 大小不等，以小细胞为主，中心淡染区扩大。最可能的诊断是
A. 缺铁性贫血　　　　　　　B. 再生障碍性贫血　　　　　C. 铁幼粒细胞性贫血
D. 营养性巨幼细胞贫血　　　E. 地中海贫血

三、巨幼细胞贫血（助理不考）

题型　A1 型题

1. 下列贫血性疾病中，属于大细胞性贫血的是
A. 再生障碍性贫血　　　　　B. 地中海贫血　　　　　　　C. 慢性病性贫血
D. 缺铁性贫血　　　　　　　E. 恶性贫血

2. 下列不属于巨幼细胞贫血实验室检查结果的是
A. 外周血中性粒细胞呈多分叶　　　　　　　　　　　　　B. 骨髓可见巨中、晚幼粒细胞
C. 外周血红细胞 MCV 增大　　　　　　　　　　　　　　D. 骨髓巨核细胞胞体增大，分叶过多
E. 骨髓有核红细胞呈"幼浆老核"现象

3. 孕期出现巨幼细胞贫血主要是由于缺乏
A. 维生素 B_{12}　　B. 泛酸　　　C. 叶酸　　　　D. 蛋白质　　　　E. 铁

4. 有明显神经精神症状的营养性巨幼细胞贫血，应首选的治疗药物是
A. 右旋糖酐铁　　B. 维生素 C　　C. 硫酸亚铁　　D. 维生素 B_{12}　　E. 叶酸

题型　A2 型题

1. 女，72 岁，乏力、面色苍白 1 年。40 年前行胃大部切除术。查体：T 36.5 ℃，P 90 次/分，R 16 次/分，

BP 110/80 mmHg，皮肤及睑结膜苍白，双肺呼吸音清，心率90次/分，心律齐，各瓣膜听诊区未闻及杂音，腹软，上腹部见一长约7 cm陈旧性手术瘢痕，全腹无压痛反跳痛，未触及包块。实验室检查：Hb 70 g/L，粪隐血（−）。胃镜：吻合口炎症。与病人贫血有关的因素<u>不包括</u>
A. 胃蛋白酶缺乏　　B. 铁缺乏　　　　C. 胃酸缺乏　　D. 叶酸缺乏　　E. 维生素 B_{12} 缺乏

2. 女孩，1岁，面色渐苍黄2个月，烦躁不安，智力及动作发育倒退，出生后母乳喂养，未添加辅食。血常规：RBC $2.5×10^{12}$/L，MCV 109 fl，WBC $5.0×10^9$/L，中性粒细胞分叶过多，PLT $80×10^9$/L。<u>最可能</u>的诊断的
A. 缺铁性贫血　　　　B. 溶血性贫血　　　　C. 营养性巨幼细胞贫血
D. 地中海贫血　　　　E. 再生障碍性贫血

3. 女，58岁，纳差，上腹部不适3年。胃镜检查示：胃黏膜变薄，皱襞稀疏。血红蛋白 86 g/L，MCV 102 fl。该患者应主要补充的维生素是
A. 维生素 C　　B. 维生素 A　　C. 维生素 E　　D. 维生素 K　　E. 维生素 B_{12}

4. 女，25岁，妊娠35周，头晕、乏力、心悸2个月。既往体健。血常规：Hb 80 g/L，MCV 108 fl，MCH 35 pg，MCHC 33%，WBC $3.6×10^9$/L，PLT $95×10^9$/L，网织红细胞0.02。为明确诊断，首先应进行的检查是
A. 尿 Rous 试验　　　　B. 血清叶酸、维生素 B_{12} 测定　　C. 血清铁、铁蛋白测定
D. Coombs 试验　　　　E. 粪隐血试验

四、再生障碍性贫血

题型　A1 型题

1. 诊断再生障碍性贫血的<u>最重要依据</u>是
A. 全血细胞减少　　　　B. 无肝脾淋巴结肿大　　　　C. 抗贫血治疗无效
D. 骨髓造血细胞减少　　E. 网织红细胞减少

2. 由<u>造血干细胞损伤</u>所致的贫血是
A. 巨幼细胞贫血　　　　B. 再生障碍性贫血　　　　C. 缺铁性贫血
D. 溶血性贫血　　　　　E. 慢性病性贫血

题型　A2 型题

1. 女，25岁，四肢皮肤瘀斑2周。血常规：Hb 80 g/L，RBC $2.6×10^{12}$/L，WBC $1.5×10^9$/L，PLT $5×10^9$/L，Ret 0.004。最可能的诊断是
A. Evans 综合征　　　　B. 骨髓增生异常综合征　　　　C. 特发性血小板减少性紫癜
D. 阵发性睡眠性血红蛋白尿　　E. 再生障碍性贫血

2. 男，20岁，发热伴皮肤出血点1周。查体：浅表淋巴结无肿大，胸骨压痛（−），肝脾肋下未触及。血常规：Hb 70 g/L，WBC $1.5×10^9$/L，网织红细胞0.001。该患者<u>最可能诊断</u>
A. 急性白血病　　　　B. 再生障碍性贫血　　　　C. 缺铁性贫血
D. 巨幼细胞贫血　　　E. 溶血性贫血

题型　A3/A4 型题

（1～2题共用题干）
女，50岁，面色苍白、月经增多。查体：贫血貌，四肢皮肤散在出血点，心肺检查无异常，肝脾肋下未触及。实验室检查：Hb 60 g/L，WBC $2.9×10^9$/L，分别在胸骨及前后上棘行脊髓穿刺涂片见有核细胞少，淋巴细胞多，胸骨穿刺涂片见骨髓增生尚活跃，粒红二系成熟伴晚期阶段。全片未见巨核细胞。

1. 该患者<u>最可能</u>的诊断是
A. 急性白血病　　　　B. 巨幼细胞贫血　　　　C. 特发性血小板减少性紫癜
D. 缺铁性贫血　　　　E. 再生障碍性贫血

2. 该患者<u>最宜选择</u>的治疗是
A. 补充叶酸、维生素 B_{12}　　B. 应用雄激素、抗人淋巴细胞免疫球蛋白　　C. 成分输血后选择化疗
D. 应用糖皮质激素　　　　E. 口服铁剂

（3～4题共用题干）
男，26岁，乏力、间断鼻出血3周。既往体健，查体：T 36 ℃，面色略苍白，双下肢可见数个瘀斑，浅表淋巴结未触及肿大，巩膜无黄染，舌尖可见血疱，心肺检查无异常，腹平软，肝脾肋下未触及。血液检查：RBC $2.3×10^{12}$/L，Hb 70 g/L，WBC $2.9×10^9$/L，分类 N 0.30，L 0.65，M 0.05，PLT $22×10^9$/L，网织红细

胞 0.001。
3. 该患者最可能的诊断是
A. 骨髓增生异常综合征　　　　B. Evans 综合征　　　　　　　C. 阵发性睡眠性血红蛋白尿
D. 再生障碍性贫血　　　　　　E. 巨幼细胞贫血
4. 如需进一步明确诊断，最重要的检查是
A. 血清铁和铁蛋白测定　　　　B. 血清叶酸和维生素 B_{12} 测定　　C. 多部位骨髓穿刺
D. 血细胞 CD55、CD59 测定　　E. Coombs 试验

五、溶血性贫血（助理不考）

题型　A1 型题

1. 血管外溶血时，红细胞破坏的最主要场所是
A. 骨髓　　　　　B. 肾　　　　　C. 肝　　　　　D. 心脏　　　　　E. 脾
2. 可引起红细胞渗透脆性增高的溶血性贫血是
A. 缺铁性贫血　　　　　　　　B. 海洋性贫血　　　　　　　　C. 镰状细胞贫血
D. 遗传性球形细胞增多症　　　E. 阵发性睡眠性血红蛋白尿
3. 诊断溶血性贫血最可靠的实验室检查为
A. 血清促红细胞生成素减低　　B. 血清间接胆红素升高　　　　C. 红细胞渗透脆性增加
D. 红细胞寿命缩短　　　　　　E. 外周血红细胞形态异常
4. 属于正细胞正色素性贫血的疾病是
A. 慢性失血性贫血　　　　　　B. 营养性巨幼细胞贫血　　　　C. 缺铁性贫血
D. 地中海贫血　　　　　　　　E. 急性溶血性贫血

题型　A2 型题

1. 女，30 岁，面色苍白半年，2 个月前诊断为系统性红斑狼疮。查体：贫血貌，皮肤、巩膜轻度黄染，脾肋下 2 cm。血常规：Hb 78 g/L，WBC $4.4×10^9$/L，PLT $72×10^9$/L，Ret 0.14。最可能出现结果异常的实验室检查是
A. Ham 试验　　　　　　　　　B. Coombs 试验　　　　　　　C. 尿 Rous 试验
D. 红细胞渗透脆性试验　　　　E. 异丙醇试验
2. 男性患者，15 岁，食蚕豆后突感畏寒，发热，皮肤发黄。血红蛋白 70 g/L，网织红细胞 0.15，尿胆原阳性，胆红素阴性。对明确诊断最重要的检查是
A. 骨髓检查　　　　　　　　　B. 高铁血红蛋白还原试验　　　C. 抗人球蛋白试验
D. 血总胆红素测定　　　　　　E. 酸化血清溶血试验
3. 女，25 岁，3 个月来乏力伴四肢关节痛、脱发，脾肋下 1 cm。化验：Hb 70g/L，WBC $7.0×10^9$/L，N 0.72，L 0.25，M 0.03，PLT $135×10^9$/L，网织红细胞 0.10，尿蛋白（++），血肌酐 93μmol/L。酸溶血试验阴性，骨髓检查示增生明显活跃，粒红比例倒置。最可能的诊断是
A. 肾性贫血　　　　　　　　　B. 骨髓增生异常综合征　　　　C. 脾功能亢进
D. 自身免疫性溶血性贫血　　　E. 阵发性睡眠性血红蛋白尿
4. 女，20 岁，面色苍白、乏力、心悸 1 周。实验室检查：Hb 65 g/L，WBC $9.4×10^9$/L，PLT $212×10^9$/L，网织红细胞 0.12，Coombs 试验阳性。该患者首选的治疗措施是
A. 应用硫唑嘌呤　　　　　　　B. 应用糖皮质激素　　　　　　C. 应用环孢素
D. 输注红细胞　　　　　　　　E. 脾切除
5. 男，44 岁，头晕、乏力、面色苍白 3 年。巩膜轻度黄染，脾肋下 2 cm。血红蛋白 56 g/L，红细胞 $1.8×10^{12}$/L，WBC $2.2×10^9$/L，血小板 $32×10^9$/L。骨髓增生减低，但红系增生，以中、晚幼红为主，尿 Rous 试验（+），Ham 试验（+）。首先考虑
A. 缺铁性贫血　　　　　　　　B. 巨幼细胞贫血　　　　　　　C. 再生障碍性贫血
D. 阵发性睡眠性血红蛋白尿　　E. 自身免疫性溶血性贫血
6. 男，44 岁，低热、酱油色尿 2 个月。体检：巩膜黄染，贫血面容，肝脾不肿大，血红蛋白 74g/L，血小板 $105×10^9$/L，白细胞 $4.5×10^9$/L，网织红细胞计数 0.5，尿隐血阳性。初步诊断为阵发性睡眠性血红蛋白尿。为明确诊断，下列哪项检查最有意义
A. 血红蛋白电泳　　　　　　　B. 骨髓检查　　　　　　　　　C. Coombs 试验
D. 外周血涂片观察红细胞形态　E. Ham 试验

题型　A3/A4 型题

（1～3 题共用题干）
女性，14 岁，发现贫血、黄疸 3 年。脾肋下 2.5 cm，质中。血红蛋白 90 g/L，网织红细胞 0.05，白细胞和血小板均正常。红细胞渗透脆性试验：0.7% 盐水溶液开始溶血。其父也有轻度黄疸。
1. 下列哪种贫血最有可能
A. 遗传性球形细胞增多症　　B. 海洋性贫血　　　　　　C. 缺铁性贫血
D. 遗传性铁粒幼细胞性贫血　E. 巨幼细胞贫血
2. 要明确诊断，最有价值的实验室检查是
A. 血清总铁结合力　　　　　B. 骨髓象　　　　　　　　C. 周围血涂片
D. 血红蛋白电泳　　　　　　E. 肝功能试验
3. 考虑治疗措施时应首选
A. 输血　　　　　　　　　　B. 肾上腺皮质激素　　　　C. 脾切除
D. 叶酸　　　　　　　　　　E. 维生素 B_{12}

题型　B1 型题

（1～2 题共用备选答案）
A. 阵发性睡眠性血红蛋白尿　B. 缺铁性贫血　　　　　　C. 自身免疫性溶血性贫血
D. 巨幼细胞性贫血　　　　　E. 再生障碍性贫血
1. 外周血中全血细胞减少，Ham 试验阴性。见于
2. 血红蛋白 50 g/L，血小板 100×10^9/L，Coombs 试验阳性。见于

第二节　白血病

一、急性白血病

题型　A1 型题

1. B 系急性淋巴细胞白血病（B-ALL）最常出现的免疫分子标志是
A. CD34　　　B. CD19　　　C. CD7　　　D. CD2　　　E. CD38
2. 初治急性早幼粒细胞白血病首选的药物是
A. 全反式维 A 酸　　　　　　B. 羟基脲　　　　　　　　C. 1, 25-（OH）$_2$-D_3
D. 阿糖胞苷　　　　　　　　E. 高三尖杉酯碱
3. 治疗急性粒细胞白血病普遍采用的标准化疗方案是
A. VP　　　　B. DA　　　　C. CHOP　　　D. COPP　　　E. MP

题型　A2 型题

1. 男，25 岁，发热伴皮肤出血点 2 周。查体：双下肢皮肤可见出血点，胸骨下段压痛（+），肝肋下 3 cm，脾肋下 1.5 cm。血液检查：Hb 105 g/L，WBC 2.0×10^9/L，分类可见幼稚细胞，PLT 35×10^9/L。最可能的诊断是
A. 再生障碍性贫血　　　　　B. 脾功能亢进　　　　　　C. 巨幼细胞贫血
D. 急性白血病　　　　　　　E. 阵发性睡眠性血红蛋白尿
2. 男，35 岁，牙龈出血、皮肤瘀斑，间断鼻出血 10 天，既往体健。血常规：Hb 64 g/L，WBC 10.5×10^9/L，PLT 26×10^9/L。骨髓细胞学检查：增生明显活跃，胞质中较多颗粒且 MPO 染色强阳性的细胞占 0.65，其中有的可见成堆 Auer 小体。若进行流式细胞术检查，此种细胞最可能的细胞免疫学表型是
A. CD14 阳性、HLA-DR 阳性　　B. CD41 阳性　　　　　　C. CD10 阳性、CD19 阳性
D. CD13 阳性、HLA-DR 阳性　　E. CD33 阳性、HLA-DR 阴性
3. 女，31 岁，发热伴乏力、牙龈出血 1 周。化验血常规：Hb 100 g/L，WBC 2.1×10^9/L。骨髓细胞学检查：骨髓增生极度活跃，原始细胞占 0.80，少数细胞胞质内可见 Auer 小体，MPO 染色（+），PAS 染色（−），NSE 染色（+），且不被氟化钠抑制。流式细胞技术免疫表型：CD34（+）、CD13（+）、CD33（+）。最可能的诊断是
A. AML-M_5　　B. AML-M_6　　C. AML-M_4　　D. AML-M_2　　E. AML-M_3
4. 男，25 岁，高热 1 周，头疼，呕吐。血常规：Hb 87 g/L，WBC 33.5×10^9/L，PLT 30×10^9/L。骨髓细胞

学检查见分类不明的原始、幼稚细胞占 0.82。为鉴别该细胞的来源，目前准确的检查技术是
A. 细胞非特异性酯酶染色　　　B. 细胞糖原染色　　　　　　C. 流式细胞术检查
D. 染色体检查　　　　　　　　E. 细胞髓过氧化物酶染色

5. 女，35 岁，发热、牙龈出血 20 天。查体：左侧颈部触及一个 2 cm×2 cm 大小淋巴结，质韧，无压痛。胸骨压痛（+），肝肋下未触及，脾肋下 2 cm。血常规：Hb 105 g/L，WBC 3.6×10^9/L。骨髓细胞学检查示：大的原始细胞占 0.80，细胞大小均一，胞质内可见明显空泡，PAS 细胞（+）。该患者最可能的诊断是
A. 急性髓细胞白血病（ML）　B. 急性淋巴细胞白血病（L$_1$）　C. 急性白血病（M$_2$）
D. 急性淋巴细胞白血病（L$_2$）　E. 急性淋巴细胞白血病（L$_3$）

6. 女，28 岁，发热、皮肤出血点 2 周。查体：贫血貌，四肢皮肤散在出血点，胸骨压痛（+），左肺可闻及少许湿啰音，腹软，脾肋下 1 cm。血常规：Hb 71 g/L，WBC 3.0×10^9/L，PLT 6×10^9/L。骨髓细胞学检查见原始细胞占比 0.90。细胞化学染色：MPO（-），PAS（+），骨髓染色体检查为正常核型。应首选的治疗是
A. 全反式维 A 酸口服液　　　B. VDLP 方案化疗　　　　C. 甲磺酸伊马替尼口服
D. DA 方案化疗　　　　　　　E. 环孢素口服

7. 男，25 岁，发热、乏力 2 周。查体：T 38.1 ℃，贫血貌，牙龈肿胀，胸骨下段压痛（+），脾肋下 2 cm。血常规：Hb 71 g/L，WBC 31.4×10^9/L。骨髓细胞学检查见原始细胞占 0.68，少数细胞胞质中可见 Auer 小体，MPO 染色为弱阳性。最有可能的诊断是
A. 急性单核细胞白血病　　　　B. 急性红白血病　　　　　C. 急性淋巴细胞白血病
D. 急性巨核细胞白血病　　　　E. 急性早幼粒细胞白血病

8. 男，25 岁，牙龈出血 1 周。骨髓细胞学检查：增生极度活跃，原始淋巴细胞占 0.72。行 VDLP 方案化疗 14 天后，体温 37.4 ℃。复查血常规：Hb 75 g/L，WBC 1.4×10^9/L，N 0.10，L 0.90，PLT 30×10^9/L。目前首选的治疗是
A. 输注悬浮红细胞　　　　　　B. 应用抗生素控制感染　　C. 输注新鲜血浆
D. 输入浓缩血小板　　　　　　E. 皮下注射 G-CSF

9. 男，25 岁，头晕、乏力 1 周，发热伴牙龈出血 2 天。既往体健。查体：T 38.2 ℃，四肢及躯干皮肤可见出血点，胸骨压痛（+），心肺未见异常，腹平软，肝脾肋下未触及。实验室检查：Hb 78 g/L，WBC 2.0×10^9/L，PLT 20×10^9/L。骨髓细胞学检查：原始细胞占 0.85，髓过氧化物酶染色（-），非特异性酯酶染色（-）。该患者应选择的治疗方案是
A. ABVD 方案　　B. DA 方案　　C. VDLP 方案　　D. VAD 方案　　E. CHOP 方案

10. 女，18 岁，发热、鼻出血 3 天。查体：全身浅表淋巴结肿大，最大者 2.5 cm×2 cm 大小，胸骨压痛（+），肝脾肋下均可触及边缘。骨髓细胞学检查：骨髓原始细胞占 0.65，过氧化物酶（-），非特异酯酶染色（-）。最可能的诊断是
A. 急性早幼粒细胞白血病　　　B. 急性粒-单核细胞白血病　　C. 急性单核细胞白血病
D. 急性淋巴细胞白血病　　　　E. 急性红白血病

11. 患者，女性，20 岁，发热伴鼻出血 6 日。查体：全身淋巴结肿大，皮肤散在出血斑，肝肋下 2 cm，脾肋下 3 cm，血红蛋白 80 g/L，白细胞 12×10^9/L，血小板 40×10^9/L，骨髓增生活跃，原始细胞占 0.80，巨核细胞减少，糖原染色阳性，过氧化物酶染色阴性，非特异性酯酶阴性。首选治疗方案
A. HA　　　　B. DA　　　　C. VP　　　　D. CHOP　　　　E. MOPP

题型	A3/A4 型题

（1～2 题共用题干）
男，36 岁，5 天前发热、咽痛，应用抗生素治疗无效。颈部浅表淋巴结肿大，咽部充血，扁桃体Ⅱ°肿大，下肢少许瘀斑。WBC 16.6×10^9/L，原始细胞 0.60，血红蛋白 80 g/L，血小板 34×10^9 g/L。

1. 最可能的诊断是
A. 特发性血小板减少性紫癜　B. 缺铁性贫血　　　　　　C. 再生障碍性贫血
D. 溶血性贫血　　　　　　　E. 急性白血病

2. 为明确诊断应做的检查是
A. 血小板抗体　　B. 血清铁蛋白　　C. 骨髓扫描　　D. 淋巴结活检　　E. 骨髓涂片细胞学检查

（3～5 题共用题干）
男性，26 岁，5 天来鼻及牙龈出血，皮肤瘀斑。血红蛋白 55 g/L，WBC 10.0×10^9/L，血小板 16×10^9/L。骨髓增生活跃，幼稚细胞占 80%，胞质有大小不等颗粒及成堆棒状小体，过氧化物酶染色强阳性。

3. 诊断考虑
A. 急性早幼粒细胞白血病　　　B. 急性淋巴细胞白血病　　C. 急性粒细胞白血病

D. 慢性粒细胞性白血病急变　　E. 急性单核细胞白血病
4. 本患者临床容易出现
A. 巨脾　　　　　　　　　　B. DIC　　　　　　　　　　C. 严重感染
D. 中枢神经系统受侵犯　　　　E. 齿龈肿胀
5. 本患者治疗首选
A. DA 方案　　　　B. 全反式维 A 酸　　C. 羟基脲　　　　D. VP 方案　　　　E. 骨髓移植
（6～7题共用题干）
男性，30 岁，头晕、乏力 1 个月，发热伴牙龈出血 2 周。查体：T 38.2℃，皮肤见散在出血点，舌尖有一血疱，浅表淋巴结未触及，巩膜无黄染，胸骨有压痛，心肺检查未见异常，腹平软，肝肋下未触及，脾肋下 1 cm。实验室检查：Hb 95 g/L，MCV 88 fl，WBC 30×10^9/L，PLT 16×10^9/L。
6. 该患者最可能的诊断是
A. 慢性再生障碍性贫血　　　　B. 急性再生障碍性贫血　　　　C. 特发性血小板减少性紫癜
D. 急性白血病　　　　　　　　E. 巨幼细胞贫血
7. 导致该患者死亡的最可能原因是
A. 颅内出血　　　　B. 尿血　　　　C. 眼底出血　　　　D. 消化道出血　　　　E. 咯血

题型	B1 型题

（1～2题共用备选答案）
A. 急性巨核细胞白血病　　　　B. 急性淋巴细胞白血病　　　　C. 急性单核细胞白血病
D. 急性早幼粒细胞白血病　　　E. 急性粒细胞白血病未分化型
1. 细胞化学染色表现为髓过氧化物酶（+++）、糖原染色（－）的疾病是
2. 细胞化学染色表现为非特异性酯酶（+），可被氟化钠抑制的疾病是
（3～4题共用备选答案）
A. 急性红白血病　　　　　　　B. 急性早幼粒细胞白血病　　　C. 急性淋巴细胞白血病
D. 急性单核细胞白血病　　　　E. 慢性粒细胞白血病
3. 最易发生中枢神经系统白血病的疾病是
4. 最易出现 DIC 的疾病是
（5～6题共用备选答案）
A. 应用全反式维 A 酸　　　　　B. 应用干扰素 - α　　　　　　C. 放射治疗
D. 造血干细胞移植　　　　　　E. 应用羟基脲
5. 急性早幼粒细胞白血病（M$_3$）首选的治疗是
6. 使慢性粒细胞白血病达到血液学缓解首选的治疗是

二、慢性粒细胞白血病

题型	A1 型题

1. 脾肿大最显著的疾病是
A. 急性淋巴细胞白血病　　　　B. 慢性粒细胞白血病　　　　C. 急性单核细胞白血病
D. 急性粒细胞白血病　　　　　E. 慢性淋巴细胞白血病
2. 下列不支持慢性粒细胞白血病的外周血检查结果是
A. 中性粒细胞碱性磷酸酶染色强阳性　　　　　　　　B. 嗜酸性粒细胞绝对数增高
C. 嗜中性粒细胞绝对数明显增高　　　　　　　　　　D. 嗜碱性粒细胞绝对数增高
E. 单核细胞的百分数降低
3. 支持 CML 急变期的检查结果是
A. 血中原粒细胞＞5%　　　　　　　　　　　　　　B. 血中原粒细胞＋早幼粒细胞＞20%
C. 骨髓活检显示胶原纤维显著增生　　　　　　　　　D. 骨髓中原粒细胞＋早幼粒细胞＞40%
E. 骨髓中原始细胞＞20%
4. 有关白血病的叙述，错误的是
A. 慢性粒细胞白血病中性粒细胞碱性磷酸酶活性减低　　B. 急性淋巴细胞白血病无 Auer 小体
C. Ph 染色体阳性仅见于慢性粒细胞白血病　　　　　　D. 急性粒细胞白血病过氧化物酶染色阳性
E. 红白血病幼红细胞糖原染色呈强阳性
5. 慢性粒细胞白血病与类白血病反应最主要的区别是
A. 外周血白细胞计数高　　　　B. 外周血可见中幼粒、晚幼粒细胞

C. Ph 染色体阳性　　　　　　　D. 骨髓检查：粒细胞增生活跃
E. 脾大
6. 使慢性粒细胞白血病达到血液学缓解的首选药物是
A. 羟基脲　　　B. 干扰素 -α　　　C. 马法仑　　　D. 白消安　　　E. 丙卡巴肼

| 题型 | A2 型题 |

1. 患者，女，41 岁，因发热、咽痛 1 周来诊。化验：WBC 90×10⁹/L，疑诊为慢性粒细胞白血病（CML）。下列选项中，支持 CML 慢性期的化验结果是
A. NAP 阳性率明显降低　　　B. 血小板降低　　　　　　　C. 外周血可见有核红细胞
D. 骨髓中巨核细胞减少　　　E. 骨髓中原粒细胞 + 早幼粒细胞 > 50%
2. 女性，26 岁，低热、乏力伴左上腹肿块半年。检查：肝肋下 3 cm，脾肋下 8 cm。化验：血红蛋白 85 g/L，白细胞 100×10⁹/L，骨髓象原始细胞 3%，Ph 染色体阳性。正确的治疗是
A. DA 方案　　　B. CHOP 方案　　　C. 伊马替尼　　　D. VP 方案　　　E. 脾切除
3. 男，28 岁，因左上腹肿块进行性肿大就诊。查体：肝肋下 2 cm，脾肋下 4 cm。实验室检查：血红蛋白 140 g/L，白细胞 120×10⁹/L，血小板 360×10⁹/L。本例最可能诊断为
A. 肝硬化脾功能亢进　　　B. 急性粒细胞白血病　　　C. 慢性粒细胞白血病
D. 类白血病反应　　　　　E. 骨髓纤维化
4. 男，38 岁，1 个月来乏力，食欲差，左上腹胀痛。查体：肝肋下 3 cm，脾肋下 10 cm。实验室检查：血红蛋白 120 g/L，白细胞 260×10⁹/L，血小板 210×10⁹/L；白细胞分类：中幼粒及晚幼粒细胞为主，中性粒细胞碱性磷酸酶活性减低。首选治疗为
A. 羟基脲口服　　　B. 三代头孢口服　　　C. 脾切除　　　D. DA 方案　　　E. 保肝治疗

| 题型 | A3/A4 型题 |

（1～3 题共用题干）
男，35 岁，纳差、腹胀 2 个月。查体：浅表淋巴结未触及，巩膜无黄染，肝肋下未触及，脾肋下 8.5 cm，质硬。化验血常规：Hb 100 g/L，WBC 67.7×10⁹/L，原始细胞 0.02，早幼粒细胞 0.02，中幼粒细胞 0.08，分叶核粒细胞 0.37，L 0.04，M 0.01，PLT 543×10⁹/L。
1. 该患者最可能的诊断是
A. 急性早幼粒细胞白血病　　　B. 巨幼细胞贫血　　　C. 骨髓纤维化
D. 慢性粒细胞白血病　　　　　E. 慢性淋巴细胞白血病
2. 该患者最可能的染色体改变是
A. t（8；16）（p11；p13）　　　B. t（9；22）（q34；q11）　　　C. t（9；21）（q34；q21）
D. t（8；21）（q22；q22）　　　E. t（15；17）（q22；q21）
3. 应首选的治疗药物是
A. 羟基脲、甲磺酸伊马替尼　　　B. 亚砷酸、全反式维 A 酸　　　C. 苯丁酸氮芥、糖皮质激素
D. 维生素 B₁₂、叶酸　　　　　　E. 沙利度胺、红细胞生成素

（4～5 题共用题干）
男，22 岁，乏力、消瘦、腹胀 4 个月。查体：肝肋下 1 cm，脾肋下 8 cm。实验室检查：血 Hb 110 g/L，WBC 96.0×10⁹/L，PLT 196×10⁹/L，骨髓细胞 Ph 染色体阳性。
4. 该患者最可能的诊断是
A. 慢性淋巴细胞白血病　　　B. 急性淋巴细胞白血病　　　C. 肝硬化、门静脉高压症
D. 急性粒细胞白血病　　　　E. 慢性粒细胞白血病
5. 下列治疗措施中应首选
A. 口服苯丁酸氮芥　　　B. 长春新碱和泼尼松治疗　　　C. 柔红霉素和阿糖胞苷治疗
D. 脾切除　　　　　　　E. 口服羟基脲

第三节　骨髓增生异常性肿瘤（助理不考）

| 题型 | A1 型题 |

MDS-RCMD 不可能出现的异常表现是

A. 骨髓造血祖细胞培养集落形成减少	B. 难治性贫血
C. 外周血可见幼稚细胞	D. 血小板减少	E. 骨髓原始细胞＞5%

题型 A2 型题

1. 男，60 岁，面色逐渐苍白，乏力伴牙龈出血半年。检查：Hb 60 g/L，WBC 3.3×10⁹/L，PLT 35×10⁹/L。经骨髓穿刺细胞学检查诊断为骨髓增生异常性肿瘤。为进行 FAB 分型，<u>最重要的检查</u>是
   A. 骨髓铁染色	B. 网织红细胞	C. 染色体检查	D. 骨髓活检	E. 血清铁检查
2. 女，55 岁，5 个月来乏力、面色苍白。既往体健。化验：Hb 72 g/L，WBC 3.5×10⁹/L，分类：N 65%，L 32%，M 3%，PLT 45×10⁹/L。骨髓增生明显活跃，原始细胞 4%，可见 Auer 小体，全片见巨核细胞 48 个，易见小巨核细胞，<u>骨髓细胞外铁（++），内铁见环状铁粒幼细胞 10%</u>。临床考虑 MDS，根据 FAB 分型最可能的类型是
   A. RAEB 型	B. RAS 型	C. RAEB-t 型	D. RA 型	E. CMML 型
3. 男性，50 岁，1 年来面色苍白、乏力，1 个月来出现牙龈出血。化验：Hb 68 g/L，WBC 2.6×10⁹/L，PLT 32×10⁹/L。骨髓检查增生明显活跃，原始细胞 4%，铁染色结果示细胞外铁（+++），环状铁粒幼细胞占 17%。诊断为骨髓增生异常性肿瘤，根据 <u>FAB 分型</u>最可能的类型是
   A. RA 型	B. RAS 型	C. RAEB 型	D. RAEB-t 型	E. CMML 型
4. 女，24 岁，头晕、乏力伴月经量增多 1 年。既往体健。查体：下肢皮肤瘀点，肝脾肋下未触及。血常规：Hb 60 g/L，WBC 2.8×10⁹/L，PLT 38×10⁹/L。骨髓细胞学检查：骨髓增生活跃，可见小巨核细胞和多核红细胞。最可能的<u>诊断</u>是
   A. 特发性血小板减少性紫癜	B. 阵发性睡眠性血红蛋白尿	C. 骨髓增生异常性肿瘤
   D. 慢性失血性贫血	E. 再生障碍性贫血

第四节　淋巴瘤

题型 A1 型题

与<u>胃黏膜相关淋巴组织淋巴瘤</u>（胃 MALT 淋巴瘤）发病有关的感染是
A. HTLV-Ⅰ感染	B. HP 感染	C. EBV 感染	D. HPV 感染	E. HIV 感染

题型 A2 型题

1. 男，60 岁，双侧颈部淋巴结肿大 2 个月，发热半个月，最高体温 38.2℃。经检查双侧颈部及腋窝多发肿大淋巴结，最大者直径 4 cm，其他部位淋巴结无异常。淋巴结病理检查诊断为血管免疫母细胞 T 细胞淋巴瘤。<u>首选的治疗</u>是
   A. 靶向治疗	B. 局部放射治疗	C. 中药治疗	D. 免疫治疗	E. 化学治疗
2. 男，36 岁，双侧颈部淋巴结肿大伴发热 1 周。查体：T 38.4℃，颈部和右侧腹股沟区可触及数枚肿大淋巴结，最大 3 cm×2 cm，均活动，无压痛，心肺未见异常，腹平软，肝肋下未触及，脾肋下 2 cm。实验室检查：Hb 128 g/L，WBC 6.6×10⁹/L，PLT 120×10⁹/L。右侧腹部淋巴结活检诊断为霍奇金淋巴瘤。根据 Ann Arbor 临床分期标准，该患者<u>临床分期</u>是
   A. Ⅲ EB	B. Ⅱ B	C. Ⅲ A	D. Ⅲ SB	E. Ⅱ EB

题型 A3/A4 型题

（1～3 题共用题干）

男，55 岁，颈部淋巴结进行性肿大 2 个月，发热 2 周。发病以来体重减轻 14 kg。查体：T 38.7℃，双侧颈部和右腋窝均有数个直径 2～5 cm 大小淋巴结，均无活动，无压痛，心肺未见异常，腹平软，肝脾肋下未触及。血常规和骨髓检查均未见异常，左颈部淋巴结活检<u>确诊为弥漫性大 B 细胞淋巴瘤</u>。
1. 为判断该患者淋巴瘤诊断是 A 组或 B 组，还应询问的病史是
   A. 发热类型	B. 皮肤有无瘙痒	C. 是否有盗汗	D. 食欲情况	E. 睡眠情况
2. 为判断淋巴瘤临床分期，<u>首选的辅助检查</u>是
   A. 胸、腹部 CT	B. 肝功能	C. 肾功能	D. 心电图	E. 血常规
3. 该患者治疗方案<u>应首选</u>
   A. ABVD	B. R-CHOP	C. MOPP	D. DA	E. VDLP

（4～6题共用题干）

女，58岁，乏力、低热1个月。查体：双侧颈部、腋窝和腹股沟均可触及肿大淋巴结，最大者直径2 cm，质韧，无触痛，胸骨无压痛，肝肋下未触及，脾肋下3 cm。实验室检查：Hb 76 g/L，WBC $5.2×10^9$/L，PLT $123×10^9$/L，网织红细胞0.14，Coombs试验（+），尿胆红素（-），尿胆原（+++）。

4. 最可能的诊断是
 A.急性粒细胞白血病　　　　B.淋巴瘤　　　　　　　　C.淋巴结炎
 D.急性淋巴细胞白血病　　　E.骨髓增生异常综合征

5. 为确诊首选的辅助检查是
 A.腹部B超　　　　　　　　B.骨髓活检　　　　　　　C.骨髓细胞学检查
 D.胸部X线片　　　　　　　E.淋巴结活检

6. 针对该患者的贫血首选的治疗药物是
 A.泼尼松　　　B.促红细胞生成素　C.环磷酰胺　　D.环孢素A　　E.丙种球蛋白

题型	B1型题

（1～2题共用备选答案）
 A.边缘淋巴瘤　　　　　　　B.间变性大细胞淋巴瘤　　　C.Burkitt淋巴瘤
 D.弥漫性大B细胞淋巴瘤　　E.套细胞淋巴瘤

1. 属于T细胞淋巴瘤的是
2. 属于惰性淋巴瘤的是

第五节　多发性骨髓瘤

题型	A2型题

女，65岁，乏力、胸痛1个月。既往体健。查体：轻度贫血貌，双侧肋骨有局部压痛。实验室检查：Hb 80 g/L，WBC $5.6×10^9$/L，PLT $120×10^9$/L，血清总蛋白100 g/L，白蛋白27 g/L，Scr 190 μmol/L。骨髓细胞学检查示骨髓中幼浆细胞占0.45。为明确诊断，最重要的检查是
 A.血、尿免疫固定电泳　　　B.血清$β_2$微球蛋白测定　　C.尿常规
 D.尿本周蛋白　　　　　　　E.血沉

题型	A3/A4型题

（1～2题共用题干）

男，60岁，水肿、蛋白尿3个月。既往患糖尿病3年，高血压2年。实验室检查：ESR 43 mm/h，Hb 80 g/L，TP 79 g/L，Alb 30 g/L，Scr 152 μmol/L。尿沉渣镜检RBC 0～2/HP。尿蛋白（+）。尿蛋白定量7.6 g/24 h，尿蛋白分析提示小分子蛋白为主。

1. 该患者最可能的诊断是
 A.原发性小血管炎肾损害　　B.多发性骨髓瘤肾损害　　　C.乙型肝炎病毒相关肾炎
 D.糖尿病肾病　　　　　　　E.良性小动脉性肾硬化症

2. 应首先做的检查是
 A.抗中性粒细胞胞质抗体　　B.双肾B超　　　　　　　　C.骨髓穿刺，血、尿免疫固定电泳
 D.乙型肝炎病毒标志物　　　E.肾穿刺活检

（3～5题共用题干）

男，70岁，乏力、腰痛半个月。既往体健。查体：轻度贫血，腹部压痛。实验室检查：Hb 80 g/L，WBC $5.6×10^9$/L，PLT $156×10^9$/L，血清总蛋白108 g/L，清蛋白30 g/L，血肌酐177 μmol/L。骨髓细胞学检查示骨髓中异常浆细胞占0.45，腰椎X线片示第2腰椎压缩性骨折。

3. 为进一步明确诊断，下一步最需做的检查是
 A.血、尿免疫球蛋白鉴定　　B.尿常规　　　　　　　　　C.血清$β_2$微球蛋白测定
 D.尿本周蛋白测定　　　　　E.血清钙测定

4. 根据目前的临床资料及Durie和Salmon临床分期标准，该患者最可能的临床分期是
 A.Ⅲ期A组　　B.Ⅰ期B组　　C.Ⅲ期B组　　D.Ⅱ期A组　　E.Ⅱ期B组

5. 该患者疾病最可能的类型是
 A.轻链型　　　B.不分泌型　　C.IgE型　　　D.IgG型　　　E.IgD型

第六节 白细胞减少症和粒细胞缺乏症

题型 A1型题

下列引起白细胞减少的疾病中，发病机制不属粒细胞破坏或消耗过多的是
A. 系统性红斑狼疮 B. 败血症 C. 类风湿关节炎
D. 巨幼细胞贫血 E. 脾功能亢进

题型 B1型题

（1～2题共用备选答案）
A. 假性粒细胞减少 B. Felty综合征 C. 低增生性白细胞
D. 巨幼细胞贫血 E. 骨髓增生异常综合征
1. 由免疫机制引起中性粒细胞减少的疾病是
2. 由分布异常引起中性粒细胞减少的疾病是

（3～4题共用备选答案）
A. $0.5×10^9/L$ B. $4.0×10^9/L$ C. $1.5×10^9/L$ D. $3.0×10^9/L$ E. $0.2×10^9/L$
3. 白细胞减少症的诊断标准是指外周血白细胞总数低于
4. 粒细胞缺乏症的诊断标准是指外周血的中性粒细胞绝对数低于

第七节 出血性疾病

一、出血性疾病概述

题型 A1型题

1. 下列临床表现不属于凝血机制障碍所致的出血是
A. 迟发出血 B. 深部血肿 C. 皮肤出血点、紫癜
D. 关节腔出血 E. 肌肉出血
2. 血小板消耗过多导致的血小板减少性疾病是
A. 特发性血小板减少性紫癜 B. 白血病 C. 弥散性血管内凝血
D. 病毒感染 E. 再生障碍性贫血
3. 属于纤溶异常的实验室检查是
A. 血vWF测定 B. 血栓素B_2测定 C. 血PC测定 D. 血TAT测定 E. 血FDP测定

题型 A2型题

1. 女性，19岁，4天来左膝关节肿胀。自幼于外伤后易出血不止。查体：皮肤黏膜未见出血及紫癜，出血时间为2.5分钟，凝血时间30分钟，凝血酶原时间正常。疾病分类应为
A. 纤维蛋白生成障碍 B. 凝血活酶生成障碍 C. 血小板异常
D. 凝血酶生成障碍 E. 血管壁功能异常
2. 男性，16岁，自幼有出血倾向。出血时间延长，凝血时间正常，血小板$150×10^9/L$，血小板黏附率降低，部分凝血活酶时间延长，凝血酶原时间正常。父亲也有类似病史，考虑的诊断是
A. 血友病 B. 维生素K缺乏 C. 过敏性紫癜
D. 血管性血友病 E. 遗传性出血性毛细血管扩张症
3. 男性，15岁，因拔牙后出血不止2小时来院急诊。查体：皮肤无出血点和瘀斑，拔牙处牙龈渗血不止，心肺腹检查未见异常。最可能出现的异常是
A. 血管壁缺陷 B. 血小板数量减少 C. 血小板功能异常
D. 凝血功能障碍 E. 纤溶异常
4. 子宫切除患者术后出现皮肤瘀点、瘀斑，伤口广泛渗血，血压85/60 mmHg。血常规：WBC $8.6×10^9/L$，PLT $50×10^9/L$，PT、APTT延长，FDP升高，3P试验(+)。应用肝素治疗时，作为依据应检测下列指标中的
A. PT B. BT C. APTT D. TT E. CT
5. 男，19岁，拔牙后出血不止2天。查体：心肺部未见异常。实验室检查：Hb 115 g/L，WBC $5.4×10^9/L$，PLT $130×10^9/L$，PT 11秒（正常对照13秒），APTT 65秒（正常对照38秒），TT 16秒（正常对照17秒）。

该患者出血最可能的原因是
A. 纤维蛋白原缺乏　　　　B. 维生素 K 缺乏　　　　C. 凝血因子 X 缺乏
D. 凝血酶原缺乏　　　　　E. 凝血因子Ⅸ缺乏

题型　B1 型题

（1～2 题共用备选答案）
A. 缺少凝血因子Ⅲ和 X　　B. 缺少凝血因子Ⅲ和 V　　C. 缺少凝血因子Ⅱ和 X
D. 缺少凝血因子Ⅷ或Ⅸ　　E. 缺少凝血因子Ⅳ和Ⅶ
1. 血友病患者可能出现的凝血因子异常是
2. 肠切除术后肠瘘长期禁食患者可能出现的凝血因子异常是

二、过敏性紫癜

题型　A1 型题

1. 双下肢对称性紫癜伴荨麻疹者常见于
   A. 激素性紫癜　　　　　B. 再生障碍性贫血　　　　C. 过敏性紫癜
   D. 血小板减少　　　　　E. 特发性血小板增多症
2. 不符合关节型过敏性紫癜临床表现的是
   A. 关节肿胀　　　　　　B. 多发生于大关节　　　　C. 呈反复性发作
   D. 部位固定，非游走性　　E. 不遗留关节畸形
3. Henoch 型过敏性紫癜的临床表现，除皮肤紫癜外，还有
   A. 关节肿痛　　B. 虹膜炎　　C. 尿血　　D. 视网膜出血　　E. 便血

题型　A2 型题

1. 患者，女，25 岁，间断牙龈出血、皮肤瘀斑 2 个月，反复发生口腔溃疡。查体：双下肢和腹部散在瘀斑，浅表淋巴结无肿大，巩膜无黄染，腹软，肝肋下未及，脾肋下刚可触及。化验：Hb 121 g/L，WBC $4.5×10^9$/L，PLT $25×10^9$/L。为除外继发免疫性血小板减少性紫癜，最重要的检查是
   A. 血小板功能　　B. 血小板抗体　　C. 抗核抗体谱　　D. 腹部 B 超　　E. 胸部 X 线片
2. 男，18 岁，双下肢出血点伴关节痛 3 周，水肿 1 周。实验室检查：尿红细胞 30～50/HP，尿蛋白 4.5 g/d，血浆白蛋白 25g/L。肾免疫病理显示 IgA 沉积于系膜区。其病因诊断为
   A. 过敏性紫癜肾炎　　　　B. 狼疮肾炎　　　　C. IgA 肾病
   D. 乙型肝炎病毒相关性肾炎　　E. 原发性肾病综合征
3. 患者，男，29 岁，四肢皮肤间断分批出现紫癜 2 个月。紫癜稍痒，略高出皮面，其余部位皮肤正常，既往体健。对诊断最无帮助的是
   A. 血小板计数　　B. 尿常规　　C. 粪便常规　　D. 束臂试验　　E. 骨髓检查
4. 患者，女性 20 岁，因腹痛来院就诊。查：双下肢出现对称性成片状小出血点，尿常规发现血尿（+++）。该患者最可能的诊断是
   A. 肾血管畸形　　B. 肾下垂　　C. 肾绞痛　　D. 急性肾盂肾炎　　E. 过敏性紫癜肾炎

题型　A3/A4 型题

（1～3 题共用题干）
男，15 岁，咽痛、发热 1 周，双下肢对称性紫癜伴腹痛及关节痛 3 天。实验室检查：血 Hb 125g/L，WBC $10.5×10^9$/L，PLT $110×10^9$/L，凝血时间正常，粪隐血（+）。
1. 最可能的诊断是
   A. 血友病　　　　　　　B. 过敏性紫癜　　　　C. 免疫性血小板减少症
   D. 血小板无力症　　　　E. 急性白血病
2. 该患者最有可能出现异常结果的检查是
   A. 活化部分凝血活酶时间　　B. 骨髓细胞学检查　　C. 血小板聚集功能
   D. 毛细血管脆性试验　　　　E. 骨髓细胞染色体检查
3. 首选的治疗措施是
   A. 输注纯化凝血因子　　　　B. 联合化疗　　　　　C. 应用抗纤溶药物
   D. 输注血小板　　　　　　　E. 应用糖皮质激素

三、特发性血小板减少性紫癜

题型　A1 型题

1. 特发性血小板减少性紫癜可有
   A. 血小板寿命缩短　　　　B. 凝血时间延长　　　　C. 骨髓巨核细胞消失
   D. 网织红细胞绝对值降低　E. Coombs 试验（+）
2. 关于特发性血小板减少性紫癜，正确的是
   A. 急性型常见于老年人　　B. 慢性型常见于男性　　C. 骨髓巨核细胞大多减少
   D. 脾脏一般不增大　　　　E. 脾切除对慢性型无效
3. 特发性血小板减少性紫癜较少出现
   A. 肌肉血肿　　B. 鼻出血　　C. 月经过多　　D. 口腔黏膜出血　　E. 皮肤瘀点
4. 慢性特发性血小板减少性紫癜合并贫血最适宜的检查是
   A. 红细胞渗透脆性试验　　B. 血清叶酸测定　　　　C. 血红蛋白电泳
   D. 酸溶血试验　　　　　　E. 血清铁蛋白测定
5. 下列支持 ITP 诊断的是
   A. PAC3 阴性　　B. 肝脾肿大　　C. 脾切除有效　　D. PAIg 阴性　　E. 骨髓中产板型巨核细胞增多
6. 糖皮质激素治疗慢性特发性血小板减少性紫癜，错误的是
   A. 复发时再应用常无效　　B. 一般选用泼尼松　　　C. 近期有效率为 80% 左右
   D. 一般为首选治疗　　　　E. 治疗缓解后一般小剂量维持 3～6 个月

题型　A2 型题

1. 女，40 岁，皮肤出血点伴月经量增多 1 周。血常规：Hb 100 g/L，WBC $4.0×10^9$/L，PLT $23×10^9$/L。骨髓细胞学检查：巨核细胞增多伴成熟障碍。首选的治疗措施是
   A. 应用糖皮质激素　　B. 输注浓缩血小板　　C. 应用长春新碱
   D. 脾切除　　　　　　E. 应用雄激素
2. 女，40 岁，皮肤出血点及瘀斑、牙龈出血 1 周。查体：肝脾不大。血常规：Hb 110 g/L，WBC $4.0×10^9$/L，PLT $10×10^9$/L。骨髓细胞学检查：巨核细胞 95 个 /2 cm×2 cm，产板型巨核细胞 1 个。最可能的诊断是
   A. 急性白血病　　　　　　B. 特发性血小板减少性紫癜　　C. 再生障碍性贫血
   D. 骨髓增生异常综合征　　E. 巨幼细胞性贫血

题型　A3/A4 型题

（1～2 题共用题干）
女，17 岁，皮肤出血点伴月经量过多 1 个月。查体：四肢和胸部皮肤散在出血点，浅表淋巴结无肿大，肝脾肋下未触及。血常规：HB 105 g/L，WBC $6.1×10^9$/L，PLT $7×10^9$/L。骨髓细胞学检查：颗粒型巨细胞 1.5 cm×2.0 cm，图片膜上可见 126 个，产板型巨核细胞为 0 个。

1. 该患者最可能的诊断是
   A. 急性白血病　　　　B. 特发血小板减少性紫癜　　C. 再生障碍性贫血
   D. 巨幼细胞贫血　　　E. 过敏紫癜
2. 首选的治疗是
   A. 化疗　　　　　　　　B. 输注浓缩血小板　　　　C. 口服糖皮质激素
   D. 补充维生素 B_{12}、叶酸　E. 口服雄激素

四、弥散性血管内凝血

题型　A1 型题

1. 维生素 K 缺乏时，不会出现的实验室检查结果是
   A. PT 延长　　B. FDP 增加　　C. CT 延长　　D. INR 升高　　E. APTT 延长
2. 诱发 DIC 最常见的病因为
   A. 革兰氏阴性菌感染　　B. 手术及外伤　　　　C. 恶性肿瘤
   D. 产科意外　　　　　　E. 代谢性酸中毒
3. 能同时启动内源和外源性凝血途径引起 DIC 的是
   A. 羊水栓塞　　　　　　B. 急性早幼粒细胞白血病　　C. 严重感染

D. 大型手术　　　　　　　　　　E. 广泛创伤
4. 急性型 DIC 高凝期患者的治疗原则，除消除病因、治疗原发病外，应首先考虑
A. 补充水与电解质　　　　　B. 应用抗血小板药物　　　　C. 及早应用肝素
D. 积极抗纤溶治疗　　　　　E. 输注全血或血浆

题型　A2 型题

1. 男，50 岁，乙型肝炎肝硬化 18 年，近 2 周来高热伴乏力，出现鼻出血和皮肤多处瘀斑。为确定患者是否并发 DIC，最有价值的实验室检查指标是
A. APTT 延长　　　　　　　B. 血浆 FⅧ：C 下降　　　　　C. 血浆凝血酶原下降
D. 血浆纤维蛋白原下降　　　E. PT 延长
2. 女，65 岁，畏寒、高热 10 天。查体：T 39.8 ℃，P 130 次/分，R 26 次/分，BP 80/50 mmHg。左臂皮肤见瘀斑，胸骨无压痛，双肺呼吸音粗，右下肺可闻及湿啰音，肝脾肋下未触及。实验室检查：Hb 100 g/L，WBC 16.5×10^9/L，PLT 40×10^9/L，PT 19 秒（对照 12 秒），纤维蛋白原 1.16 g/L。该患者最可能的诊断是
A. 肺结核　　　　　　　　　B. 脓毒症　　　　　　　　　C. 急性白血病
D. 肺部感染合并 DIC　　　　E. 肺血栓栓塞症

题型　B1 型题

（1～3 题共用备选答案）
A. 肝素　　　B. 输新鲜血浆　　　C. 输新鲜全血　　　D. 氨基己酸　　　E. 输浓缩血小板
1. DIC 早期首选
2. DIC 消耗性低凝期首选
3. DIC 纤溶亢进期治疗时禁用

五、血友病（助理不考）

题型　A2 型题

男，20 岁。外伤后大腿肌肉内血肿、右膝关节肿痛半天。自幼常于伤后出血不止，其舅有类似病史。该患者最可能的凝血功能检查异常是
A. 凝血因子Ⅶ缺乏　　　　　B. 纤维蛋白原缺乏　　　　　C. TT 延长
D. APTT 延长　　　　　　　E. PT 延长

第八节　输血

题型　A1 型题

1. 拟实施储存式自体输血的患者，其血红蛋白水平至少应大于
A. 110 g/L　　　B. 100 g/L　　　C. 130 g/L　　　D. 120 g/L　　　E. 140 g/L
2. 成分输血的优点不包括
A. 容易制备　　　B. 疗效好　　　C. 纯度高　　　D. 便于保存　　　E. 保护血液资源
3. 反复输血的个体进行实体器官移植时容易发生的现象是
A. 异种移植排斥反应　　　　B. 慢性排斥反应　　　　　　C. 超急性排斥反应
D. 自体移植排斥　　　　　　E. 急性排斥反应
4. 不属于成分输血优点的是
A. 有效改善血容量　　　　　B. 提高疗效　　　　　　　　C. 减少输血反应
D. 降低心脏负荷　　　　　　E. 一血多用
5. 成年患者输注 1 单位红细胞估计可提升的血红蛋白数量是
A. 4 g/L　　　B. 2 g/L　　　C. 10 g/L　　　D. 5 g/L　　　E. 7 g/L
6. 保存期内的全血最主要的有效成分是
A. 血小板　　　B. 白细胞　　　C. 红细胞　　　D. 凝血因子　　　E. 免疫球蛋白
7. 全血在保存过程中，发生了"保存损害"，丧失了一些有用成分，它们是
A. 白细胞、血小板、纤维蛋白原　　　　　　　　B. 红细胞、白细胞、血小板

C. 白细胞、血小板、稳定的凝血因子
D. 血小板、粒细胞、不稳定的凝血因子
E. 血小板、淋巴细胞、凝血因子Ⅷ

题型　A2型题

1. 男，12岁，患再生障碍性贫血半年。因重度贫血，需要反复输血，应输注的血液成分是
A. 冰冻红细胞　　　　　B. 洗涤红细胞　　　　　C. 去除白细胞的红细胞
D. 浓缩红细胞　　　　　E. 悬浮红细胞

2. 男，45岁，行脊柱肿瘤切除术，术中给予输血，输注悬浮红细胞15分钟后，血压下降到70/40 mmHg，导尿管中的尿液呈酱油色，患者最可能发生的不良反应是
A. 严重过敏反应　　　　B. 输血相关急性肺损伤　　C. 细菌污染反应
D. 急性溶血性输血反应　E. 输血相关循环超负荷

3. 女，28岁，妊娠38周，B超示胎儿脐带绕颈2周，拟行剖宫产术。4年前曾因外伤住院，接受输血后出现严重过敏反应，孕妇一般状况好，心、肝、肾功能正常。化验 Hb 100 g/L，术前拟申请备血400 mL，应选择的血液成分是
A. 新鲜冰冻血浆　B. 冷沉淀　　C. 悬浮红细胞　　D. 洗涤红细胞　　E. 浓缩血小板

4. 女，45岁，急性白血病接受化疗的过程中诉食欲差、疲乏无力、时有恶心。查体：T 37 ℃，P 90次/分，R 18次/分，BP 110/70 mmHg。血常规：HB 90 g/L，RBC 3.1×10^{12}/L，WBC 5.6×10^9/L，PLT 65×10^9/L。患者要求输血，此时正确的处理措施是
A. 输注机采血小板1个治疗量　　　　　B. 不予输血并向患者说明理由
C. 输注血浆200 mL　　D. 输注全血1单位　　E. 输注悬浮红细胞1单位

5. 男，21岁，患急性白血病半个月，化疗期间出现皮肤瘀斑。血常规：Hb 70 g/L，RBC 2.4×10^{12}/L，WBC 2.6×10^9/L，PLT 10×10^9/L，给予输注机采血小板1个治疗量。输注完毕后，患者出现严重吸气性呼吸困难伴喘鸣。查体：T 36.8 ℃，P 115次/分，R 25次，BP 85/50 mmHg。该患者最可能发生的输血不良反应是
A. 严重过敏反应　　　　B. 急性溶血性输血反应　　C. 输血相关低血压
D. 输血相关移植物抗宿主病　　E. 输血相关循环超负荷

6. 男，30岁，患再生障碍性贫血3年。由于贫血严重予以输血治疗，在输血开始后10分钟患者突发寒战、发热、腰背痛、恶心、呕吐、心悸、呼吸困难、烦躁不安、无尿，急查血浆游离血红蛋白增高。该患者发生的不良反应，所属超敏反应的类型是
A. Ⅲ型　　　　B. Ⅳ型　　　　C. 不能定型　　　　D. Ⅱ型　　　　E. Ⅰ型

7. 男，63岁，确诊直肠癌，拟行手术治疗，术前 Hb 50 g/L，给予输注细胞4单位，开始输注20分钟后，患者出现寒战、高热、腹痛、头痛及心前区不适、面色潮红、呼吸困难、焦虑不安。该患者最可能发生的输血不良反应是
A. 过敏反应　　　　　　B. 急性溶血性输血反应　　C. 输血相关呼吸困难
D. 输血相关循环超负荷　E. 输血相关移植抗宿主病

8. 男35岁，因患慢性再生障碍性贫血4个月入院。血常规：Hb 45 g/L，WBC 3.5×10^9/L。拟输血治疗，鉴于该患者需反复输血，为防止输血不良反应，应选用的最佳血液成分是
A. 悬浮红细胞　　　　　B. 洗涤红细胞　　　　　C. 辐照红细胞
D. 去除白细胞的红细胞　E. 浓缩红细胞

9. 男，63岁，皮肤黏膜散在出血点10天。既往肝硬化病史多年，给予输注新鲜冰冻血浆治疗，输注开始后20分钟，患者出现皮肤瘙痒、荨麻疹表现，此时正确的处理措施是
A. 停止输注　　　　　　B. 继续输注　　　　　　C. 换一袋血浆输注
D. 减慢输注速度，并给予肾上腺素治疗　　E. 减慢输注速度，并给予抗组胺药物治疗

10. 女，30岁，因再生障碍性贫血3个月入院输血治疗，输注悬浮红细胞30分钟后出现寒战，既往有输血史。查体：T 39.5 ℃，BP 130/75 mmHg。患者最可能输血不良反应是
A. 输血相关循环超负荷　B. 过敏反应　　　　　　C. 输血相关移植物抗宿主病
D. 非溶血性发热性输血反应　E. 急性溶血性输血反应

11. 女，30岁，体重45 kg，因外伤引起急性失血约600 mL，手术治疗后出血停止，术后1天查体：P 85次/分，BP 95/60 mmHg，化验 Hb 105 g/L。患者要求输血，此时应采取的正确措施是
A. 输注新鲜冰冻血浆400 mL　　B. 无需输注血液或血液制品　　C. 输注全血200 mL

D. 输注普通冰冻血浆 400 mL   E. 输注人血蛋白 4g

12. 患者，男，40岁，因急性粒细胞白血病入院。查体：四肢皮肤多处出血点和瘀斑。化验 PLT 8×10^9/L。给予单采血小板输注。输注4小时后，患者出现胸闷、呼吸困难。急查胸部 X 线片可见弥散性阴影。患者最可能发生的输血不良反应是

A. 急性过敏反应   B. 急性溶血反应   C. 细菌性感染   D. 循环超负荷   E. 输血相关急性肺损伤

13. 患者，男，20岁，因重型再生障碍性贫血入院，准备10天后接受异基因造血干细胞移植。因大量鼻出血和牙龈出血拟行输血，需要预订的血液成分是

A. 单采血小板 B. 辐照单采血小板 C. 辐照冷沉淀
D. 辐照新鲜冷冻血浆 E. 新鲜冷冻血浆

第十九章　代谢、内分泌系统

第一节　内分泌及代谢疾病概述

题型　A1 型题

内分泌功能减退性疾病目前较普遍使用的替代治疗方法是给予
A. 药理剂量的靶腺激素　　　B. 生理剂量的靶腺激素　　　C. 药理剂量的促垂体激素
D. 药理剂量的垂体激素　　　E. 调节神经递质或受体的药物

题型　A2 型题

1. 男，30 岁，颈部肿块 7 天，可随吞咽上下活动。欲确诊病变的性质，应采取的诊断方法是
A. 甲状腺 B 超　　　　　　B. 甲状腺 CT　　　　　　C. 甲状腺功能测定
D. 甲状腺核素测定　　　　E. 细针穿刺细胞学检查
2. 下列不属于内分泌器官的是
A. 腺垂体　　　B. 肾上腺　　　C. 睾丸　　　D. 前列腺　　　E. 甲状旁腺

题型　B1 型题

（1～2 题共用备选答案）
A. ADH　　　B. PRL　　　C. TRH　　　D. SS　　　E. GHRH
1. 垂体后叶储存的激素是
2. 腺垂体分泌的激素是
（3～4 题共用备选答案）
A. 皮质醇　　　B. 催乳素　　　C. 肾上腺素　　　D. 血管升压素　　　E. 促甲状腺激素释放激素
3. 腺垂体分泌的激素是
4. 神经垂体储存的激素是

第二节　下丘脑 - 垂体疾病

一、垂体腺瘤（助理不考）

题型　A1 型题

1. 疑为垂体腺瘤时，定位诊断首选
A. 脑电图　　　B. CT　　　C. MRI　　　D. 放射性核素扫描　　　E. 脑血管造影
2. 偏盲型视野缺损最常见于
A. 糖尿病性视神经乳头水肿　　　B. Graves 病浸润性突眼　　　C. 嗜铬细胞瘤伴高血压、眼底出血
D. 垂体瘤鞍上发展　　　E. 希恩（Sheehan）综合征、垂体梗死
3. 无功能性垂体腺瘤可能分泌的是
A. 促甲状腺激素　　B. α-亚单位　　C. 生长激素　　D. 黄体生成素　　E. 催乳素

题型　A2 型题

男，37 岁，性欲减退、阳萎 2 年，近半年轻度头痛。头颅磁共振（MRI）检查发现直径 2.6 cm 垂体大腺瘤压迫视神经交叉、浸润左侧海绵窦。第二天晨取血查垂体及其靶腺功能后接受了 γ-刀垂体外照射放射治疗。4 天后化验报告血睾酮 0.70 mmol/L、FSH 及 LH＜2.0 mmol/L（垂体-性腺轴功能减低），血 PRL、GH、ACTH 及 TSH、T_3、T_4 水平均无特殊改变。符合垂体无功能性大腺瘤。本例垂体腺瘤治疗
A. 采用 γ-刀放射治疗是合理的选择　　　　B. 手术治疗后加用放射治疗
C. 首选溴隐亭等多巴胺激动剂治疗　　　　D. 用睾酮类药物替代治疗后再放射治疗
E. 无功能性垂体腺瘤可暂不处理，观察 1～2 年

二、催乳素瘤（助理不考）

题型　A1 型题

1. 高催乳素血症的药物治疗首选
   A. 赛庚啶　　　　B. 溴隐亭　　　　C. 奥曲肽　　　　D. 酮康唑　　　　E. 黄体酮
2. 女性垂体催乳素瘤的典型临床表现是
   A. 持续泌乳及头痛　　　　B. 视野缺损和视力下降　　　　C. 月经稀发
   D. 体重增加并糖耐量减低　　E. 闭经泌乳

题型　A2 型题

1. 女，35 岁，闭经 2 年，检查发现双侧乳房触发溢乳，首选检测的指标是
   A. PRL　　　　B. FSH　　　　C. ACTH　　　　D. GH　　　　E. TSH
2. 女，28 岁，婚后 4 年未孕。月经初潮 12 岁，5 年前起月经稀发、经量减少，近 2 年闭经，体重增加 8 kg。查体：BP 120/80 mmHg，BMI 26。双乳有触发泌乳。最可能的诊断是
   A. 垂体催乳素瘤　　　　B. 卵巢功能早衰　　　　C. 希恩综合征
   D. 腺垂体功能减退症　　E. 多囊卵巢综合征

三、生长激素分泌瘤（助理不考）

题型　A1 型题

GH 兴奋试验有助于明确病因诊断的情况是
A. 身材高大　　　　B. 身材矮小　　　　C. 消瘦　　　　D. 肥胖　　　　E. 肢端肥大

题型　A2 型题

1. 男，38 岁，口干、多饮、多尿 3 个月。查体：双唇肥厚，下颌前突，咬合困难，手脚粗大肥厚。实验室检查：空腹血糖 7.2 mmol/L，TG 3.0 mmol/L，尿比重 1.020。最可能的诊断是
   A. 糖尿病　　　　B. 尿崩症　　　　C. 甲状腺功能减退症
   D. 高甘油三酯血症　　E. 肢端肥大症
2. 男，35 岁，面容变丑 10 年，鞋子号码从 42 增加到 44，近半年明显出汗和体力欠佳，并有明显口渴、多饮、勃起功能障碍。查体：BP160/100 mmHg。为明确诊断首选的检查是
   A. T_3、T_4、TSH　　　　B. FSH、LH　　　　C. 胰岛素低血糖兴奋试验
   D. 葡萄糖生长激素抑制试验　　E. OGTT 试验

题型　B1 型题

（1～2 题共用备选答案）
A. 经蝶手术　　　　B. 开颅手术　　　　C. 长效奥曲肽　　　　D. 放疗　　　　E. 溴隐亭
1. 巨大生长激素瘤首选的治疗方法是
2. 催乳素瘤应首选的治疗方法

四、腺垂体功能减退症

题型　A1 型题

1. 腺垂体功能减退症最常见的原因是
   A. 希恩（Sheehan）综合征　　B. 糖尿病血管病变　　C. 原发性空蝶鞍症
   D. 各种垂体肿瘤　　　　　　E. 颅内感染后遗症
2. 引起希恩（Sheehan）综合征的常见原因是
   A. 垂体腺瘤压迫浸润　　B. 创伤性垂体柄损伤　　C. 脑垂体卒中
   D. 垂体腺瘤手术治疗后　　E. 产后大出血
3. 腺垂体功能减退症常见
   A. 长期闭经　　B. 皮肤色素沉着　　C. 尿崩症　　D. 溢乳、闭经　　E. 继发性糖尿病
4. 严重的腺垂体功能减退症易发生低血糖主要是缺乏

A. GH 及 ACTH   B. PRL 及 TSH   C. PRL 及 ACTH   D. GH 及 TSH   E. PRL 及 LH

5. 在治疗重症希恩（Sheehan）综合征过程中，单独使用可能诱发垂体危象的是
A. 雄激素   B. 孕激素   C. 氢化可的松   D. 左旋甲状腺钠   E. 生长激素

| 题型 | A3/A4 型题 |

（1～2题共用题干）

女，42岁，乏力，面色苍白20年，感冒后出现恶心、呕吐1周，意识模糊1天。查体：BP 90/60 mmHg，血钠125 mmol/L，血钾 4.0 mmol/L，眉毛外 1/3、阴毛、腋毛脱落。

1. 需要重点追问的病史是
A. 家族史   B. 毒物接触史   C. 分娩哺乳史   D. 药物治疗史   E. 不洁饮食史

2. 有助于明确诊断的实验室检查不包括
A. GH、PRL   B. FSH 和 LH   C. ADH   D. ACTH 和皮质醇   E. T₃、T₄ 和 TSH

（3～4题共用题干）

男，45岁，头痛、视物模糊3个月余。查体：视力明显减退，视野缺损。查体：T₃、T₄、TSH 降低，血 ACTH、皮质醇降低。

3. 最可能的诊断是
A. 肾上腺肿瘤   B. 垂体肿瘤   C. 库欣病   D. 甲状腺癌   E. 艾迪生病

4. 进一步应做的检查是
A. 胸部 X 线片   B. 肾上腺 CT   C. 甲状腺 ECT   D. 脑血管造影   E. 垂体 MRI

五、中枢性尿崩症（助理不考）

| 题型 | A1 型题 |

1. 肾性尿崩症与中枢性尿崩症的鉴别方法是
A. 禁水（禁饮）试验   B. 测定尿渗透压和血钠   C. 测定尿渗透压和比重
D. 测定血浆和尿渗透压   E. 加压素试验

2. 中枢性尿崩症患者控制多尿最适宜的药物是
A. 垂体后叶素水剂   B. 油剂鞣酸加压素（长效尿崩停）
C. 去氨加压素（弥凝片）   D. 氢氯噻嗪（双氢克尿噻）   E. 氯磺丙脲

| 题型 | A2 型题 |

男性，35岁，烦渴、多饮、多尿3个月。尿量每天8 200 mL，禁饮水7小时血渗透压305 mOsm/（kg·H₂O），尿量108 mL/h，尿渗透压252 mOsm/（kg·H₂O），尿比重1.006。皮下注射垂体后叶素3 mg后，第2小时尿量25 mL，尿渗透压480 mOsm/（kg·H₂O），尿比重1.012。诊断为完全性中枢性尿崩症，首选的处理是
A. 嘱限制饮水量   B. 去氨加压素治疗   C. 鞍区 MRI 检查
D. 垂体功能检查   E. 测定血清电解质水平

第三节　甲状腺疾病

一、甲状腺功能亢进症

| 题型 | A1 型题 |

1. 甲状腺功能亢进症手术治疗的适应证是
A. 中度甲状腺功能亢进症内科治疗无效者   B. 甲状腺Ⅰ度肿大
C. 症状较轻者   D. 合并不稳定性心绞痛者   E. 青少年患者

2. 复方碘溶液治疗用于
A. 甲状腺功能亢进症术前准备   B. 甲状腺功能亢进症术后复发
C. 甲状腺癌   D. 甲状腺功能减退   E. 亚急性甲状腺炎

3. 甲状腺功能亢进症最常见的病因是
A. 甲状腺腺瘤   B. 甲状腺癌   C. 弥漫性毒性甲状腺肿

D. 慢性淋巴细胞性甲状腺炎　　E. 结节性毒性甲状腺肿

4. 引起 Graves 病基本的原因是
 A. 长期碘摄入不足　　　　　　　　　　　　　　　　B. 遗传易感性和自身免疫功能异常
 C. 各种因素致下丘脑分泌 TRH 过多　　　　　　　　D. 各种原因致垂体分泌 TSH 过多
 E. 长期碘摄入过多

5. 下列哪项临床表现为 Graves 病所特有
 A. 怕热、多汗、心悸、消瘦　　B. 阳萎、月经量少或闭经　　C. 突眼、胫前黏液性水肿
 D. 脉压差增大，早搏　　　　　E. 肌萎缩，骨质疏松

6. 以下哪项不符合甲状腺功能亢进症的临床表现
 A. 房性心律失常　　　　　　B. 活动时心率加快，休息时则心率正常
 C. 可伴有肌病　　　　　　　D. 老年患者可不出现高代谢综合征　　　E. 可发生低钾性麻痹

7. Graves 病最重要的体征是
 A. 皮肤湿润多汗，手颤　　　　B. 眼裂增大，眼球突出　　C. 心脏扩大，心律不齐
 D. 收缩压升高，舒张压降低　　E. 弥漫性甲状腺肿大伴血管杂音

8. 血中 FT_3、FT_4 和 TSH 均升高时应检查
 A. 头颅 MRI　　　　　　　　B. 甲状腺 B 超　　　　　　C. 甲状腺核素显像
 D. 甲状腺 ^{131}I 摄取率　　　E. TSH 受体抗体

9. 反映甲状腺功能最敏感的实验室检查指标是
 A. TSH　　　　B. FT_4　　　　C. FT_3　　　　D. TRAb　　　　E. TRH

10. 诊断甲状腺功能亢进症最可靠的检查是
 A. 基础代谢率　　　　　　　　B. 甲状腺摄 ^{131}I 率　　　C. 甲状腺刺激免疫球蛋白
 D. 甲状腺激素　　　　　　　　E. TSH

11. 预测 Graves 病停用抗甲状腺药物是否易复发的指标是
 A. 甲状腺摄 ^{131}I 率　　　　B. 抗甲状腺抗体　　　　　C. TSH、T_3、T_4 及 FT_3
 D. 甲状腺刺激免疫球蛋白　　 E. T_4

12. 自主性功能亢进性甲状腺腺瘤最佳诊断的甲状腺检查是
 A. B 超　　　　B. ^{131}I 摄取率　　　　C. CT　　　　D. 放射性核素扫描　　　　E. MRI

13. 主要用于鉴别单纯性甲状腺肿和 Graves 病的检查是
 A. TRH 兴奋试验　　　　　B. T_3 抑制试验　　　　　C. 摄 ^{131}I 率
 D. 放射性核素扫描　　　　E. 甲状腺 MRI

14. 内分泌疾病检查方法中属于功能诊断检查的是
 A. 甲状腺核素 ^{131}I 摄取率　　B. MRI 或 CT 扫描　　　　C. B 型超声仪探查
 D. 动脉插管造影术　　　　　　E. 静脉导管分段取血

15. 病人发生甲状腺功能亢进时，其 ^{131}I 摄取率 2 小时至少超过
 A. 15%　　　　B. 25%　　　　C. 20%　　　　D. 30%　　　　E. 35%

题型	A2 型题

1. 女，25 岁，妊娠 26 周，颈部增粗伴憋气 1 个月。查体：P 100 次/分，BP 100/70 mmHg，甲状腺Ⅲ度肿大，气管左偏。实验室检查：T_3、T_4 高于正常。首选的治疗方法是
 A. 口服甲状腺素片　　　　B. 核素 ^{131}I 治疗　　　　C. 外放射治疗
 D. 口服丙硫氧嘧啶　　　　E. 手术治疗

2. 女，55 岁，因甲状腺功能亢进症行甲状腺次全切除术后 1 小时，突感呼吸困难。查体：面色青紫，颈部肿胀。引起呼吸困难最可能的原因是
 A. 气管塌陷　　　　　　　　B. 双侧喉返神经损伤　　　　C. 切口内出血
 D. 喉上神经内外支损伤　　　E. 甲状腺危象

3. 女，28 岁，结节性甲状腺肿 10 年，近半年出现怕热、多汗。T_3、T_4 值高于正常值近 1 倍。妊娠 4 个月，有哮喘史。最适合的治疗方法是
 A. 抗甲状腺药物治疗　　　　B. 普萘洛尔治疗　　　　　　C. 碘剂治疗
 D. 放射性碘治疗　　　　　　E. 甲状腺大部切除术

4. 女，23 岁，因原发性甲状腺功能亢进症在气管内插管全麻下行甲状腺双侧次全切除术，术后清醒拔出气管插管后患者出现呼吸困难，伴有失音，无手足麻木。查体：T 37.3 ℃，P 92 次/分，R 28 次/分，BP 130/70 mmHg，面红无发绀，颈部不肿，引流管通畅，有少许血液流出。引起该患者呼吸困难最可能的原因是

A. 喉上神经损伤 B. 伤口出血 C. 甲状腺功能亢进症危象
D. 双侧喉返神经损伤 E. 甲状旁腺损伤

5. 女，35岁，心悸、消瘦6个月，高热、腹泻、谵语1天。查体：T 40.2℃，BP 90/60 mmHg，大汗，甲状腺Ⅱ度肿大，可闻及血管杂音，双肺未闻及干湿性啰音，心率200次/分，心律绝对不齐。应首先考虑的诊断是
A. 甲状腺危象 B. 感染性休克 C. 甲状腺功能亢进症合并肠炎
D. 甲状腺功能亢进性心脏病 E. 急性甲状腺炎

6. 男，30岁，患甲状腺功能亢进症。突然出现双下肢不能动。检查：双下肢膝腱反射减退，无肌萎缩。血钾测定2.3 mmol/L。你认为最可能是下列哪种情况
A. 慢性甲状腺功能亢进性肌病 B. 周期性瘫痪
C. 周围神经炎 D. 重症肌无力 E. 癔症

7. 女，33岁，心悸、烦躁、怕热伴消瘦3个月。查体：BP 132/60 mmHg，心率114次/分，心尖部闻及收缩期柔和吹风样杂音。最可能的诊断是
A. 心肌炎 B. 心血管神经症 C. 糖尿病
D. 风湿性心脏病 E. 甲状腺功能亢进症

8. 女，42岁，发现颈部肿大5年，近半年来常感心悸、多汗、食量加大。检查：无突眼，甲状腺Ⅱ°肿大、结节状，脉搏118次/分，心、肺、腹无异常发现。其诊断可能是
A. 结节性甲状腺肿 B. 原发性甲状腺功能亢进症 C. 甲状腺腺瘤
D. 高功能甲状腺腺瘤 E. 继发性甲状腺功能亢进症

9. 男性，42岁，Graves病病史10年，因抗甲状腺药物治疗不规则，病情长期未获满意控制。近1个月来出现心悸、气短、多汗而入院检查。诊断为Graves病、甲状腺功能亢进、甲状腺功能亢进性心脏病（房颤）。其心脏病治疗的关键措施是
A. 电转复 B. 大剂量普萘洛尔（心得安） C. 卧床休息，镇静剂
D. 正规的抗甲状腺药物治疗控制甲状腺功能亢进 E. 毛花苷C治疗

题型　A3/A4型题

（1～3题共用题干）
女性，35岁，颈前区肿块10年，近年来易出汗、心悸，渐感呼吸困难。查体：晨起心率104次/分，BP 120/60 mmHg；无突眼，甲状腺Ⅲ度肿大，结节状。心电图示：窦性心律不齐。

1. 初步诊断最可能是
A. 原发性甲状腺功能亢进症 B. 单纯性甲状腺肿 C. 继发性甲状腺功能亢进症
D. 桥本甲状腺炎 E. 亚急性甲状腺炎

2. 确诊主要根据
A. 颈部CT B. 血T_3、T_4值 C. 甲状腺B超
D. 颈部X线检查 E. MRI

3. 最佳的治疗方法是
A. 内科药物治疗 B. 甲状腺大部切除术 C. 甲状腺全切术
D. 核素治疗 E. 外放射治疗

（4～6题共用题干）
女，25岁，发现心悸、盗汗、易怒1年，伴有饮食量增加、消瘦。查体：血压110/80 mmHg，重度突眼，甲状腺弥漫性肿大，深入胸骨后上纵隔内，心率116次/分。测血T_3、T_4值高于参考值上限1倍。

4. 该患者的诊断是
A. Graves病 B. 高功能腺瘤 C. 结节性甲状腺肿
D. 亚急性甲状腺炎 E. 慢性淋巴细胞性甲状腺炎

5. 对患者应尽早手术治疗，其适应证是
A. TSH增高 B. T_3、T_4值显著升高 C. 甲状腺弥漫性肿大
D. 甲状腺位于胸骨后 E. 重度突眼

6. 该患者术前最适合的药物准备是
A. 丙硫氧嘧啶 B. 碘剂 C. 抗甲状腺药+碘剂
D. 抗甲状腺药+普萘洛尔 E. 普萘洛尔

（7～9题共用题干）
女，60岁，乏力伴心悸、多汗、手颤、易饿2个月，脾气暴躁。每天大便4～5次，不成形。体重下降5kg。查体：甲状腺Ⅱ度肿大，质软，心率112次/分，律齐，心音有力。

7. 该患者最可能的诊断是
A. 甲状腺功能亢进症　　B. 溃疡性结肠炎　　C. 2 型糖尿病
D. 1 型糖尿病　　E. 更年期综合征

8. 目前确定诊断的主要检查项目是
A. 口服葡萄糖耐量试验　　B. 结肠镜检查　　C. 胰岛素释放试验
D. 甲状腺摄 ^{131}I 率　　E. 甲状腺功能测定

9. 该患者适宜的治疗是
A. 胰岛素　　B. 口服泼尼松　　C. 口服降血糖药
D. 抗甲状腺药物　　E. ^{131}I 治疗

（10～12 题共用题干）

男，37 岁，心悸、怕热、手颤、乏力 1 年。大便不成形，每日 3～4 次，体重下降 10 kg。查体：脉搏 92 次/分，血压 126/90 mmHg。皮肤潮湿，双手细颤，双眼突出，甲状腺弥漫性 Ⅱ 度肿大，可闻及血管杂音。心率 104 次/分，律不齐，心音强弱不等。腹平软，肝脾肋下未及，双下肢无水肿。

10. 为明确诊断，首选检查是
A. 甲状腺摄 ^{131}I 率　　B. T_3 抑制试验　　C. 血 TSH、T_3、T_4
D. TRH 兴奋试验　　E. 抗甲状腺抗体

11. 本例心律不齐最可能是
A. 窦性心律不齐　　B. 心房颤动　　C. 阵发性期前收缩
D. 心房扑动　　E. 二度房室传导阻滞

12. 本患者根治首选是
A. 丙硫氧嘧啶　　B. 立即行甲状腺大部分切除　　C. 核素 ^{131}I
D. 普萘洛尔　　E. 复方碘溶液

题型　B1 型题

（1～2 题共用备选答案）
A. FT_3　　B. TSH　　C. FT_4　　D. TT_4　　E. TT_3

1. Graves 病甲状腺功能亢进时最早出现异常的是
2. 原发性甲状腺功能减退症最早出现异常的是

（3～6 题共用备选答案）
A. 内分泌功能亢进　　B. 内分泌功能减退　　C. 内分泌功能正常
D. 激素受体不敏感　　E. 下丘脑-垂体-靶腺轴的反馈抑制所致功能减退

3. 1 型糖尿病是
4. 甲状腺功能亢进症
5. 地方性甲状腺肿为
6. Cushing 综合征伴双侧肾上腺皮质萎缩是

二、甲状腺功能减退症

题型　A1 型题

1. 关于原发性甲状腺功能减退症替代治疗，不正确的是
A. 从小剂量开始逐增至最佳剂量　　B. 替代过程中需要定期监测
C. 替代用量应注意个体化　　D. 确诊后即刻足量替代　　E. TSH 是评价疗效的最佳指标

2. 早期确诊先天性甲状腺功能减退症的实验室检查是
A. 甲状腺抗体测定　　B. TRH 兴奋试验　　C. 骨龄测定
D. 甲状腺扫描　　E. 血清 T_3、T_4、TSH 测定

3. 引起原发性甲状腺功能减退症最常见的病因是
A. 慢性淋巴细胞性甲状腺炎　　B. 缺碘性地方性甲状腺肿　　C. 希恩综合征
D. 先天性甲状腺发育不全　　E. 甲状腺次全切除术后

题型　A2 型题

1. 女，40 岁，10 年来常出现畏寒、少汗、乏力、纳差，月经不调、便秘，少语少动表情淡漠，近半年来出现面色苍白，眼睑、颊部水肿，反应迟钝，有一过性幻视。患者最可能的诊断是

A. 肾上腺皮质功能减退所致精神障碍
B. 肾上腺皮质功能亢进所致精神障碍
C. 精神分裂症
D. 甲状腺功低下所致精神障碍
E. 甲状腺功能亢进所致精神障碍

2. 男性，62岁，因声音嘶哑、反应迟缓、浮肿入院，诊断为慢性淋巴性甲状腺炎、甲状腺功能减退症，有黏液性水肿、心包积液。经左甲状腺素钠（L-T$_4$）每日25μg起始、逐渐递增剂量治疗后，上述症状、体征已基本消失。调整L-T$_4$剂量是依据

A. FT$_4$　　　　B. TT$_3$　　　　C. TT$_3$　　　　D. TSH　　　　E. FT$_4$

3. 女，40岁，乏力、怕冷、便秘伴声音嘶哑1年，体重增加9 kg，经检查诊断为甲状腺功能减退症。拟用左甲状腺素替代治疗，最适宜的起始剂量为

A. 125μg　　B. 25μg　　C. 75μg　　D. 50μg　　E. 100μg

三、亚急性甲状腺炎（助理不考）

题型　A2型题

女性，30岁，1周前出现咽痛，未加注意，后症状加重来门诊检查，发现甲状腺明显肿大，触之疼痛，有结节，首先考虑

A. 慢性淋巴细胞性甲状腺炎　　B. 亚急性甲状腺炎　　C. Graves病
D. 甲状腺肿　　E. 甲状腺癌

题型　B1型题

（1～2题共用备选答案）
A. 血T$_3$、T$_4$、↑，TSH↓　　B. 血T$_3$、T$_4$、↓，TSH↑　　C. 血T$_3$、T$_4$、↑，甲状腺摄^{131}I率↓
D. 血T$_3$、T$_4$、↑，TSH↑　　E. 血T$_3$、T$_4$、正常，甲状腺摄^{131}I率↑

1. 亚急性甲状腺炎时可以出现
2. 桥本甲状腺炎时可以出现

四、桥本甲状腺炎

题型　A1型题

对诊断甲状腺破坏所致甲状腺毒症有重要意义的表现是
A. 甲状腺肿大　　B. 血T$_3$、T$_4$↑，甲状腺摄^{131}I率明显↓
C. TSH明显↓　　D. TgAb与TPOAb常明显↑　　E. 血T$_3$、T$_4$↑，甲状腺摄^{131}I率明显↑

五、单纯性甲状腺肿（助理不考）

题型　A1型题

碘不足可引起
A. 黏液性水肿　　B. 巨人症　　C. 单纯性甲状腺肿　　D. 肢端肥大症　　E. 矮小症

题型　A2型题

女，36岁，发现颈部包块2年，包块逐渐增大，无甲状腺功能亢进症表现，目前有憋闷感。查体：右侧甲状腺可触及4 cm×3 cm包块，光滑，质韧，随吞咽上下移动，无压痛，未触及肿大淋巴结。核素扫描：甲状腺右叶温结节。建议手术治疗，最主要的依据是
A. 易发生继发感染　　B. 用力后包块易破裂　　C. 可继发甲状腺功能亢进症
D. 有压迫症状　　E. 易发生恶变

六、甲状腺癌

题型　A1型题

1. 甲状腺癌根治术时，Ⅵ区（中央组）淋巴结清扫是指清扫
A. 颈内静脉中群淋巴结　　B. 颈后三角淋巴结　　C. 颏下颌下淋巴结

D. 前上纵隔淋巴结　　　　　　　　E. 颈总动脉内缘至气管旁的淋巴结
2. 免疫标记降钙素阳性的甲状腺肿瘤是
A. 梭形细胞癌　　　　　B. 滤泡腺癌　　　　　C. 髓样癌
D. 巨细胞癌　　　　　　E. 乳头状癌

| 题型 | A2 型题 |

1. 女性，40岁，因右侧甲状腺单发肿物，颈部淋巴结无肿大，施行甲状腺肿物摘除术，病理报告为甲状腺乳头状腺癌，术后5天拆线。拆线后还应对病人做如下哪种处理
A. 口服碘剂　　　　　　B. 口服甲状腺片　　　　　C. 再次手术清除患侧淋巴结
D. 再次手术将患侧腺体连同峡部全切除，对侧腺体大部切除　　E. 颈部放射治疗
2. 女，45岁，甲状腺癌根治术后1天。感觉面部针刺样麻木，间断手足抽搐。正确的处理措施是
A. 口服葡萄糖酸钙　　　B. 静脉注射钙剂　　　　　C. 气管切开
D. 口服维生素 D_3　　　E. 伤口切开

第四节　甲状旁腺疾病（助理不考）

| 题型 | A1 型题 |

1. 下列属于甲状旁腺激素作用的是
A. 抑制肾小管磷的重吸收　B. 抑制肾小管钙重吸收　C. 抑制活性维生素 D 的合成
D. 抑制肠道钙吸收　　　　E. 抑制破骨细胞的活性
2. 主要调节甲状旁腺激素分泌的因素是
A. 血 1，25(OH)$_2$D$_3$　　B. 血钙　　　C. 血镁　　　D. 降钙素　　　E. 血磷
3. 甲状旁腺素的功能是调节血液中的
A. 钠　　　　B. 镁　　　　C. 钙　　　　D. 锌　　　　E. 钾

| 题型 | A3/A4 型题 |

（1～3题共用题干）
女性，26岁，因甲状腺功能亢进症行甲状腺大部切除术，术后第2天出现手足抽搐。
1. 最可能的原因是
A. 喉上或喉返神经损伤　　B. 甲状腺功能低下　　　C. 甲状腺危象
D. 喉头水肿导致脑缺氧　　E. 甲状旁腺功能低下
2. 采用的治疗方法是
A. 颈部理疗　　　　　　　B. 口服甲状腺素片　　　C. 口服复方碘化钾溶液
D. 气管切开　　　　　　　E. 静脉注射 10% 葡萄糖酸钙
3. 该病人发作性手足抽搐1个月未缓解，且逐渐加重，最有效的治疗方法是
A. 静脉注射 10% 氯化钙　B. 口服葡萄糖酸钙　　　C. 口服乳酸钙
D. 口服双氢速甾醇油剂　　E. 口服维生素 D_3

第五节　骨质疏松症

| 题型 | A3/A4 型题 |

（1~3题共用题干）
女性，36岁。3年前因卵巢恶性肿瘤行双侧卵巢切除术。近半年自诉提重物后腰背疼痛，疼痛部位常转移多变。既往体健，无特殊慢性疾病病史。查体：脊椎无明显压痛，直腿抬高试验阴性。双下肢肌力、肌张力正常，双下肢深浅感觉正常，病理反射阴性。
1. 该患者的诊断首先考虑的是
A. 原发性骨质疏松症　　　B. 卵巢恶性肿瘤骨转移　　C. 腰椎间盘突出症
D. 低钙血症　　　　　　　E. 继发性骨质疏松症
2. 该患者进一步可进行的检查不包括
A. 骨密度检查　　　　　　B. 血钙、磷　　　　　　C. 甲状旁腺激素（PTH）

269

D. ECT 骨显像　　　　　　　　　E. 骨髓活检
3. 关于该患者的治疗，不合适的是
A. 碳酸钙　　　　　　　　B. 骨化三醇　　　　　　　　C. 雌激素
D. 多进食含钙食物　　　　E. 适当多运动，增加光照

第六节　肾上腺疾病（助理不考）

一、库欣综合征

题型　A1 型题

1. Cushing 病是指下列哪种病因引起的皮质醇增多症
A. 原发性肾上腺本身的肿瘤　　B. 垂体分泌 ACTH 过多　　C. 垂体外癌瘤产生 ACTH
D. 不依赖 ACTH 的双侧肾上腺结节性增生　　E. 大剂量应用糖皮质激素
2. 库欣综合征（皮质醇增多症）最常见的病因是
A. 肾上腺皮质腺瘤　　B. 肾上腺皮质癌　　C. 医源性皮质醇增多症
D. 异位 ACTH 综合征　　E. 垂体 ACTH 分泌过多
3. 血 ACTH 水平不升高的库欣综合征，其病因可能是
A. 垂体 ACTH 微腺瘤　　B. 垂体 ACTH 细胞增生　　C. 肾上腺皮质腺瘤
D. 小细胞肺癌　　E. 支气管类癌
4. 皮质醇增多症时，下列哪项不正确
A. 抑制脂肪合成　　B. 抑制蛋白质合成　　C. 嗜酸性粒细胞绝对值增高
D. 血浆肾素增高　　E. 抑制垂体促性腺激素

题型　A2 型题

1. 女性，30 岁，半年来肥胖，皮肤出现痤疮、紫纹。化验血皮质醇增高，血糖增高，小剂量地塞米松抑制试验血皮质醇较对照低 38%，大剂量地塞米松抑制试验血皮质醇较对照低 78%。该患者最可能的诊断是
A. 肾上腺皮质腺瘤　　B. 肾上腺皮质腺癌　　C. Cushing 病
D. 异位 ACTH 综合征　　E. 糖尿病
2. 女，50 岁，进行性体重增加伴头晕、腰痛 3 年。查体：BP 180/110 mmHg，多毛，面圆，有痤疮。实验室检查：尿糖（++），血浆皮质醇：早 8 时 800 nmol/L（正常 165～441 nmol/L），下午 4 时 762 nmol/L（正常 55～248 nmol/L），午夜 12 时 780 nmol/L（正常 55～138 nmol/L），初步诊断为库欣综合征。为进一步明确诊断，应进行的检查是
A. 地塞米松抑制试验　　B. ACTH 兴奋试验　　C. 酚妥拉明抑制试验
D. 葡萄糖耐量试验　　E. 螺内酯抑制试验
3. 女，44 岁，向心性肥胖伴乏力 2 年。查体：BP 186/110 mmHg，满月脸，多血质，皮肤可见宽大紫纹，血糖 12.8 mmol/L，血钾 3.8 mmol/L，尿皮质醇增高，小剂量地塞米松试验不能抑制，但大剂量地塞米松试验能抑制。为明确病因，除肾上腺 CT 检查外，最需要进行的检查是
A. 肾动脉造影　　B. 肾区 B 超　　C. 胸部 CT
D. 鞍区 MRI　　E. 头颅 X 线平片

题型　A3/A4 型题

（1～3 题共用题干）
女性，37 岁，脸圆、脸红、向心性肥胖 1 年余，患者感明显乏力与口干。腹部皮肤可见紫纹，皮肤薄。血压 160/80mmHg。闭经 1 年。
1. 对定性诊断最有帮助的实验室检查是
A. 24 小时游离皮质醇测定　　B. 大剂量地塞米松抑制试验　　C. 早 8 点血皮质醇水平检测
D. 下午 4 点皮质醇水平检测　　E. 小剂量地塞米松抑制试验
2. 如果该患者行胸部 CT 检查发现左肺有占位性病变，考虑的可能诊断是
A. 库欣病　　B. 肺部肿瘤　　C. 异位 ACTH 综合征
D. 肺部感染　　E. 肺结核
3. 要明确左肺占位性病变与本病是否相关，需要进行的检查为

A. 大剂量地塞米松抑制试验　　B. 血 ACTH　　C. 过夜皮质醇节律 + 抑制试验
D. 生长抑素显像　　E. 胸部 MRI

（4～7 题共用题干）

女，26 岁，产后面色变红、肥胖 1 年半，乏力、头痛加重半年，并口渴、多饮，夜间尿量达 1 700 mL，比白天多。查体：BP 180/126 mmHg、脉率 104 次/分，向心性肥胖，面色红黑、有痤疮，皮肤薄、乳晕及指关节伸侧色较深，腹壁、腋窝及腘窝周围有紫纹，双下肢有可凹性水肿。

4. 最可能的诊断是
A. 产后高血压伴肥胖　　B. 2 型糖尿病　　C. 醛固酮增多症
D. 库欣综合征　　E. 肾上腺嗜铬细胞瘤

5. 对诊断最有提示意义的是血中
A. 血脂升高　　B. 血糖升高　　C. 醛固酮升高
D. 皮质醇升高　　E. 儿茶酚胺升高

6. 为明确诊断应选择
A. ACTH 兴奋试验　　B. 小剂量地塞米松抑制试验　　C. 糖耐量试验
D. 螺内酯（安体舒通）试验　　E. 24 小时尿儿茶酚胺测定

7. 有助于了解其病因或病变部位的检查是
A. 大剂量地塞米松试验　　B. OGTT　　C. 小剂量地塞米松试验
D. 血皮质醇测定　　E. 血醛固酮测定

二、原发性醛固酮增多症

题型　A1 型题

多数原发性醛固酮增多症的最佳治疗是
A. 手术治疗　　B. 口服钙离子拮抗剂　　C. 口服螺内酯
D. 口服氨苯蝶啶　　E. 口服阿米洛利

题型　A2 型题

1. 男，40 岁，高血压 1 年，乏力 2 周，未服药。查体：BP 162/100 mmHg，心率 76 次/分，律齐，腹软，全腹叩诊呈鼓音，肠鸣音 1 次/分。实验室检查：血钾 2.8 mmol/L。腹部 B 超示左侧肾上腺结节 1.5cm×1.2cm。该患者最有助于明确诊断的筛查指标是
A. 血气分析　　B. 血浆游离间苄肾上腺素水平
C. 血浆肾素水平　　D. 血浆醛固酮/血浆肾素活性比值
E. 血促肾上腺皮质激素水平

2. 女，45 岁，肢体软弱无力、夜尿多 2 年余，今晨起双下肢不能活动。查体：血压 170/100 mmHg，均匀性轻度肥胖，双下肢松弛性瘫痪，血钾 2.4 mmol/L。最可能的诊断为
A. 原发性高血压　　B. 嗜铬细胞瘤　　C. 肾性高血压
D. 原发性醛固酮增多症　　E. 库欣病

三、原发性慢性肾上腺皮质功能减退症

题型　A1 型题

1. 原发性慢性肾上腺皮质功能减退症的典型体征是
A. 皮肤紫纹　　B. 皮肤黏膜色素沉着　　C. 轻度肥胖
D. 皮肤多汗及低热　　E. 脉率增快

2. 对原发性慢性肾上腺皮质功能减退症的诊断最有意义的血检结果是
A. 醛固酮下降　　B. 血糖下降　　C. 血钠下降
D. ACTH 下降　　E. 皮质醇下降

题型　A2 型题

1. 男，46 岁，消瘦、乏力、头晕、食欲减退 3 年，近 5 个月早晨有时出现精神症状，进食后缓解。查体：BP 80/60 mmHg，皮肤色素沉着，心率 60 次/分，血糖 2.7 mmol/L，血 Na^+ 124 mmol/L，血钾 5.2 mmol/L。最可能的病因是

A. 原发性慢性肾上腺皮质功能减退症 B. 胰岛素瘤
C. 营养不良 D. 2 型糖尿病 E. 自主神经功能紊乱

2. 男，20 岁，乏力、皮肤色素沉着 1 年余，经常感冒，食欲差，偶尔恶心、呕吐。查体：P 84 次/分，BP 90/60 mmHg。体型偏瘦，皮肤较黑，掌纹、乳晕、齿龈、颊黏膜等色素沉着明显，余未见异常。最可能的诊断是
A. 慢性肝病 B. 原发性慢性肾上腺皮质功能减退症
C. 皮肤黑变病 D. 胃肠功能紊乱
E. 继发性肾上腺皮质功能减退症

3. 男，22 岁，乏力，皮肤色素沉着 1 年余，经常感冒，食欲差，偶尔恶心、呕吐。查体：P 86 次/分，BP 90/60 mmHg。体型偏瘦，皮肤黑，掌纹、乳晕、齿龈、颊黏膜等色素沉着明显，余未见异常。最可能的诊断是
A. 嗜铬细胞瘤 B. 库欣综合征 C. 家族性肠息肉病
D. 原发性慢性肾上腺皮质功能减退症 E. 炎症性肠病

4. 女，26 岁，恶心、呕吐、乏力、头晕 2 周。近 2 个月体重减低，皮肤变黑。查体：BP 90/60 mmHg，心率 86 次/分，立位 BP 74/50 mmHg，心率 100 次/分，身高 169 cm，体重 52 kg，皮肤黑，甲状腺Ⅰ度肿大。心、肺、腹未见异常。实验室检查：血钠 124 mmol/L，血钾 5.9 mmol/L，血糖 3.5 mmol/L。该患者最可能的诊断是
A. 甲状腺功能减退 B. 垂体卒中 C. 真菌感染
D. 原发性慢性肾上腺皮质功能减退症 E. 慢性肾衰竭

四、嗜铬细胞瘤

题型　A1 型题

1. 下列选项中，不符合嗜铬细胞瘤消化系统表现的是
A. 可引起肠出血 B. 胆石症发病率高 C. 可引起胆汁潴留
D. 可引起腹泻 E. 可引起肠扩张

2. 下列关于嗜铬细胞瘤病人的代谢紊乱，错误的是
A. 血钾可升高 B. 血糖升高 C. 血游离脂肪酸增高
D. 基础代谢率可增高 E. 血钙可升高

题型　A2 型题

1. 男，40 岁，发作性心悸、头晕、大汗 4 个月，每次发作持续约 20 分钟。发作时 BP 180/120 mmHg，平素血压不高，对诊断最有帮助的是在血压升高时检查尿中的
A. 儿茶酚胺水平 B. 钾、钠水平 C. 蛋白水平
D. 钙、磷水平 E. 皮质醇水平

2. 女，50 岁，3 个月来发作性头晕、头痛，伴面色苍白、心悸、冷汗，共发作 3 次，每次持续 20 分钟到 2 小时，发作时测血压 180～210/110～130 mmHg，平时血压正常。查体：BP 120/90 mmHg，体型偏瘦，皮肤微潮，心率 90 次/分，律齐，四肢末梢凉。该患者首先考虑的诊断是
A. 原发性高血压 B. 原发性醛固酮增多症 C. 嗜铬细胞瘤
D. 甲状腺功能亢进症 E. 围绝经期综合征

3. 女，39 岁，发作性血压升高 6 个月，发作时血压为 208/110 mmHg，伴面色苍白、大汗、心悸。发作间歇期血压正常。最有助于诊断的是
A. 螺内酯试验阳性
B. 地塞米松抑制试验阳性
C. 颅内蝶鞍 X 线检查阳性
D. 血压增高时血和尿 17-羟类固醇及 17-酮类固醇水平明显增高
E. 血压增高时血和尿儿茶酚胺及香草基杏仁酸水平明显增高

题型　B1 型题

（1～2 题共用备选答案）
A. 螺内酯　B. 氨苯蝶啶　C. 酚苄明　D. 普萘洛尔　E. 氯化钾
1. 原发性醛固酮增多症术前药物准备首选
2. 嗜铬细胞瘤术前药物准备首选

第七节 糖尿病与低血糖症

一、胰岛的解剖和生理（助理不考）

题型　A1 型题

分泌胰岛素的细胞是
A. A 细胞　　　B. PP 细胞　　　C. α 细胞　　　D. β 细胞　　　E. 导管细胞

二、糖尿病

题型　A1 型题

1. 下列提示糖尿病微血管病变的是
A. 足部溃疡　　B. 高血压　　C. 脑卒中　　D. 眼底出血　　E. 冠心病
2. 糖尿病高渗高血糖综合征常见于
A. 2 型糖尿病合并妊娠　　　B. 饮食控制不佳的 2 型糖尿病
C. 青少年 2 型糖尿病　　　　D. 1 型糖尿病　　　　E. 老年 2 型糖尿病

题型　A2 型题

1. 男，50 岁，多饮、多尿、体重减轻 1 个月，颈后痛 2 周。查体：T 38.6 ℃，BMI 27.5 kg/m²，神志清楚，颈后 4cm×3cm 溃疡，表面有脓性分泌物。空腹血糖 9.2 mmol/L，尿糖（++），尿酮体（-）。外科清创换药和抗生素治疗的同时，为控制血糖最应采取的治疗的措施是
A. 应用胰岛素　　　　B. 应用磺脲类降糖药　　　　C. 应用双胍类降糖药
D. 应用 α-葡萄糖苷酶抑制剂　　　E. 单纯饮食控制
2. 男，50 岁，乏力、口干、多饮、多尿 4 个月。BP 140/94 mmHg，身高 168 cm，体重 88 kg。运动和饮食控制并口服二甲双胍，空腹血糖 6.6 mmol/L，餐后 2 小时血糖 12.6 mmol/L。首选的治疗药物
A. 噻唑烷二酮　　　　B. 磺脲类降糖药　　　　C. 餐时胰岛素
D. α-葡萄糖苷酶抑制剂　　　E. 基础胰岛素

题型　A3/A4 型题

（1～2 题共用题干）
男，40 岁，体检发现空腹血糖升高 2 个月。2 次查空腹血糖分别为 7.8 mmol/L、7.4 mmol/L，无口干、多饮、多食、多尿、体重下降。查体：身高 170 cm，体重 90 kg，BMI 31.1kg/m²，余无异常。实验室检查：HbA1c 7.8%。
1. 该患者首选的药物是
A. 罗格列酮　　B. 胰岛素　　C. 阿卡波糖　　D. 二甲双胍　　E. 格列本脲
2. 药物治疗 2 个月后，空腹血糖降至 6.2 mmol/L，餐后 2 小时血糖 9～10 mmol/L，拟采用药物联合治疗。首选的治疗药物是
A. 罗格列酮　　B. 格列本脲　　C. 胰岛素　　D. 二甲双胍　　E. 阿卡波糖

（3～4 题共用题干）
男，20 岁，1 型糖尿病病史 10 年，平时每日 4 次胰岛素强化治疗。近 2 日发热、咽痛、食欲不佳，进食少，自行停用胰岛素。晨起家属发现患者不能正确回答问题，急诊就诊。查体：T 38.5℃，精神差，轻度脱水貌。实验室检查：血钠 140 mmol/L，血钾 4.5 mmol/L，血糖 25 mmol/L，血 pH7.25，尿酮体（+++）。
3. 目前该患者合理的胰岛素使用方案是
A. 使用基础胰岛素皮下注射治疗　　　　B. 静脉大剂量短效胰岛素治疗
C. 皮下胰岛素泵治疗　　　　　　　　　D. 恢复 4 次胰岛素皮下注射
E. 静脉小剂量短效胰岛素治疗
4.【假设信息】该患者胰岛素及补液治疗后，尿量增加至 40～50mL/h。为纠正电解质及酸碱平衡紊乱，此时应采取的治疗措施是
A. 补碱、补钠治疗　　　B. 补钠、补钙治疗　　　C. 补碱、补钾、补钠治疗
D. 补钾、补钠治疗　　　E. 补碱、补钾治疗

（5～6题共用题干）

女，65岁，诊断2型糖尿病1年，饮食运动控制，检测空腹血糖7.5 mmol/L，餐后2h血糖11.4 mmol/L。既往体健。查体身高160 cm，体重70 kg，心肺查体未见异常。

5. 其降血糖药首选
   A. 格列本脲 B. 二甲双胍 C. 格列吡嗪 D. 胰岛素 E. 阿卡波糖
6. 患者服药后2个月复诊，糖化血红蛋白6.3%。患者目前降糖治疗方案则首选
   A. 加用瑞格列奈 B. 加用阿卡波糖 C. 维持二甲双胍
   D. 换用格列喹酮 E. 换用胰岛素

（7～9题共用题干）

男，56岁，2年来表现为烦渴多食、多饮、多尿，体重下降，疲倦无力，注意力不集中，失眠，情绪低落，主动性差，反应迟钝。1周前出现兴奋不安、言语紊乱而住院。

7. 下列最有诊断价值的检查是
   A. 血常规 B. 尿常规 C. 血糖测定 D. T_3、T_4、TSH测定 E. ACTH兴奋试验
8. 该患者最可能的诊断是
   A. 肾上腺皮质功能亢进所致精神障碍 B. 甲状腺功能减退所致精神障碍
   C. 糖尿病所致精神障碍 D. 肾上腺皮质功能减退所致精神障碍
   E. 甲状腺功能亢进所致精神障碍
9. 该患者最重要的治疗是
   A. 控制血糖 B. 补充雌激素 C. 补充甲状腺素 D. 控制精神症状 E. 应用肾上腺皮质激素

（10～11题共用题干）

男，57岁，体检发现血糖升高。既往有高血压、高脂血症史。其母患糖尿病。查体：BP 160/100 mmHg，身高175 cm，体重90 kg；双肺听诊未见异常；心律76次/分，律齐，肝脾肋下未触及。实验室检查：空腹血糖7.8 mmol/L，HbA1c 8.0%。

10. 该患者首选的降糖治疗药物是
    A. 吡格列酮 B. 格列齐特 C. 二甲双胍
    D. 西格列汀 E. 阿卡波糖
11. 下列降压药物中，应首选的是
    A. 血管紧张素转换酶抑制剂 B. 钙通道阻滞剂 C. α受体拮抗剂
    D. β受体拮抗剂 E. 利尿药

题型	B1型题

（1～2题共用备选答案）
   A. 二甲双胍 B. 胰岛素 C. 阿卡波糖
   D. 格列美脲 E. 吡格列酮
1. 主要减少肝糖输出的药物是
2. 属于过氧化物酶增殖体活化因子受体γ激动剂的是

（3～4题共用备选答案）
   A. 双胍类 B. 噻唑烷二酮类 C. 磺脲类
   D. 格列奈类 E. α-葡萄糖苷酶抑制剂
3. 刺激餐后胰岛素早期分泌的降血糖药物是
4. 严重心功能不全患者不宜使用的降血糖药是

三、低血糖症（助理不考）

题型	A1型题

1. 有关低血糖症的论述中，正确的是
   A. 低血糖可伴有精神症状 B. 口服α-葡萄糖苷酶抑制剂易发生低血糖
   C. 2型糖尿病患者不表现为低血糖 D. 胰岛素瘤较少出现空腹低血糖
   E. 腺垂体功能减退低血糖时血胰岛素升高
2. 低血糖症是指血浆葡萄糖浓度低于
   A. 2.0 mmol/L B. 3.3 mmol/L C. 2.8 mmol/L
   D. 3.0 mmol/L E. 4.0 mmol/L

| 题型 | A2 型题 |

1.男，65 岁，1 周前家人发现晨起不能唤醒，急诊查血糖 2.1 mmol/L。既往无糖尿病病史。查体：BP 122/85 mmHg，心率 106 次 / 分，BMI 32kg/m²。此时，该患者最有可能异常的激素是
A. 糖皮质激素　　　　　B. 生长激素　　　　　　C. 胰岛素
D. 胰高糖素　　　　　　E. 甲状腺激素

2.男，48 岁，2 年前因"胃溃疡穿孔"行胃次全切除术。近 5 个月常于清晨空腹时出现精神症状，进食后缓解。今晨被家人发现神志不清送来急诊。查血糖 2.2 mmol/L，静脉注射葡萄糖溶液后逐渐清醒。低血糖最可能的原因是
A. 胰岛素瘤　　　　　　B. 营养不良　　　　　　C. 胃次全切除术后
D. 自主神经功能紊乱　　E. 反应性低血糖

| 题型 | A3/A4 型题 |

（1～3 题共用题干）

男性，48 岁，自发性或运动后心悸、出汗、饥饿伴精神症状 10 个月，严重时曾发生昏迷，进糖水后清醒，发作时血糖 1.8～2.2 mmol/L。身高 172 cm，体重 91 kg。

1.发生该情况最可能的原因是
A. 胰岛素瘤　　　　　　B.1 型糖尿病　　　　　　C.2 型糖尿病
D. 反应性低血糖　　　　E. 自主神经功能紊乱

2.确诊最有价值的检查是
A. 糖耐量试验　　　　　B. 肝功能　　　　　　　C. 头颅 CT
D. 血和尿皮质醇测定　　E. 胰岛素和 C 肽释放试验

3.确诊后该患者的最佳治疗是
A. 饮食控制　　　　　　B. 口服普萘洛尔　　　　C. 口服二氮嗪
D. 手术治疗　　　　　　E. 口服双胍类药物

四、胰岛素瘤（助理不考）

| 题型 | A2 型题 |

男性，46 岁，8 个月来反复发作性心慌、出汗、饥饿感，多为空腹或餐前出现，2 月来出现晨起昏迷，发作时血糖 1.8~2.2 mmol/L，进食糖水后清醒。既往否认糖尿病史。查体：T 36.5 ℃，P 80 次 / 分，R 18 次 / 分，BP 120/80 mmHg，双肺未闻及干湿性啰音，腹软，无压痛。以下诊断首先考虑的是
A. 腺垂体功能减退症　　B.2 型糖尿病　　　　　　C. 胰岛素瘤
D. 糖原贮积症　　　　　E. 肝硬化

第八节　水、电解质代谢和酸碱平衡失调

一、水和钠的代谢紊乱

| 题型 | A1 型题 |

1.仅用等渗盐水纠正等渗性缺水时，可导致
A. 高钠血症　　　　　　B. 高氯血症　　　　　　C. 水过多
D. 代谢性碱中毒　　　　E. 低钙

2.下列常引起低渗性缺水的原因是
A. 大量出汗　　　　　　B. 急性弥漫性腹膜炎　　C. 应用排钠利尿药
D. 急性肠梗阻　　　　　E. 尿崩症

| 题型 | A2 型题 |

1.男，56 岁，因吞咽、饮水困难 2 周，现有乏力、尿少、极度口渴来诊。查体：血压正常，唇干，眼窝凹陷，烦躁不安，出现躁狂、幻觉，有时昏迷。该患者应考虑为

A. 中度等渗性缺水　　　　B. 重度等渗性缺水　　　　C. 重度高渗性缺水
D. 中度低渗性缺水　　　　E. 中度高渗性缺水
2. 女，60岁，高温天气户外活动4小时，出现口渴、尿少，突然晕倒。最有可能的原因是
A. 稀释性低钠血症　　　　B. 等渗性缺水　　　　　　C. 急性肾衰竭
D. 高渗性缺水　　　　　　E. 低渗性缺水

二、血钾的异常

题型　A1型题

1. 低钾血症的病人，补钾后病情仍无改善时，应首先考虑缺乏
A. 镁　　　　B. 磷　　　　C. 钠　　　　D. 氯　　　　E. 钙
2. 采用静脉补钾治疗外科低钾血症者，不正确的是
A. 每天补 K⁺ 可高达 100～200 mmol/L　　　B. 采用分次补钾，边治疗边观察的方法
C. 快速静脉推注 KCl 溶液　　　　　　　　　D. 尿量超过 40 mL/h 后再静脉补钾
E. 静脉补钾时 KCl 溶液的浓度应 < 3 g/L
3. 高钾血症的心电图表现不应为
A. QRS 波变宽　　B. 出现 U 波　　C. 高而尖的 T 波　　D. PR 间期延长　　E. QT 间期延长

题型　A2型题

男，60岁，因慢性肾功能不全入院。血生化检查：K⁺ 6.5 mmol/L，血 Na⁺ 136 mmol/L，Ca²⁺ 2.1 mmol/L，CO₂CP 25 mmol/L。心电图示 T 波高尖。下列处理不正确的是
A. 静滴碳酸氢钠溶液　　　B. 应用氨苯蝶啶快速利尿　　C. 静注葡萄糖酸钙
D. 停用含钾药物　　　　　E. 静滴葡萄糖和胰岛素

题型　B1型题

（1～2题共用备选答案）
A. 低钾血症　　　　B. 高钾血症　　　　C. 高钠血症
D. 低钙血症　　　　E. 低钠血症
1. 大量输注葡萄糖和胰岛素时容易发生的电解质紊乱是
2. 心电图可出现 T 波高尖的电解质紊乱是

三～四、血钙的异常（助理不考）、酸碱平衡的失调

题型　A1型题

1. 引起代谢性碱中毒的原因中，不包括
A. 胃液丧失过多　　　　B. 严重腹泻　　　　C. 服用碱性药物过量
D. 缺钾　　　　　　　　E. 长期使用呋塞米类利尿药
2. 因幽门梗阻而长期行胃肠减压，可造成
A. 低氯高钾性碱中毒　　B. 低氯低钾性酸中毒　　C. 低氯低钾性碱中毒
D. 高氯高钾性酸中毒　　E. 低氯高钾性酸中毒

题型　A2型题

1. 男，67岁，肺源性心脏病急性加重期患者。血气分析：pH 7.20，PaCO₂ 9.3kPa（70 mmHg），HCO₃⁻ 15 mmol/L。对其酸碱失衡的治疗措施应为
A. 静脉滴注 5% 碳酸氢钠　　　　B. 改善通气功能 + 静脉滴注盐酸精氨酸
C. 给予利尿药　　　　　　　　　D. 改善通气功能　　E. 改善通气功能 + 静脉滴注 5% 碳酸氢钠
2. 男，77岁，反复咳嗽、咳痰28年，加重1周。查体：双肺可闻及干湿性啰音。动脉血气分析：pH 7.36，PaCO₂ 70 mmHg，PaO₂ 55 mmHg，HCO₃⁻ 29.6 mmol/L。酸碱平衡失调的类型是
A. 代谢性碱中毒　　　　B. 代谢性酸中毒　　　　C. 呼吸性酸中毒合并代谢性酸中毒
D. 呼吸性酸中毒　　　　E. 呼吸性酸中毒合并代谢性碱中毒

3. 男，58岁，胃部不适伴反酸20年，近1周来腹胀、恶心、呕吐，吐出大量宿食，每天1～2次。查体：呼吸浅，17次/分，血压正常。上腹部可见胃型，轻压痛。测血 K^+ 3.0 mmol/L，血 Na^+ 130 mmol/L，Cl^- 90 mmol/L，CO_2CP 45 mmol/L。该患者的酸碱平衡失调的类型是

A. 呼吸性碱中毒 B. 呼吸性酸中毒 C. 代谢性酸中毒
D. 呼吸性酸中毒 + 代谢性碱中毒 E. 代谢性碱中毒

| 题型 | B1 型题 |

（1～3题共用备选答案）
A. pH 7.38，PaO_2 50mmHg，$PaCO_2$ 40mmHg
B. pH 7.30，PaO_2 50mmHg，$PaCO_2$ 80mmHg
C. pH 7.40，PaO_2 60mmHg，$PaCO_2$ 65mmHg
D. pH 7.35，PaO_2 80mmHg，$PaCO_2$ 20mmHg
E. pH 7.25，PaO_2 70mmHg，$PaCO_2$ 30mmHg

1. 符合代偿性呼吸性酸中毒的血气分析结果为
2. 符合代偿性代谢性酸中毒的血气分析结果为
3. 符合失代偿性呼吸性酸中毒的血气分析结果为

第二十章 精神、神经系统

第一节 神经病学概论

一、运动系统

（一）上运动神经元瘫痪

题型　A1型题

提示上运动神经元损伤最有意义的体征是
A. 瘫痪肌肉不萎缩　B. 病理征阳性　C. 腱反射减弱　D. 浅反射消失　E. 肌张力正常

题型　B1型题

（1～3题共用备选答案）
A. 脊髓胸段　　　B. 脊髓颈膨大　　C. 脊髓腰膨大　　D. 脊髓高颈段　　E. 马尾
1. 双上肢正常，双下肢中枢性瘫痪的病变部位是
2. 双下肢周围性瘫痪的病变部位是
3. 四肢中枢性瘫痪的病变部位是

（二）下运动神经元瘫痪

题型　A1型题

1. 马尾的组成主要是
A. 腰神经根围绕终丝而形成　　　　　　　　　B. 骶、尾神经根围绕终丝而形成
C. 腰、骶、尾神经根围绕终丝而形成　　　　　D. 腰、骶神经根围绕终丝而形成
E. 骶神经根围绕终丝而形成
2. 双侧四肢远端出现手套袜子样感麻木，病变的定位多在
A. 神经丛　　　B. 神经末梢　　　C. 脊髓后角　　　D. 神经干　　　E. 脊髓前角

（三）锥体外系损害（助理不考）

题型　A1型题

锥体外系系统病变时不会出现（助理不考）
A. 静止性震颤　　　　B. 折刀样肌张力增高　　　　C. 面具脸
D. 慌张步态　　　　　E. 运动减少而缓慢

（四）小脑损害

题型　A2型题

男，40岁，渐起走路不稳2年，有共济失调障碍，步幅加宽，左右摇摆。最可能受损的部位是
A. 小脑半球　　　B. 小脑蚓部　　　C. 丘脑　　　D. 延髓　　　E. 大脑半球

二、感觉系统（助理不考）

（一）浅感觉

题型　B1型题

（1～2题共用备选答案）
A. 丘脑腹外侧核　　　　　B. 后根神经节　　　　　C. 延髓薄束核与楔束核

D. 脊髓前角细胞 　　　　　　　　E. 脊髓后角细胞
1. 振动觉和位置觉传导通路的第二级神经元是
2. 痛觉和温度觉传导通路的第二级神经元是

（二）深感觉（助理不考）

题型　A1 型题

位于脊髓后索内侧传导下部躯干及下肢深感觉的是
A. 脊髓丘脑束　　B. 皮质脊髓束　　C. 楔束　　D. 薄束　　E. 内侧丘系

三、脑神经（助理不考）

题型　A1 型题

1. 受损后造成软腭、咽喉部肌肉麻痹的神经核是
A. 三叉神经运动核　　　B. 面神经核　　　C. 下涎核
D. 迷走神经背运动核　　E. 疑核
2. 真性和假性球麻痹症状的鉴别点是
A. 吞咽困难　　　　　　B. 发音障碍　　　C. 伸舌不能
D. 双侧肢体活动障碍　　E. 咽反射的存在或减弱消失
3. 一侧视束病变时，其视野改变为
A. 同侧单眼全盲　　　　B. 双眼颞侧偏盲　　C. 对侧同向偏盲
D. 双鼻侧偏盲　　　　　E. 对侧上象限盲

第二节　周围神经病

一、贝尔麻痹

题型　A1 型题

1. 急性面神经炎的临床表现
A. 偏侧面部全部表情肌瘫痪　　B. 偏侧面部疼痛　　C. 偏侧面下部表情肌瘫痪
D. 偏侧面部全部表情肌抽搐　　E. 偏侧面上部表情肌瘫痪
2. 下列面神经炎治疗措施无效的是
A. 复合维生素 B　　B. 糖皮质激素　　C. 抗病毒药物　　D. 物理治疗　　E. 非甾体抗炎药

二、三叉神经痛（助理不考）

题型　A1 型题

继发性三叉神经痛与原发性三叉神经痛的主要区别为
A. 有扳机点　　　　B. 有其他神经系统体征　　C. 常有牙疾患
D. 疼痛的程度　　　E. 卡马西平的治疗效果

题型　A2 型题

1. 女，28 岁，频繁发作右下颌区剧烈疼痛 3 个月。呈闪电样，刀割样痛，洗脸刷牙讲话均可诱发。听力正常，面部无麻刺感，张口无困难。查体：颞颌关节无明显压痛。神经系统未见明显阳性体征。最可能的诊断是
A. 牙周炎　　B. 舌咽神经痛　　C. 三叉神经痛　　D. 腮腺炎　　E. 颞颌关节紊乱
2. 患者，男性，61 岁，右面部发作性剧痛 2 年，疼痛自上唇始，延至外眦下方，每次持续数秒钟，讲话、进食和洗脸可诱发，无神经系统体征。最可能的诊断是
A. 偏头痛　　B. 鼻窦炎　　C. 三叉神经痛　　D. 蝶腭神经痛　　E. 非典型面痛

三、急性炎症性脱髓鞘性多发性神经病

题型　A1 型题

1. 典型吉兰-巴雷综合征（急性炎症性脱髓鞘性多发性神经病）的临床特征是
   A. 近端为主的感觉障碍　　B. 突出的大小便功能障碍　　C. 交叉性瘫痪
   D. 不对称性瘫痪　　E. 对称性弛缓性瘫痪
2. Fisher 综合征的最主要临床特征是
   A. 眼外肌麻痹、共济失调、腱反射消失
   B. 四肢弛缓性瘫痪伴眼外肌麻痹
   C. 双侧对称性眼外肌和面肌麻痹
   D. 由下肢逐渐向上肢进展的对称性弛缓性瘫痪
   E. 四肢对称性弛缓性瘫痪伴双侧面瘫

题型　A2 型题

1. 男，21 岁，手足麻木，双下肢无力 1 天，大小便正常。2 周前曾有低热、腹泻。查体：意识清楚，脑神经无明显异常，四肢肌张力降低，双上肢肌力 3 级，双下肢肌力 1～2 级，远端重，腱反射消失，双侧腓肠肌压痛（+），病理征未引出，无明显感觉异常。心电图和头颅 CT 未见明显异常。最可能的诊断是
   A. 脑梗死　　B. 周期性瘫痪　　C. 吉兰-巴雷综合征
   D. 脑出血　　E. 急性脊髓炎
2. 男，15 岁，四肢无力 3 天，伴吞咽困难 1 天。大、小便正常。1 周前腹泻 2 次，自服药物治疗好转。查体：神志清楚，构音障碍，双侧闭目无力，鼻唇沟浅，鼓腮不能，软腭上抬无力，咽反射迟钝，腱反射消失，病理征未引出，双侧手套-袜子样感觉，腓肠肌压痛（+）。诊断是
   A. 吉兰-巴雷综合征　　B. 重症肌无力　　C. 周期性瘫痪
   D. 急性脊髓灰质炎　　E. 多发性肌炎
3. 患者，男，18 岁，突然四肢无力 3 天，大小便正常。病前 1 周有"上呼吸道感染"史。查体：双眼闭合无力，双侧咽反射迟钝，四肢肌力 1～2 级，肌张力低，腱反射消失，无明显感觉障碍。最可能的诊断是
   A. 多发性肌炎　　B. 重症肌无力　　C. 吉兰-巴雷综合征　　D. 周期性瘫痪　　E. 急性脊髓炎

题型　A3/A4 型题

（1～2 题共用题干）
男，18 岁，5 天前清晨起，无诱因感双下肢无力，当天下午不能独立行走，第 2 天出现双下肢不能抬举。无意识障碍、惊厥发作、言语含糊，二便正常。查体：神志清、眼球运动正常，四肢肌张力低，双下肢肌力 2～3 级，双上肢肌力 3～4 级，四肢腱反射消失，无明确痛觉或位置觉异常，未引出病理征。
1. 该患者的病变部位可能位于
   A. 皮质运动区　　B. 脊髓　　C. 锥体束　　D. 周围神经　　E. 脑干
2. 为明确诊断，应该对该患者进行的检查是
   A. 头颅 CT　　B. 经颅多普勒超声　　C. 头颅 MRI
   D. 神经传导速度检查　　E. 脑电图

第三节　脊髓病变（助理不考）

一、脊髓压迫症（助理不考）

题型　A1 型题

老年人最常见的硬脊膜外肿瘤是
A. 脊膜瘤　　B. 淋巴瘤　　C. 转移瘤　　D. 胶质瘤　　E. 脊索瘤

题型　A3/A4 型题

（1～3 题共用题干）
成年男性，3 个月来双下肢无力、麻木，逐渐发展到腰部，背后疼痛且咳嗽时加剧。查体：左半侧 T_8 以

下痛温觉消失；右下肢肌力Ⅲ级，腱反射亢进，腹壁和提睾反射消失，Babinski征阳性，右下肢足趾振动觉、位置觉消失。
1. 可能的诊断为
A. T_8附近脊髓髓内病变　　　B. 左T_8附近脊髓髓外病变　　　C. 右T_8附近脊髓髓外病变
D. T_8附近脊髓休克性病变　　E. 右T_8附近脊髓髓内病变
2. 病变脊髓处，MRI表现为
A. 脊髓呈梭形膨大，广泛低信号　　　　　　B. 中央管扩大呈空腔
C. 脊髓不膨大，髓内广泛点状高信号　　　　D. 脊髓外高信号肿块
E. 正常脊髓
3. 该脊髓损害为
A. 脊髓半切综合征　　　B. 脊髓后角损害　　　C. 脊髓横贯性损害
D. 脊神经根损害　　　　E. 脊髓后索和侧索联合损害

二、急性脊髓炎（大纲已改为急性视神经脊髓炎）

题型　A1型题

1. 高颈段急性脊髓炎休克期与吉兰-巴雷综合征急性期的主要区别是
A. 严重尿潴留　　B. 弛缓性瘫痪　　C. 肌张力降低　　D. 呼吸肌麻痹　　E. 腱反射消失
2. 急性脊髓炎的运动障碍特点是
A. 偏瘫　　　B. 交叉瘫　　　C. 单肢瘫　　　D. 截瘫　　　E. 四肢远端瘫痪
3. 脊髓炎急性期典型临床表现是
A. 腱反射亢进，肌张力增高，手套-袜子感觉障碍
B. 腱反射消失，肌张力降低，节段型感觉障碍
C. 腱反射消失，肌张力增高，节段型感觉障碍
D. 腱反射消失，肌张力降低，手套-袜子感觉障碍
E. 腱反射亢进，肌张力增高，节段型感觉障碍

题型　A2型题

1. 男，35岁，感冒后双下肢进行性无力，伴排尿困难3天。查体：胸4平面以下痛、温觉消失，双下肢肌力2级，腱反射亢进，双Babinski征阳性。双眼视觉诱发电位正常。胸髓MRI见片状异常信号，轻度肿胀，有强化。可能诊断
A. 吉兰-巴雷综合征　　　B. 急性脊髓炎　　　C. 重症肌无力
D. 面神经炎　　　　　　　E. 脊髓髓外压迫
2. 男，31岁，2天前突发胸背部痛，继而下肢无力、麻木，排尿困难，无视物成双、饮水呛咳、吞咽困难。起病前1周有上呼吸道感染史。既往史无特殊。查体：神清语利。脑神经检查未见异常。双上肢肌力5级，肌张力正常。双下肢肌力2级，肌张力低，腱反射未引出，病理征阴性。T_4以下针刺觉减退。最可能的诊断是
A. 周期性瘫痪　　B. 多发性肌炎　　C. 重症肌无力　　D. 急性脊髓炎　　E. 吉兰-巴雷综合征
3. 男，28岁，双下肢进行性无力3天，现无法上楼，尿潴留，有冶游史，2周前感冒。查体：胸4平面以下深浅感觉消失，双下肢肌力2级，腱反射消失，Babinski征阳性，脑脊液细胞数0，蛋白100 mg/L，糖和氯化物正常，RPR阴性，MRI示胸4～9脊髓略增粗，T_2加权像见条索状高信号。最可能的诊断是
A. 脊髓髓内肿瘤　　　　B. 脊髓血管畸形　　　C. 压迫性脊髓病（颈椎骨质增生）
D. 急性脊髓炎　　　　　E. 脊髓痨

第四节　颅脑损伤

一、头皮损伤

题型　A1型题

1. 头皮裂伤可在24小时内清创缝合的原因是
A. 头皮神经丰富　　　B. 头皮血供丰富　　　C. 头皮具有垂直纤维带

D. 头皮坚韧   E. 头皮富有毛囊结构
2. 头皮裂伤清创的一期缝合时限可放宽至
   A. 4 小时   B. 72 小时   C. 48 小时   D. 8 小时   E. 24 小时

题型　A2 型题

女，28 岁，工人，扎辫，工作时不慎致头皮撕脱。查体：痛苦面容，半侧颅骨（仅存骨膜）裸露，创面及撕脱的头皮清洁。其最理想的处理方法是
A. 在颅骨上钻孔、待肉芽生长后植皮   B. 行头皮血管吻合再植
C. 将撕脱的头皮直接缝回   D. 将撕脱的头皮做成全厚皮片植回
E. 将撕脱的头皮做成中厚皮片植回

二、颅骨骨折

题型　A1 型题

1. 颅底骨折通常的辅助检查依据是
   A. 头颅 X 线平片   B. 头痛伴呕吐   C. 昏迷   D. 头颅常规 CT   E. 脑脊液鼻或耳漏
2. 下列提示颅后窝骨折的临床表现是
   A. 视神经损伤   B. Battle 征   C. 嗅神经损伤   D. 眼镜征   E. 脑脊液鼻漏
3. 颅前窝骨折造成的熊猫眼征指的是
   A. 双侧视神经盘水肿   B. 眶周广泛性瘀斑   C. 乳突部皮下瘀斑
   D. 双眼视网膜出血   E. 双额部皮肤表面淤血

题型　A2 型题

1. 女，35 岁，车祸后昏迷，被送至医院 3 小时后清醒。查体：意识尚清，双侧眶周青紫，右鼻孔有血性液体流出，嗅觉丧失，能遵嘱活动。临床诊断颅底骨折最可靠的依据是
   A. 右鼻孔流出血性液体   B. 同向性偏盲   C. 嗅觉丧失
   D. 眶周青紫   E. 伤后昏迷时间较长
2. 男，40 岁，从 3 米高处坠落后短暂昏迷 20 分钟。查体：P 70 次 / 分，BP 125/70 mmHg，神志清楚，左眶青紫，左鼻孔流出血性液体，神经系统无明显阳性体征，头颅 CT 发现少量颅内积气。应采取的处理措施是
   A. 应用抗生素预防性治疗   B. 腰穿释放血性脑脊液   C. 填塞鼻腔压迫止血
   D. 冲洗鼻腔   E. 开颅手术止血
3. 男，28 岁，头部摔伤，着力点位于右侧颞枕，就医时出现"熊猫眼"征，鼻孔流出血性液体，最可能的诊断是
   A. 脑震荡   B. 双眼眼睑挫伤   C. 颅前窝骨折
   D. 双睑结膜出血   E. 双侧视神经损伤

三、脑损伤

题型　A1 型题

1. 根据受伤机制，将头部受力部位对侧的脑损伤称为
   A. 对冲伤   B. 着力点伤   C. 传导伤   D. 贯通伤   E. 切线伤
2. 下列哪项不是诊断脑震荡的依据
   A. 伤后立即出现意识障碍   B. 伤后逆行性遗忘
   C. 意识障碍期间可有皮肤苍白、血压下降、呼吸浅慢   D. 清醒后头痛、恶心、呕吐
   E. 脑脊液红细胞阳性
3. 脑挫裂伤的临床表现中，下列哪项不符合
   A. 伤后昏迷持续数小时到数周以上   B. 迟发性瞳孔散大而无脑疝表现
   C. 常有生命体征改变   D. 可有肢体瘫痪、失语等   E. 腰椎穿刺脑脊液有血液
4. 有一名 30 岁车祸头部受伤患者，深昏迷，刺激有去大脑强直发作，CT 未见颅内血肿及脑挫伤，环池未受压，其诊断应为
   A. 脑震荡   B. 脑挫伤   C. 轴索损伤   D. 脑干损伤   E. 颅底骨折

| 题型 | A2 型题 |

1. 男，48 岁，摔倒后枕部着地，昏迷 30 分钟，急诊头颅 CT 检查示双额叶高低密度混杂影，最可能的诊断是
A. 脑干损伤　　　　　　B. 硬脑膜下血肿　　　　　　C. 蛛网膜下腔出血
D. 脑挫裂伤　　　　　　E. 脑震荡

2. 患者，男，35 岁，头部外伤后昏迷 1 小时，出现右侧肢体瘫痪，后逐渐好转。头颅 CT 示颅内有散在高密度影。应考虑为
A. 脑内血肿　　　　　　B. 急性硬脑膜外血肿　　　　C. 急性硬脑膜下血肿
D. 脑震荡　　　　　　　E. 脑挫裂伤

| 题型 | A3/A4 型题 |

（1～3 题共用题干）

男，50 岁，车祸致枕部着地，昏迷 1 小时。查体：P 50 次 / 分，R 12 次 / 分，BP 170/100 mmHg。右枕部头皮挫伤灶。GCS 8 分，瞳孔左：右＝4 mm:2 mm，左侧对光反射消失，右侧肢体偏瘫。

1. 对诊断最有价值的检查是
A. 脑血管造影　　B. 腰椎穿刺　　C. 头颅 X 线平片　　D. 头颅超声　　E. 头颅 CT

2. 如患者颅脑损伤为左额极、颞极脑挫裂伤伴脑内血肿，最可能的损伤机制是
A. 挤压伤　　B. 减速性损伤　　C. 加速性损伤　　D. 坠落伤　　E. 继发伤

3. 最应采取的治疗措施是
A. 冬眠疗法　　　　　　B. 大剂量糖皮质激素　　　　C. 绝对卧床
D. 腰椎穿刺放脑脊液减压　E. 急诊开颅手术

（4～6 题共用题干）

女，45 岁，车祸致头部外伤伴昏迷 1 小时入院。查体：P 55 次 / 分，R 12 次 / 分，BP 170/100 mmHg，右侧顶枕部头皮血肿，GCS 评分 7 分，左侧瞳孔直径 4 mm，对光反射消失，右侧瞳孔直径 2 mm，右侧肢体偏瘫，头颅 CT，左颞叶脑内高密度影，体积约 60 mL。左额、颞底面广泛斑点状高密度影致同侧脑室受压，中线向右移位 1.5 cm。

4. 最可能的诊断是
A. 外伤性脑积水　　　　B. 急性硬脑膜外血肿　　　　C. 急性硬脑膜下血肿
D. 脑挫裂伤伴脑内血肿　E. 脑震荡

5. 可能的损伤机制是
A. 加速性损伤　　B. 挥鞭伤　　C. 挤压伤　　D. 切线性损伤　　E. 减速性损伤

6. 最适宜采取的治疗措施为
A. 绝对卧床休息　　　　B. 腰椎穿刺排放脑脊液　　　C. 大量应用激素
D. 脑室外引流　　　　　E. 急诊开颅手术

四、颅内血肿

（一）急性硬脑膜外血肿

| 题型 | A1 型题 |

1. 急性硬脑膜外血肿最典型的临床表现是
A. 视乳头水肿　　　　　B. 昏迷-清醒-再昏迷　　　　C. 双侧瞳孔不等大
D. 一侧肢体瘫痪　　　　E. 大脑强直抽搐

2. 急性硬脑膜外血肿最常合并的颅脑损伤是
A. 脑水肿　　B. 颅骨骨折　　C. 脑积水　　D. 脑挫伤　　E. 脑干损伤

| 题型 | A2 型题 |

1. 男，21 岁，右侧颞部受击伤后昏迷 30 分钟，清醒 5 小时后又转入昏迷，伴右侧瞳孔散大，左侧肢体瘫痪。首先考虑的诊断是
A. 右侧急性硬脑膜外血肿　B. 右侧急性硬脑膜下积液　　C. 脑干损伤

D. 右侧脑挫伤　　　　　　　　　E. 左侧脑内血肿
2. 男，20岁，1小时前骑电动自行车摔倒，左额部着地，当时昏迷20分钟，清醒后有轻微头痛，呕吐2次。查体：心肺腹无异常，四肢活动正常。为明确诊断，首选的检查方法是
A. 经颅多普勒超声　　　　　　B. 脑电图　　　　　　　　　C. 脑血管造影
D. 腰椎穿刺脑脊液检查　　　　E. 头颅CT

题型　A3/A4 型题

（1～3题共用题干）
患者，男，17岁，骑摩托车时不慎摔倒，左颞顶着力，短暂昏迷后清醒。伤后30分钟送医院，急诊头颅CT示左颞顶颅骨骨折。2小时后头痛加剧，逐渐昏迷，左侧瞳孔散大，右侧肢体瘫痪。
1. 为明确诊断，应首选的检查是
A. 颅骨以及颈部正侧位X线片　　　　　　　　　　B. 颈部CT
C. 头颅MRI　　　　　D. 脑电图　　　　　E. 头颅CT
2. 首先考虑的诊断是
A. 颈椎损伤、脊髓受压　　　B. 脑挫裂伤、脑干损伤　　　C. 急性硬脑膜外血肿、小脑幕切迹疝
D. 急性硬脑膜下血肿、脑挫裂伤　　　　　　　　　　　　　E. 急性硬脑膜下血肿、枕骨大孔疝
3. 应采取的有效治疗措施是
A. 立即收入病房，观察生命体征变化　　　　　　B. 应用抗生素
C. 急诊行血肿清除减压术　　D. 立即应用降颅压药物　　E. 急诊行颈椎牵引术

（二）急性硬脑膜下血肿

题型　A1 型题

1. 急性硬膜下血肿最多见的出血来源为
A. 脑皮质破裂的小动脉　　　B. 桥静脉　　　　　　　C. 大脑中动脉
D. 脑膜中动脉　　　　　　　E. 大脑大静脉
2. 外伤性亚急性硬脑膜下血肿发生的时间为
A. 2天～3周　　　B. 1周～3周　　　C. 1天～3周　　　D. 1天～2周　　　E. 3天～3周

题型　A2 型题

患者，女，65岁，头部外伤后昏迷2小时。查体：中度昏迷，右侧瞳孔散大，对光反射消失，左侧肢体肌张力增高，病理征（+）。头颅CT示右额颞部高密度新月形影。最可能的诊断是
A. 急性硬脑膜下血肿　　　B. 急性硬脑膜外血肿　　　C. 急性硬脑膜下积液
D. 脑挫伤　　　　　　　　E. 脑内血肿

题型　A3/A4 型题

（1～3题共用题干）
男，45岁，车祸致左枕部着地，当即意识丧失，送至附近医院途中右侧肢体间断性抽搐伴喷射状呕吐3次。查体：P 56次/分，BP 160/95 mmHg，浅昏迷、躁动，左侧瞳孔直径约4 mm，右侧2 mm；对光反射：左侧存在，右侧消失；左侧肌力3级，右侧肌力5级；左枕部头皮血肿，颈项强直。
1. 最主要的诊断是
A. 右额急性硬脑膜下血肿伴左小脑幕切迹疝
B. 左额广泛脑挫裂伤伴左小脑幕切迹疝
C. 右额急性硬脑膜下血肿伴右小脑幕切迹疝
D. 左额急性硬脑膜下血肿伴右小脑幕切迹疝
E. 左额急性硬脑膜下血肿伴左小脑幕切迹疝
2. 颅内出血的来源是
A. 脑表面小血管　　　B. 板障静脉　　　C. 硬脑膜中动脉
D. 横窦　　　　　　　E. 下矢状窦
3. 优先采取的处理措施是
A. 维持呼吸道通畅　　　B. 注射止血剂和输血　　　C. 制动并注射镇静剂
D. 给予消炎药和神经营养药　　E. 适量输液和给予脱水剂

(三)慢性硬脑膜下血肿

题型　A2 型题

1. 女，70 岁，3 个月前头部外伤。左额部着地，头颅 CT 示左额，颞、顶颅骨内板下半月形低密度影。最可能的诊断是
   A. 脑震荡　　　　　　　　B. 慢性硬脑膜下血肿　　　　C. 急性脑内血肿
   D. 亚急性硬脑膜外血肿　　E. 脑挫裂伤

2. 男，80 岁，半个月前出现头痛，间断呕吐，并逐渐出现左侧肢体无力，3 个月前有头部外伤史。头颅 CT 示右顶枕新月形低密度影。最可能的诊断是
   A. 硬脑膜下积液　　　　　B. 急性硬脑膜下血肿　　　　C. 急性硬脑膜外血肿
   D. 慢性硬脑膜下血肿　　　E. 慢性硬脑膜外血肿

题型　A3/A4 型题

（1～3 题共用题干）
男，73 岁，头痛、精神异常，左侧肢体无力 5 天，加重偶伴呕吐 1 天。3 个月前有头部外伤史。查体：BP 160/95 mmHg，神志清楚，双侧视神经乳头水肿，左侧肢体肌力 4 级。

1. 该患者最可能的诊断是
   A. 急性硬脑膜下血肿　　　B. 急性硬脑膜外血肿　　　　C. 急性脑内血肿
   D. 亚急性硬脑膜下血肿　　E. 慢性硬脑膜下血肿

2. 最需要鉴别的疾病是
   A. 脑肿瘤　　B. 脑炎　　C. 精神疾病　　D. 脑梗死　　E. 高血压脑出血

3. 为明确诊断，首先得检查的是
   A. 颅脑超声　　　　　　　B. 头颅 CT　　　　　　　　C. 脑电图
   D. 腰椎穿刺脑脊液检查　　E. 头颅 X 线片

五、开放性颅脑损伤

题型　A1 型题

开放性颅脑损伤特有的临床表现是
A. 颅骨骨折　　B. 头皮裂伤　　C. 头皮血肿　　D. 脑脊液漏　　E. 头皮裂伤伴颅骨骨折

第五节　脑血管疾病

一、短暂性脑缺血发作

题型　A1 型题

TIA 持续时间通常为
A. 12 小时内　　B. 2 小时内　　C. 24 小时内　　D. 30 小时内　　E. 48 小时内

题型　A2 型题

1. 女，60 岁，晨起后突感右上肢无力，持物掉落，伴言语不利，休息半小时后缓解。既往有高血压、糖尿病病史。查体：未见脑神经异常，四肢运动、感觉及共济运动正常。最可能的诊断是
   A. 脑出血　　　　　　　　　B. 低血糖　　　　　　　　C. 高血压脑病
   D. 癫痫单纯性部分性发作　　E. 短暂性脑缺血发作

2. 女，74 岁，间断感觉环境晃动伴恶心 2 天，共发作 5 次，每次持续 10～15 分钟，有高血压史。发作时查体：水平眼震阳性，左侧指鼻试验和跟膝胫试验阳性，闭目直立试验阳性。发作间歇期查体正常。双侧前庭功能试验正常。头颅 CT 无异常。可能的诊断是
   A. 短暂性脑缺血发作　　B. 小脑梗死　　　　　　　　C. 脑桥梗死
   D. 小脑出血　　　　　　E. 中脑梗死

3. 患者，男，60 岁，发作性右侧肢体无力伴语言不利 2 天，每次持续 20 分钟后可自行缓解。既往有高血

压史。最可能的诊断是
A. 部分性癫痫 B. 脑栓塞 C. 周期性瘫痪
D. 短暂性脑缺血发作 E. 脑血栓形成

题型　B1 型题

（1～3题共用备选答案）
A. 重组人纤溶酶原激活剂（rt-PA） B. 巴曲酶
C. 低分子量肝素 D. 华法林 E. 低分子右旋糖酐
1. 反复短暂性缺血发作治疗应选用
2. 急性缺血性脑卒中（心源性）起病4～14天的治疗应选用
3. 急性缺血性脑卒中起病3小时内的治疗可选用

二、脑梗死

题型　A1 型题

1. 脑梗死包括
A. 脑栓塞和脑出血 B. 脑栓塞和脑血栓形成 C. 脑出血和蛛网膜下腔出血
D. 脑出血和脑血栓形成 E. 短暂性脑缺血发作和脑血栓形成
2. 心源性脑梗死的最主要病因是
A. 心肌梗死 B. 慢性心力衰竭 C. 心房颤动 D. 感染性心内膜炎 E. 冠心病
3. 脑血栓形成最常见的病因是
A. 高血压病 B. 脑动脉粥样硬化 C. 血压偏低
D. 各种脑动脉炎 E. 红细胞增多症
4. 不属于延髓背外侧综合征临床表现的是
A. 眩晕，眼球震颤 B. 饮水呛咳，吞咽困难 C. 交叉性感觉障碍
D. 锥体束征阳性 E. 同侧肢体共济失调
5. 有关无症状性脑梗死的描述中不正确的是
A. 病因多是动脉粥样硬化 B. MRI易见脑室旁的白质高信号
C. 可引起血管性认知障碍 D. 无明显体征 E. 多位于功能区

题型　A2 型题

1. 男，65岁，睡醒后发现右侧肢体无力，伴言语不利1小时。有高血压病史10年，未规律服药治疗。否认有糖尿病及血脂异常史。神经系统查体：神志清楚，运动性失语，右侧肢体肌力0级，两侧痛、温觉对称，右侧Babinski征（+）。头颅CT检查未见异常。最可能的诊断是
A. 蛛网膜下腔出血 B. 缺血性卒中 C. 脑肿瘤 D. 脑出血 E. 脑炎
2. 男，78岁，1天前凌晨醒来发现失语，右上肢活动无力进行性加重，但意识清，脑脊液检查无异常。最有可能的诊断是
A. 蛛网膜下腔出血 B. 脑出血 C. 脑栓塞
D. 短暂性脑缺血发作 E. 脑血栓形成

题型　A3/A4 型题

（1～2题共用题干）
男，71岁，8小时前于日常活动中出现右侧肢体无力，且逐渐加重。查体：BP 160/98 mmHg，意识清楚，右鼻唇沟形成，右侧肢体肌力4级，右侧Babinski征阳性，右偏身痛觉减退，头颅CT未见异常。
1. 最可能的诊断是
A. 脑血栓形成 B. 脑出血 C. 短暂性脑缺血发作
D. 脑肿瘤 E. 蛛网膜下腔出血
2. 对该患者最适宜的治疗措施是
A. 溶栓治疗 B. 积极降压 C. 抗血小板聚集 D. 止血治疗 E. 加强脱水

三、脑栓塞

题型　A1 型题

1. 典型的大脑中动脉主干闭塞的临床特征是
   A. 偏侧感觉障碍伴偏侧轻瘫　　B. 偏侧瘫痪，上肢重于下肢　　C. 同向偏盲伴失读和失写
   D. 意识障碍伴四肢瘫痪　　　　E. 偏瘫、偏身感觉障碍和偏盲
2. 心肌梗死后附壁血栓引起的脑血管疾病最常见的是
   A. 蛛网膜下腔出血　B. 脑血栓形成　　C. 脑栓塞　　　　D. 脑出血　　　　E. 脑动脉炎

四、脑出血

题型　A1 型题

1. 基底节脑出血最常见的病因是
   A. 糖尿病　　　　B. 原发性高血压　C. 出血性疾病　　D. 动脉粥样硬化　E. 脑动脉瘤
2. 高血压性脑出血最好发的部位是
   A. 脑桥　　　　　B. 脑室　　　　　C. 中脑　　　　　D. 小脑　　　　　E. 基底节
3. 正确的脑出血手术治疗适应证是
   A. 脑桥出血、额叶出血、严重脑室出血
   B. 小脑血肿大于 10 mL、壳核出血大于 40 mL、中脑出血
   C. 小脑血肿大于 10 mL、壳核出血大于 40 mL、严重脑室出血
   D. 壳核出血大于 40 mL、脑桥出血
   E. 小脑血肿大于 10 mL、延髓出血、严重脑室出血

题型　A2 型题

1. 男，56 岁，3 个月前出现左侧肢体无力，经头颅 CT 检查，诊断为脑出血，高血压病史 11 年。查体：脉搏和呼吸正常，BP 150/94 mmHg，神志清，言语清晰，左侧肢体肌张力高，肌力 4 级，腱反射活跃，左侧 Babinski 征阳性，余神经系统无异常发现。下列长期药物治疗中，对此病有预防作用的是
   A. 阿司匹林　　　B. 尼莫地平　　　C. 降压药　　　　D. 他汀类　　　　E. B 族维生素
2. 男，65 岁，突发头痛、头晕和行走困难 10 小时。既往有高血压和糖尿病史 10 年。查体：神志清，颈项抵抗，对答尚清晰，双眼可见眼震，瞳孔等大，对光反射存在，无明确面舌瘫和肢体瘫痪，听力正常，腱反射对称，无深浅反射异常，未引出病理征，行走步基宽大不稳，直线行走不能。该患者的最可能的诊断是
   A. 延髓出血破入脑室　　　　B. 丘脑出血破入脑室　　　　C. 小脑出血破入脑室
   D. 原发性脑室出血　　　　　E. 脑桥出血破入脑室
3. 患者，女，62 岁，突然头痛、恶心、伴呕吐，左侧肢体运动障碍 3 小时。头颅 CT 示右侧额叶高密度灶。最可能的诊断是
   A. 脑出血　　　　　　　　　B. 短暂性脑缺血发作　　　　C. 颅内肿瘤
   D. 脑血栓形成　　　　　　　E. 脑栓塞

题型　A3/A4 型题

（1～3 题共用题干）
男，58 岁，外出途中突然头痛、眩晕伴呕吐、走路不稳前来急诊。查体：BP 180/105 mmHg，P 62 次 / 分，右手指鼻不准，右侧跟膝胫试验阳性。左侧巴宾斯基征（＋），左下肢无力，双侧瞳孔不等大，右侧 5 mm。

1. 最可能的诊断是
   A. 右小脑半球出血　B. 脑桥出血　　C. 基底节区出血　D. 右枕叶出血　　E. 右大脑梗死
2. 为进一步明确诊断应采取的主要措施是
   A. 脑血管造影　　　　　　　B. 详细追问有关病史　　　　C. 脑电图
   D. 头颅 CT　　　　　　　　 E. 脑脊液检查
3. 首先应采取的处理措施是
   A. 快速静脉滴注地塞米松 10 mg　　　　　　　　B. 利血平降血压
   C. 降低颅内压　　　　　　　　　　　　　　　　D. 肌注苯巴比妥钠预防癫痫
   E. 若 CT 示出血量达到 5 mL 时行手术治疗

五、蛛网膜下腔出血

题型　A1 型题

1. 与自发性蛛网膜下腔出血发病最不相关的因素是
   A. 脑血管畸形范围　　　B. 性别　　　　　　　　C. 血压上升的程度
   D. 颅内压力的变化　　　E. 动脉瘤的大小

2. 最常见脑膜刺激征阳性的疾病是
   A. 脑栓塞　　　　　　　B. 脑血栓形成　　　　　C. 高血压脑病
   D. 短暂性脑缺血发作　　 E. 蛛网膜下腔出血

题型　A2 型题

1. 男，35岁，3小时前进餐时无诱因突然出现剧烈头痛，以枕部为主，伴频繁呕吐、面色苍白，随即出现意识丧失10余分钟。查体：精神差，颈强直。CT示脑沟及脑池密度增高。正确的诊断是
   A. 蛛网膜下腔出血　　B. 脑血管痉挛　　C. 脑栓塞　　D. 急性脑梗死　　E. 急性脑膜炎

2. 男，62岁，活动中突发头疼伴呕吐2小时，高血压病史12年。查体：BP 170/100 mmHg，神志清，言语清晰，双眼球活动好，无明显面、舌瘫，四肢肌力5级，肌张力正常，无明显的感觉异常，脑膜刺激征阳性。最可能的诊断是
   A. 脑栓塞　　　　　　　B. 高血压脑病　　　　　C. 脑血栓形成
   D. 脑出血　　　　　　　E. 蛛网膜下腔出血

3. 男，31岁，突发剧烈头痛1小时，以枕部为著，伴喷射状呕吐3次。查体：痛苦面容，全身大汗，脑膜刺激征阳性。最可能的诊断是
   A. 脑脓肿　　　　　　　B. 脑栓塞　　　　　　　C. 脑梗死
   D. 蛛网膜下腔出血　　　E. 急性病毒性脑炎

4. 女，23岁，跟邻居吵架时突发剧烈疼痛、呕吐、视物双影2小时。平时偶有一侧头痛，严重时伴畏光、恶心、呕吐。查体：右眼睑下垂，右瞳孔散大，对光反射消失，右眼向上、下、内活动受限，颈强直（+）。急诊首选的辅助检查是
   A. 头颅MRI　　　　　　B. DSA　　　　　　　　C. 经颅多普勒超声
   D. 腰椎穿刺　　　　　　E. 头颅CT

5. 男，63岁，3小时前长跑后头痛伴呕吐。查体：嗜睡，查体不合作，双瞳孔对光反射存在，颈项强直，四肢活动自如，肌张力略高。双侧Babinski征明显。该患者的诊断是
   A. 蛛网膜下腔出血　　　B. 脑室肿瘤　　　　　　C. 脑室囊肿
   D. 脑室出血　　　　　　E. 脉络膜钙化

6. 男，59岁，突发剧烈头痛伴恶心、呕吐2天。高血压病病史10年，糖尿病病史8年，吸烟史30年。查体：神志清，对答切题，右眼睑下垂，右眼球上下及内收不能，右侧瞳孔直径5 mm，左侧瞳孔直径3 mm，右侧瞳孔直接对光反射消失，四肢肌力5级，腱反射消失，无感觉异常，病理征（−），颈抵抗（+）。该患者最可能的诊断是
   A. 糖尿病性动眼神经麻痹　　B. 蛛网膜下腔出血　　　C. 脑桥梗死
   D. 脑干脑炎　　　　　　　　E. 海绵窦血栓形成

题型　A3/A4 型题

（1～3题共用题干）

病人，男性，58岁，突然头痛、呕吐，伴意识丧失30分钟。查体：神志清楚，颈部抵抗，克氏征阳性。右侧上睑下垂，右侧瞳孔4 mm，对光反射消失。

1. 最可能的诊断是
   A. 脑梗死　　　　　　　B. 蛛网膜下腔出血　　　C. 高血压性脑出血
   D. 脑动静脉畸形出血　　 E. 颅脑肿瘤

2. 最好的诊断措施是
   A. 腰椎穿刺　　B. 脑电图　　C. 视力检查　　D. 头颅CT　　E. 视神经孔像

3. 引起病人右侧上睑下垂、右侧瞳孔散大的最可能原因是
   A. 面神经麻痹　　　　　B. 动眼神经麻痹　　　　C. 枕骨大孔疝
   D. 糖尿病眼底病　　　　E. 右侧视神经损害

第六节 中枢神经系统脱髓鞘疾病

多发性硬化（助理不考）

题型 A3/A4 型题

（1~3题共用题干）
患者，女性，33岁。2天前突发右侧下肢无力，伴腰部以下麻木伴疼痛。行走不稳，形同醉酒。左侧指鼻试验及跟膝腱试验不能顺利完成。同时出现左眼视力下降，言语含混不清，小便潴留。上述症状持续约36小时后，开始自发减轻。既往体健。查体：心肺及腹部查体无特殊，右下肢肌力4级，巴宾斯基征弱阳性。

1. 该患者的诊断最可能的是
   A. 急性视神经脊髓炎　　B. 吉兰-巴雷综合征　　C. 急性脊髓炎
   D. 多发性硬化　　E. 癫痫
2. 需进一步进行的检查不包括
   A. 头颅 MRI　　B. 脊髓 MRI　　C. 视觉、听觉诱发电位
   D. 腰穿脑脊液检查　　E. PET-CT
3. 关于该病治疗不正确的是
   A. 急性发作期首选大剂量甲泼尼龙冲击治疗　　B. 进行免疫修饰治疗
   C. 对症处理疼痛、小便异常　　D. 溶栓治疗
   E. 急性期激素禁忌时，可试用丙种球蛋白静滴

第七节 颅内肿瘤（助理不考）

题型 A1 型题

1. 颅内肿瘤若表现为精神症状，常考虑的肿瘤部位为
   A. 小脑　　B. 顶叶　　C. 额叶　　D. 枕叶　　E. 岛叶
2. 目前颅内动脉瘤主要的确诊检查是
   A. 腰椎穿刺示血性脑脊液　　B. 头颅 CT　　C. 蛛网膜下腔出血
   D. 头痛反复发作史　　E. 脑血管造影

题型 A2 型题

1. 男孩，6岁，头痛、呕吐，站立不稳、行走左右摇晃2个月。查体：神志清楚，精神差，双侧视乳头水肿。最可能的诊断是
   A. 顶叶恶性淋巴瘤　　B. 原（额）叶胶质母细胞瘤　　C. 小脑髓母细胞瘤
   D. 矢状窦旁脑膜瘤　　E. 枕叶星形细胞瘤
2. 患者，男，35岁，突发剧烈头痛伴恶心、呕吐、烦躁不安1天。查体：双眼视力重度减退、双颞侧偏盲。急诊 CT 示鞍区椭圆形占位性病变3 cm×2 cm×2 cm 大小，高密度影，可见液平面，幕上脑室扩大。应采取的有效治疗措施是
   A. 立即给予糖皮质激素治疗　　B. 立即给予神经营养药　　C. 保守治疗，病情稳定后手术治疗
   D. 迅速给予镇静处理　　E. 急症手术视神经减压

题型 A3/A4 型题

（1~3题共用题干）
男性，30岁，头痛，时有呕吐，逐渐加重1个月。近期嗜睡，反应迟钝，时有头晕、猝倒，无头部外伤及急性炎症病史，血压正常。检查见视神经乳头水肿，血常规、血沉正常。
1. 初步的临床诊断应考虑为
   A. 颅脑损伤　　B. 颅内肿瘤　　C. 颅内感染　　D. 急性脑病　　E. 椎动脉型颈椎病
2. 根据以上的初步诊断，其首选的辅助检查应是
   A. 头颈 X 线摄片　　B. 腰椎穿刺　　C. 脑血管造影　　D. 脑 CT　　E. 脑电图
3. 根据以上的检查结果，最重要的治疗是
   A. 降低颅内压　　B. 药物镇静治疗　　C. 手术治疗　　D. 抗炎治疗　　E. 吸氧治疗

第八节 颅内压增高

题型　A1 型题

1. 颅内压增高时不正确的处理是
A. 应用脱水剂　　　　　　　B. 液体摄入量限制在每日 1500～2000 mL
C. 密切观察生命体征　　　　D. 轻泻剂疏通大便　　　　　E. 高位灌肠
2. 颅内压增高的昏迷患者，出现上呼吸道梗阻最先采取的措施是
A. 应用呼吸兴奋剂　　　　　B. 吸氧　　　　　　　　　　C. 胃肠减压
D. 翻身、拍背、吸痰　　　　E. 气管内插管
3. 以下因素中，不会引起病理性颅内压增高的是
A. 脑积水　　　　B. 狭颅症　　　　C. 脑震荡　　　　D. 颅内出血　　　　E. 颅内肿瘤
4. 对颅内压增高的患者，不适宜的处理是
A. 意识不清者应维持其呼吸道顺畅
B. 频繁呕吐者予输液维持，补液量应以维持出入液量的平衡为度
C. 留院观察
D. 必要时行颅内监测
E. 便秘者行灌肠

题型　A2 型题

1. 男，46 岁，头痛，偶伴间断喷射性呕吐 2 个月，癫痫发作 1 次，近 1 周来头痛症状加重。查体：P 56 次/分，BP 160/95 mmHg。双侧视神经乳头水肿，眼底可见出血，右眼外展不全。临床诊断为颅内压增高，其最有价值的诊断依据是
A. 喷射性呕吐　　　　B. 剧烈头痛　　　　C. 视神经乳头水肿
D. 右侧展神经麻痹　　E. 癫痫发作
2. 男，25 岁，头痛 4 个月，加重 8 周，有时喷射性呕吐。查体：P 50 次/分，BP 160/95 mmHg，双侧视神经乳头水肿。进一步检查和治疗措施为
A. 胃镜检查与止吐药　　　　B. 头颅 CT/MRI 检查与甘露醇　　　　C. 心电图与降血压药
D. 腰椎穿刺与甘露醇　　　　E. 头颅 X 线片与止痛药

第九节 脑疝（助理不考）

一、小脑幕切迹疝

题型　A1 型题

1. 左侧小脑幕切迹疝最确切的解释是
A. 左侧基底节受压左移　　　　　　　　　　B. 脑干受压左移
C. 左侧颞叶钩回通过小脑幕切迹被推挤至幕下　　D. 左侧小脑幕的移位
E. 左侧小脑幕挤压脑干
2. 小脑幕切迹疝最典型的表现是
A. 一侧肢体瘫痪　　　　　　　　　　　　　B. 昏迷、一侧瞳孔扩大、对侧肢体偏瘫
C. 一侧瞳孔扩大、同侧肢体偏瘫　　　　　　D. 剧烈头痛
E. 呼吸抑制、双侧肢体肌力下降

题型　A2 型题

男，28 岁，车祸后出现短暂昏迷，醒后轻微头痛，逐渐至剧烈头痛、频繁呕吐，伤后 3 小时意识丧失。查体：昏迷，右侧瞳孔散大，对光反射消失，左侧肢体瘫痪。头颅 X 线显示右颞骨骨折，且向颅底方向延伸。其主要临床诊断是
A. 脑震荡　　　　B. 脑干损伤　　　　C. 颅底骨折
D. 脑疝　　　　　E. 脑挫裂伤

二、枕骨大孔疝

题型　A1 型题

下列关于枕骨大孔疝的描述正确是
A. 小脑扁桃体及延髓被推挤向椎管　　　　　　B. 枕大池消失
C. 枕骨大孔后缘内陷　　D. 枢椎齿状突向上移位　　E. 一侧大脑半球的扣带回经镰下疝至对侧

题型　A2 型题

1. 男 26 岁，头痛、头晕 14 天，加重伴频繁呕吐 1 天。查体：BP 140/78 mmHg，嗜睡，双侧瞳孔大小多变。头颅 MRI 显示第四脑室肿瘤，伴幕上脑室扩大。引起病情急剧恶化最可能的原因是（助理不考）
A. 脑积水　　B. 大脑镰下疝　　C. 小脑幕切迹疝　　D. 脑水肿　　E. 枕骨大孔疝
2. 女，45 岁，车祸中头部受伤后出现短暂昏迷。1.5 小时后剧烈头痛，频繁呕吐。急诊查体：神志清楚，双侧瞳孔大小多变，对光反射迟钝，肢体活动正常。行头颅 CT 检查过程中，发生呼吸骤停。其呼吸骤停最可能的原因是（助理不考）
A. 脑挫裂伤　　　　　　　　　　　　　　　　B. 急性颅内血肿并发小脑幕切迹疝
C. 急性颅后窝血肿并发枕骨大孔疝　　　　　　D. 脑干损伤
E. 脑震荡

第十节　帕金森病

题型　A1 型题

1. 帕金森病的主要发病原因是
A. 大脑皮层运动区受损　　B. 丘脑底核受损　　C. 黑质-纹状体多巴胺通路受损
D. 纹状体受损　　　　　　E. 中脑边缘系统
2. 下述哪项不符合震颤麻痹的症状
A. 随意运动减少　　B. 静止性震颤　　C. 全身肌肉强直
D. 体位不稳，走路呈"慌张步态"　　E. 可导致瘫痪
3. 帕金森病治疗中下列哪项用药原则是错误的
A. 增加多巴胺的作用　　B. 增加乙酰胆碱的作用　　C. 减少乙酰胆碱的作用
D. 从小剂量用起　　　　E. 必要时增加溴隐亭

题型　A2 型题

1. 女，50 岁，近半年左手活动不灵，看电视时出现每秒 4~6 次的节律性颤动，随意运动时减轻，入睡后完全消失。患者的颤动症状为
A. 意向性震颤　　B. 静止性震颤　　C. 手足徐动症　　D. 舞蹈样动作　　E. 动作性震颤
2. 男，71 岁，进行性右手震颤、动作迟慢 3 年，翻身困难 1 年。查体：面具脸，右手静止性震颤、四肢肌张力增高，行走缓慢。有前列腺增生、轻度肾功能不全和房颤病史。对该患者最恰当的治疗药物是
A. 复方左旋多巴　　B. 金刚烷胺　　C. 溴隐亭　　D. 司来吉兰　　E. 盐酸苯海索
3. 男，72 岁，右手震颤伴动作缓慢 6 年，翻身困难 1 年。诊断为帕金森病。有青光眼和轻度肾功能不全史。无消化性溃疡史。服用复方左旋多巴时症状改变明显，近 1 年来疗效减退，最适合增加的药物是
A. 溴隐亭　　B. 金刚烷胺　　C. 司来吉兰　　D. 苯海索　　E. 苯甲托品
4. 男，69 岁，动作缓慢、走路前倾小步 2 年，伴手部震颤。查体：对答切题而具体，四肢肌力正常，肌张力增高，头颅 CT 未见明显异常。最可能的诊断是
A. 脊髓血管病　　　　　　B. 亚急性脊髓联合变性　　C. 帕金森病
D. 进行性脊髓萎缩症　　　E. 脊髓空洞症

第十一节　偏头痛

题型　A1 型题

1. 有先兆偏头痛最常见的先兆是

A. 听觉先兆　　　B. 视觉先兆　　　C. 感觉先兆　　　D. 言语先兆　　　E. 运动先兆
2. 下列药物中可用于预防偏头痛发作的是
A. 麦角胺咖啡因　B. 地西泮　　　C. 甲芬那酸　　　D. 普萘洛尔　　　E. 舒马曲普坦
3. 有先兆偏头痛的先兆特点是
A. 持续时间为5～60分钟　　　B. 多表现为偏侧运动障碍　　　C. 视觉先兆多为偏盲
D. 必须在头痛前发生而非与头痛同时发生　　　　　　　　　　E. 感觉先兆多为双侧麻木

第十二节　紧张性头痛（助理不考）

题型　A2型题

男，31岁，持续性头痛6天，自觉后枕部紧箍样疼痛，无恶心、畏声和畏光。查体：T 36.5 ℃，BP 120/70 mmHg，眼压无异常，张口颞颌关节无弹响，双颞肌和枕肌无明显压痛，余神经系统检查无异常。脑MRI无异常。最可能的诊断是
A. 颈椎病　　　B. 血管性头痛　　　C. 紧张性头痛　　　D. 无先兆偏头痛　　　E. 颞颌关节紊乱

第十三节　癫痫

题型　A1型题

1. 全身强直-阵挛性发作和失神发作合并发生时，药物治疗首选
A. 地西泮（安定）　B. 乙琥胺　　　C. 卡马西平　　　D. 苯巴比妥　　　E. 丙戊酸钠
2. 下列关于癫痫的表述哪项不符合
A. 按照病因可分特发性癫痫和症状性癫痫　　　　B. 遗传因素和环境因素均可影响痫性发作
C. 每一位癫痫患者只有一种发作类型　　　　　　D. 女性患者通常在月经期和排卵期发作频繁
E. 癫痫的临床表现可分痫性发作和癫痫症两方面
3. 癫痫诊断主要是依靠病史的仔细询问，了解发作期的临床表现，在辅助检查中最重要的手段是
A. 脑电图　　　B. 头颅CT　　　C. 头颅MRI　　　D. 脑脊液穿刺　　　E. 功能影像如PET、SPECT

题型　A2型题

1. 男，20岁，近半年来常无诱因出现短暂感觉异常，随后出现左上肢节律性抽动及口角抽动，持续数分钟。最可能的癫痫类型是
A. 肌阵挛性发作　　　B. 强直阵挛性发作　　　C. 单纯部分性发作
D. 复杂部分性发作　　　E. 失神发作
2. 患者男，25岁，发作性意识丧失伴四肢抽搐8年。2天前自行调整治疗药物，次日出现频繁发作，意识不清。应立即采取的处理措施是
A. 鼻饲苯妥英钠　　　B. 口服丙戊酸钠　　　C. 静脉注射地西泮
D. 肌注苯巴比妥　　　E. 气管切开
3. 患者，男性，27岁，2年来时有发作性神志丧失，四肢抽搐。当日凌晨，发作后意识一直未恢复，来院后又有一次四肢抽搐发作。该患者所患病情属
A. 强直性大发作　　　B. 肌阵挛性发作　　　C. 癫痫持续状态
D. 癫痫强直-阵挛性发作　　　E. 单纯部分性发作继全面性发作

题型　A3/A4型题

（1～2题共用题干）
男，11岁，发作性"发呆"1年。发作时手中持物掉落。不伴跌倒，每次约数秒钟，清醒后对发作无记忆。足月顺产。既往无脑外伤史，智力发育正常。神经系统查体未见阳性体征。头颅CT检查未见异常。
1. 最可能的诊断是
A. 短暂性脑缺血发作　　　B. 假性痫性发作　　　C. 癫痫失神发作
D. 晕厥　　　　　　　　　E. 癫痫单纯部分性发作
2. 对诊断最有价值的检查是
A. 心电图　　　B. 脑电图　　　C. 头颅MRI　　　D. 经颅多普勒　　　E. 头颅CT

（3～4题共用题干）
男，20岁，突发右侧面部和肢体抽搐1分钟。先是右侧口角和面部抽动，程度渐重，然后右上肢强烈抽动，最后右下肢抽动，无法用力制止。数分钟后缓解。有频繁的类似发作2年。发作后查体无明显异常。
3. 患者发作的可能诊断是
  A. 假性癫痫发作　　　　　B. 单纯部分性发作　　　　　C. 复杂部分性发作
  D. 全身强直-阵挛性发作　　E. 单纯部分感觉性发作
4. 对该患者治疗的
  A. 卡马西平　　B. 托吡酯　　C. 苯巴比妥　　D. 拉莫三嗪　　E. 苯妥英钠

（5～7题共用题干）
男，24岁，突然意识不清，跌倒，全身强直数秒钟后抽搐，咬破舌2分钟后抽搐停止。醒后活动自如。
5. 首先应考虑的疾病是
  A. 脑出血　　B. 脑血栓　　C. 蛛网膜下腔出血　　D. 癫痫　　E. 脑栓塞
6. 应进一步做的检查是
  A. 头颅X线片　　　　　B. 脑电图　　　　　C. 脑脊液检查
  D. 脑血管造影　　　　　E. 经颅多普勒超声（TCD）
7. 治疗的首选药物是
  A. 降颅压药　　B. 溶栓治疗　　C. 止血药　　D. 扩血管药　　E. 抗癫痫药

题型　B1型题

（1～3题共用备选答案）
  A. 地西泮　　B. 扑米酮　　C. 丙戊酸钠　　D. 卡马西平　　E. 苯巴比妥
1. 癫痫复杂部分性发作的首选药物是
2. 癫痫持续状态的首选药物是
3. 癫痫失神发作的首选药物是

第十四节　神经-肌肉接头与肌肉疾病（助理不考）

一、重症肌无力

题型　A1型题

1. 重症肌无力患者应避免应用的药物是
  A. 头孢噻肟　　B. 免疫球蛋白G　　C. 青霉素　　D. 盐酸小檗碱　　E. 万古霉素
2. 不支持重症肌无力诊断的临床依据是
  A. 运动后四肢易疲劳　　　　B. 波动性眼睑下垂和复视　　　　C. 四肢肌无力晨轻暮重
  D. 低频电刺激电位衰减＞10%　　　　　　　　　　　　　　　E. 疲劳试验休息后症状无改善
3. 重症肌无力胆碱能危象是由于
  A. 抗胆碱酯酶活性消失　　B. 抗胆碱酯酶药物用量不足　　C. 抗胆碱酯酶药物作用突然消失
  D. 抗胆碱酯酶药物过量　　E. 抗胆碱酯酶药物过敏

题型　A2型题

1. 女，25岁，进行性全身无力1年余。晨起时无力症状较轻，活动后加重。否认甲亢病史。查体：未见明显的肌肉萎缩及肌张力异常，四肢肌力4级，四肢腱反射正常，肌疲劳试验阳性。最可能的诊断是
  A. 重症肌无力　　B. 急性脊髓炎　　C. 吉兰-巴雷综合征　　D. 多发性肌炎　　E. 周期性瘫痪
2. 女，26岁，感冒后出现全身无力，双眼睑下垂3天。晨起症状较轻，活动后加重，对该患者不必要的检查是
  A. 甲状腺功能的检查　　　　B. 重复神经电刺激　　　　C. 胸腺CT
  D. 肌肉活检　　　　　　　　E. 新斯的明试验
3. 患者，女，19岁，视物成双3个月余。查体：双眼睑略下垂，瞳孔等大，对光反射存在，右眼不能向上和外展运动，左眼不能内收和下视运动，双鼻唇沟对称，双颊鼓气良好，余脑神经无异常。四肢肌张力正常，肌力5级，腱反射对称，病理征未引出，共济运动正常。眼轮匝肌低频重复电刺激示电位衰减25%。最可能的诊断

A. 面神经炎　　B. 重症肌无力　　C. 周期性瘫痪　　D. Fisher 综合征　　E. 吉兰-巴雷综合征

题型　B1 型题

（1～3题共用备选答案）
A. 睑裂变小，瞳孔扩大，直接对光反射消失　　　　B. 睑裂正常，瞳孔扩大，直接对光反射迟钝
C. 睑裂扩大，瞳孔缩小，直接对光反射正常　　　　D. 睑裂变小，瞳孔正常，直接对光反射正常
E. 睑裂变小，瞳孔缩小，直接对光反射正常
1. 动脉瘤性动眼神经麻痹的临床表现是
2. 霍纳综合征的临床表现是
3. 重症肌无力眼肌型的临床表现是

二、周期性瘫痪

题型　A2 型题

男，21岁，早晨起后全身无力3小时。发病前一天参加了学校1500米长跑，较疲劳。去年有类似发作2次，均为发作1～2天后完全恢复。查体：神志清，脑神经检查无异常。双上肢肌力4级，双下肢肌力2级，肌张力低，腱反射对称。病理征未引出，深浅感觉无异常。心电图示窦性心律，出现U波。最可能的诊断是
A. 重症肌无力　　　　　　B. 多发性肌炎　　　　　　C. 周期性瘫痪
D. 吉兰-巴雷综合征　　　 E. 癫痫

题型　A3/A4 型题

（1～3题共用题干）
男性，35岁，消瘦、乏力、怕热、手颤3个月，夜间突然出现双下肢软瘫。急诊查体：神志清，BP 140/85 mmHg，P 107次/分，律齐，甲状腺轻度增大，无血管杂音。
1. 导致患者双下肢软瘫的直接原因可能是
A. 脑栓塞　　　　　　　　B. 运动神经元病　　　　　C. 重症肌无力
D. 呼吸性碱中毒　　　　　E. 血钾异常
2. 为明确诊断，应首先进行的检查项目是
A. 头颅CT、血糖测定　　　　　　　B. 肌电图及血电解质测定　　　　　C. 胸部CT及血抗乙酰胆碱受体抗体测定
D. 血气分析及血电解质测定　　　　E. 血电解质测定及甲状腺功能测定
3. 此患者的急诊处理应为
A. 螺内酯（安体舒通）治疗　　　B. 纠正电解质紊乱　　　　　　　　C. 静脉滴注氯化钾及胰岛素
D. 溴吡斯的明和皮质激素治疗　　　　　　　　　　　　　　　　　　E. 脱水降颅压治疗

第十五节　精神障碍

一、精神障碍和精神病的概念

题型　A1 型题

1. 幻觉是
A. 一种歪曲的病理信念　　　　B. 一种梦境的虚幻体验　　　　C. 对客观事物的错误认识
D. 缺乏客观事物刺激的一种虚幻的知觉体验　　　　　　　　　　E. 对事物局部的认识
2. 较少出现精神病性症状的疾病状态是
A. 强迫状态　　B. 幻觉状态　　C. 兴奋状态　　D. 妄想状态　　E. 谵妄状态
3. 不符合精神检查原则的是
A. 针对患者的自述症状，应与其认真讨论并当面纠正
B. 先问一般性问题，后问实质性问题　　　　　　　　　C. 建立良好的医患关系
D. 在交谈过程中需注意非语言交流　　　　　　　　　　E. 先提开放式问题，后提封闭式问题
4. 全球精神疾病谱中负担最重的疾病是
A. 抑郁症　　B. 阿尔茨海默病　　C. 焦虑症　　D. 精神分裂症　　E. 强迫症

二、症状学

题型　A1 型题

1. 患者在空旷的操场上散步突然听到两个声音为患者的衣着是否暴露而争吵不休，各说各理，而此时周围并无他人，这个症状是
   A. 评论性幻听　　B. 思维鸣响　　C. 争论性幻听　　D. 思维化声　　E. 命令性幻听
2. 患者将一盏球形灯看成是一幅娃娃脸的画面，此现象是
   A. 妄想　　B. 幻觉　　C. 错觉　　D. 非真实感　　E. 视物变形
3. 下列疾病中，最常出现思维贫乏的是
   A. 精神分裂症　　B. 神经衰弱　　C. 抑郁症　　D. 血管性痴呆　　E. 精神发育迟滞
4. 患者感到周围的环境失去了色彩和生机，好像与自己隔了一层膜，该表现属于
   A. 幻觉　　B. 人格解体　　C. 梦样状态　　D. 朦胧状态　　E. 非真实感
5. 每当电话铃声响起的同时就听到辱骂自己的声音，该症状是
   A. 心因性幻听　　B. 元素性幻听　　C. 反射性幻听　　D. 假性幻听　　E. 功能性幻听
6. 患者体验到思维活跃，脑内概念不断涌现，一个意念接着一个意念。该症状为
   A. 联想散漫　　B. 思维插入　　C. 思维奔逸　　D. 强制性思维　　E. 强迫性思维
7. 外界轻微刺激就容易引起情绪的强烈波动，或多愁善感，或兴奋激动，该症状是
   A. 情感幼稚　　B. 病理性激情　　C. 情感倒错　　D. 情感脆弱　　E. 环性情绪障碍
8. 患者意识障碍，可唤醒，但不能准确辨别人物和地点。该种意识状态属于
   A. 浅昏迷　　B. 谵妄　　C. 意识模糊　　D. 昏睡　　E. 嗜睡
9. 临床上把患者对自己精神状态的认识和判断能力称为
   A. 理解力　　B. 洞察力　　C. 自知力　　D. 想象力　　E. 自制力
10. 关于自知力的描述，正确的是
    A. 自知力可用于判断精神疾病的严重程度
    B. 重度精神病患者都没有自知力
    C. 自知力是对自己行为的控制能力
    D. 分离（转换）障碍患者都有自知力
    E. 精神病性症状完全缓解后自知力就会完全恢复
11. 有关急性脑病综合征的叙述，正确的是
    A. 主要症状是易兴奋和易疲劳
    B. 多精神分裂症
    C. 对神经症性障碍的诊断具有特异性
    D. 多由器质性疾病所致
    E. 一般无意识障碍
12. 急性脑综合征最多见的幻觉是
    A. 视幻觉　　B. 味幻觉　　C. 触幻觉　　D. 听幻觉　　E. 嗅幻觉

题型　A2 型题

1. 男，20 岁，自述 2 个月来脑海里总是在回荡"你去死吧"的声音，有时候很清晰，有时候不清晰。该患者最可能的症状是
   A. 记忆障碍　　B. 错觉　　C. 真性幻觉　　D. 感知障碍　　E. 假性幻觉
2. 女，35 岁，突然听到丈夫在车祸中去世的消息，表现为不认识亲人，凭空看到丈夫就站在自己面前，说："我给你做饭吧"，随即进厨房做饭，家人劝阻也不理睬，两天后突然清醒，对病情经过不能完全回忆。该患者的状态是
   A. 朦胧状态　　B. 强迫状态　　C. 谵妄状态　　D. 幻觉妄想状态　　E. 抑郁状态
3. 男，28 岁，近 1 年来认为自己的五脏六腑已经腐烂、变空了。患者的症状是
   A. 幻觉　　B. 虚构　　C. 虚无妄想（疑病妄想）
   D. 感知综合障碍　　E. 错觉
4. 女，30 岁，工人。医生检查问："你在想什么？"答："详细讲就是细菌问题，细菌在我们的脑子里有些冲动力，空气不大新鲜，也不奇怪，冻死苍蝇。"该患者的症状是
   A. 思维云集　　B. 音联意联　　C. 强制性思维　　D. 思维插入　　E. 思维破裂
5. 男，21 岁，近 6 个月来在家中闭门不出，认为有人在拿自己做试验，用射线照射自己，有人监控自己，使自己活不下去了，只有躲在家中才安全。既往体健，无精神病家族史。该患者的主要症状为
   A. 关系妄想　　B. 夸大妄想　　C. 内心被揭露感　　D. 疑病妄想　　E. 被害妄想
6. 男，33 岁，医生问他多大岁数，他答："三十三，三月三，三月桃花开，开花结果给猴吃，我是属猴的。"此表现是

A.音联意联　　　　B.病理性赘述　　　　C.思维松弛　　　　D.强制性思维　　　　E.思维逻辑障碍

题型　B1型题

（1～2题共用备选答案）
A.思维贫乏　　　　B.病理性赘述　　　　C.思维迟缓　　　　D.思维散漫　　　　E.思维破裂
1.病人在回答问题时需要医生反复提醒才能勉强回答，且语速慢，语量少，声音低微。该症状是
2.病人在叙述一件事时思路曲折，加入许多不必要的细节，坚持一定要按他原来的方式讲完，最终才回到主题上来，该症状是

第十六节　神经认知障碍

一、概述

题型　A1型题

不属于脑器质性精神障碍的是
A.阿尔茨海默病　　　　　　　B.血管性痴呆　　　　　　　C.麻痹性痴呆
D.癫痫所致精神障碍　　　　　E.甲状腺功能亢进症所致精神障碍

二、阿尔茨海默病的常见精神症状

题型　A1型题

关于痴呆的临床特点，最正确的是
A.是先天或大脑发育成熟以前由于各种致病因素，造成智力低下
B.老人、儿童均可发生
C.多数患者意识不清晰
D.早期可表现为近记忆减退
E.常无器质性病变

题型　A2型题

女，68岁，进行性记忆力下降5年。近半年多次因忘记关天然气而引起厨房着火，想不起常用日用品的名称。近日在家找东西，经常把家里弄得乱七八糟，并怀疑儿媳偷东西。既往体健，家族无类似疾病者，查体无阳性体征。辅助检查：头颅CT示脑萎缩，缺血指数表（HIS）评分：3分。患者最可能的诊断是
A.阿尔茨海默病　　　　B.假性痴呆　　　　C.妄想性障碍
D.血管性痴呆　　　　　E.精神分裂症

题型　A3/A4型题

（1～3题共用题干）
男，59岁，进行性记忆力下降6个月。怀疑有人偷自己的东西，认为爱人对自己不忠诚，常与邻居发生争执，有时尾随年轻女性，行为幼稚、任性，家人无法管理而住院治疗，既往无脑血管病史，生命征及神经系统检查正常。
1.该患者最可能的诊断是
A.中毒性脑病　　B.阿尔茨海默病　　C.精神分裂症　　D.偏执性精神病　　E.血管性痴呆
2.病史中未提示存在的症状是
A.人格改变　　　B.易激怒　　　　　C.嫉妒妄想　　　D.近事遗忘　　　　E.强制性思维
3.[假设信息]该患者在住院期间，突然出现大量丰富的幻觉，这时对症处理应选用的药物是
A.丁螺环酮　　　B.阿普唑仑　　　　C.利培酮　　　　D.曲唑酮　　　　　E.丙戊酸钠

题型　B1型题

（1～2题共用备选答案）
A.常有妄想　　　　　　B.早期出现人格改变　　　　　　C.有意识障碍

D. 有记忆障碍和智能障碍　　　　E. 常有错觉、幻觉
1. 阿尔茨海默病和血管性痴呆的共同点
2. 阿尔茨海默病区别于血管性痴呆的特点是

三、脑血管疾病的常见精神症状

题型　A2 型题

男，68 岁，2 年前出现过短暂的意识模糊，清醒后有几天听到空中有人在向他打招呼，思维迟缓，情感脆弱，几周后症状明显减轻。近半年来类似症状发作过 2 次，记忆力明显减退。头颅 MRI 示大脑多发性腔隙性梗死。最可能的诊断是
A. 精神分裂症　　　B. 血管性痴呆　　　C. 抑郁发作　　　D. 阿尔茨海默病　　E. 癫痫所致精神障碍

题型　A3/A4 型题

（1～2 题共用题干）
女，54 岁，近 5 年来怀疑丈夫有外遇，经常为小事激动，控制不住地哭。记忆下降，曾走失 1 周找不到家，被警察送回。吃饭用手抓。高血压 10 年。神经系统检查：BP 225/110 mmHg，说话口齿不清，右侧下肢轻偏瘫症状，肌张力增高。巴宾斯基征（+）。
1. 首先考虑的诊断是
A. 老年性痴呆　　　　　　B. 脑血管性痴呆　　　　　C. 脑肿瘤所致精神障碍
D. 脑炎所致精神障碍　　　E. 精神发育迟滞
2. 对鉴别诊断最有意义的检查是
A. 头颅 CT　　　　　　　B. 脑电图　　　　　　　　C. 脑脊液检查
D. 智商测定　　　　　　　E. 脑血流图

第十七节　物质使用所致精神障碍

一、药物依赖（助理不考）

题型　A1 型题

1. 下列不属于戒断综合征表现的是
A. 情绪改变　　　B. 幻觉或错觉　　　C. 肢体震颤　　　D. 失眠　　　E. 近记忆增强
2. 苯二氮䓬类药物使用者必须通过增加用量才能获得原有剂量所达到的效果，这种现象称为
A. 耐受性　　　　B. 依赖性　　　　　C. 灵敏性　　　　D. 特异性　　　E. 戒断性

题型　A2 型题

1. 男，35 岁，近 1 年来经常吸食"冰毒"。1 个月前因工作差错被老板训斥，开始怀疑自己的一举一动被人监控，单位同事含沙射影暗示他将被老板谋害，曾数次报案请求公安局保护。该患者最可能的诊断是
A. 精神分裂症　　　　　　B. 妄想性障碍　　　　　　C. 分裂情感性精神障碍
D. 应激相关障碍　　　　　E. 苯丙胺类兴奋剂所致精神障碍
2. 患者，女，25 岁，近年来难于控制反复持续地服用一种药，药量不断增加，不服或减少服用量则感痛苦难忍。因而无法停服该种药物。该患者应考虑的疾病是
A. 精神分裂症　　　B. 抑郁症　　　C. 药物依赖　　　D. 心因性精神障碍　　　E. 癔症

二、酒精所致精神障碍

题型　A1 型题

1. 关于酒精戒断综合征的处理正确的是
A. 一般无需补充 B 族维生素　　　　　　　　　B. 常规使用抗癫痫药物预防癫痫发生
C. 常规使用抗精神病药物预防精神症状　　　　D. 长期使用抗精神疾病药物预防震颤谵妄
E. 短期使用苯二氮䓬类药物进行替代治疗
2. 下列属于酒精戒断综合征的是

A. 震颤谵妄　　　　　　　B. 酒精性痴呆　　　　　　C. 酒精所致幻觉症
D. 柯萨可夫综合征　　　　E. Wernicke 脑病
3. 遗忘综合征的三大特征是
A. 幻觉、虚构、定向障碍　　　　　　　　　B. 近记忆障碍、幻觉、定向障碍
C. 谵妄、近记忆障碍、虚构　　　　　　　　D. 谵妄、虚构、定向障碍
E. 近记忆障碍、虚构、定向障碍

题型	A2 型题

1. 男，56 岁，长期大量饮酒 30 年。因母亲去世忙于料理后事而停止饮酒，2 天后出现不识家人，不知身在何处，听见死去的亲人与他说话，看见房间里有很多蛤蟆。体温 39.5 ℃，四肢粗大震颤，表情惊恐。患者最可能的诊断是
A. 急性应激障碍　　　　　B. 酒精性幻觉症　　　　　C. 精神分裂症
D. 早老（年）性痴呆　　　E. 震颤谵妄
2. 女，70 岁，近 3 天夜间吵闹不安，称看见墙上有蜈蚣、蛇在爬，紧张，语乱。白天较安静，对夜间的行为不能回忆。生活自理能力下降。当前最恰当的诊断是
A. 遗忘综合征　　B. 躁狂综合征　　C. 幻觉妄想综合征　　D. 痴呆症状　　E. 谵妄症状
3. 男，70 岁，2 年来经常不能完整叙述新近发生的事情，且常常无中生有地讲一些从未发生过的事情。患者意识清楚，常搞错时间和地点。最可能的症状是
A. 急性脑综合征　　　　　B. 脑衰弱综合征　　　　　C. 紧张综合征
D. 精神自动症　　　　　　E. 遗忘综合征
4. 男，35 岁，诊断为酒精所致精神障碍。入院后感到身体表面有许多虫子在皮肤上爬行，瘙痒难忍，急躁不安，此症状最可能是
A. 幻触　　　B. 本体幻觉　　　C. 感觉过敏　　　D. 感觉倒错　　　E. 错觉
5. 男，48 岁，长期大量饮酒，自行戒酒 2 天后，出现心悸、大汗、发热、双手震颤、兴奋激动、烦躁不安，晚上还说看见有鬼。对该患者目前的治疗方案不恰当的是
A. 预防感染　　　　　　　B. 抗精神病药物控制兴奋状态　　C. 补充水、电解质、B 族维生素
D. 饮酒缓解戒断症状　　　E. 用地西泮缓解戒断症状
6. 男，48 岁，近半年来记忆力渐差，刚讲过的话就忘记了，把别人做的事情说成是自己做的，且有时在深夜看到有人影晃动，大量饮酒 10 年。最可能的诊断是
A. Wernicke 脑病　　　　　B. 酒精性狂想综合征　　　C. 柯萨可夫综合征
D. 酒精性痴呆　　　　　　E. 酒精性幻觉症
7. 患者，男，55 岁，大量饮酒 10 余年，停止喝酒后 2 天出现走路不稳、四肢震颤，看到床上有鱼、虾在跳，分不清方向，判断不了时间。头颅 CT 无异常。该患者最可能的诊断是
A. 癫痫所致精神障碍　　　B. 脑器质性精神障碍　　　C. 酒精性痴呆
D. 震颤谵妄　　　　　　　E. 精神分裂症

题型	A3/A4 型题

（1～2 题共用题干）
男，56 岁，饮酒史 30 余年。20 年前下岗后饮酒量逐渐增加，每天白酒 1 斤，从未间断，进食少，消瘦体型。能间断外出打零工，生活基本正常。10 余年前常无故怀疑妻子有外遇。近 2 年记忆力明显下降，易忘事。4 天前患者被摩托车撞伤致胫骨骨折，住院拟行手术治疗，故停酒 3 天。昨晚患者看见地板上有各种虫子在爬，大喊大叫称床底下着火了，紧张害怕。不认识爱人，不知道自己在什么地方。
1. 该患者目前处于
A. 谵妄状态　　B. 幻觉状态　　C. 躁狂状态　　D. 妄想状态　　E. 痴呆状态
2. 对患者的治疗不正确的是
A. 输液营养支持治疗　　　B. 苯二氮䓬类药物替代治疗　　C. 补充大量 B 族维生素
D. 大剂量抗精神病药物治疗　　　E. 给予保护性约束

第十八节　精神分裂症

题型	A1 型题

1. 关于精神分裂的临床特点，错误的是

A. 常有自知力丧失 B. 偏执型是最常见类型 C. 多在青壮年时发病
D. 多以急性方式起病 E. 思维、情感、行为不协调

2. 精神分裂症患者最常出现的幻觉是
A. 触幻觉 B. 视幻觉 C. 嗅幻觉 D. 听幻觉 E. 味幻觉

3. 不属于精神分裂症常见症状的是
A. 阳性症状 B. 冲动行为 C. 记忆力减退 D. 阴性症状 E. 情感症状

4. 抗精神病药物应用原则不包括
A. 用药前进行常规的体检和辅助检查 B. 尽可能单一用药
C. 从小剂量开始，迅速加到治疗剂量 D. 剂量个体化
E. 足量、足疗程

5. 关于精神分裂症单纯型的临床表现，不正确的说法是
A. 发病多在青少年期 B. 起病缓慢 C. 以阴性症状为主
D. 行为常有作态表现 E. 几乎没有幻觉、妄想

6. 下列哪项除外均是精神分裂症阳性症状
A. 言语性幻听 B. 影响妄想 C. 思维破裂 D. 言语贫乏 E. 紧张性木僵

7. 精神分裂症的诊断要点不包括
A. 起病于青壮年 B. 精神症状存在至少持续一个月
C. 至少有两项精神病阳性或阴性症状 D. 自知力丧失或不完整
E. 排除器质性或躯体疾病所致

8. 对第二代抗精神病药物的描述，正确的是
A. 能够有效地控制精神分裂症的阴性症状
B. 除能拮抗中枢神经系统多巴胺受体外，还能拮抗中枢去甲肾上腺素受体
C. 在治疗精神病的阳性症状方面不如传统的抗精神病药物
D. 多数药物锥体外系不良反应相对较多但其他不良反应较少
E. 主要包括氯氮平、利培酮、氯普噻吨

题型　A2型题

1. 女，25岁，近半年来睡眠不好，疲乏无力，与家人和同事很少说话，工作效率明显下降，常常独自发笑，有时自言自语，怀疑邻居和同事说她的坏话，甚至监视她。头颅CT及体格检查均未见异常。该患者最可能的诊断是
A. 焦虑症 B. 麻痹性痴呆 C. 精神分裂症 D. 分离性障碍 E. 抑郁发作

2. 女，22岁，半年前诊断为精神分裂症，平时服用利培酮治疗。病情稳定，半月前因与男朋友分手，情绪低落，话少。近3天加重，整日躺在床上，不语不动，拒绝进食，常双眼含泪，家人反复询问下有时能用点头、摇头表示。患者目前首要的处理方法是
A. 暗示疗法 B. 认知疗法 C. 加用抗抑郁药 D. 电抽搐治疗 E. 抗精神病药加量

3. 男，31岁，精神分裂症急性发作入院，因兴奋躁动、敌对攻击严重，给予氟哌啶醇5 mg一天2次肌内注射。次日患者出现双眼上翻、斜颈、面肌痉挛、角弓反张。此时首选的处理方法是
A. 口服普萘洛尔 B. 口服苯二氮䓬类药物 C. 电抽搐治疗
D. 立即停药 E. 肌内注射东莨菪碱

4. 男，16岁，近2年来无明显原因出现与人交往减少，经常独自呆于一处，有时会不明原因发笑，对家人漠不关心，生活越来越懒散。以前感兴趣的事情，现在也不做了。最可能的诊断是
A. 重性抑郁症迟滞型 B. 精神分裂症紧张型 C. 精神分裂症单纯型
D. 中度精神发育迟滞 E. 精神分裂症衰退型

5. 女，25岁，3天前受惊吓后突然不语不动，不吃不喝，肢体僵硬，口中唾液外流，不知主动吐出，晚间自己到厨房找吃的。患者2年前曾有凭空闻语、捡拾垃圾等怪异行为，持续一个月好转。患者最可能的诊断是
A. 分离（转换）障碍 B. 急性应激障碍 C. 脑器质性精神障碍
D. 精神分裂症 E. 妄想性障碍

6. 男，20岁，大学生，不食、不语伴行为异常6个月。曾在当地医院就诊，此次入院检查：神志清，仰卧，头颈悬空不动，无自发言语，拒绝服从医生的简单指令，眼球活动自如。有时候突然拍门或抢病友的东西。体格检查未见异常。能够最快缓解其症状的治疗措施是
A. 改良电抽搐治疗 B. 口服利培酮 C. 肌内注射氟哌啶醇
D. 肌内注射地西泮 E. 静脉滴注氯丙嗪

7. 患者，女，20岁，近3个月来觉得同学们在背后议论和讥笑她，老师上课也对她指桑骂槐，在公共汽

车上常常觉得有人跟踪监视她，不到预定车站就下车，该患者最可能的诊断是
A. 疑病症　　　　　　B. 躁狂症　　　　C. 分离（转换）障碍　D. 精神分裂症　　E. 抑郁发作

题型　A3/A4 型题

（1～2题共用题干）
男，26岁，近半年来怀疑同事在他茶杯里放入高科技物质，喝下后进入大脑对其发号施令，监控、指挥他的一举一动，曾将茶水送到公安局要求做化验。认为父母与外人串通一气害他，在家用棍棒殴打父母。近1周情绪低落，声称被人害得太惨了，生不如死，几次欲跳楼自杀未遂。
1. 该患者的诊断是
A. 分裂情感性精神病　　　　B. 精神分裂症　　　　　　C. 精神分裂症后抑郁
D. 抑郁发作伴精神病性症状　E. 双相情感障碍
2. 为尽快控制患者的自杀行为，应首选的治疗是
A. 非典型抗精神病药治疗　　B. 抗抑郁药治疗　　　　　C. 电抽搐治疗+抗精神病药物
D. 抗精神病药+抗抑郁药治疗　E. 认知行为治疗

（3～5题共用题干）
男，20岁，坚持认为自己的父亲已经被人害死了，而那个朝夕陪伴自己的父亲只是看起来像父亲的一个人冒充的，家人劝说也不能转变他的看法。
3. 该患者最可能的症状是
A. 妄想　　　　　　B. 错构　　　　　C. 近事遗忘　　　　D. 远事遗忘　　　E. 虚构
4. 该症状最常于
A. 分离（转换）障碍　B. 抑郁症　　　C. 双相障碍　　　　D. 强迫障碍　　　E. 精神分裂症
5. 最适宜的治疗药物是
A. 银杏叶片　　　　　B. 帕罗西门（汀）　　　　　　　C. 丙戊酸钠
D. 碳酸锂　　　　　　E. 利培酮

（6～7题共用题干）
女，23岁，2个月前无明显诱因出现自言自语，有时独自发笑，有时对空谩骂，感觉被人监视和跟踪，思想和行为会被某种外力控制，情绪低落，觉得被逼得走投无路，曾报警寻求保护，睡眠差，实验室检查未发现异常。
6. 该患者最可能的诊断是
A. 抑郁发作　　　　　B. 妄想性障碍　　C. 双相障碍　　　　D. 精神分裂症　　E. 分裂情感性障碍
7. 患者在药物治疗2个月后，症状缓解，但出现停经和泌乳现象，治疗药物最可能是
A. 利培酮　　　　　　B. 氯氮平　　　　C. 喹硫平　　　　　D. 奥氮平　　　　E. 阿立哌唑

题型　B1 型题

（1～2题共用备选答案）
A. 精神分裂症偏执型　　　B. 精神分裂症青春型　　　　C. 精神分裂症紧张型
D. 精神分裂症单纯型　　　E. 精神分裂症后抑郁
1. 女，25岁，近2月来经常自言自语，似与人对话，感到同事跟踪她，传播她的隐私
2. 男，18岁，近2年来性格变得孤僻，不愿与人交往，话少。整日卧床，生活懒散，吃饭洗澡均需要家人反复督促，对父母冷淡，亲戚来拜访也不打招呼
（3～4题共用备选答案）
A. 多巴胺（DA）　　　　　B. 5-羟色胺（5-HT）　　　　C. 去甲肾上腺素（NE）
D. γ-氨基丁酸（GABA）　　E. 谷氨酸
3. 精神分裂症阳性症状可能与哪种神经递质功能亢进有关
4. 精神分裂症阴性症状可能与哪种神经递质功能降低有关

第十九节　心境障碍（情感性精神障碍）

一、抑郁症

题型　A1 型题

1. 关于抑郁症的临床表现，正确的是

A. 无望、无助、无价值感是情感体验
B. 很少伴有消化系统症状
C. 自责、自罪、自杀观念是核心症状
D. 愉快感缺乏是必要症状之一
E. 不会出现幻觉、妄想等精神病性症状
2. 下列属于选择性 5-羟色胺再摄取抑制剂的是
A. 文拉法辛　　B. 托莫西汀　　C. 氟西汀　　D. 米氮平　　E. 利培酮
3. 对抑郁症的处理措施中首要的是
A. 改变情绪状态　　　　B. 进行心理治疗　　　　C. 加强饮食营养
D. 改善睡眠状况　　　　E. 评估自杀风险

题型　A2 型题

1. 男，24 岁，近 3 个月来觉得疲乏无力，早醒，食欲下降，工作效率明显低下，感觉头脑迟钝，不愿多说话，觉得度日如年，认为前途暗淡，有轻生念头，体格检查无明显异常。该患者最可能的诊断是
A. 焦虑症　　B. 抑郁发作　　C. 精神分裂症　　D. 神经衰弱　　E. 分离障碍
2. 女，26 岁，近 1 个月出现失眠、难以入睡、食欲较差，体重减轻 2kg，自觉无用、孤独，没有人关心自己，对未来也不抱任何希望，偶尔出现生不如死的想法。目前此患者存在的突出症状是
A. "三自"症状　　B. 睡眠障碍　　C. "三无"症状　　D. 思维迟缓　　E. 消极观念
3. 男，36 岁，诊断为抑郁症，服用帕罗西汀 40 mg/d 治疗 6 个月，症状完全缓解 4 个月，2 天前患者自行停药，目前出现头晕、恶心、坐立不安、站立不稳。最可能的原因是
A. 恶性综合征　　　　　B. 原有焦虑症状复发　　　　C. 原有抑郁症症状复发
D. 5-HT 综合征　　　　E. 帕罗西汀停药反应

题型　A3/A4 型题

（1～2 题共用题干）
男，45 岁，近 10 年间断出现情绪低落，高兴不起来，话少；兴趣减退，对既往喜欢的事情也不愿意去做；脑子反应迟钝，记忆力下降，记不住事情，工作效率低，伴有躯体不适；感觉浑身无力、头痛；胃不舒服，食欲减退；睡眠差，主要为早醒；存在悲观厌世，觉得活着没意思，曾多次自杀未遂，每次发作持续 1～3 个月；缓解期生活、工作如常；近一个月复发，症状表现如既往发作，但更严重。
1. 该患者首先考虑的诊断是
A. 恶劣心境　　　　　B. 复发性抑郁障碍　　　　C. 双相障碍
D. 躯体形式障碍　　　E. 脑衰弱综合征
2. 针对该患者首选的治疗是
A. 大剂量抗精神病药　　B. 电抽搐治疗　　　　C. 大剂量苯二氮䓬类药物治疗
D. 大剂量抗抑郁药治疗　　E. 心理治疗

（3～5 题共用题干）
男，15 岁，1 个月前因学习退步被班主任批评后，渐起入睡困难、早醒，伴有情绪低落，自觉能力差，对前途悲观绝望，怀疑同学看不起他，嘲笑他，常自责，觉得对不起父母的培养，称活得太累，计划趁家人不备自杀。有时焦躁不安，用拳头砸墙发泄情绪。
3. 该患者目前的诊断是
A. 抑郁发作　　B. 应激相关障碍　　C. 精神分裂症　　D. 双相障碍　　E. 焦虑障碍
4. 目前首选的治疗方法是
A. 心境稳定剂合并电抽搐　　B. 心境稳定剂合并抗精神病药
C. 电抽搐合并抗焦虑药　　　D. 电抽搐合并抗精神病药　　E. 电抽搐合并抗抑郁药
5. 如果在治疗过程中患者出现好管闲事、兴奋话多、自我感觉良好，应调整治疗方案为
A. 减少抗抑郁药剂量继续维持　　B. 心境稳定剂治疗为主　　C. 抗抑郁药合并抗精神病药
D. 抗抑郁药合并苯二氮䓬类　　　E. 加大抗抑郁药剂量

（6～8 题共用题干）
女，23 岁，1 个月前分娩后出现失眠、心情烦躁。近 2 周加重，认为自己很笨，没有能力带好小孩，怕小孩夭折，觉得丈夫不再喜欢自己了，猜疑丈夫有外遇，整日以泪洗面，称不想活了，甚至要带孩子一起去死，遂入院治疗。
6. 最可能的诊断是
A. 分裂样情感障碍　　B. 抑郁发作　　C. 适应障碍
D. 焦虑状态　　　　　E. 妄想性障碍

7. 患者经治疗后，病情逐渐好转，近1周显兴奋、容易激动，好管闲事，自我感觉良好，称将来要称为中国女首富，丈夫根本配不上自己。目前最可能的诊断是
A. 产后抑郁症　　　　　　B. 妄想性障碍　　　　　　C. 环形心境障碍
D. 双相障碍，躁狂发作　　E. 精神分裂症
8. 目前可换用的治疗方案是
A. 非典型抗精神病药＋抗抑郁药物　　　　　　B. 抗抑郁药物＋苯二氮䓬类药物
C. 电抽搐治疗＋抗抑郁药物　　　　　　　　　D. 心境稳定剂＋非典型抗精神病药
E. 心境稳定剂＋抗抑郁药物

（9～11题共用题干）
患者，男，40岁，干部。近1个月出现情绪低落，对工作及娱乐没有兴趣，卧床多，不思饮食，入睡困难，早醒，有轻生想法。
9. 有可能的诊断是
A. 分裂情感性精神障碍　　B. 精神分裂症后抑郁　　C. 广泛性焦虑障碍
D. 适应障碍　　　　　　　E. 抑郁发作
10. 目前治疗宜首选
A. 传统抗精神病药物　　　B. 非典型抗精神病药物　　C. MAOI
D. 三环类抗抑郁药　　　　E. SSRIs
11. 经过上述所选择药物治疗2周后，患者的症状逐渐加重，表现为卧床不动，不说话，并有严重的自杀企图，此时宜选择的治疗措施是
A. 非典型抗精神病药　　　B. 电抽搐治疗　　　　　　C. SSRIs＋碳酸锂
D. 三环类抗抑郁药＋碳酸锂　E. 舒必利典型临床表现

二、双相障碍

题型　A1型题

1. 躁狂发作的睡眠障碍特点是
A. 入睡困难　　B. 睡眠减少　　C. 睡眠浅　　D. 早醒　　E. 多梦
2. 不属于心境稳定剂的是
A. 碳酸锂　　　B. 卡马西平　　C. 丙戊酸盐　　D. 奥氮平　　E. 氟哌啶醇

题型　A2型题

男，20岁，大二学生。两周来突然兴奋话多，言语夸大，说自己是中国的乔布斯，开了很多家公司，每个都可以进入世界500强。连夜搞发明创造，吃饭都狼吞虎咽，说要分秒必争，家人朋友劝阻他就发脾气，说他们智障，不配与自己说话。针对该患者宜首选的药物是
A. 米氮平　　　　　　　　B. 安非他酮　　　　　　　C. 曲唑酮
D. 碳酸锂　　　　　　　　E. 氯氮平

三、恶劣心境

题型　A2型题

女，35岁，近3年来持续表现入睡困难、精力疲乏，常感头晕、头痛，无愉快感，悲观失落，不愿意主动与人交往，但日常生活和工作尚无困难。无兴奋话多和自我评价高，无晨重夜轻节律变化，无消极自杀观念和行为。该患者最可能的诊断是
A. 睡眠障碍　　　　　　　B. 社交焦虑综合征　　　　C. 环性心境障碍
D. 单相抑郁障碍　　　　　E. 恶劣心境

第二十节　焦虑及恐惧相关障碍、强迫及相关障碍、分离障碍

一、概念

题型　A1型题

不符合神经症性障碍共同特点的是

A. 多无明显的精神病性症状　　B. 社会功能相对完好　　　　　　C. 与心理社会因素有关
D. 症状可有相应的器质性病变　　　　　　　　　　　　　　　　E. 患者常有一定的易感因素

二、恐惧症

题型　A1 型题

下列不属于特定恐惧症的恐惧对象是
A. 雷电　　　　B. 社交场合　　　　C. 动物　　　　D. 尖锐物品　　　　E. 鲜血

题型　A2 型题

1. 男，26 岁，3 个月前去公共浴池洗浴后，怀疑自己染上性病，自感排尿不畅、尿痛。为此紧张烦恼，在多家医院泌尿科、皮肤科、传染科反复检查，虽检查结果阴性，医生也反复解释，仍无法打消其疑虑，整日忧心忡忡，影响睡眠、日常生活和工作。患者的诊断是
A. 强迫症　　　B. 抑郁症　　　C. 精神分裂症　　　D. 广泛性焦虑障碍　　　E. 疑病障碍
2. 女，17 岁，因学习压力大，成绩下降，近一个月每天上学至校门口时感到紧张、害怕，发生喷射性呕吐，将早餐尽数呕吐出，消化科检查未发现异常，体重无明显下降，请病假在家时从不呕吐，进食亦无异常。该患者最可能的诊断是
A. 应激相关障碍　　B. 神经性呕吐　　C. 特定恐惧症　　D. 社交恐惧症　　E. 惊恐障碍

三、惊恐障碍

题型　A1 型题

关于惊恐发作的描述，错误的是
A. 无特殊恐惧对象时发生　　　　B. 起病急骤，一般持续半小时左右　　　　C. 发作期间可有意识障碍
D. 发作时心电图检查可见 ST-T 段改变　　　　　　　　　　　　　　　　E. 病程长，反复发作

题型　A2 型题

1. 男，28 岁。1 个月来 3 次无明显诱因突发心悸、胸闷、窒息感、浑身冷汗，感觉自己快不行了，极度紧张害怕，持续 10 余分钟。每次去医院急诊，除心电图是窦性心动过速外，余无异常，事后总担心下次再发作。该患者最可能的诊断是
A. 广泛性焦虑障碍　　　　B. 恐惧性障碍　　　　　　C. 分离（转换）障碍
D. 惊恐障碍　　　　　　　E. 心脏病所致焦虑障碍
2. 男，35 岁，半年来工作遇到困难。近 3 个月来在不同场合频繁出现胸闷心慌，呼吸困难，窒息感，感到自己快要死去，大汗，手足发麻。当时神志清楚，多次打 120，或自己看急诊。每次发作 10～30 分钟，因此到急诊室时已好转。非常担心再次发作，因此不敢独处。各项身体检查均未发现异常。最可能的诊断是
A. 恐惧症　　　B. 抑郁症　　　C. 惊恐发作　　　D. 躯体形式障碍　　　E. 分离-转换障碍

题型　A3/A4 型题

（1～3 题共用题干）
女，36 岁。春节乘长途汽车回家途中，突然感觉心前区发闷，呼吸困难，出汗，觉得自己就要不行了，不能自控，要发疯，为此感到紧张、害怕，立即被送到医院急诊，未经特殊处理，半小时后症状消失，体格检查正常。
1. 该患者最可能的诊断是
A. 支气管哮喘　　B. 心绞痛　　C. 惊恐发作　　D. 分离（转换）障碍　　E. 嗜铬细胞瘤
2. 该患者首先需要做的辅助检查是
A. 头颅 CT　　　B. ECG　　　C. 超声心动图　　　D. EEG　　　E. 胸部 X 线片
3. 该患者长期治疗应首选的药物是
A. 帕罗西汀　　B. 氨茶碱　　C. 普萘洛尔　　D. 苯乙肼　　E. 地西泮

（4～6 题共用题干）
患者，男，34 岁。近 1 个月来多次因阵发性恐惧、胸闷、濒死感在医院急诊科就诊，症状持续约半小时后消失。

多次查血常规、心电图及头颅CT等未见明显异常。患者为此担心苦恼，但仍能坚持工作。
4.该患者的主要症状是
  A.心前区疼痛   B.急性焦虑发作   C.慢性焦虑   D.高血压危象   E.转换症状
5.最可能的诊断是
  A.二尖瓣脱垂   B.甲状腺功能亢进症   C.广泛性焦虑障碍
  D.疑病障碍   E.惊恐障碍
6.长期治疗最适当的药物是
  A.地西泮   B.甲巯咪唑   C.硝酸甘油   D.帕罗西汀   E.普萘洛尔

四、广泛性焦虑障碍

题型　A1 型题

1.广泛性焦虑障碍的主要临床表现是
  A.对自己躯体的健康过分担心   B.与现实不符的过分紧张和担心   C.面临现实危险时的恐惧反应
  D.濒死感、失控感   E.对一些无意义想法的反复出现的不安
2.关于焦虑症状，正确的叙述是
  A.惊恐发作是面临现实危险时的恐惧反应
  B.广泛性焦虑是长期处于不利环境所致的情绪状态
  C.焦虑症状多数情况属于正常的心理反应
  D.焦虑症状具有"自由浮动"特征
  E.只有无任何诱因所导致的焦虑才是病理性焦虑

题型　A2 型题

1.女，48岁。1年来常无故出现紧张不安、多虑、失眠、头晕、心痛、注意力不集中、阵发性心悸、胸闷、四肢无力。在多家医院就诊，头颅MRI检查均未发现异常。该患者最可能的诊断是
  A.躯体形式障碍   B.广泛性焦虑障碍   C.疑病障碍
  D.X综合征   E.恐惧性焦虑障碍
2.患者，女，50岁。停经2年，6个月前发现阴道少许出血,体检时医生告知其需要定期复查，感到紧张害怕，担心自己会得绝症。之后反复出现紧张、烦躁、坐立不安、心悸、怕死、出汗、身上潮热等，每次持续30分钟左右自然好转。近1个月来几乎每天都发作1~2次。各项体格检查和实验室检查均无明显异常。性格多疑、多虑。最可能的诊断是
  A.强迫症   B.焦虑症   C.恐惧症   D.疑病症   E.躯体化障碍

五、强迫障碍

题型　A1 型题

1.强迫障碍最有效的心理治疗是
  A.结构式家庭治疗   B.认知行为治疗   C.动力性心理治疗
  D.咨询中心治疗   E.人际心理治疗
2.下列疾病中，以强迫思维为特征的是
  A.慢性酒精中毒   B.强迫障碍   C.精神分裂症
  D.广泛性焦虑障碍   E.疑病障碍

题型　A2 型题

1.女，31岁。产后2个月出现怕脏，担心宝宝被细菌感染，因而反复洗手、反复清洗奶瓶。丈夫下班回来，要求其必须换洗所有衣物。有时出现把宝宝扔出窗外的冲动，但从未真的实施。患者明知这些想法和行为不合理，也试图控制，但没有效果，内心非常痛苦。该患者最可能的诊断为
  A.抑郁症   B.恐惧症   C.疑病障碍   D.精神分裂症   E.强迫障碍
2.女，25岁。近半年来反复担心自己会拿刀具伤人，害怕自己会拿锋利的菜刀、剪刀伤害家人。自己知道这些想法不合理，努力控制不去想，但非常痛苦。该患者最可能的诊断是
  A.强迫障碍   B.恐惧性焦虑障碍   C.抽动障碍
  D.精神分裂症   E.广泛性焦虑障碍

3. 女，22岁。一年来反复洗手、洗衣服，总担心洗不干净或者碰到脏东西。明知道担心过分却不能自已。为此不能正常工作和做家务，苦恼万分。该患者最可能的诊断是
A. 广泛性焦虑障碍　　　　　　B. 强迫障碍　　　　　　C. 疑病障碍
D. 恐惧性焦虑障碍　　　　　　E. 妄想性障碍

题型　A3/A4 型题

（1~2题共用题干）
女，20岁，2年以来经常反复思考某个问题，如：人思考问题多了会不会伤害脑细胞。虽然知道想问题不会伤脑细胞，但却不放心，仍要反复思虑，感觉痛苦。近半年来因为怕脏，出现反复多次，甚至长时间洗手，因为浪费时间，耽误学习工作，又难以控制而苦恼，头颅 CT 检查正常。
1. 该患者最可能的诊断是
A. 分离障碍　　B. 强迫障碍　　C. 精神分裂症　　D. 广泛性焦虑症　　E. 抑郁症
2. 该患者的药物治疗应选择
A. 苯二氮䓬类药物　　　　　B. 非典型抗精神病药物　　　　C. 中枢兴奋剂
D. 心境稳定剂　　　　　　　E. 5-羟色胺再摄取抑制剂

（3~4题共用题干）
女，53岁，近1年来怕脏，不倒垃圾，不上公共厕所，在街上遇到垃圾车也害怕，回避，反复洗手，自己知道不应该，但不能控制，感到苦恼而就诊。
3. 该患者的主要症状是
A. 强制症状　　B. 焦虑症状　　C. 分离症状　　D. 强迫症状　　E. 转换症状
4. 对该患者的正确治疗是
A. 丁螺环酮治疗　　B. 认知行为治疗　　C. 暗示疗法　　D. 利培酮疗法　　E. 碳酸锂疗法

六、分离障碍（助理不考）

题型　A1 型题

对于癔症性癫痫，首选的心理治疗方法是
A. 系统脱敏法　　B. 精神分析疗法　　C. 冲击疗法　　D. 催眠暗示疗法　　E. 认知疗法

题型　A2 型题

1. 女，28岁，在与恋人的一次激烈争吵之后，倍感气愤、烦闷，次晨出现双下肢瘫痪、无法起立行走的症状，经查无神经系统器质性病变的临床依据。如欲对该患者实施尝试性心理治疗，首选的方法为
A. 放松训练　　B. 暗示疗法　　C. 自由联想　　D. 认知疗法　　E. 支持疗法
2. 女，25岁，2年来常在遇到不高兴的事情时，生气哭闹，出现四肢强直和抽搐样表现，发作时能听清楚家人的呼唤，不语，流眼泪，无唇舌咬伤和大小便失禁。本次因再次出现类似发作就诊。入院查体：呼之不应，不时四肢抽搐样发作，瞳孔无散大，对光反射存在。最可能的诊断是
A. 创伤后应激障碍　　　　B. 恐惧性焦虑障碍　　　　C. 原发性癫痫
D. 分离（转换）障碍　　　E. 抑郁障碍
3. 女，35岁，丈夫嗜赌，瞒着患者欠下高利贷200多万，被人逼债，不辞而别。债主上门讨债，患者得知原委后，表现与平素判若两人，口中念念有词，似神鬼附体，称自己是大仙，要为债主摸骨看病，一会儿又流利地唱着平时不常唱的戏曲唱段，事后对经过不能完全回忆。未找到器质性疾病证据。发病前性格外向热情。该患者最可能的诊断是
A. 创伤后应激障碍　　　　B. 惊恐障碍　　　　C. 躁狂发作
D. 分离（转换）障碍　　　E. 急性短暂性精神病

第二十一节　应激相关障碍

一、创伤后应激障碍

题型　A2 型题

男，15岁，2天前被社会青年欺负以后，感紧张、恐惧，不敢上学，晚上常梦见类似情境。要求家人陪伴，

稍有响动就感紧张。最可能的诊断是
A. 人格解体障碍　　　　　　B. 惊恐障碍　　　　　　　C. 适应障碍
D. 急性应激障碍　　　　　　E. 创伤后应激障碍

二、适应障碍

题型　A2 型题

1. 男，19 岁，大学一年级学生。自述上大学 2 个月以来，每天过得都很压抑，思念乡里的家人，不能与同学打成一片，郁郁寡欢，晚上常独自流泪，但能坚持上课，有强烈的退学回家念头。否认自杀企图或悲观厌世的想法。该患者最可能的诊断是
A. 强迫障碍　　　B. 抑郁发作　　　C. 焦虑障碍　　　D. 适应障碍　　　E. 急性应激障碍

2. 男，23 岁，3 个月前劳务输出首次出国，出现紧张、心慌、易怒、失眠多梦，不愿上班，每天打电话向家人寻求安慰。回国 1 个月后症状自行缓解，恢复如常。该患者可能的诊断是
A. 社交焦虑障碍　　　　　　B. 适应障碍　　　　　　　C. 急性应激障碍
D. 创伤后应激障碍　　　　　E. 广泛性焦虑障碍

第二十二节　喂养和进食障碍、睡眠－觉醒障碍

一、进食障碍

题型　A3/A4 型题

（1～2 题共用题干）
女，22 岁，在读大学生。于半年前觉得其身材不够苗条，开始极端地限制饮食，每餐只吃青菜、水果及极少量米饭，喝水较少，称水喝多了会浮肿。体型日渐消瘦，但其仍认为偏胖。近 1 个月暴饮暴食，进食后为避免体重反弹而自行催吐，每周 4～5 次，并出现失眠整夜难以入睡，情绪低落，不能坚持上课。
1. 该患者最可能的诊断是
A. 抑郁症伴贪食　　　　　　B. 非器质性失眠症　　　　C. 神经性呕吐
D. 神经性贪食症　　　　　　E. 神经性厌食症
2. 对患者的治疗措施不包括
A. 小剂量抗精神病药物治疗　B. 认知行为治疗　　　　　C. 抗抑郁药物治疗
D. 电抽搐治疗　　　　　　　E. 躯体支持治疗

二、睡眠障碍

题型　A2 型题

男，35 岁，近 2 个月频繁出现入睡困难，多梦易醒，醒后难以再入睡，白天精力疲乏，影响日常生活和工作，每周至少发生 3 次。最常用的治疗药物是
A. 喹硫平　　　B. 曲唑酮　　　C. 阿米替林　　　D. 米氮平　　　E. 艾司唑仑

三、失眠症

题型　A2 型题

男，40 岁，自述近 1 年来工作压力大，几乎每晚上床后都要辗转许久才能入睡，但稍有响动就醒，非常苦恼。给予每晚口服劳拉西泮 1mg，睡眠有改善。该患者合理使用苯二氮䓬类药物的原则是
A. 足剂量和长疗程　　　　　B. 小剂量临时使用　　　　C. 小剂量和长疗程
D. 小剂量和短疗程　　　　　E. 足剂量和短疗程

题型　A3/A4 型题

（1～3 题共用题干）
女，50 岁，入睡困难，多梦易醒 1 个月，每周至少 3 次，同时感到精力疲乏，工作效率下降，对睡眠产生恐惧感，担心免疫力下降，否认情绪低落和消极观念。

1. 该患者最可能的诊断是
A. 疑病症　　　　B. 神经衰弱　　　C. 焦虑症　　　　D. 恐惧症　　　　E. 失眠症
2. 对该患者应选择的治疗药物是
A. 苯巴比妥　　　B. 艾司唑仑　　　C. 氟西汀　　　　D. 奥氮平　　　　E. 喹硫平
3. 该患者使用药物治疗的原则是
A. 大剂量冲击疗法　　　　B. 小剂量按需服用　　　　C. 足剂量短疗程
D. 小剂量长疗程　　　　　E. 足剂量按需服用

第二十一章 运动系统

第一节 骨折概论

一、成因与分类（助理不考）

题型 A1型题

下列为不稳定性骨折的是
A. 嵌插骨折　　B. 青枝骨折　　C. 横形骨折　　D. 裂缝骨折　　E. 斜形骨折

二、临床表现

题型 A1型题

不属于骨折特有体征的是
A. 畸形　　B. 骨擦音　　C. 局部肿胀　　D. 局部异常活动　　E. 骨擦感

题型 A2型题

男，32岁，车祸致左大腿受伤。X线片示坐骨皮质连续性中断。对诊断最有意义的临床表现是
A. 瘀斑　　B. 活动受限　　C. 压痛　　D. 肿胀　　E. 异常活动

三、影像学检查

题型 A1型题

骨折X线检查的重要意义下列哪项不对
A. 明确骨折的诊断　　　　　　B. 了解骨折类型及移位情况　　　　C. 了解骨折的发生机制
D. 了解骨折的复位情况及有无再移位　　　　　　　　　　　　　　E. 了解骨折的愈合情况

四、并发症

题型 A1型题

1. 属于骨折早期并发症的是
A. 损伤性骨化　　　　B. 缺血性骨坏死　　　　C. 脂肪栓塞综合征
D. 缺血性肌挛缩　　　E. 创伤性骨关节炎
2. 最易出现失血性休克的骨折是
A. 脊柱骨折　　　　　B. 股骨颈骨折　　　　　C. 肱骨外上髁骨折
D. 骨盆骨折　　　　　E. 肱骨骨折
3. 关节内骨折最常见的并发症是
A. 骨折不愈合　　　　B. 创伤性关节炎　　　　C. 缺血性骨坏死
D. 骨化性肌炎　　　　E. 骨折畸形愈合
4. 胫骨中段闭合性骨折发生骨筋膜室综合征，处理不当常造成的严重后果为
A. 损伤性骨化　　　　B. 创伤性关节炎　　　　C. 缺血性肌挛缩
D. 急性骨萎缩　　　　E. 缺血性骨坏死
5. 对解剖复位要求最高的骨折是
A. 胫骨平台骨折　　　B. 肱骨干骨折　　　　　C. 腓骨中段骨折
D. 锁骨骨折　　　　　E. 掌骨骨折
6. 属于骨折晚期并发症的是
A. 休克　　　　　　　B. 骨化性肌炎　　　　　C. 骨筋膜室综合征
D. 脂肪栓塞　　　　　E. 神经损伤

| 题型 | A2 型题 |

1. 男，26 岁，2 年前因"左股骨颈骨折"行加压螺钉内固定术，近 3 个月来髋骨疼痛，功能受限。查体：左髋活动明显受限。MRI 检查：左侧股骨头异常信号。最可能的诊断是
A. 骨化性肌炎　　　　　　B. 缺血性骨坏死　　　　　　C. 骨折延迟愈合
D. 骨折畸形愈合　　　　　E. 骨折不愈合

2. 女，34 岁，右前臂骨折 2 小时，予手法复位，管型石膏固定 5 小时后，患者感觉右手指麻木、肿胀、活动不灵。查体：生命体征平稳，心肺腹未见异常。目前最恰当的处理方法
A. 脱水　　　　　　　　　B. 立即手术　　　　　　　　C. 止痛
D. 立即松解外固定　　　　E. 扩血管药物治疗

3. 男，35 岁，左股骨干骨折内固定术后 2 天，突发右侧胸痛、咳嗽，氧饱和度显示 92%，心肺查体未见明显异常。应首先考虑的诊断是
A. 脂肪栓塞　　　　　　　B. 急性呼吸窘迫综合征　　　C. 肺血栓栓塞
D. 胸膜炎　　　　　　　　E. 肺不张

五、骨折愈合的分期及临床愈合标准

| 题型 | A1 型题 |

关于上肢骨折临床愈合标准，不正确的叙述是
A. 局部无异常活动　　　　B. 局部无压痛　　　　　　　C. X 线片显示骨折处有连续性骨痂
D. 无纵向叩痛　　　　　　E. 拆除外固定后上肢平举 0.5 kg 重物达 1 分钟

| 题型 | A2 型题 |

女，21 岁，胫骨下段横形骨折，经手法复位、石膏固定后复查 X 线片，符合功能复位的是
A. 断端旋转 5°　　　　　　B. 断端重叠 2 cm　　　　　　C. 骨折向外侧成角 5°
D. 断端分离 1 cm　　　　　E. 骨折向前方成角 5°

六、影响骨折愈合的因素（助理不考）

| 题型 | A1 型题 |

影响骨折愈合的最重要的因素是
A. 软组织损伤　　B. 神经损伤　　C. 静脉血栓　　D. 断端血供　　E. 健康情况

| 题型 | A2 型题 |

男，24 岁，右股骨中段粉碎性骨折，手术复位时彻底清除骨折碎片，行钢板内固定。半年后骨折仍未愈合。最可能的原因是
A. 骨折碎片清除过多　　　B. 骨折处血液循环差　　　　C. 骨折固定不确定
D. 未配合药物治疗　　　　E. 功能锻炼不够

七、治疗原则

| 题型 | A1 型题 |

骨折治疗原则中的首选步骤是
A. 康复训练　　B. 内固定　　C. 复位　　D. 包扎　　E. 外固定

八、急救处理

| 题型 | A1 型题 |

1. 常用的急救技术不包括
A. 止血，包扎　　B. 心肺复苏　　C. 骨折固定　　D. 内脏脱出复位　　E. 气管插管

2. 骨折急救的基本原则不包括
A. 抢救休克　　B. 迅速转运　　C. 包扎伤口　　D. 妥善固定　　E. 彻底清创

题型 **A2 型题**

男,24 岁,手背部刀伤,创口出血不止。现场急救处理最简便而有效的止血方法是
A. 前臂止血带止血 B. 立即缝合创口 C. 腕部止血带止血
D. 上臂止血带止血 E. 局部加压包扎

题型 **A3/A4 型题**

(1～2 题共用题干)
男,47 岁,交通事故导致右肘关节上方被车轮压伤 2 小时,剧痛,出血较多。查体:P 96 次/分,BP 88/60 mmHg,神志清楚。右肘窝伤口已加压包扎,敷料鲜血渗透,桡动脉搏动消失。
1. 该患者送入医院,进行处理时首先应
A. 指压法压迫患肢肱动脉止血 B. 用止血带绕扎上臂止血 C. 用细绳索捆扎上臂止血
D. 静脉输入止血药 E. 再加压包扎伤口
2. 止血带压迫止血的时间至多是
A. 1.5 小时 B. 2.5 小时 C. 2 小时 D. 0.5 小时 E. 4 小时

九、开放性骨折的处理

题型 **A1 型题**

1. 与闭合性骨折比较,开放性骨折最大的危险是
A. 皮下组织严重损伤 B. 骨与软组织感染 C. 皮肤破裂
D. 骨不愈合 E. 肌肉严重损伤
2. 开放性骨折处理正确的是
A. 用毛刷洗刷创口内污染骨质 B. 失去活力的大块肌肉组织可以部分保留
C. 已污染的骨膜应完全切除 D. 游离污染的小骨片应该去除
E. 不能切除创口的边缘

题型 **A2 型题**

女,35 岁,右小腿前部不慎被锄头砸伤 2 小时,右胫前皮肤创口 3 cm,未见畸形。清创术中错误的处理是
A. 清创后放置引流片 B. 清洗创口周围皮肤 C. 上下纵行延长切口
D. 清除泥沙等异物 E. 过氧化氢冲洗

题型 **A3/A4 型题**

(1～2 题共用题干)
男,30 岁,车祸 2 小时后来院,一般情况尚好,右小腿中上段皮裂伤 14 cm,软组织挫伤较重,胫骨骨折端有外露,出血不多。
1. 在进行 X 线片检查前,应该进行的处理是
A. 行简单的外固定及局部包扎 B. 行气压止血带止血
C. 急送手术室 D. 石膏固定 E. 骨结节牵引
2. 此时最佳的处理方法是
A. 清创术,骨折复位,外固定支架固定 B. 清创术,骨折复位,钢板内固定
C. 清创术,骨折复位,髓针内固定 D. 清创术,夹板固定
E. 清创术,石膏管型固定

第二节 上肢骨折

一、锁骨骨折

题型 **A2 型题**

男孩,4 岁,1 小时前摔倒后右肩部疼痛。查体:头向右侧偏斜,右肩下沉,右侧上肢活动障碍,Dugas 征阴性。最可能的诊断是

A. 锁骨骨折　　　B. 正中神经损伤　　C. 桡骨头半脱位　　D. 肘关节脱位　　E. 肩关节脱位

二、肱骨近端骨折

| 题型 | A2 型题 |

1. 男，80岁，2小时前车祸致左肩部受伤，疼痛、活动受限。既往高血压病史20年，冠心病、心衰病史10年。查体：T 36.6 ℃，P 100次/分，R 20次/分，BP 180/80 mmHg，双下肺少许湿啰音，心率100次/分，频发早搏，腹软，无压痛，左肩畸形，局部皮肤肿胀。X线片示左肱骨外科颈处数个骨碎片，移位不明显。首选的治疗方法是
A. 切开复位钢板固定　　　B. 切开复位髓内固定　　　C. 尺骨鹰嘴外展位骨牵引
D. 切开复位外固定架固定　　E. 三角巾悬吊

2. 女，72岁，摔倒后左肩部着地受伤，肩部肿胀，疼痛，肩关节活动障碍。X线片显示左侧肱骨外科颈骨皮质连续性中断，无明显移位。首选的治疗方法是
A. 三角巾悬吊贴胸位固定　　B. 石膏外固定　　　C. 切开复位内固定
D. 小夹板外固定　　E. 尺骨鹰嘴骨牵引+夹板固定

三、肱骨干骨折

| 题型 | A2 型题 |

1. 男，38岁，肱骨干骨折行手法复位，夹板外固定治疗，既往体健，8个月后复查X线片示骨折线存在，断端有0.3 cm间隙，断端骨髓腔已封闭硬化，此时应选择的治疗是
A. 中医中药治疗　　　B. 改为牵引固定　　　C. 继续夹板固定
D. 手术植骨并内固定　　E. 改为石膏外固定

2. 男，35岁，右上臂外伤6小时。查体：压痛、畸形，伴异常活动，垂腕，垂指。最可能的诊断是
A. 肱骨外科颈骨折合并腋神经损伤　　　B. 肱骨外科颈骨折合并肌皮神经损伤
C. 肱骨干骨折合并桡神经损伤　　　D. 肱骨干骨折合并尺神经损伤
E. 肱骨干骨折合并正中神经损伤

四、肱骨髁上骨折

| 题型 | A1 型题 |

肱骨髁上骨折最容易出现的晚期并发症是
A. 肱动脉损伤　　　B. 肘内翻畸形　　　C. 肘关节外翻畸形
D. 尺神经损伤　　　E. 骨折不愈合

| 题型 | A3/A4 型题 |

（1～3题共用题干）
男孩，9岁，奔跑时跌倒，右肘着地摔伤1小时。查体：右肘肿胀，功能受限，异常活动，肘后三角正常，手部青紫、皮温低，拇指对掌功能障碍。

1. 首选的检查方法是
A. MRI　　　B. 肌电图　　　C. 骨扫描　　　D. X线片　　　E. CT

2. 明确诊断后，首选的治疗方法是
A. 前臂三角巾悬吊　　　B. 脱水止痛治疗　　　C. 尺骨鹰嘴骨牵引
D. 手法复位外固定　　　E. 手术治疗

3. 最常见的晚期并发症是
A. 骨折不愈合　　　B. 肘关节骨关节炎　　　C. 肘内翻畸形
D. 肘关节强直　　　E. 骨折处异位骨化

五、前臂双骨折（助理不考）

| 题型 | A1 型题 |

孟氏（Monteggia）骨折的X线表现是

A. 尺骨干上 1/3 骨折合并桡骨头脱位
B. 桡骨干下 1/3 骨折合并尺骨上 1/3 骨折
C. 桡骨干上 1/3 骨折合并尺骨下 1/3 骨折
D. 尺骨干上 1/3 骨折合并下尺桡关节分离
E. 尺骨干下 1/3 骨折合并桡骨头脱位

六、桡骨远端骨折

题型　A1 型题

1. 伤后表现为"银叉"样畸形的是
A. Colles 骨折　　B. 正中神经损伤　　C. 桡神经损伤　　D. 尺神经损伤　　E. Smith 骨折
2. 桡骨下端骨折首选的治疗方法是
A. 切开复位钢板内固定　　B. 抗炎镇痛　　C. 中药活血化瘀
D. 手法复位外固定　　E. 直接支具外固定

题型　A2 型题

1. 男，59 岁，外伤致右腕部疼痛、肿胀 1 小时。既往体健，无糖尿病病史。查体：T 36.8 ℃，P 70 次 / 分，R 18 次 / 分，BP 100/60 mmHg，心肺腹未见异常，右腕部疼痛、肿胀活动受限。X 线片检查：桡骨下端骨皮质不连续，对位对线良好，并有嵌插。最恰当的治疗措施是
A. 皮牵引　　B. 中药活血化瘀　　C. 切开复位内固定
D. 骨牵引　　E. 手法复位外固定
2. 女，66 岁，2 小时前跌倒时手掌着地受伤。查体：右腕明显肿胀，压痛（+），侧面观呈"银叉样"畸形。最可能的诊断是
A. Galeazzi 骨折　　B. Colles 骨折　　C. Chance 骨折　　D. Monteggia 骨折　　E. Smith 骨折

第三节　下肢骨折

一、股骨颈骨折

题型　A1 型题

最容易发生缺血性骨坏死的是
A. 股骨干骨折　　B. 股骨颈骨折　　C. 肱骨干骨折　　D. 桡骨远端骨折　　E. 肱骨髁上骨折

题型　A2 型题

女，56 岁，2 小时前不慎摔倒，左髋部疼痛，无法行走。X 线检查示左股骨中段骨折并有短缩完全移位，Pauwels 角为 60°。股骨颈骨折的类型是
A. 外展型骨折　　B. Garden Ⅰ 型骨折　　C. Garden Ⅲ 型骨折
D. 内收型骨折　　E. Garden Ⅱ 型骨折

题型　A3/A4 型题

（1～3 题共用题干）
女，76 岁，跌倒后左髋部疼痛，不能站立行走。既往高血压病、肺源性心脏病、糖尿病 20 余年，一般状态差。查体：BP 190/110 mmHg，在髋部压痛，左下肢呈短缩及外旋畸形。X 线检查示股骨头未骨折，Pauwels 角 55°，Garden Ⅲ 型。
1. 首先应采取的治疗措施是
A. 外固定架固定　　B. 切开复位钢板固定　　C. 人工全髋关节置换术
D. 下肢中立位皮牵引术　　E. 切开复位外固定
2. 如果该患者后期出现股骨头坏死，最主要的原因是
A. 股深动脉损伤　　B. 旋股内侧动脉损伤　　C. 小凹动脉损伤
D. 闭孔动脉损伤　　E. 旋股外侧动脉损伤
3. 如果该患者经治疗后心肺功能良好，血压控制在 130/80 mmHg，空腹血糖控制在 7～8 mmol/L，最佳治疗方案是
A. 人工髋关节置换术　　B. 下肢中立位皮牵引术　　C. 切开复位髓内钉固定

D. 切开复位钢板固定　　　　　E. 切开复位克氏针固定

二、股骨转子间骨折

（尚未出题）

三、股骨干骨折（助理不考）

题型　A1 型题

1. 股骨干下 1/3 骨折的典型移位是
 A. 骨折远端向前移位　　　B. 骨折端向前成角移位　　　C. 骨折远端向后移位
 D. 骨折远端向内移位　　　E. 骨折近端向侧方移位
2. 股骨干下 1/3 骨折损伤的结构是
 A. 股静脉　　　B. 股神经　　　C. 股动脉　　　D. 大隐静脉　　　E. 腘动脉

题型　A2 型题

男孩，2 岁，车祸受伤致左大腿疼痛、活动明显受限 2 小时。查体：左大腿中段肿胀、异常活动。X 线片示左股骨中段骨不连续，重叠 2 cm，向外成角 5°，无明显旋转。最适宜的治疗方法是
 A. 切开复位内固定　　　B. 闭合复位内固定　　　C. 垂直悬吊牵引
 D. 石膏外固定　　　E. 小夹板外固定

题型　A3/A4 型题

（1～3 题共用题干）
女，29 岁，数小时前从高处跌落，右下肢疼痛，活动受限。查体：神志清楚，右侧大腿、小腿压痛（+），畸形，异常活动。
1. 为明确诊断，首先应进行的检查
 A. B 超　　　B. 肌电图　　　C. MRI　　　D. X 线片　　　E. CT
2. 若患者生命体征平稳，现场急救首选的处理是
 A. 切开复位　　　B. 皮牵引　　　C. 临时固定　　　D. 闭合复位　　　E. 镇静止痛
3. 若患者生命征稳定，影像学检查示右股骨干多段粉碎性骨折，右胫骨及腓骨多段骨折、明显移位，右侧坐骨及耻骨支骨折，轻度移位。首选的治疗方法是
 A. 外敷中药　　　B. 石膏管型固定　　　C. 夹板固定　　　D. 切开复位内固定　　　E. 下肢皮牵引

四、胫骨平台骨折

（尚未出题）

五、胫腓骨骨折

题型　A1 型题

胫骨中下段粉碎性骨折，行切开复位钢板内固定达到解剖复位，半年后骨折仍未愈合，最可能原因是
 A. 内固定强度不足　　　B. 骨折处血液循环差　　　C. 未到愈合时间
 D. 未配合药物治疗　　　E. 功能锻炼不够

题型　A2 型题

男，40 岁，因车祸右小腿受伤，经拍 X 线片，诊断为右胫骨中下 1/3 交界处斜形骨折，其易发生
 A. 骨筋膜室综合征　　　B. 脂肪栓塞　　　C. 延迟愈合或不愈合
 D. 血管损伤　　　E. 损伤性骨化

题型　A3/A4 型题

（1～3 题共用题干）
男，28 岁，6 小时前从 4 米高处坠落，不能站立行走。查体：左小腿明显肿胀，中段畸形，足背动脉搏动减弱，

皮肤温度较对侧降低，被动屈伸足趾时疼痛加重。
1. 下列治疗方法首选的是
A. 镇痛剂					B. 小腿石膏托固定			C. 筋膜室切开减压
D. 小夹板固定				E. 跟骨结节骨牵引
2. 此类临床表现的最主要原因是
A. 胫腓骨骨折不稳定			B. 骨折压迫动脉影响血供		C. 骨折压迫静脉影响血流
D. 骨筋膜室内压力增高			E. 小腿部广泛软组织挫伤
3. 预后状况最主要取决于
A. 手术减压的早晚			B. 外固定时间的长短			C. 内固定方式的选择
D. 有无应用脱水抗感染治疗		E. 有无及早抬高患肢

第四节　脊柱、脊髓损伤和骨盆骨折

一、脊柱骨折

题型　A1 型题

胸腰椎骨折的 Chance 骨折是指
A. 单纯性楔形压缩性骨折		B. 稳定性爆破型骨折			C. 屈曲-牵拉型骨折
D. 椎体水平状撕裂性损伤		E. 移动性损伤

题型　A2 型题

男，50 岁，半小时前自高处坠落，上下肢完全不能活动，双侧腹股沟水平以下感觉障碍，大小便失禁。CT 显示椎体爆裂骨折，椎管内可见骨折块。目前，应选择的治疗方法是
A. 药物治疗				B. 石膏固定				C. 平卧硬板床
D. 手术治疗				E. 牵引治疗

题型　A3/A4 型题

（1～2 题共用题干）
男，44 岁，建筑工人，6 小时前不慎从高处坠落摔伤，腰部疼痛，活动受限，不能站立行走。
1. 为明确有无合并神经损伤，最有意义的体格检查是
A. 逐个棘突按压			B. 椎旁肌按压				C. 直腿抬高试验
D. 腰部过伸、过屈试验			E. 双下肢感觉、运动功能
2. 为明确是否有腰椎骨折，首选的影像学检查是
A. B 超			B. MRI			C. ECT			D. CT			E. X 线片

二、脊髓损伤

题型　A1 型题

诊断脊髓损伤最有价值的检查是
A. MRI			B. ECT			C. X 线片			D. CT			E. B 超

题型　A2 型题

1. 男，46 岁，建筑工人，半小时前从高处坠落，腰背疼痛。急诊查体：T 38.9 ℃，双侧肋缘水平以下感觉、运动、反射均消失，受伤的脊髓水平在
A. 腰椎			B. 胸椎			C. 骶椎			D. 尾椎			E. 颈椎
2. 男，22 岁，高处坠落受伤，出现颈部活动受限，四肢麻木无力，胸骨角平面以下痛温觉消失，不能自主排尿。最可能的诊断是
A. 胸椎骨折脱位伴脊髓损伤		B. 腰椎骨折伴神经损伤			C. 颈椎骨折脱位伴脊髓损伤
D. 臂丛神经损伤			E. 颅内出血

三、骨盆骨折

题型　A1 型题

1. 男性外伤所致骨盆骨折易发生
A. 尿道球部损伤　　B. 输尿管损伤　　　C. 后尿道损伤　　　D. 膀胱损伤　　　E. 精囊损伤
2. 男性骨盆骨折合并泌尿系损伤，最常见的损伤部位是
A. 尿道阴茎部　　　B. 尿道球部　　　　C. 尿道膜部　　　　D. 尿道前列腺部　　E. 膀胱颈部
3. 耻骨骨折不易出现
A. 血尿　　　　　　　　　　B. 会阴部瘀斑　　　　　　　　C. 坐骨神经损伤
D. 骨盆挤压试验阳性　　　　E. 骨盆分离试验阳性

题型　A2 型题

1. 男，45 岁，高处坠落伤 7 小时，伤后未排尿。查体：神志清，BP 80/55 mmHg，血氧饱和度 90%，颈部、背部、腰部、胸部无压痛，心率 122 次/分，腹部无压痛、肌紧张，上肢感觉活动正常，骨盆分离挤压试验(+)，髋关节活动受限，大腿见多处皮肤擦伤并有沙粒污染，下肢感觉运动正常。入院后首先要进行的处理是
A. 立即留置导尿　　　　　　B. 临时固定骨盆　　　　　C. 立即清创，防止创面污染
D. 立即开通静脉补液通路　　E. 立即完善相关检查，明确诊断
2. 男，50 岁，车祸致下腹部受伤 2 小时。查体：T 36.8 ℃，P 90 次/分，R 20 次/分，BP 140/70 mmHg，双肺呼吸音清，未闻及干湿啰音，心律齐，未闻及杂音，下腹膨隆，有压痛，无肌紧张，移动性浊音阴性，耻骨联合处压痛，骨盆分离挤压试验阳性，予导尿，导尿管插入后仍未引出尿液，导尿管尖端见血迹。最可能的原因是
A. 导尿管阻塞　　　　　　　B. 导尿管插入方法不对　　　C. 骨盆骨折并膀胱损伤
D. 导尿管插入深度不足　　　E. 骨盆骨折合并尿道断裂
3. 男，35 岁，井下作业时塌方被砸伤。查体：会阴部瘀斑，骨盆分离和挤压试验阳性。为进一步明确诊断，除普通 X 线片检查外，还应做的检查首选是
A. 肌电图　　　B. CT　　　C. B 超　　　D. 血管造影　　　E. ECT

第五节　关节脱位与损伤

一、肩关节脱位

题型　A1 型题

1. 单纯肩关节前脱位手法复位后应立即采取的措施是
A. 肩关节功能锻炼　　　B. 石膏外固定　　　C. 持续牵引
D. 三角巾悬吊　　　　　E. 夹板外固定
2. Dugas 征表现阳性的是
A. 肩关节脱位　　　　　B. 肩锁关节脱位　　　C. 肱骨外科颈骨折
D. 肘关节脱位　　　　　E. 锁骨骨折

题型　A2 型题

1. 女，50 岁，1 小时前跌倒右手掌着地受伤，右肩疼痛、肿胀、功能障碍。查体：将患肘紧贴胸壁时，手掌不能搭到健侧肩部。此体征为
A. Dugas 征　　　B. Froment 征　　　C. Thomas 征　　　D. Mills 征　　　E. Finkelstein 征
2. 女，38 岁，右肩部外伤后疼痛、活动受限 2 小时。查体：右侧肩胛盂处有空虚感，Dugas 征阳性。X 线检查未见骨折。首选的治疗方法是
A. 外展支具固定　　　　　B. 肩部绷带固定　　　　　C. 三角巾悬吊固定
D. 切开复位　　　　　　　E. 麻醉下 Hippocrates 法复位
3. 男，28 岁，2 小时前摔倒后左肩受伤。X 线检查示盂肱关节失去正常对应关系，未见骨折征象。予手法复位，复位成功的标志是
A. Mills 征阴性　　　　　　B. Dugas 征阴性　　　　　C. 肩胛盂处有空虚感

D. 方肩　　　　　　　　　　　　　E. 弹性固定

题型　B1 型题

（1～2题共用备选答案）
A. 膝关节脱位　　B. 髋关节脱位　　C. 肘关节脱位　　D. 肩关节脱位　　E. 腕关节脱位
1. Hippocrates 法治疗的是
2. Allis 法治疗的是

二、桡骨头半脱位

题型　A1 型题

桡骨头半脱位的治疗措施是
A. 手法复位不必固定　　　　　B. 切开复位内固定　　　　　C. 切开复位韧带修复
D. 手法复位外固定　　　　　　E. 切开复位外固定

题型　A2 型题

1. 男孩，2岁，被父亲牵拉右腕部后啼哭不止、右上肢不愿活动2小时。查体：T 36.6 ℃，P 120次/分，右前臂处于半屈、旋前位，右腕部、手指活动尚可，右肩、肘关节未见明显畸形。首先考虑的诊断是
A. 桡骨头半脱位　　　　　　B. 尺骨骨折　　　　　　　C. 肩关节脱位
D. 肘关节脱位　　　　　　　E. 肱骨髁上骨折
2. 女，3岁，被牵拉前臂后，出现肘部疼痛，不愿用手取物，桡骨近端压痛。X线片检查未见骨折征象。最适宜的治疗方法是
A. 手法复位　　B. 外敷药物　　C. 切开探查　　D. 石膏固定　　E. 肩部固定带悬吊
3. 男孩，4岁，母亲拉其右手上楼梯时突然出现哭闹，右上肢不敢活动。查体：右前臂半屈及旋前位活动受限，未见明显畸形。X线片未见明显异常最可能的诊断是
A. 肱骨外上髁炎　　B. 肘关节脱位　　C. 肩关节脱位　　D. 桡骨头半脱位　　E. 尺骨青枝骨折
4. 女孩，3岁，1个小时前被牵拉右前臂后哭闹不安，不肯用右手持物。查体：右前臂处于半屈旋前位，右肘部轻度压痛，无明显肿胀。X线检查未见明显异常。最可能的诊断是
A. 桡骨头半脱位　　　　　B. 桡神经损伤　　　　　C. 肘关节脱位
D. 正中神经损伤　　　　　E. 尺神经损伤

三、髋关节脱位

题型　A1 型题

1. 髋关节后脱位的典型体征是
A. 髋关节伸直、内收、外旋畸形　　　　　　　　　B. 髋关节屈曲、内收、内旋畸形
C. 髋关节屈曲、外展、内旋畸形　　　　　　　　　D. 髋关节屈曲、内收、外旋畸形
E. 髋关节伸直、外展、内旋畸形
2. 髋关节后脱位的常见体征是
A. 髋关节外展　　B. 大转子上移　　C. 患肢延长　　D. 髋关节伸直　　E. 髋关节外旋
3. 外伤后髋关节屈曲、内收、内旋畸形，可能诊断是
A. 髋关节中心脱位　　　　　B. 骨干骨折　　　　　　C. 髋关节后脱位
D. 股骨胫骨骨折　　　　　　E. 髋关节前脱位

题型　A2 型题

1. 女，35岁，车祸后右髋部疼痛3小时，不能站立。查体：右下肢缩短，右髋关节屈曲、内收、内旋畸形。最可能的诊断
A. 髋关节后脱位　　　　　B. 髋关节中心脱位　　　　　C. 股骨转子间骨折
D. 髋关节前脱位　　　　　E. 股骨颈骨折
2. 女，56岁，急刹车受伤致髋关节剧痛3小时。查体：右髋关节活动受限，屈曲、内收、内旋畸形，右髋关节屈伸活动障碍。最可能的损伤是

A. 髋关节脱位合并股神经损伤　　B. 髋关节后脱位　　　　　　　C. 髋关节骨折
D. 髋关节脱位合并闭孔神经损伤　　　　　　　　　　　　　　　E. 髋关节脱位合并坐骨神经损伤

四、膝关节韧带损伤

（尚未出题）

第六节　手外伤及断肢（指）再植

一、手外伤

| 题型 | A1 型题 |

手外伤治疗的最终目的是
A. 早期彻底清创　　　　　　B. 一期闭合创口　　　　　　C. 骨折解剖复位固定
D. 组织修复　　　　　　　　E. 恢复手部运动功能

| 题型 | A2 型题 |

患者，女性，33 岁，不慎被铡草机皮带绞伤右手，拇指骨折，皮肤及软组织损伤严重，对其治疗正确的是
A. 清创应不迟于伤后 24 小时　　B. 清创无须应用止血带　　　C. 清创按从浅层到深层进行
D. 骨折可以暂不处理　　　　　　E. 清创应不迟于伤后 13 小时

二、断肢（指）再植

| 题型 | A2 型题 |

1. 男，21 岁，3 小时前刀伤致右手五指完全离断，对断指正确的处理是
A. 分别予以标记置于保温箱　　B. 捆扎一起包好　　　　　　C. 浸泡酒精中消毒
D. 直接置于冰块中保存　　　　E. 清洁布包好放入 4 ℃冰箱内
2. 男，24 岁，在工厂流水线工作时，电锯切割致左手示指离断。对断指的正确的保存方法是用无菌纱布包好放置在
A. 干燥冷藏容器中　　　　　　B. 酒精中　　　　　　　　　C. 福尔马林溶液中
D. 生理盐水中　　　　　　　　E. 冰箱冷冻室中

第七节　周围神经损伤

一、上肢神经损伤

（一）正中神经损伤

| 题型 | A1 型题 |

1. 腕部正中神经损伤后会出现
A. 爪形手畸形　　　　　　　　B. 小指功能障碍　　　　　　C. 手指内收、外展障碍
D. 猿手畸形　　　　　　　　　E. 垂腕畸形
2. 正中神经损伤的临床表现是
A. 垂腕畸形　　　　　　　　　B. 拇指对掌障碍　　　　　　C. 手指内收、外展障碍
D. 拇指背伸障碍　　　　　　　E. 爪形手畸形

（二）桡神经损伤

| 题型 | A2 型题 |

男，32 岁，右上臂被重物砸伤 2 小时，现局部疼痛、肿胀，活动受限。查体：右中下部可见畸形及异常活动，垂腕，手指不可伸直。最可能合并损伤的神经是

A. 桡神经　　　　B. 正中神经　　　　C. 腋神经　　　　D. 肌皮神经　　　　E. 尺神经

（三）尺神经损伤

题型　A1 型题

1. 最可能出现 Froment 征阳性的是
   A. 尺神经损伤　　　　B. 指深屈肌断裂　　　　C. 指浅屈肌断裂
   D. 桡神经损伤　　　　E. 正中神经损伤
2. 尺神经损伤的典型体征是
   A. Froment 征阳性　　　　B. 拇指对掌功能受限　　　　C. 拇指感觉异常
   D. 垂腕　　　　E. Finkelstein 试验阳性

题型　A2 型题

男，38 岁，右上肢刀割伤 3 小时。查体 T 36.9 ℃，P 102 次/分，BP 120/70 mmHg，双肺呼吸音清，未闻及干湿性啰音，心律齐，未闻及杂音，腹软，无压痛，右手小指及环指的小指半侧感觉明显减退，手指内收障碍。损伤的神经是
A. 肌皮神经　　　　B. 正中神经　　　　C. 尺神经　　　　D. 腋神经　　　　E. 桡神经

二、下肢神经损伤

（一）胫神经损伤

（尚未出题）

（二）腓总神经损伤

题型　A2 型题

1. 男，50 岁，突发车祸，急诊就医。查体：右足下垂，小腿外侧和足背外侧感觉消失。X 线片示右胫骨、腓骨多段骨皮质不连续。该病变最可能损伤的神经是
   A. 闭孔神经　　　　B. 股神经　　　　C. 腓总神经　　　　D. 隐神经　　　　E. 胫神经
2. 男，65 岁，人工膝关节置换术后膝关节周围加压包扎。1 天后发现右足不能背伸，跖屈正常，足背动脉搏动正常。最可能的原因是
   A. 腓总神经损伤　　　　B. 坐骨神经损伤　　　　C. 深静脉血栓　　　　D. 胫神经损伤　　　　E. 骨筋膜室综合征

第八节　运动系统慢性损伤

一、粘连性肩关节囊炎

题型　A1 型题

属于肩周炎诊断依据的是
A. 男性多于女性　　　　B. 右侧多于左侧　　　　C. 肩部疼痛，与动作无关系
D. 肩关节外展、外旋、后伸受限　　　　E. 肩部三角肌无萎缩

二、肱骨外上髁炎（助理不考）

题型　A1 型题

肘关节外侧疼痛患者，查体：Mills 征阳性，正确的治疗是
A. 限制肘关节活动　　　　B. 局部注射透明质酸钠　　　　C. 局部注射抗生素
D. 早期手术治疗　　　　E. 限制腕关节活动

题型　A2 型题

女，30 岁，右肘关节外侧疼痛半年。查体：右侧 Mills 征阳性，X 线检查未见异常。治疗和预防该病复发

的关键是
A. 局部按摩　　　　B. 功能锻炼　　　　C. 早期手术　　　　D. 限制腕关节活动　　E. 药物治疗

| 题型 | B1 型题 |

（1～2题共用备选答案）
A. Froment 试验　　B. Dugas 征　　　C. Eaton 试验　　　D. Thomas 征　　　E. Mills 征
1. 肱骨外上髁炎的阳性特征是
2. 髋关节屈曲挛缩的阳性体征是

三、狭窄性腱鞘炎

| 题型 | A2 型题 |

女，38岁，晨起左中指发僵、疼痛，缓慢活动后可消失，屈伸中指时有弹响。最可能的诊断是
A. 类风湿关节炎　　B. 狭窄性腱鞘炎　　C. 腱鞘囊肿　　　　D. 滑囊炎　　　　　E. 创伤性关节炎

四、股骨头坏死

| 题型 | A1 型题 |

1. 成人股骨头最主要的血供来源是
A. 圆韧带内的小凹动脉　　　B. 股骨干滋养动脉升支　　C. 干骺端上侧动脉
D. 干骺端下侧动脉　　　　　E. 髂外侧动脉
2. 诊断早期股骨头坏死最敏感的检查是
A. B超　　　　　　B. MRI　　　　　　C. 血管造影　　　　D. CT　　　　　　　E. X线

| 题型 | A2 型题 |

1. 女，36岁，4年前车祸外伤导致左股骨颈骨折，急诊行闭合复位螺钉内固定术，1年前逐渐出现左髋疼痛，行走时加重，髋部活动受限，最可能出现的情况是
A. 髋关节感染　　　　　　B. 股骨头坏死　　　　　　C. 股骨颈骨折不愈合
D. 骨关节炎　　　　　　　E. 股骨颈再次骨折
2. 女，60岁，右髋部疼痛20年，近2年加重。步行200米即出现明显髋痛，不能盘腿，髋关节内外旋均受限。X线检查示右髋骨关节间隙消失，关节边缘骨质增生，股骨头变宽，与髋臼失去正常对合关系。首选的治疗方法是
A. 关节镜清理术　　　　　B. 人工全髋关节置换术　　C. 股骨近段截骨术
D. 口服非甾体抗炎药　　　E. 人工股骨头置换术
3. 男，66岁，右髋部疼痛，活动受限半年余。2年前因右股骨颈骨折行空心钉内固定治疗。查体：右髋骨关节内旋和外旋受限。X线检查示右股骨头负重区出现新月征、囊性变。最可能的诊断是
A. 化脓性髋关节炎　　　　B. 股骨颈骨质不愈合　　　C. 股骨头缺血性坏死
D. 髋关节结核　　　　　　E. 类风湿关节炎

五、颈椎病

| 题型 | A1 型题 |

脊髓型颈椎病最常见的临床表现是
A. 猝倒、视觉障碍　　　　B. 四肢无力，行走及持物不稳　　C. 颈肩痛、压头试验阳性
D. 眩晕、头痛　　　　　　E. 恶心、呕吐

| 题型 | A2 型题 |

1. 男，62岁，四肢麻木、无力3个月，此时行走困难，双手持物力弱。查体：四肢肌张力增高，肌力弱，有不规则感觉减弱区，Hoffmann征（+）。最可能的诊断是
A. 脊髓型颈椎病　　　　　B. 椎动脉型颈椎病　　　　C. 交感型颈椎病
D. 脊髓空洞症　　　　　　E. 神经根型颈椎病

2. 女,45岁,肩痛伴左上肢放射痛1周。查体:Eaton试验(+)。颈部 MRI 示 $C_{5\sim6}$、$C_{6\sim7}$ 椎间盘向左后突出 8 mm,关节突增生。颈椎斜位 X 线检查显示椎间孔稍变窄。首选的治疗措施
A. 颈横肌锻炼　　　　　B. 椎板切除减压术　　　　C. 前路椎间盘切除
D. 后路椎间盘切除　　　E. 颌枕吊带牵引

3. 男,50岁,无明显诱因出现左肩、上臂、前臂外侧放射痛3个月。既往体健。查体:T 36.6 ℃,P 82次/分,BP 110/60 mmHg,双肺呼吸音清,未闻及干湿性啰音,心律齐,未闻及杂音,腹软,无压痛,未触及包块,肩关节活动正常,上肢感觉及肌力均正常。Eaton 试验和 Spurling 试验阳性。首先考虑的诊断是
A. 冈上肌腱炎　　　　　B. 肩峰撞击综合征　　　　C. 肩袖损伤
D. 神经根型颈椎病　　　E. 粘连性肩关节囊炎

4. 女,40岁,颈肩痛3个月,伴右手麻木,无视物模糊、步态不稳和眩晕。查体:颈部压痛,伴右上肢放射痛,压头试验阳性,右手"虎口区"麻木,右侧伸腕肌肌力减弱,Hoffman 征阳性,考虑颈椎病。最可能的类型是
A. 神经根型　　B. 交感神经型　　C. 椎动脉型　　D. 脊髓型　　E. 复合型

六、腰椎间盘突出症

题型　A1 型题

1. 腰椎间盘突出症与腰椎管狭窄症临床症状的主要鉴别点是
A. 有无鞍区感觉障碍　　　B. 间歇性跛行是否为主要特点　　C. 双下肢无力的程度
D. 二便是否障碍　　　　　E. 腰痛及下肢放射痛的程度

2. 鉴别中央型腰椎间盘突出症与椎管内肿瘤最有意义的检查是
A. MRI　　　　　　　　　B. 鞍区感觉检查　　　　　C. CT
D. X 线　　　　　　　　　E. 肛门括约肌检查

题型　A2 型题

1. 男,28岁,腰痛伴右下肢麻木疼痛1周。查体:直腿抬高试验(+)。CT 示 $L_{4\sim5}$ 椎间盘向右后侧突出,压迫硬膜囊。目前首选的治疗方法是
A. 腰背肌功能锻炼　　　　B. 经皮髓核切吸术　　　　C. 椎板减压髓核摘除术
D. 卧床休息、理疗　　　　E. 腰椎内固定植骨融合术

2. 男,38岁,3个月前搬重物后出现腰痛伴右下肢麻木疼痛,诊断为腰椎间盘突出症,经保守治疗后症状不缓解,反而逐渐加重。2小时前出现大小便障碍,查体:T 36.6 ℃,P 89次/分,BP 110/60 mmHg,心、肺、腹未见异常,右下肢肌力 4 级,感觉减退,会阴部感觉减退。目前首选的治疗方法是
A. 理疗按摩　　B. 激素注射　　C. 牵引治疗　　D. 急诊手术　　E. 卧床休息

3. 男,35岁,间断发作腰痛伴右下肢麻木3年。CT 提示中央型腰椎间盘突出症,经保守治疗缓解,近1个月症状逐渐加重,2小时前出现大小便障碍。首选的治疗方法是
A. 糖皮质激素硬膜外注射　　B. 绝对卧床休息　　　　　C. 髓核摘除术
D. 持续牵引　　　　　　　　E. 理疗和按摩

4. 男,35岁,搬重物时突然出现腰背部疼痛伴右下肢放射痛2小时。查体:下腰部压痛,右下肢直腿抬高试验(+),右侧足背外侧感觉减弱,右足趾跖屈肌力减弱,右侧跟腱反射减弱,Babinski 征(-)。该患者疾病可能受累的节段是
A. $L_{1\sim5}$　　B. $L_5\sim S_1$　　C. $L_{2\sim3}$　　D. $L_{1\sim2}$　　E. $L_{3\sim4}$

5. 男,36岁,3天前突发腰痛,伴右侧下肢放射痛,咳嗽后加重。查体:腰骶骨区压痛(+),放射至小腿。右侧直腿抬高试验阳性,小腿前外侧和足内侧感觉减退,拇趾背伸肌力减弱。最可能受累的神经根是
A. L_5　　B. S_1　　C. L_3　　D. L_2　　E. L_4

题型　A3/A4 型题

(1～3题共用题干)

男,45岁,弯腰搬重物后出现腰痛,右下肢放射痛、麻木1周,无间歇性跛行。查体:右下肢直腿抬高试验阳性,外踝附近与足外侧感觉减退,足趾屈力减弱,双侧病理反射阴性。

1. 最可能的受累阶段是
A. $L_{4\sim5}$　　B. $L_{1\sim2}$　　C. $L_{3\sim4}$　　D. $L_{2\sim3}$　　E. $L_5\sim S_1$

2. 为明确诊断,下列检查中最有意义的是

A. 核素扫描　　　B. B 超　　　　　C. X 线　　　　　D. CT　　　　　　E. 电生理
3. 首选治疗方案是
A. 内镜下髓核摘除术　　　B. 开窗髓核摘除术　　　　C. 经皮髓核摘除术
D. 椎板切开减压、植骨、内固定术　　　　　　　　E. 卧床休息，理疗，按摩
（4～6题共用题干）
男，35岁，1个月前搬重物时突然出现腰痛，经理疗一周腰痛缓解，后逐渐出现右下肢放射痛，劳累、咳嗽、排便时症状加重，无低热、盗汗，查体：直腿抬高试验阳性。
4. 最可能的诊断是
A. 强直性脊柱炎　B. 腰椎骨折　　　C. 类风湿关节炎　D. 腰椎结核　　　E. 腰椎间盘突出症
5. 对其定位、定性，诊断最有帮助的检查是
A. 电生理检查　　B. X 线片　　　　C. 核素扫描　　　D. CT　　　　　　E. B 超
6. 目前首选的治疗方法是
A. 手术治疗　　　　　　　B. 加大腰部活动　　　　　C. 应用非甾体抗炎药
D. 背肌锻炼　　　　　　　E. 休息牵引

（7～9题共用题干）
男，35岁，弯腰活动后出现腰部、臀部疼痛，腰部活动受限，左小腿麻木。经卧床休息半个月症状略有缓解。查体：腰部压痛，左外踝及足外侧痛觉减退，左侧踝反射减弱，左下肢直腿抬高试验（+）。
7. 最可能受累的神经是
A. S_1　　　　　B. L_5　　　　　C. L_4　　　　　D. L_2　　　　　E. L_3
8. 为明确诊断，最有价值的检查是
A. 核素扫描　　　B. 肌电图　　　　C. MRI　　　　　D. B 超　　　　　E. X 线片
9. 最可能的诊断是
A. 梨状肌综合征　　　　　B. 腰椎管狭窄症　　　　　C. 腰肌劳损
D. 腰椎间盘突出症　　　　E. 腰椎结核

第九节　非化脓性关节炎

骨关节炎

题型　A1 型题

1. 骨关节炎止痛治疗，下列方法首选的是
A. 口服非甾体抗炎药　　　B. 关节腔内注射透明质酸钠　　C. 关节腔内注射糖皮质激素
D. 口服糖皮质激素　　　　E. 口服硫酸氨基葡萄糖
2. 骨关节炎最典型的 X 线表现是
A. 关节肿胀　　　　　　　B. 关节周围骨质疏松　　　　　C. 关节软骨侵蚀
D. 软骨下骨软化　　　　　E. 关节间隙变窄

题型　A2 型题

1. 女，65岁，左膝关节严重疼痛，步行距离少于500米。查体：左膝关节屈曲挛缩，活动受限，负重位膝关节正位 X 线片显示左膝内侧关节间隙消失，骨质硬化，边缘骨赘增生。最可能的诊断是
A. 骨关节炎　　　　　　　B. 痛风性关节炎　　　　　　　C. 化脓性关节炎
D. 骨关节结核　　　　　　E. 风湿性关节炎
2. 女，65岁，右膝关节内侧严重疼痛，下蹲和下楼困难，步行距离500米。查体：右膝关节肿胀，屈伸受限，关节活动度（ROM）：100°-20°-0°。负重位关节 X 线片显示右膝内侧间隙狭窄，关节周边骨质增生，髌骨关节软骨磨损，关节面硬化，髌骨上下极骨赘形成。最合适的治疗方案是
A. 人工膝关节置换术　　　B. 关节镜清理术　　　　　　　C. 关节腔药物注射
D. 关节融合术　　　　　　E. 口服非甾体抗炎药
3. 女，68岁，右膝关节疼痛8年，加重伴活动受限1年。查体：右膝关节内翻屈曲挛缩畸形。X 线检查示右膝内侧关节间隙狭窄，髌骨关节面部平整。最合适的治疗方案是
A. 胫骨高位截骨术　　　　B. 口服非类固醇消炎药　　　　C. 人工膝关节置换术
D. 膝关节融合术　　　　　E. 关节镜下清理术

第十节 骨与关节感染

一、化脓性骨髓炎

题型 **A1 型题**

1. 急性化脓性骨髓炎早期诊断最有价值的检查是
A. B 超　　　　　B. CT　　　　　C. X 线　　　　　D. 白细胞计数　　　E. 局部分层穿刺涂片
2. 儿童化脓性骨髓炎的脓肿不易进入关节腔的原因是
A. 关节囊对于关节腔具有保护作用　　　　　　　　B. 儿童关节对细菌的抵抗力强
C. 骺板起屏障作用　　　　　D. 脓液容易局限和吸收　　　　　E. 脓肿容易经由软组织溃破

二、急性血源性骨髓炎

题型 **A2 型题**

男孩，4 岁，跑跳后左膝痛 1 周，未经诊治，1 天前疼痛加重，伴发热、呕吐。查体：T 39.6 ℃，P 160 次/分。左膝强迫微屈位，局部压痛（+），肿胀不明显。实验室检查：血 WBC $25×10^9$/L，N 0.92。患膝及小腿 X 线片均未见异常。最可能的诊断是
A. 半月板损伤　　B. 急性血源性骨髓炎　　C. 恶性肿瘤　　D. 急性蜂窝织炎　　E. 急性风湿性关节炎

题型 **A3/A4 型题**

（1～3 题共用题干）
男，7 岁，突发寒战、高热，右膝下方剧痛 3 天。查体：T 39.8 ℃，P 86 次/分，R 25 次/分，BP 110/60 mmHg。烦躁不安，右膝关节呈半屈曲状，拒动，右小腿近端皮温高，肿胀不明显，压痛阳性。
1. 最可能的诊断是
A. 风湿性关节炎　　　　　　B. 急性血源性骨髓炎　　　　　C. 膝关节结核
D. 类风湿关节炎　　　　　　E. 化脓性关节炎
2. 早期确诊最可靠的是
A. 血常规　　　B. 局部分层穿刺　　　C. CT　　　　　D. X 线　　　　　E. 体格检查
3. 诊断明确后首选的处理措施
A. 足量抗生素　　B. 物理降温　　　　C. 支持治疗　　　D. 手术　　　　　E. 肢体制动

三、化脓性关节炎

题型 **A2 型题**

男孩，10 岁，左膝外伤后当晚出现寒战、高热、短暂谵妄。查体：T 39.6 ℃，左膝局部肿胀、疼痛明显，浮髌试验阳性。实验室检查：血 WBC $14.0×10^9$/L，N 0.85，ESR 75 mm/h。X 线检查未见明显异常。首先考虑的诊断是
A. 恶性骨肿瘤　　B. 类风湿关节炎　　C. 急性骨髓炎　　D. 关节结核　　E. 急性化脓性膝关节炎

四、骨与关节结核

题型 **A2 型题**

女，38 岁，低热 2 个月，左大腿根部肿物 10 天。查体：左腹股沟处可触及 5 cm×5 cm 质软、圆形肿物，轻度压痛。B 超显示为低回声肿物。腰椎 X 线片上见腰大肌阴影增宽，$L_{2～3}$ 椎体边缘骨质破坏，$L_{2～3}$ 椎间隙狭窄。首先应考虑的诊断是
A. 转移性骨肿瘤　　B. 类风湿关节炎　　C. 骨髓炎　　D. 骨结核　　E. 骨巨细胞瘤

五、脊柱结核

题型 **A1 型题**

1. 脊柱结核与脊柱肿瘤的鉴别诊断中最有价值的检查是

A. 穿刺活检　　　　　B. 脊髓造影　　　　C. 血沉　　　　D. X 线片　　　　　E. B 超
2. 与脊柱结核有关的体格检查方法是
A. 抽屉试验　　　　　B. 直腿抬高试验　　C. "4"字试验　　D. 拾物试验　　　　E. 研磨试验
3. 脊柱结核主要 X 线改变是
A. 椎弓根骨质破坏和椎间隙正常　　　　　　　　　B. 椎体骨质增生和椎间隙狭窄
C. 脊柱"竹节"样改变　　D. 椎体骨质破坏和椎间隙狭窄　E. 椎体骨质破坏和椎间隙增宽

| 题型 | A2 型题 |

1. 男，35 岁，发热伴体重下降 3 个月。体温波动于 37.6～38 ℃。查体：L_3 棘突压痛。X 片示右侧腰大肌阴影增宽，L_2～L_3 椎间隙狭窄。最可能的诊断是
A. 腰椎间盘突出症　B. 腰椎肿瘤　　　C. 腰椎结核　　　D. 腰椎管狭窄症　　E. 腰椎滑脱症
2. 女，28 岁，进行性背痛半年，下肢乏力，食欲减退。查体：T 37.8 ℃，P 90 次 / 分，R 18 次 / 分，BP 100/60 mmHg，未见皮疹，双肺呼吸音清，未闻及干湿性啰音，心律齐，未闻及杂音，腹软，无肌紧张，移动性浊音阴性，胸椎后凸，有叩痛。X 线片示：第 6、7 胸椎间隙变窄，椎旁软组织阴影增宽。血常规：Hb 118 g/L，WBC 7.0×10^9/L，L 0.40，PLT 12×10^9/L，ESR 60 mm/h。最可能的诊断是
A. 胸椎结核　　　　　B. 胸椎转移癌　　　　　　　　C. 化脓性脊椎炎
D. 胸椎间盘突出症　　E. 胸椎血管瘤
3. 女，42 岁，发热 2 个月，体温 38 ℃左右，发现左腹股沟可触及 5 cm×5 cm 质软肿物，按压痛。B 超显示其为低回声。腰椎正位片示腰大肌阴影增宽，L_1、L_2 椎体边缘骨质破坏，椎间隙狭窄。首先应考虑的诊断是
A. 骨髓炎　　　　B. 腰椎结核　　　C. 骨巨细胞瘤　　D. 转移性骨肿瘤　　E. 类风湿关节炎

| 题型 | B1 型题 |

（1～2 题共用备选答案）
A. 直腿抬高试验　　B. 拾物试验　　C. Hoffmann 征　　D. Mills 征　　E. 抽屉试验
1. 对腰椎结核诊断有意义的是
2. 对交叉韧带损伤诊断有意义的是

六、髋关节结核

| 题型 | A1 型题 |

Thomas 征阳性提示
A. 骶髂关节炎　　　　　　　B. 膝关节屈曲挛缩　　　　　C. 腰椎间盘突出症
D. 髋关节屈曲挛缩　　　　　E. 腰椎管狭窄

| 题型 | A2 型题 |

男，40 岁，左髋疼痛 2 个月余，近期出现低热、盗汗症状，逐渐加重。X 线片见髋关节间隙轻度变窄。ESR 40mm/h，结核感染 T 细胞检测（+）。治疗应首选
A. 功能锻炼，防止关节强直　　B. 关节穿刺　　　　　　　C. 病灶清除加抗结核药物
D. 绝对卧床休息　　　　　　　E. 抗结核药物加局部制动

第十一节　骨肿瘤

一、良、恶性骨肿瘤

（尚未出题）

二、骨软骨瘤

| 题型 | A1 型题 |

关于骨软骨瘤临床表现的叙述正确的是
A. X 线检查可见骨膜反应　　B. 一般无症状，生长缓慢的骨性突起　　C. 肿物与周围界限不清

D. 生长较快，伴明显疼痛　　　E. 肿块明显，皮肤有静脉怒张

| 题型 | A2 型题 |

男，15 岁，2 个月前无意中发现右小腿近端肿物，无疼痛及活动障碍。查体：右小腿近端可触及约 3 cm×2 cm 肿物，质地较硬，无活动，无明显压痛，X 线检查见右股骨干骺端有蒂的骨性突起，无骨质破坏及骨反应。最适宜的处理方法为
A. 中药外敷　　B. 切开取病理　　C. 随诊观察　　D. 穿刺活检　　E. 手术切除

三、骨囊肿

| 题型 | A2 型题 |

女孩，12 岁，右上臂隐痛 1 个月。查体：右上臂局部轻度压痛，无红肿。X 线检显示右肱骨上段干骺端椭圆形、边界清楚的溶骨性病灶，骨皮质膨胀变薄，无硬化性边缘。首先考虑的诊断是
A. 骨软骨瘤　　B. 转移性骨肿瘤　　C. 骨巨细胞瘤　　D. 骨肉瘤　　E. 骨囊肿

四、骨巨细胞瘤

| 题型 | A1 型题 |

X 线上表现为肥皂泡样改变的疾病是
A. 骨囊肿　　B. 骨软骨瘤　　C. 骨肉瘤　　D. 骨巨细胞瘤　　E. 骨髓炎

| 题型 | A2 型题 |

女，20 岁，无明显诱因出现后膝关节疼痛、活动轻度受限 1 周。查体：T 36.6℃，P 70 次/分，R 18 次/分，BP 100/70 mmHg，双肺呼吸音清，未闻及干湿性啰音，心率 70 次/分，心律齐，未闻及杂音，腹软，无压痛，近大腿下端外侧压痛皮温无明显异常。右股骨 X 线片：右股骨远端外侧溶骨性破坏、呈肥皂泡样改变。最可能的诊断是
A. 骨软骨瘤　　B. 骨巨细胞瘤　　C. 骨结核　　D. 骨囊肿　　E. 骨肉瘤

五、骨肉瘤

| 题型 | A2 型题 |

1. 女孩，15 岁，左小腿近端持续性疼痛 3 个月，夜间加重。查体：左小腿近端局部肿胀、皮温增高。X 线片示左胫骨上段日光射线样改变。最可能的诊断是
A. 骨结核　　B. 骨囊肿　　C. 骨髓炎　　D. 骨肉瘤　　E. 骨软骨瘤

2. 女，21 岁，右大腿下端肿痛 2 个月。查体：T 36.9℃，P 85 次/分，R 18 次/分，BP 110/60 mmHg。双肺呼吸音清，未闻及杂音，腹软、无压痛，未触及包块，右大腿下端肿胀、压痛。X 线检查示股骨下端有界限不清的骨质破坏区，骨膜增生及放射状阴影。最可能的诊断是
A. 骨巨细胞瘤　　B. 骨髓炎　　C. 骨结核　　D. 骨转移瘤　　E. 骨肉瘤

3. 男，18 岁，左大腿肿胀、疼痛 3 周，呈持续性，逐渐加剧，夜间尤重。查体：左大腿局部压痛，皮温高，静脉怒张。X 线片显示左股骨下端骨质破坏，可见 Codman 三角。应首先考虑的诊断是
A. 骨肉瘤　　B. 转移性骨肿瘤　　C. 骨软骨瘤
D. 骨纤维发育不良　　E. 骨巨细胞瘤

4. 男孩，4 岁，左膝关节上方肿痛 3 个月，夜间加重。查体：左膝关节上方肿痛，压痛（+），皮温高、静脉怒张，触及一肿物，硬而固定。X 线检查示干骺端有溶骨破坏及日光放射状骨膜反应。最可能的诊断是
A. 骨巨细胞瘤　　B. 骨肉瘤　　C. 骨软骨瘤　　D. 转移性骨肿瘤　　E. 骨结核

六、转移性骨肿瘤（助理不考）

| 题型 | A2 型题 |

女，42 岁，近 1 个月出现进行性腰部疼痛，夜间加重。1 年前因"乳腺癌"行手术治疗。为明确腰痛原因，最有价值的检查是
A. 骨密度　　B. X 线片　　C. CT　　D. 核素扫描　　E. B 超

第二十二章 风湿免疫性疾病

第一节 概论

题型　A1 型题

1. 风湿性疾病中以唾液腺炎症为主要病理改变的疾病是
   A. ANCA 相关血管炎　　B. 系统性硬化症　　C. 系统性红斑狼疮
   D. 类风湿关节炎　　E. 干燥综合征
2. 属于弥漫性结缔组织病的疾病是
   A. 强直性脊柱炎　　B. 痛风性关节炎　　C. 类风湿关节炎
   D. 未分化脊柱关节炎　　E. 纤维肌痛综合征
3. 下列关于风湿性疾病说法错误的是
   A. 是泛指影响骨、关节及周围软组织的一组疾病　　B. 病因与感染、免疫等多种因素有关
   C. 风湿性疾病是系统性的、局限性的、非功能性的　　D. 弥漫性结缔组织病是其重要组成部分
   E. 风湿性疾病不只限于弥漫性结缔组织病
4. 关于风湿性疾病的临床特点，不正确的是
   A. 病程多呈慢性经过　　B. 临床表现差异很大　　C. 反复发作与缓解交替出现
   D. 免疫学异常表现复杂　　E. 对治疗反应的个体差异不大
5. 以滑膜炎为基本病理改变的风湿病是
   A. 强直性脊柱炎　　B. 类风湿关节炎　　C. 风湿性关节炎
   D. 骨性关节炎　　E. 痛风性关节炎
6. 关于风湿性疾病的辅助检查，下列说法有误的是
   A. 关节镜可以了解关节结构变化
   B. 关节腔穿刺对鉴别疾病有重要作用
   C. 血清补体升高对 SLE 的诊断和活动性有一定作用
   D. 抗 SSB 抗体对干燥综合征的诊断有重要作用
   E. 抗环瓜氨酸肽抗体常用于类风湿关节炎的诊断
7. 不同类型的结缔组织病与不同的抗体相关，下列配对错误的是
   A. 抗 Sm 抗体为 SLE 的标记性抗体　　B. 抗 SSA 与干燥综合征相关
   C. 抗 Scl-70 抗体与系统性硬化病相关　　D. 抗 Jo-1 抗体与肌炎/皮肌炎相关
   E. 抗双链 DNA 抗体与类风湿关节炎相关
8. 非甾体抗炎药对风湿性疾病的治疗说法错误的是
   A. 主要机制是抑制环氧化酶（COX）的活性　　B. 减少炎症介质的产生
   C. 有抗炎、镇痛作用　　D. 可以控制原发病的进展　　E. 可导致胃溃疡穿孔等严重并发症

题型　B1 型题

（1～4 题共用备选答案）
　A. 颊部蝶形皮疹及蛋白尿　　B. 腕、掌指、近指关节受累　　C. 膝关节受累
　D. 第一跖趾关节剧烈疼痛　　E. 大量龋齿提示
1. 干燥综合征（SS）
2. 系统性红斑狼疮（SLE）
3. 类风湿关节炎（RA）
4. 痛风

第二节 系统性红斑狼疮

题型　A1 型题

1. 下列系统性红斑狼疮的临床特点中错误的是

A. 蝶形红斑和盘状红斑最具特征性 B. 关节痛和肌痛是其常见症状
C. 几乎所有患者都有肾脏病变 D. 脾脏肿大为主要体征
E. 常导致心包炎
2. 系统性红斑狼疮中具有该病标志性意义的抗体是
A. 抗 RNP 抗体 B. 抗双链 DNA 抗体 C. 抗 Scl-70 抗体
D. 抗 Sm 抗体 E. 抗 Jo-1 抗体
3. 一定与 SLE 的疾病活动性有关的免疫学检测指标是
A. 抗核抗体 B. 抗双链 DNA 抗体 C. 抗 Sm 抗体
D. 抗 SSA 抗体 E. 抗中性粒细胞胞质抗体
4. SLE 狼疮肾炎（病理为Ⅳ型）首选的免疫抑制剂为
A. 环磷酰胺 B. 甲氨蝶呤 C. 长春新碱 D. 硫唑嘌呤 E. 雷公藤
5. 关于 SLE 免疫抑制剂治疗，下列哪项不正确
A. 重症狼疮辅以环磷酰胺冲击，效果佳
B. 环磷酰胺冲击治疗中如血白细胞 < $4×10^9$/L，则停用
C. 环磷酰胺冲击治疗时应予水化，以减少出血性膀胱炎
D. 糖皮质激素最常用
E. 白细胞下降是免疫抑制剂的最常见不良反应
6. 关于 SLE 病人妊娠问题，哪项不正确
A. 易发生流产、早产 B. 病情稳定，心肾功能正常，方可妊娠
C. 可出现新生儿狼疮 D. 妊娠可使 SLE 病情恶化 E. 妊娠头 3 个月内可应用免疫抑制剂

题型　A2 型题

1. 女，32 岁，发热伴面部皮疹 2 个月，双膝、双踝关节肿痛 1 个月。查体：四肢皮肤散在瘀点。实验室检查：血红蛋白 78 g/L，血小板 $42×10^9$/L，网织红细胞 0.01，尿蛋白（+++），ESR 40 mm/h，Coombs 试验阳性。最可能的诊断是
A. 系统性红斑狼疮 B. 慢性肾小球肾炎 C. 风湿热
D. 败血症 E. 淋巴瘤
2. 19 岁女性患者，发热伴手指、腕关节、膝关节肿胀疼痛 2 周，近 2 天来出现水肿、少尿等症状。实验室检查提示：Hb 75 g/L，血沉 40 mm/h，抗 dsDNA 阳性，尿蛋白（+++）。诊断首先考虑
A. Jaccoud 病 B. 原发性肾病综合征 C. 急性肾小球肾炎
D. 系统性红斑狼疮 E. 类风湿关节炎伴肾脏病变
3. 患者，年轻女性，近 2 个月来出现口腔干燥、下肢紫癜样皮疹、一过性关节肿痛等表现，化验尿蛋白（++），颗粒管型 5 个/HP，间断有血尿，类风湿因子 1：20（+），抗 SSA 抗体阳性，抗双链 DNA 抗体阳性。首先考虑的诊断是
A. 慢性肾小球肾炎急性发作 B. 类风湿关节炎 C. 原发性肾病综合征
D. 风湿性关节炎 E. 干燥综合征
4. 女，30 岁，低热伴关节肿痛 3 个月，轻度贫血，抗核抗体（+），抗双链 DNA 抗体（+），疑患系统性红斑狼疮，治疗首选的药物是
A. 非甾体抗炎药 B. 抗生素 C. 免疫抑制剂 D. 糖皮质激素 E. 柳氮磺吡啶
5. 女，19 岁，关节痛、脱发 2 个月，发热 2 周，伴下肢水肿。查体：双手冻疮样皮疹。血 WBC $3.4×10^9$/L，PLT $66×10^9$/L，尿蛋白（+++），尿沉渣镜检 RBC 10～15/高倍视野，ESR 56 mm/h。为明确诊断，最重要的检查是
A. 抗中性粒细胞胞质抗体 B. 骨髓细胞学检查 C. 血培养
D. 抗核抗体谱 E. 类风湿因子

题型　A3/A4 型题

（1～2 题共用题干）
女，17 岁，间断关节痛 1 个月，伴面部红斑，脱发和口腔溃疡。既往有日晒后皮肤瘙痒 1 年余。实验室检查：血 Hb 101 g/L，WBC $3.51×10^9$/L，PLT $163×10^9$/L，尿常规（-），ESR 42 mm/h；ANA（+），抗 SSA 抗体（+），血清 C3 降低。
1. 最可能的诊断是
A. 系统性红斑狼疮 B. 类风湿关节炎 C. 白塞病

D. 皮肌炎　　　　　　　　　　E. 干燥综合征
2. 该患者的基础治疗药物是
A. 硫酸羟氯喹　　B. 环磷酰胺　　C. 甲氨蝶呤　　D. 头孢曲松　　E. 马来酸氯苯那敏片
(3～4题共用题干)
女性，23岁，间断发热、关节痛1年，半月来高热、皮疹、下肢浮肿；血压120/80 mmHg，皮肤无紫癜，肝脾不大，尿蛋白（+++），尿红细胞5～10/HP，颗粒管型偶见，Hb 98 g/L，网织红细胞5%，血 BUN 7 mmol/L。
3. 本例最可能的诊断是
A. 急性肾炎　　　　　　　B. 慢性肾炎急性发作　　　　　C. 慢性肾盂肾炎
D. 过敏性紫癜肾炎　　　　E. 系统性红斑狼疮继发狼疮性肾炎
4. 为进一步明确诊断，最重要的血液学化验是
A. ESR　　　　B. RF　　　　C. 血浆蛋白　　　　D. 血清免疫球蛋白　　E. 抗核抗体谱

| 题型 | B1 型题 |

(1～3题共用备选答案)
A. 面部皮肤对称性红斑　　　　B. 手关节天鹅颈样畸形　　　　C. 口腔、阴部溃疡
D. 眼睑面阳性皮疹　　　　　　E. 面容刻板、张口困难
1. SLE 可出现
2. 类风湿关节炎时可出现
3. 系统性硬化症时可出现
(4～5题共用备选答案)
A. 抗 SSA 抗体　　B. 抗 Sm 抗体　　C. 抗磷脂抗体　　D. 抗 dsDNA 抗体　　E. 抗 RNP 抗体
4. 虽为系统性红斑狼疮标记性抗体，但与疾病活动性无关的是
5. 与系统性红斑狼疮疾病活动性密切相关的自身抗体是

第三节　类风湿关节炎

| 题型 | A1 型题 |

1. 类风湿关节炎常见的关节表现是
A. 对称性近端指间、掌指和腕关节持续性肿痛　　　　B. 膝、髋和踝关节非对称、持续肿痛
C. 膝关节单侧或双侧肿痛，休息后好转　　　　　　　D. 单侧第一跖趾关节剧烈肿痛
E. 胸锁关节肿痛
2. 类风湿关节炎的关节特点不包括
A. 关节痛是最早的关节症状　　B. 以大关节受累为主　　C. 关节强直
D. 关节畸形　　　　　　　　　E. 关节活动障碍
3. 对类风湿关节炎关节畸形的产生下述有误的是
A. 多见于晚期患者　　　　　　B. 手指可形成天鹅掌畸形　　C. 重症患者可呈纤维强直
D. 可完全丧失关节功能　　　　E. 腕关节强直是常见畸形
4. 关于类风湿关节炎辅助检查下列说法正确的是
A. 血沉降低和 C 反应蛋白增高有助于诊断　　　　　　B. RF 滴度与疾病的活动度无关
C. 抗 CCP 抗体对中晚期患者最具诊断意义　　　　　　D. 肌肉骨骼超声技术对滑膜炎的诊断灵敏
E. 关节穿刺对鉴别诊断无意义
5. 下列关于类风湿关节炎受累的描述，正确的是
A. 常下肢不对称性大关节受累　　B. 常游走性关节受累　　C. 常双手远端指间关受累
D. 常上肢对称性小关节受累　　　E. 常单关节受累

| 题型 | A2 型题 |

1. 女性，48岁，发热伴对称性多关节肿痛，晨僵3个月。查 ANA 低滴度阳性，RF（+），IgG 和补体升高。最可能的诊断是
A. 多肌炎　　　　　　　B. 系统性红斑狼疮　　　　　　C. 类风湿关节炎
D. 干燥综合征　　　　　E. 混合性结缔组织病
2. 女，40岁，双腕、双肘和足趾关节肿胀、疼痛6个月，晨僵大于1小时，活动后减轻。不伴发热、脱发、

皮疹及光过敏等。实验室检查：血沉 39 mm/h，抗环瓜氨酸肽抗体阳性。最可能的诊断是
A. 骨关节炎   B. 强直性脊柱炎   C. 风湿性关节炎   D. 痛风性关节炎   E. 类风湿关节炎
3. 女，40岁，关节疼痛2年，以近端指间关节及掌指关节为重，近3个月来症状加重，晨僵＞2小时。实验室检查：Hb 110 g/L，抗CCP抗体阳性，ANA抗体阴性。最可能的诊断是
A. 强直性脊柱炎   B. 化脓性关节炎   C. 痛风性关节炎
D. 类风湿关节炎   E. 骨关节炎

题型　A3/A4型题

（1～2题共用题干）
女，45岁，双手近端指间关节，双腕和双踝关节肿痛5个月。查体：双手近端指间关节梭形肿胀，压痛（+）。实验室检查：ESR 45 mm/h，RF阳性，抗环瓜氨酸肽抗体阳性。
1. 最可能的诊断是
A. 骨关节炎   B. 类风湿关节炎   C. 痛风性关节炎
D. 脊柱关节炎   E. 系统性红斑狼疮
2. 控制病情进展首选的药物是
A. 甲氨蝶呤   B. 布洛芬   C. 阿司匹林   D. 环磷酰胺   E. 泼尼松

（3～4题共用题干）
女性，48岁，类风湿关节炎病史7年，治疗不正规。近3个月来感双手指关节痛加重，晨僵约1小时。查体：双手MCP2-4肿胀、左手PIP1-4肿胀，压痛明显，右手肿胀伴压痛，双侧腕关节肿胀并屈伸明显受限。双手X线提示骨质疏松、双腕关节各骨融合，双手掌指关节和近端指间关节间隙变窄。
3. 此病人双手X线达到类风湿关节炎的分期是
A. Ⅰ期   B. Ⅱ期   C. Ⅲ期   D. Ⅳ期   E. 无法分期
4. 此病人的治疗方案中，除非甾体抗炎药对症治疗外，应该首选的慢作用抗风湿药是
A. 雷公藤多苷   B. 柳氮磺吡啶   C. 糖皮质激素   D. 金诺芬   E. 甲氨蝶呤

（5～6题共用题干）
女，50岁，对称性多关节肿痛3年，晨僵2小时。实验室检查：RF阳性，双手X线片示近端指间关节面虫蚀样改变，关节间隙狭窄。
5. 应首先考虑的诊断是
A. 反应性关节炎   B. 强直性脊柱炎   C. 类风湿关节炎   D. 骨关节炎   E. 痛风性关节炎
6. 可用于治疗该患者的药物是
A. 维拉帕米   B. 头孢菌素   C. 青霉素   D. 维生素C   E. 来氟米特

第四节　脊柱关节炎

题型　A1型题

1. 下列属于退行性变的疾病是
A. 强直性脊柱炎   B. 骨性关节炎   C. Reiter综合征   D. 银屑病关节炎   E. 痛风
2. 下列哪项符合强直性脊柱炎的特点
A. 血沉、C反应蛋白降低   B. 关节可出现"纽扣花"等畸形表现
C. "4字试验"阳性   D. 关节痛往往是首发表现   E. 抗CCP抗体阳性

题型　A2型题

男，22岁，下腰痛2年余，加重6周，疼痛以夜间明显，有痛醒现象。查体：双侧"4"字试验阳性，腰部活动受限。实验室检查：血沉48 mm/h，HLA-B27阳性。最可能的诊断是
A. 腰椎间盘突出   B. 类风湿关节炎   C. 风湿性关节炎
D. 强直性脊柱炎   E. 腰肌劳损

题型　A3/A4型题

（1～2题共用题干）
患者男性，37岁，近3个月晨起后出现关节活动僵硬感，稍事活动后可好转；同时伴有腰骶关节压痛明显，下肢大关节非对称性肿痛等表现。实验室检查：血沉、C反应蛋白、免疫球蛋白升高。

1. 为进一步检查优先考虑下列哪项检查
A. X 线　　　　　B. 抗 CCP 抗体　　　C. 类风湿因子　　　D. 抗 Sm 抗体　　　E. 抗双链 DNA 抗体
2. 明确诊断后下一步治疗措施错误的是
A. 积极控制症状　　　　　　　B. 尽早受累关节滑膜切除　　　C. 尽早给予非甾体抗炎药
D. 尽早给予肿瘤坏死因子拮抗剂　　　　　　　　　　　　　E. 出现关节畸形可给予手术纠正

（3～5 题共用题干）

男性，27 岁，间断出现腰背痛 3 个月，稍事活动后疼痛可缓解；查体：骶髂关节压痛（+），"4"字试验（+），血沉、C 反应蛋白、免疫球蛋白均升高。

3. 考虑初步诊断
A. 强直性脊柱炎　　　　　B. 类风湿关节炎　　　　　C. 系统性红斑狼疮
D. 腰椎间盘突出　　　　　E. 骨肉瘤
4. 出现下列哪种情况可明确诊断
A. 枕墙距＞1.0 cm　　　　　B. 核磁提示滑膜炎、骨髓水肿
C. 抗 CCP 高滴度　　　　　D. 椎体边缘增生，椎间隙变窄
E. 骶髂关节存在侵蚀硬化，关节间隙增宽
5. 治疗方面下列哪项错误
A. 主要是缓解和控制病情　　　B. 睡硬板床、低枕　　　C. 尽早使用肿瘤坏死因子拮抗剂
D. 应用非甾体抗炎药控制关节疼痛等症　　　　　　　　　E. 尽早人工关节置换术

第五节　高尿酸血症和痛风

参见本章第一节 B1 型题。

第二十三章 儿科学

第一节 绪论

题型 A1 型题

1. 儿童死亡率最高的时期是
   A. 新生儿期　　B. 胎儿期　　C. 婴儿期　　D. 幼儿期　　E. 围生期
2. 小儿生理性免疫功能低下的时期最主要是
   A. 学龄期　　B. 围生期　　C. 学龄前期　　D. 青春期　　E. 婴幼儿期
3. 最易受外界不良因素影响而发生夭折，先天畸形和遗传性疾病的胎龄是
   A. 16 周内　　B. 12 周内　　C. 28 周内　　D. 20 周内　　E. 24 周内

第二节 生长发育

题型 A1 型题

1. 前囟的正确测量方法是
   A. 临边中点连线　　B. 邻角顶点连线　　C. 对边中点连线
   D. 周径长度　　E. 对角定点连线
2. 小儿生长发育的规律不包括
   A. 个体差异　　B. 各器官系统发育不平衡　　C. 连续性、非匀速性、阶段性
   D. 自下而上　　E. 两个高峰期
3. 最能反映小儿近期营养状态变化的指标是
   A. 身高　　B. 胸围　　C. 腹围　　D. 体重　　E. 头围
4. 小儿出生后各系统、器官的生长发育不平衡，呈现先快后慢的是
   A. 呼吸系统　　B. 淋巴系统　　C. 消化系统　　D. 生殖系统　　E. 神经系统
5. 健康小儿，会发出单音，能独坐一会，用手摇玩具。其月龄最可能的是
   A. 9 个月　　B. 6 个月　　C. 7 个月　　D. 8 个月　　E. 5 个月
6. 正常小儿出生后头围与胸围相等的月龄是
   A. 6 个月　　B. 15 个月　　C. 18 个月　　D. 12 个月　　E. 9 个月
7. 多数小儿萌出第一恒磨牙的年龄是
   A. 12 岁　　B. 10 岁　　C. 14 岁　　D. 8 岁　　E. 6 岁
8. 小儿体格发育的两次生长高峰是
   A. 学龄期、青春期　　B. 新生儿期、婴儿期　　C. 婴儿期、青春期
   D. 新生儿期、幼儿期　　E. 幼儿期、学龄前期
9. 正常 2 岁小儿的头围大约是
   A. 46 cm　　B. 48 cm　　C. 52 cm　　D. 44 cm　　E. 50 cm
10. 小儿出牙延迟的判断标准是
    A. ＞4 个月未出牙　　B. ＞24 个月未出牙　　C. ＞6 个月未出牙
    D. ＞13 个月未出牙　　E. ＞10 个月未出牙
11. 小儿前囟闭合的时间是
    A. 25～30 个月　　B. 12～24 个月　　C. 12～18 个月
    D. 9～11 个月　　E. 4～8 个月
12. 3 个月小儿按公式计算其身长、头围约是
    A. 55 cm，38 cm　　B. 62.5 cm，40 cm　　C. 65 cm，42 cm
    D. 70 cm，44 cm　　E. 75 cm，46 cm

题型 A2 型题

一正常婴儿，体重 7.5 kg，身长 68 cm，前囟 1.0 cm，头围 44 cm，出牙 4 个。能独坐并能以拇指、示指拿

取小球。该婴儿最可能的月龄是
A. 24 个月　　　　B. 5 个月　　　　C. 12 个月　　　　D. 8 个月　　　　E. 18 个月

题型　B1 型题

（1～2 题共用备选答案）
A. 淋巴系统　　　B. 血液系统　　　C. 生殖系统　　　D. 神经系统　　　E. 内分泌系统
1. 小儿出生以后，发育最早的系统是
2. 小儿出生以后，发育先慢后快的系统是

第三节　儿童保健

题型　A1 型题

1. 新生儿期计划免疫应接种的疫苗是
   A. 脊髓灰质炎与百白破三联混合疫苗
   B. 卡介苗与百白破三联混合疫苗
   C. 卡介苗与乙肝疫苗
   D. 乙肝疫苗与麻腮风疫苗
   E. 脊髓灰质炎糖丸与麻疹疫苗
2. 6 个月以下小儿计划免疫预防接种不包括
   A. 乙肝疫苗　　　B. 脊髓灰质炎疫苗　　　C. 麻腮风疫苗
   D. 百白破疫苗　　E. 卡介苗
3. 1 岁以后儿童完成计划免疫复种的第一个疫苗是
   A. 乙脑疫苗　　B. 百白破疫苗　　C. 乙肝疫苗　　D. 麻腮风疫苗　　E. 卡介苗
4. 4 岁儿童必须复种的疫苗是
   A. 脊髓灰质炎疫苗　　B. 乙脑疫苗　　C. 百白破疫苗　　D. 麻腮风疫苗　　E. 卡介苗
5. 小儿乙肝疫苗的接种时间为
   A. 1、2、3 个月　　　B. 0、2、3 个月　　　C. 0、2、6 个月
   D. 0、1、2 个月　　　E. 0、1、6 个月
6. 脊髓灰质炎初种的年龄应自什么时候开始
   A. 1 个月　　B. 2 个月　　C. 3 个月　　D. 4 个月　　E. 5 个月
7. 初种麻腮风减毒活疫苗的时间是
   A. 生后 2 个月　　　B. 生后 4 个月　　　C. 生后 8 个月
   D. 4 岁时加强一次　　E. 8 岁时加强一次
8. 下列哪项为卡介苗的初种年龄
   A. 生后 3 天　　　B. 3 天～3 个月　　　C. 4 天～4 个月
   D. 5 天～5 个月　　E. 6 天～6 个月

题型　A2 型题

男婴，3 个半月。3 周前曾患肺炎，计划免疫接种程序，此时应接种
   A. 百白破混合制剂第一针　　B. 麻腮风疫苗第一针　　C. 乙肝疫苗第二针
   D. 百白破混合制剂第二针　　E. 脊髓灰质炎糖丸第一次

题型　B1 型题

（1～2 题共用备选答案）
A. 2 个月　　B. 3 个月　　C. 8 个月　　D. 1 个月　　E. 生后 2～3 天
1. 麻腮风疫苗初种年龄是
2. 百白破疫苗初种年龄是
（3～4 题共用备选答案）
A. 3 个月，4 个月，5 个月　　B. 2 个月，3 个月，4 个月　　C. 1 个月，2 个月，3 个月
D. 出生时，1 个月，2 个月　　E. 4 个月，5 个月，6 个月
3. 口服脊髓灰质炎糖丸适宜的时间是生后
4. 接种百白破三联疫苗适宜的时间是生后

第四节 儿童营养与营养障碍性疾病

一、儿童营养基础

题型　A1 型题

1. 健康女婴，4 个月，母乳喂养。每天每千克体重需要热量是
 A. 115 kcal　　　B. 110 kcal　　　C. 95 kcal　　　D. 105 kcal　　　E. 80 kcal
2. 小儿营养中最主要的能量来源是
 A. 矿物质　　　B. 糖类　　　C. 脂类　　　D. 膳食纤维　　　E. 蛋白质
3. 小儿特有的能量需求是
 A. 食物热力作用　　B. 排泄丢失　　C. 活动所需　　D. 生长发育　　E. 基础代谢

题型　B1 型题

（1～2 题共用备选答案）
 A. 矿物质　　　B. 维生素　　　C. 脂肪　　　D. 蛋白质　　　E. 碳水化合物
1. 每次哺乳时，母乳中呈先高后低变化的营养成分是
2. 每次哺乳时，母乳中呈先低后高变化的营养成分是

二、婴儿喂养

题型　A1 型题

1. 母乳与牛乳相比，对母乳特点的描述中错误的是
 A. 含饱和脂肪酸较多　　　B. 乳糖含量高　　　C. 含白蛋白多，酪蛋白少
 D. 钙磷比例适宜　　　E. 铁吸收率高
2. 人工喂养的婴儿估计每日奶量的计算是根据
 A. 能量需要量　　B. 胃容量　　C. 身高　　D. 体表面积　　E. 年龄
3. 母乳与牛乳相比，营养丰富，易于消化，是因为母乳中
 A. 蛋白质含量高　　　B. 含酪蛋白多　　　C. 含白蛋白、球蛋白较多
 D. 含饱和脂肪酸多　　　E. 含甲型乳糖高

题型　A2 型题

新生儿，足月顺产，出生体重 3.3 kg。无新生儿窒息。开奶的时间为产后
 A. 24 小时　　B. 23 小时　　C. 6 小时　　D. 12 小时　　E. 15 分钟至 2 小时内

题型　A3/A4 型题

（1～2 题共用题干）
4 个月婴儿，体重 6 kg，母亲因故不能哺乳，改用牛乳喂养。
1. 按能量需要，该婴儿每日需牛奶量（含 8% 的糖）是
 A. 200 mL　　B. 400 mL　　C. 600 mL　　D. 800 mL　　E. 1000 mL
2. 按添加辅助食品的原则，该婴儿可开始添加
 A. 米糊　　B. 果汁　　C. 肉末　　D. 碎菜　　E. 肝泥

题型　B1 型题

（1～3 题共用备选答案）
 A. 出生后 2 个月　　　B. 出生后 10～12 个月　　　C. 出生后 7～9 个月
 D. 出生后 4～6 个月　　　E. 出生后 2 周
1. 足月儿开始添加维生素 D 的时间是
2. 足月儿开始添加米糊的时间是
3. 足月儿开始添加肉末、菜末的时间

三、维生素 D 缺乏性佝偻病

题型　A1 型题

1. 关于小儿维生素 D 缺乏佝偻病的预防措施，不正确的是
 A. 适当多晒太阳　　　B. 孕母补充维生素 D 及钙剂　　C. 早产儿 2 个月时开始补充维生素 D
 D. 提倡母乳喂养　　　E. 及时添加辅食
2. 维生素 D 缺乏性佝偻病早期诊断的可靠指标是
 A. 血碱性磷酸酶　　　B. 血 25-(OH)D_3　　　C. 血钙
 D. 血钙磷乘积　　　E. 血磷
3. 维生素 D 缺乏性佝偻病初期的临床表现是
 A. 胸廓畸形　　　B. 非特异性神经精神症状　　　C. 方颅
 D. 运动发育迟缓　　　E. 肌肉关节松弛
4. 维生素 D 缺乏性佝偻病最早出现的骨骼改变是
 A. 肋骨串珠　　B. "O"形腿　　C. 手镯、足镯　　D. 方颅　　E. 颅骨软化
5. 维生素 D 缺乏性佝偻病冬春季多见的病因是
 A. 皮肤接触日光中紫外线较少　　　　　　　B. 食物中维生素 D 含量不足
 C. 婴儿食物中钙磷含量少　　　　　　　　　D. 婴儿生长快，钙磷需要量大
 E. 疾病的影响
6. 佝偻病激期的血生化变化是
 A. 血钙稍降低，血磷明显降低，钙磷乘积降低，碱性磷酸酶明显升高
 B. 血钙升高，血磷降低，钙磷乘积降低，碱性磷酸酶升高
 C. 血钙降低，血磷升高，钙磷乘积降低，碱性磷酸酶升高
 D. 血钙降低，血磷降低，钙磷乘积升高，碱性磷酸酶降低
 E. 血钙降低，血磷降低，钙磷乘积升高，碱性磷酸酶升高

题型　A2 型题

1. 女婴，4 个月，烦躁，多汗半个月，夜间哭闹不停。其冬季出生，足月顺产，但纯牛奶喂养，未添加辅食。查体：体重 6 kg，有颅骨软化。最可能的诊断是
 A. 维生素 A 缺乏　　　B. 维生素 D 缺乏性佝偻病　　　C. 蛋白质-能量营养不良
 D. 维生素 D 缺乏性手足搐搦症　　　E. 缺铁性贫血
2. 男婴，10 个月，经常出现夜惊，近 1 周加重，多汗烦闷。该患儿生后一直混合喂养，未添加辅食，此患儿体格检查最可能发现的阳性体征为
 A. 面色苍白　　　B. 方颅，乳牙未萌出　　　C. 肌张力增高
 D. 皮下脂肪明显减少　　　E. 皮肤弹性差
3. 患儿女，11 个月，多汗，烦躁，睡眠不安，可见肋膈沟，下肢轻度"O"形腿。血清钙稍低，血磷降低，碱性磷酸酶增高。其佝偻病应处于
 A. 前驱期　　B. 初期　　C. 激期　　D. 恢复期　　E. 后遗症期

四、维生素 D 缺乏性手足搐搦症

题型　A1 型题

1. 隐匿型维生素 D 缺乏性手足搐搦症特有的阳性体征是
 A. 布氏征　　B. 霍夫曼征　　C. 面神经征　　D. 克氏征　　E. 巴氏征
2. 维生素 D 缺乏性手足搐搦症的隐性体征是
 A. 喉痉挛　　　B. Kernig（克尼格）征阳性　　　C. Brudzinski（布鲁津斯基）征阳性
 D. Trousseau（陶瑟）征阳性　　　E. Babinski（巴宾斯基）征阳性
3. 维生素 D 缺乏性手足搐搦症与佝偻病发病机理的不同点在于
 A. 钙吸收代谢障碍　　　B. 磷吸收代谢障碍　　　C. 甲状旁腺功能不足
 D. 维生素 D 缺乏　　　E. 神经系统兴奋性增高
4. 维生素 D 缺乏性手足搐搦症喉痉挛主要见于
 A. 婴儿　　B. 幼儿　　C. 学龄前儿童　　D. 学龄期儿童　　E. 以上都不是

题型　A2 型题

1. 女婴，5个月，3天内抽搐4次。发作时意识不清，持续2分钟，自行缓解，醒后活泼如常，不伴发热。实验室检查：血钙 1.73 mmol/L，血镁 1.0 mmol/L，血糖 3.9 mmol/L。最可能的诊断是
   A. 维生素 D 依赖性佝偻病　　B. 低镁血症　　C. 低血糖症
   D. 婴儿痉挛症　　E. 维生素 D 缺乏性手足搐搦症

2. 男婴，5个月，人工喂养，1天内反复惊厥5次，每次持续1～2分钟。查体：T 37 ℃，体重 5.5 kg，枕部颅骨有乒乓球感，可见枕秃。首选考虑的诊断是
   A. 蛋白质-能量营养不良　　B. 维生素 D 缺乏性佝偻病　　C. 癫痫发作
   D. 婴儿痉挛症　　E. 维生素 D 缺乏性手足搐搦症

3. 患儿，男，2岁，因间断性四肢抽搐1周就医。1日内无热惊厥发作十数次，脑电图无异常。发作后神志清醒，无神经系统症状。查体可见"鸡胸样"畸形和"O"形腿。实验室检查示：血 Ca^{2+} 1.45 mmol/L，血镁、尿镁正常。最有可能的诊断是
   A. 维生素 D 缺乏性手足搐搦症　　　　　　B. 原发性甲状旁腺功能减退症
   C. 婴儿痉挛症　　D. 低血糖症　　E. 低镁血症

题型　A3/A4 型题

（1～3 题共用题干）
男婴，4个月，反复发作性吸气性呼吸困难伴吸气时喉鸣，口唇青紫三次，无发热，发作间隔一般情况良好，枕部指压有乒乓球样感，肺、心未见异常。

1. 首先考虑诊断为
   A. 气管异物　　B. 维生素 D 缺乏性手足搐搦症
   C. 支气管肺炎　　D. 急性气管炎　　E. 急性喉炎

2. 首选的检查是
   A. 血气分析　　B. 血电解质　　C. 咽拭子培育　　D. 胸部 X 线片　　E. 喉镜

3. 该患儿再次出现发作性呼吸困难缺氧时，首要的急救措施是
   A. 气管插管　　B. 补充维生素 D　　C. 静注钙剂
   D. 应用甘露醇　　E. 应用地西泮，保持呼吸道通畅

（4～5 题共用题干）
患儿，4个月，人工喂养，平时易惊、多汗，睡眠少，近2日来咳嗽、低热，今晨突然双眼凝视，手足抽动。查体：枕后有乒乓球感。

4. 患儿最可能是
   A. 血糖降低　　B. 血清钙降低　　C. 血清镁降低　　D. 血清钠降低　　E. 脑脊液细胞数增多

5. 止抽后的处理是
   A. 静脉滴注钙剂　　B. 供给氧气　　C. 肌内注射呋塞米（速尿）
   D. 肌内注射维生素 B_{12}　　E. 静脉滴注葡萄糖液

五、蛋白质-能量营养不良

题型　A1 型题

1. 小儿蛋白质-能量营养不良最早期的临床表现是
   A. 体重减轻　　B. 皮下脂肪消失　　C. 体重不增　　D. 肌肉松弛　　E. 身高增长停滞

2. 重度蛋白质-能量营养不良患儿，夜间睡眠中突然昏厥、死亡，其最主要原因是
   A. 窒息　　B. 低血容量性休克　　C. 败血症并急性化脓性脑膜炎
   D. 心力衰竭　　E. 自发性低血糖发作

3. 小儿蛋白质-能量营养不良的顺序是
   A. 躯干—臀部—四肢—腹部—面颊　　B. 四肢—躯干—腹部—臀部—面颊
   C. 躯干—臀部—腹部—四肢—面颊　　D. 腹部—躯干—臀部—四肢—面颊
   E. 腹部—躯干—面颊—臀部—四肢

4. 儿童蛋白质-能量营养不良的诱发因素中，最常见的疾病是
   A. 长期发热　　B. 急、慢性传染病　　C. 恶性肿瘤
   D. 肠道寄生虫病　　E. 消化系统疾病或先天畸形

5. 重度营养不良患儿调整饮食，每日开始供给的热量应是

A. 30 kcal/kg B. 40 kcal/kg C. 50 kcal/kg D. 60 kcal/kg E. 70 kcal/kg

题型　A2 型题

1. 男婴，8 个月，腹泻 2 个月。出生体重 3.5 kg，现体重 6.8 kg，血清总蛋白 45 g/L，白蛋白 25 g/L。最可能出现的体征是
   A. 凹陷性水肿　　　　　B. 皮下脂肪消失　　　　　C. 方颅
   D. 手、足镯　　　　　　E. 颅骨软化
2. 男婴，6 个月，足月顺产，人工喂养。查体：体重 5.4 kg，身长 66 cm，前囟未闭，未出牙，皮肤干燥，腹部皮下脂肪厚度 0.6 cm，心肺未见异常。最可能的诊断是
   A. 重度营养不良消瘦型　　B. 中度营养不良　　　　　C. 轻度营养不良
   D. 重度营养不良水肿型　　E. 正常婴儿
3. 男孩，1 岁半，消瘦，近 5 个月体重不增。查体：体重 7 kg，腹壁皮下脂肪消失，头发干枯，心肺未见异常，腹软。应警惕的最严重的并发症是
   A. 维生素缺乏症　　　　B. 支气管肺炎　　　　　　C. 营养性贫血
   D. 自发性低血糖症　　　E. 腹泻病
4. 女孩，1 岁，诊断为蛋白质-能量营养不良。患儿突然发生面色灰白，神志不清，脉搏减慢，呼吸暂停。应首先考虑
   A. 低钠血症　　B. 自发性低血糖　　C. 继发感染　　D. 心力衰竭　　E. 低钙血症
5. 患儿，1 岁，因食欲差，母乳少，以米糊、稀饭喂养，未添加其他辅食，诊断为营养不良。最典型的症状是
   A. 身长低于正常　B. 体重不增　　C. 皮肤干燥　　D. 皮下脂肪减少　E. 肌张力低下

题型　B1 型题

（1～2 题共用备选答案）
A. 5%～10%　　B. 10%～15%　　C. 15%～25%　　D. 25%～40%　　E. 40%～60%
1. 小儿中度营养不良的判断标准是体重低于正常均值的
2. 小儿轻度营养不良的判断标准是体重低于正常均值的

六、单纯性肥胖症

题型　A2 型题

男孩，10 岁，体重超过同性别、同身高体重均值的 30%，不准确的处理是
A. 控制饮食　　B. 药物治疗　　C. 监测体重　　D. 心理辅导　　E. 增加运动

第五节　新生儿及新生儿疾病

一、新生儿特点及护理

题型　A1 型题

1. 关于新生儿呼吸系统生理特点的描述，正确的是
   A. 肺表面活性物质至孕 28 周时迅速增加
   B. 肺表面活性物质是由肺泡Ⅰ型上皮细胞产生的
   C. 湿肺是由于肺部感染炎性渗出造成的
   D. 足月儿生后第 1 小时呼吸频率可达 80～90 次/分
   E. 早产儿呼吸不规则，易出现呼吸暂停
2. 极低出生体重儿的标准是指婴儿出生后 1 小时内的体重低于
   A. 2000 g　　B. 800 g　　C. 1500 g　　D. 1000 g　　E. 2500 g
3. 对正常足月新生儿，暂不能引出的神经反射是
   A. 腹壁反射　B. 觅食反射　C. 吸吮反射　D. 握持反射　E. 拥抱反射
4. 出生后即有且终生存在的神经反射是
   A. 拥抱反射　B. 膝腱反射　C. 握持反射　D. 觅食反射　E. 腹壁反射

5. 足月儿的定义是
   A. 体重＞2500 g 的新生儿
   B. 出生体重在同胎龄体重第 10～90 百分位者
   C. 胎龄≥37 周至＜42 周的新生儿
   D. 胎龄＞40 周的新生儿
   E. 胎龄＞28 周的婴儿
6. 足月新生儿，经血管及淋巴管吸收的肺液约占肺内液体的
   A. 1/4　　　　B. 1/3　　　　C. 1/5　　　　D. 2/3　　　　E. 3/4
7. 符合早产儿指甲外观特点的是
   A. 反甲　　　　　　　　B. 甲面多白纹　　　　　　　C. 指甲超过指尖
   D. 指甲未达指尖　　　　E. 指甲硬
8. 孕 36 周产男婴，出生体重 1700 g，出生后 3 天体温不升，需要暖箱，该暖箱温度应是
   A. 31 ℃　　　　B. 32 ℃　　　　C. 33 ℃　　　　D. 34 ℃　　　　E. 35 ℃

| 题型 | A2 型题 |

足月女婴，母乳喂养，吸吮好，哺后安睡，生后 4 天体重下降 7%。查体：反应好，面色红润，心肺（－）。此女婴可能的原因是
   A. 进乳量多，进水少　　　　B. 进水多，进乳量少　　　　C. 败血症
   D. 呆小病　　　　　　　　　E. 生理性体重下降

| 题型 | B1 型题 |

（1～2 题共用备选答案）
   A. 第 10～90 百分位　　　B. 第 90 百分位以下　　　C. 第 3 百分位以下
   D. 第 10 百分位以下　　　E. 第 10～85 百分位
1. 小于胎龄儿（SGA）的标准是指出生体重在同胎龄儿平均出生体重的
2. 适于胎龄儿（AGA）的标准是指出生体重在同胎龄儿平均出生体重的

二、新生儿窒息与复苏

| 题型 | A1 型题 |

1. 新生儿窒息复苏评估的三大指标是
   A. 呼吸，心率，哭声　　　　B. 心率，呼吸，皮肤颜色　　　　C. 呼吸，皮肤颜色，哭声
   D. 心率，呼吸，肌张力　　　E. 心率，皮肤颜色，肌张力
2. 不属于新生儿窒息 Apgar 评分内容的是
   A. 拥抱反射　　B. 肌张力　　C. 皮肤颜色　　D. 呼吸　　E. 心率
3. 新生儿轻度窒息，Apgar 评分为
   A. 10 分　　B. 7～10 分　　C. 4～7 分　　D. 2～4 分　　E. 0～3 分
4. 在新生儿窒息复苏方案中，应首先采取哪一步骤
   A. 建立呼吸，增加通气　　　　B. 尽量吸净呼吸道黏液，保持气道通畅
   C. 给予肾上腺素　　　　　　　D. 维持正常循环，保证足够心输出量
   E. 以上都不是
5. 以下哪项不是新生儿窒息的病因
   A. 母亲因各种疾病所致母血含氧不足　　　　B. 子宫、胎盘血流障碍
   C. 脐带血流受阻　　　　D. 颅内出血　　　　E. 分娩时用麻醉剂过量

| 题型 | A2 型题 |

1. 新生儿，足月顺产，出生体重 3000 g。1 分钟 Apgar 评分：呼吸 0，心率 1，皮肤颜色 1，弹足底反应 1，肌张力 1。以下处理措施中，属于初步复苏步骤的是
   A. 肾上腺素经脐静脉注入　　B. 气管插管，正压通气　　C. 胸外心脏按压
   D. 生理盐水扩容　　　　　　E. 清理呼吸道
2. 足月新生儿，出生时 1 分钟，躯干红而四肢青紫，心率 90 次/分，呼吸慢而规则，四肢略屈曲，插鼻管有皱眉反应，其 1 分钟 Apgar 评分是

A. 8 分　　　　B. 6 分　　　　C. 5 分　　　　D. 4 分　　　　E. 7 分

三、新生儿缺氧缺血性脑病

题型　A1 型题

1. 新生儿缺氧缺血性脑病最主要的治疗是
A. 早期应用神经细胞营养药物　　　　　　　　B. 新生儿期后的治疗
C. 早期运动功能训练　　　　　　　　　　　　D. 早期应用脱水剂减轻脑水肿
E. 早期维持血糖、血气、血循环正常

2. 判断新生儿缺氧缺血性脑病严重程度的主要依据是
A. 血清 CPK-BB　　B. 脑电图　　C. 颅脑超声　　D. 临床表现　　E. 头颅 CT

3. 新生儿缺氧缺血性脑病最主要的病因是
A. 肺表面活性物质缺乏　　　B. 宫内感染　　　　　C. 围生期窒息
D. 脑卒中　　　　　　　　　E. 营养缺乏

4. 新生儿缺氧缺血性脑病时发生惊厥，首选的药物是
A. 甘露醇　　B. 地塞米松　　C. 苯巴比妥　　D. 苯妥英钠　　E. 呋塞米

题型　A2 型题

1. 患儿，女，1 天，足月产，出生 1 分钟 Apgar 评分 3 分。查体：P 90 次/分，R 30 次/分，嗜睡，面色微绀，前囟饱满，心音低钝，四肢肌张力减低，拥抱反射消失。最可能的诊断是
A. 胎粪吸入综合征　　　　　B. 新生儿败血症　　　　C. 新生儿低血糖
D. 新生儿缺氧缺血性脑病　　E. 新生儿肺透明膜病

2. 足月婴儿出生时全身皮肤青紫，Apgar 评分为 3 分。查体：昏迷、反射消失、肌张力低下、心率慢、呼吸不规则。诊断为缺氧缺血性脑病，临床分度为
A. 极轻度　　B. 轻度　　C. 中度　　D. 重度　　E. 极重度

3. 患儿女，出生 30 小时，出现嗜睡伴肌张力低下，初步诊断为缺氧缺血性脑病。为了解患儿丘脑、基底核有无病灶，应首选的检查是
A. 头颅 CT　　B. 脑电图　　C. 颅脑透光试验　　D. B 超　　E. 头颅 MRI

四、新生儿呼吸窘迫综合征

题型　A1 型题

1. 早产儿出生后立即出现进行性呼吸困难，最可能发生的疾病是
A. 先天性心脏病　　　B. 胎粪吸入综合征　　　C. 吸入性肺炎
D. 湿肺　　　　　　　E. 新生儿呼吸窘迫综合征

2. 关于新生儿肺透明膜病，下列哪项是错误的
A. 胎龄越小，发病率越高　　B. 仅见于早产儿　　C. 一般生后 6 小时以内出现症状
D. X 线可见支气管充气征　　E. 主要表现为进行性呼吸困难和发绀

3. 早产儿有呼吸暂停，主要是因为
A. 肺泡数量相对少　　　B. 呼吸中枢相对不成熟　　C. 肺泡表面活性物质少
D. 肋间肌肌力弱　　　　E. 膈肌位置高

4. 新生儿肺透明膜病的病因最正确的是
A. 肺泡壁嗜伊红透明膜附着　　　　　B. 宫内吸入羊水中上皮细胞形成透明膜
C. 宫内感染导致肺部炎症渗出　　　　D. 孕晚期给孕妇用激素治疗
E. 肺泡表面活性物质缺乏

题型　A2 型题

早产儿，胎龄 32 周，生后 3 小时出现呼吸困难、呻吟。胸部 X 线片示双肺透亮度降低，毛玻璃样改变。应立即给予的处理是
A. 持续气道正压通气　　　B. 抗生素　　　　C. 纠正酸中毒
D. 头罩吸氧　　　　　　　E. 地塞米松

五、新生儿黄疸

题型　A1 型题

1. 关于新生儿病理性黄疸的叙述，不正确的是
   A. 黄疸持续时间＞2 周　　B. 黄疸常在生后 24 小时内出现　C. 血清胆红素上升速度快
   D. 黄疸退而复现　　E. 血清结合胆红素＜25.7 μmol/L（1.5 mg/dl）
2. 有关足月新生儿病理性黄疸的特点错误的是
   A. 血清总胆红素＞221μmol/L　B. 生后 24 小时内出现黄疸　C. 黄疸持续时间＞2 周
   D. 黄疸退而复现　　E. 血清结合胆红素＜25 μmol/L
3. 新生儿生后 24 小时内出现黄疸应考虑
   A. 生理性黄疸　　B. 新生儿败血症　　C. 新生儿溶血病
   D. 先天性胆道闭锁　　E. 新生儿脑膜炎
4. 不符合新生儿生理性黄疸的原因是
   A. 红细胞的寿命短　　B. 红细胞数量多　　C. 红细胞内酶发育不成熟
   D. 肠道内正常菌群尚未建立　　E. 肝功能不成熟

题型　A2 型题

1. 足月新生儿，生后 2～3 天，巩膜、皮肤明显黄染。查血清总胆红素 10 mg/dl，结合胆红素 1 mg/dl，精神、食欲一般，肝右肋下 2 cm。可能的诊断是
   A. 新生儿败血症　　B. 新生儿溶血病　　C. 新生儿胆汁淤积
   D. 新生儿生理性黄疸　　E. 新生儿肝炎综合征
2. 患儿女，7 天，足月顺产，出生体重 3.2 kg，母乳喂养，一切情况尚好，但出生后 3 天面部出现黄疸，近 2 日加重。实验室检查：血红蛋白 152 g/L，血清总胆红素 171 μmol/L。最可能的诊断是
   A. 新生儿生理性黄疸　　B. 新生儿母乳性黄疸　　C. 新生儿败血症
   D. 新生儿肝炎　　E. 新生儿溶血病
3. 男婴，生后 10 小时出现黄疸，母亲血型 O 型。有确诊意义的检查是
   A. 胆红素测定　　B. 血型测定　　C. 网织红细胞计数
   D. 抗体释放试验　　E. 血清游离抗体测定

六、新生儿溶血病（助理不考）

题型　A1 型题

1. 确诊新生儿 ABO 溶血病最重要的检查是
   A. 血常规　　B. 血涂片查红细胞形态　　C. 肝功能与胆红素
   D. 血型　　E. 改良直接抗人球蛋白试验
2. 胆红素脑病是什么引起的神经损伤
   A. 结合胆红素　B. 非结合胆红素　C. 总胆红素　　D. 光红素　　E. 尿胆原

题型　A2 型题

1. 新生儿，1 天，足月顺产，于生后 20 小时出现黄疸。血清胆红素 342 μmol/L（20 mg/dl）。患儿血型为 A 型，母亲血型为 O 型。本病最严重的并发症是
   A. 水肿　　B. 硬肿　　C. 胆红素脑病　　D. 贫血　　E. 酸中毒
2. Rh 溶血病患儿，其血型为 O、CcdEe，其母亲血型为 A、ccdee。如需换血治疗，最适合的血型是
   A. O、CcDEe　B. A、ccdee　C. O、ccdee　D. A、CcDEe　E. O、CCDEE

题型　A3/A4 型题

（1～3 题共用题干）
男婴，3 天，黄疸迅速加重 2 天，足月儿，母乳喂养，母亲血型为 O 型 Rh 阳性，父亲血型为 AB 型 Rh 阳性。实验室检查：TBIL 289 μmol/L。
1. 最可能的诊断是
   A. 新生儿败血症　　B. 新生儿肝炎综合征　　C. 新生儿母乳性黄疸

D. Rh 血型不合溶血病　　　　　　　　E. ABO 血型不合溶血病
2. 为确诊最有效的检查是
A. 血培养　　　　B. 肝功能　　　　C. 改良 Coombs 试验　　D. 血型　　　　E. 血涂片查红细胞形态
3. 首先应采取的治疗措施是
A. 使用抗生素　　B. 光疗　　　　C. 口服苯巴比妥　　D. 输注白蛋白　　E. 换血疗法

七、新生儿败血症

题型　A1 型题

1. 有关新生儿败血症的叙述，不正确的是
A. 常发生休克　　　　　　　　B. 易并发脑膜炎　　　　　　　C. 可有出血症状
D. 有不吃、不哭、体温不升的三大症状　　　　　　　　　　　E. 血培养阳性率高
2. 确诊新生儿败血症最有意义的检查是
A. 血 CRP　　　　　　　B. 血常规　　　　　　　　　　　C. 分泌物涂片革兰氏染色
D. 免疫功能测定　　　　E. 血培养

八、新生儿坏死性小肠结肠炎（助理不考）

题型　A1 型题

对于新生儿坏死性小肠结肠炎的诊断，最有意义的辅助检查是
A. 血培养　　　　B. 腹部 X 线平片　　C. 粪培养　　　　D. 腹部 B 超　　　E. 粪常规

第六节　遗传性疾病

一、21-三体综合征

题型　A1 型题

1. 对 21-三体综合征最具诊断价值的是
A. 智力发育落后　　　　　　　B. 特殊愚型面容　　　　　　　C. 体格发育落后
D. 染色体核型分析　　　　　　E. 通贯手
2. 唐氏综合征最常见的标准染色体核型是
A. 46，XX（或 XY），-14，+t（14q21q）　　　　B. 46，XX（或 XY），-21，+t（21q21q）
C. 46，XX（或 XY），-22，+t（21q21q）　　　　D. 47，XX（或 XY），+21
E. 46，XX（或 XY）/47，XX（或 XY），21
3. 先天愚型属
A. 常染色体畸变　　　　　　　B. 常染色体显性遗传　　　　　C. 常染色体隐性遗传
D. X 连锁显性遗传　　　　　　E. X 连锁隐性遗传
4. 21-三体综合征临床表现，不包括
A. 智力低下　　B. 身材矮小　　C. 韧带松弛　　D. 皮肤粗糙、发绀　　E. 通贯手
5. 某患儿诊断为易位型唐氏综合征，其母亲为 D/G 平衡易位，则第二胎的风险率为
A. 10%　　　　B. 20%　　　　C. 1%　　　　D. 100%　　　　E. 50%

题型　A2 型题

男孩，5 岁，因体格和智力发育落后来诊。查体：身材矮小，眼距宽，鼻梁低，外耳小，头围小，骨龄落后于年龄，通贯手，胸骨左缘第 3～4 肋间可闻及 3/6 级收缩期杂音。确诊需要做的检查是
A. 尿有机酸测定　　　　B. 血清 T_3、T_4、TSH 检测　　　　C. 头颅 CT
D. 染色体核型分析　　　E. 超声心动图

题型　A3/A4 型题

（1～3 题共用题干）
2 岁患儿，至今不会独立行走，智力发育落后于同龄儿。查体：眼距增宽，鼻梁平，腭弓高，舌常伸口外，

小指向内侧弯曲，通贯掌。面部无水肿，皮肤细嫩。无异常气味。
1. 最可能的诊断为
 A. 呆小病　　　　　　　　B. 21-三体综合征　　　　　C. 苯丙酮尿症
 D. 软骨发育不良　　　　　E. 黏多糖病
2. 确诊的检查为
 A. 骨骼X线检查　　　　　 B. 染色体检查　　　　　　C. 血清T_3、T_4检查
 D. 尿氨基酸过筛　　　　　E. 智力测定
3. 以下伴发症哪一项不常见
 A. 免疫功能低下　B. 性发育延迟　　C. 骨龄落后　　D. 先天性心脏病　　E. 先天性肾病

二、苯丙酮尿症

题型　A1型题

1. 苯丙酮尿症早治疗的主要目的是
 A. 减少皮肤湿疹　　　　　B. 减少尿臭味　　　　　　C. 使头发及皮肤颜色转为正常
 D. 控制惊厥　　　　　　　E. 防止智力发育落后
2. 苯丙酮尿症需要定期监测
 A. 血苯丙氨酸　　B. 尿三氯化铁　　C. 尿蝶呤　　D. 血酪氨酸　　E. 尿有机酸
3. 苯丙酮尿症患儿主要的神经系统异常表现是
 A. 智能发育落后　B. 肌张力增高　　C. 腱反射亢进　　D. 行为异常　　E. 惊厥
4. 苯丙酮尿症属
 A. 染色体畸变　　　　　　B. 常染色体显性遗传　　　C. 常染色体隐性遗传
 D. X连锁显性遗传　　　　 E. X连锁隐性遗传
5. 较大儿童苯丙酮尿症初筛首选的检查是
 A. 尿有机酸分析　　　　　B. 血氨基酸分析　　　　　C. 尿三氯化铁试验
 D. 尿蝶呤分析　　　　　　E. Guthrie细菌生长抑制试验

题型　A2型题

男孩儿，2岁，生后6个月发现智能发育落后，8个月出现惊厥，尿有异味儿。查体：T 36.5 ℃，P 100次/分，R 28次/分。目光呆滞，毛发棕黄，心肺腹未见明显异常。膝腱反射亢进。其饮食治疗中需限制摄入量的氨基酸是
 A. 色氨酸　　B. 精氨酸　　C. 酪氨酸　　D. 赖氨酸　　E. 苯丙氨酸

题型　B1型题

（1~2题共用备选答案）
 A. DNA分析　　　　　　　B. 血浆游离氨基酸分析　　C. 尿三氯化铁试验
 D. 尿蝶呤分析　　　　　　E. Guthrie细菌生长抑制试验
1. 儿童苯丙酮尿症的初筛选用方法是
2. 鉴别三种非典型苯丙酮尿症的方法是

第七节　儿童内分泌系统疾病

题型　A1型题

1. 先天性甲状腺功能减退症在新生儿期最早引起注意的临床表现是
 A. 智能发育落后　　　　　B. 特殊容貌　　　　　　　C. 生长发育延迟
 D. 生理性黄疸时间延长　　E. 皮肤粗糙
2. 早期确诊先天性甲状腺功能减退症的实验室检查是
 A. 甲状腺抗体测定　　　　B. TRH兴奋试验　　　　　C. 骨龄测定
 D. 甲状腺扫描　　　　　　E. 血清T_3、T_4、TSH测定
3. 地方性甲状腺肿的主要原因是
 A. 遗传　　B. 海产品摄入过多　　C. 精神刺激　　D. 感染　　E. 缺碘

4. 我国新生儿甲状腺功能减退症的筛查是用于筛查
A. 原发性甲状腺功能低下　　B. 下丘脑性甲状腺功能低下　　C. 垂体性甲状腺功能低下
D. 桥本甲状腺炎　　E. 地方性甲状腺功能低下
5. 新生儿甲状腺功能减退症最早出现的症状为
A. 腹泻　　B. 贫血　　C. 生理性黄疸消退延迟
D. 心率正常　　E. 体温低
6. 新生儿先天性甲状腺功能减低症的典型实验室检查结果是
A. T_4 降低，TSH 正常　　B. T_4 升高，TSH 正常　　C. T_4 下降，TSH 升高
D. T_4 升高，TSH 下降　　E. T_4 升高，TSH 升高
7. 先天性甲状腺功能减退症患者服用甲状腺制剂的治疗时间是
A. 1～2 年　　B. 2～4 年　　C. 4～6 年　　D. 6～8 年　　E. 终身
8. 与散发性先天性甲状腺功能减退症病因无关的是
A. 促甲状腺激素不足　　B. 甲状腺发育不良　　C. 甲状腺激素合成障碍
D. 甲状腺异位　　E. 碘缺乏
9. 不符合地方性甲状腺功能减退症中"黏液性水肿"综合征的有
A. 性发育落后　　B. 身材矮小，比例匀称　　C. 黏液性水肿
D. 智力低下　　E. 血清 T_4 下降，TSH 升高

题型　A2 型题

1. 女婴，2 个月，过期产，出生体重 4 kg，出生后吃奶慢，便秘，大便 6～7 天一次，至今黄疸尚未完全消退。查体：哭声低哑，手脚凉，腹部膨隆。最可能的诊断是
A. 习惯性便秘　　B. 低血糖　　C. 先天性甲状腺功能减退症
D. 新生儿肝炎综合征　　E. 先天性巨结肠
2. 患儿，男，2 岁，智力和生长发育落后，经常便秘。查体：身高 70 cm，皮肤粗糙，鼻梁低平，舌头伸出口外。为明确诊断首选
A. 血钙测定　　B. 骨龄测定　　C. 血 T_3、T_4、TSH 检测
D. 血氨基酸分析　　E. 染色体核型分析
3. 男孩，2 岁，诊断为先天性甲状腺功能减低症，应用 L-甲状腺素钠治疗，剂量为每日 50 μg，近几天患儿烦躁不安、多汗、腹泻。此时应
A. 先密切观察不做特殊处理　　B. 改用甲状腺干粉片　　C. 立即停药
D. 减少剂量　　E. 增加剂量

第八节　儿童风湿免疫性疾病

题型　A1 型题

1. 下列属于川崎病诊断标准的是
A. 肛周皮肤发红、脱皮　　B. 指/趾末端膜状脱皮　　C. 球结膜充血伴脓性分泌物
D. 肝脾肿大　　E. 卡介苗接种处发红
2. 下列关于小儿免疫系统的说法，错误的是
A. IgM 不能通过胎盘　　B. IgG 不能通过胎盘
C. 脐血 IgM 水平过高，提示可能有宫内感染　　D. 新生儿时期各种 T 细胞亚群功能均显不足
E. 新生儿 B 淋巴细胞发育已完善，但不成熟
3. 川崎病急性期最佳治疗药物是
A. 丙种球蛋白　　B. 糖皮质激素　　C. 丙种球蛋白+阿司匹林
D. 阿司匹林　　E. 糖皮质激素+阿司匹林
4. 下列川崎病的治疗中，易发生冠状动脉瘤和影响冠脉修复，而不宜单独使用的是
A. 阿司匹林　　B. 泼尼松　　C. 静脉注射丙种球蛋白
D. 双嘧达莫　　E. 心脏手术
5. 下列哪一项不是川崎病的常见症状
A. 眼结膜充血，无脓性分泌物　　B. 化脓性淋巴结炎
C. 口腔黏膜弥漫充血和草莓舌　　D. 持续高热
E. 手足肿胀和脱皮

6. 唯一能通过胎盘进入胎儿体内的免疫球蛋白是
A. IgA B. IgG C. IgM D. IgD E. IgE
7. 川崎病的皮肤特征是
A. 丘疹样荨麻疹 B. 手足硬性水肿 C. 皮下小结 D. 湿疹样改变 E. 蝶形红斑

题型　A2 型题

1. 男孩，5 岁，持续高热 1 周。查体：T 39 ℃，P 128 次/分，R 36 次/分。热病容，双眼结膜出血，口唇干裂，可见草莓舌，皮肤呈弥漫性红斑，颈部浅表淋巴结肿大，心音有力，手足指趾硬性水肿。最可能的诊断是
A. 败血症 B. 手足口病 C. 川崎病
D. 风湿热 E. 猩红热

2. 男孩，2 岁，发热 6 天。查体：T 39 ℃，眼结膜充血，口唇鲜红、干裂，舌呈草莓样，皮肤有浅红色斑丘疹，右颈淋巴结蚕豆大，双肺呼吸音粗，P 130 次/分，腹软，肝、脾无肿大，指、趾端少许膜状脱皮。实验室检查：血 WBC 19×10^9/L，N 0.72，L 0.28，PLT 420×10^9/L，ESR 22 mm/h。最可能的诊断为
A. 猩红热 B. 幼年类风湿关节炎 C. 传染性单核细胞增多症
D. 川崎病 E. 金黄色葡萄球菌败血症

3. 患儿，男，5 岁，高热 7 天，皮肤黏膜损害 3 天入院。体检：热病容，反应良好，结膜充血，唇和口腔黏膜发红、干裂。右颈淋巴结可触及 1 个约 2 cm×5 cm 大小的肿块，全身红色斑丘疹，手足微肿胀。心、肺无异常，肝、脾不大。血 WBC 18×10^9/L，血培养阴性。首先考虑的诊断是
A. 败血症 B. 幼年型特发性关节炎 C. 系统性红斑狼疮
D. 川崎病 E. 风湿热

4. 患儿，男，10 岁，因发热 7 天，抗生素治疗无效入院。查体：球结膜充血，口唇皲裂，杨梅舌，颈部淋巴结肿大，全身可见多形性红斑。临床治愈出院后 2 个月猝死于家中，最可能的死因是
A. 心肌炎 B. 脑栓塞 C. 脑出血
D. 心包炎 E. 冠状动脉瘤破裂

题型　A3/A4 型题

（1～3 题共用题干）
男孩，1 岁，发热 8 天伴皮疹 3 天入院，外用抗生素治疗 7 天无效。查体：T 39 ℃，烦躁不安，全身浅红色斑丘疹，双眼结膜充血，口唇鲜红、干裂，草莓舌，右颈淋巴结蚕豆大，质硬，有压痛，双肺呼吸音粗，心率 130 次/分，腹软，肝脾无增大，指、趾端硬性肿胀。实验室检查：血 WBC 19×10^9/L，N 0.78，L 0.22，PLT 420×10^9/L，血沉 120 mm/h，血培养（-）。

1. 该患儿最可能的诊断是
A. 幼儿急疹 B. 猩红热 C. 咽结合膜热
D. 川崎病 E. 麻疹

2. 首选的治疗措施是
A. 丙种球蛋白＋糖皮质激素 B. 对症治疗、观察 C. 丙种球蛋白＋阿司匹林
D. 阿司匹林＋糖皮质激素 E. 青霉素

3. 对预后有重要意义的随访检查项目是
A. ASO、ESR B. 血常规 C. 心脏彩超
D. 心电图 E. 尿常规

第九节　儿童感染性疾病

一、麻疹

题型　A1 型题

1. 小儿麻疹最常见的并发症是
A. 心肌炎 B. 脑炎 C. 肺炎 D. 喉炎 E. 结膜炎
2. 麻疹患儿合并肺炎时应隔离至出疹后
A. 10 天 B. 14 天 C. 7 天 D. 21 天 E. 5 天
3. 麻疹患儿具有传染性的时期是

A. 接触麻疹后 7 天至出诊后 5 天　　　　　　　　B. 接触麻疹后 7 天至出疹时
C. 出疹开始至出疹后 7 天　　D. 出疹后 3～7 天　　E. 出疹前 5 天至出疹后 5 天
4. 典型麻疹的出疹顺序是
A. 先耳后、颈部，延及额面部，而后躯干、四肢　　B. 先耳后、四肢，后躯干、手掌、足心
C. 先额部、面部，后躯干、四肢　　　　　　　　　　D. 先躯干，后四肢，最后头面部
E. 先前胸，后背部，延及四肢、手心、足底
5. 对麻疹前驱期诊断极有帮助的是
A. 低中度发热　　B. Koplik 斑　　C. Pastia 线　　D. 皮疹　　E. 草莓舌

题型　A2 型题

女孩，2 岁，发热、流涕、咳嗽 3 天，皮疹 6 小时。查体：精神萎靡，前额及耳后有浅红色斑丘疹，眼结膜充血，口腔黏膜粗糙，两肺呼吸音粗。最可能的诊断是
A. 麻疹　　B. 幼儿急疹　　C. 风疹　　D. 川崎病　　E. 咽结合膜热

题型　B1 型题

（1～3 题共用备选答案）
A. 15 天　　B. 8 天　　C. 21 天　　D. 10 天　　E. 5 天
1. 风疹隔离至出疹后
2. 麻疹隔离至出疹后
3. 麻疹并发肺炎隔离至出疹后

二、风疹

题型　A1 型题

1. 风疹的典型临床表现是
A. 潜伏期 5～7 天　　　　　　　B. 高热　　　　　　　　C. 热退后全身出疹
D. 颈后、枕后、耳后淋巴结肿痛　　　　　　　　　　　E. 出疹后脱皮
2. 风疹的隔离期为
A. 出疹后 5 天　　B. 出疹后 3 周　　C. 出疹后 14 天　　D. 出疹后 10 天　　E. 出疹后 4 周

题型　A2 型题

女孩，5 岁，发热，体温 38 ℃，发热 1 天后出疹，从面部开始，24 小时皮疹遍布全身，72 小时皮疹消退，枕后、耳后淋巴结肿大。最可能的诊断是
A. 幼儿急疹　　B. 猩红热　　C. 手足口病　　D. 风疹　　E. 麻疹

三、幼儿急疹

题型　A1 型题

1. 发热 3 天，热退出皮疹。最可能的诊断是
A. 风疹　　B. 幼儿急疹　　C. 水痘　　D. 猩红热　　E. 麻疹
2. 不符合幼儿急疹特点的是
A. 高热时可有惊厥　　　　B. 红色斑丘疹在颈及躯干多见　　C. 可有耳后淋巴结肿大
D. 出疹期热度更高　　　　E. 高热 3～5 天

题型　A2 型题

1. 男婴，10 个月，4 天前无明显诱因出现发热，体温持续在 38～39.6 ℃，应用退热药后可短暂下降，1 天前体温恢复正常皮肤出现皮疹。查体：T 36.5 ℃，颜面、颈部及躯干可见小红色斑丘疹，咽红。最可能的诊断是
A. 幼儿急疹　　B. 风疹　　C. 麻疹　　D. 水痘　　E. 猩红热
2. 6 个月女婴，发热 3 天，T 39 ℃。查体：一般情况良好，咽充血，耳后淋巴结肿大，心肺无异常，肝脾未触及，患儿热退后皮疹出现。可能的诊断是

A. 风疹　　　　　B. 麻疹　　　　　C. 水痘　　　　　D. 猩红热　　　　　E. 幼儿急疹

题型　A3/A4 型题

（1～2题共用题干）

患儿，7个月，发热3天，体温39～40℃，流涕，轻咳。查体：一般情况好，除咽部充血外，未见其他异常，家长一直给其服用中药治疗。今日热退，因皮肤出现红色斑丘疹而就诊。

1. 本病的病原为
   A. 麻疹病毒　　　　　B. 腺病毒　　　　　C. 人疱疹病毒6型
   D. 柯萨奇病毒　　　　E. 水痘病毒

2. 最可能的诊断是
   A. 风疹　　　　　B. 水痘　　　　　C. 麻疹　　　　　D. 猩红热　　　　　E. 幼儿急疹

题型　B1 型题

（1～3题共用备选答案）

A. 柯萨奇病毒　　　　　B. 带状疱疹病毒　　　　　C. 腺病毒
D. 人疱疹病毒6型　　　E. 呼吸道合胞病毒

1. 幼儿急疹的病原体是
2. 疱疹性咽峡炎的病原体是
3. 咽结合膜热的病原体是

四、水痘

题型　A1 型题

1. 水痘最常见的并发症为
   A. 败血症　　　　　B. 心肌炎　　　　　C. 皮肤继发细菌感染
   D. 肺炎　　　　　　E. 脑炎

2. 水痘的临床特点是
   A. 潜伏期5～7天　　　　B. 热退后全身出疹　　　　C. 皮疹呈斑疹、丘疹、疱疹、结痂并存
   D. 皮疹常有融合　　　　E. 疹退后皮肤留有棕色色素沉着

3. 引起水痘的病原体是
   A. 水痘病毒　　　　　B. 带状疱疹病毒　　　　　C. EB病毒
   D. 水痘-带状疱疹病毒　E. 单纯疱疹病毒

4. 下列预防水痘的措施，哪项不正确
   A. 隔离患儿直至全部皮疹结痂为止　　　　　B. 隔离患儿直至全部皮疹出现为止
   C. 对接触的易感儿留检3周　　　　　　　　D. 水痘减毒活疫苗有较好的保护作用
   E. 对使用大剂量激素、免疫功能受损、恶性病患儿、接触过患儿的孕妇以及患水痘母亲的新生儿，在接触水痘72小时内肌注水痘-带状疱疹免疫球蛋白，可起到预防作用

五、猩红热

题型　A1 型题

1. 手足皮肤呈大片状脱皮且无色素沉着的疾病是
   A. 猩红热　　　B. 麻疹　　　C. 幼儿急疹　　　D. 水痘　　　E. 风疹

2. 猩红热的病原是
   A. 草绿色链球菌　　　　　B. 金黄色葡萄球菌　　　　　C. B组α溶血性链球菌
   D. A组β溶血性链球菌　　 E. B组β溶血性链球菌

题型　A2 型题

男孩，4岁，发热2天，皮疹1天，伴咽部疼痛。查体：T 39.2 ℃，全身皮肤弥漫性充血，伴密集针尖大小丘疹，咽红，扁桃体Ⅱ度肿大，可见少许渗出。血常规：Hb 135 g/L, WBC 12.6×10^9/L, N 0.65, PLT 250×10^9/L。CRP 15 mg/L。最可能的诊断是

A. 猩红热　　　　B. 水痘　　　　C. 麻疹　　　　D. 幼儿急疹　　　　E. 丘疹样荨麻疹

题型　**B1 型题**

（1～2 题共用备选答案）
A. 急性肺炎　　　B. 急性脑炎　　C. 急性肝炎　　D. 急性喉炎　　　E. 急性肾炎
1. 小儿麻疹最常见的并发症是
2. 猩红热的并发症是

六、手足口病

题型　**A1 型题**

小儿重症手足口病的病原体多为
A. 肠道病毒 71 型　　B. 柯萨奇病毒　　C. 轮状病毒　　D. 埃可病毒　　E. 人疱疹病毒 6 型

第十节　儿童结核病

一、儿童结核病概述

题型　**A1 型题**

1. 小儿初次感染结核分枝杆菌，结核菌素试验呈阳性反应的时间是
A. 12～16 周　　　B. 2～3 周　　　C. 4～8 周　　　D. 48～72 小时　　E. 8～12 周
2. 下列关于 PPD 试验的说法最准确的是
A. 卡介苗接种成功，PPD 试验呈强阳性　　　　　　B. 粟粒型肺结核 PPD 试验有时可呈阴性
C. 凡是 PPD 试验阴性可除外结核病　　　　　　　　D. PPD 试验阳性可肯定有结核病
E. 初次感染结核菌后 2 周，PPD 试验呈阳性
3. 做 PPD 试验后观察结果的时间为
A. 12 小时内　　　B. 48～72 小时　　C. 72 小时后　　D. 24～48 小时　　E. 12～24 小时
4. 小儿结核病最常见类型是
A. 原发性肺结核　　　　　B. 结核性脑膜炎　　　　C. 结核性腹膜炎
D. 结核性胸膜炎　　　　　E. 粟粒型肺结核
5. 结核菌素试验假阴性反应不包括
A. 部分危重结核病患者　　B. 结核迟发型变态反应前期（初次感染后 4～8 周内）　C. 急性传染病
D. 应用肾上腺皮质激素治疗时　　E. 原发性或继发性免疫缺陷病
6. 判断小儿结核病的最可靠指标是
A. 持续发热　　　　　　　B. 排出物中找到结核菌　　　C. X 线检查示肺内钙化灶
D. PPD 试验阳性的年长儿　E. 以上均不是

题型　**A2 型题**

1. 女孩，1 岁，无不适，未接种过卡介苗。与父母生活在一起，其父患活动性肺结核，病时有咯血。胸部 X 线片无明显异常，PPD 试验（+）。宜采取的措施是
A. 隔离观察　　　　　　　B. 接种卡介苗　　　　　　C. 继续观察，暂不处理
D. 预防性抗结核治疗　　　E. 痰培养
2. 女孩，3 岁，出生时接种过卡介苗，2 岁半时 PPD 试验硬结直径 6 mm，最近 PPD 试验硬结直径为 18 mm，其最可能是
A. 曾经有结核感染　　　　B. 假阳性反应　　　　　　C. 阴性反应
D. 新近有结核感染　　　　E. 卡介苗接种反应
3. 患儿男，5 岁，患有结核病，但结核菌素试验阴性。可见于
A. 合并上呼吸道感染　　　B. 抗结核治疗 1 周　　　　C. 接种百白破三联疫苗后
D. 粟粒型结核　　　　　　E. 颈淋巴结结核

二、原发性肺结核

题型　A1 型题

1. 原发综合征及胸内淋巴结结核是指
   A. 风湿热　　　　　　　　B. 传染性单核细胞增多症　　　C. 类风湿关节炎
   D. 原发性肺结核　　　　　E. 川崎病

2. 提示原发性肺结核病变恶化的病理转归是
   A. 结核性胸膜炎　　　　　　B. 原发病灶扩大，产生空洞　　C. 支气管淋巴结肿大
   D. 支气管淋巴结周围炎　　　E. 急性粟粒型肺结核

3. 小儿原发性肺结核出现类似百日咳样痉挛性咳嗽，是由于胸内淋巴结高度肿大，压迫
   A. 气管　　　　B. 气管权　　　　C. 支气管　　　　D. 细支气管　　　　E. 喉返神经

4. 关于小儿原发性肺结核，哪项不常见
   A. PPD 试验阳性　　　　　　B. 发热　　　　　　　　　　C. 肺部中小水泡音
   D. X 线示肺门淋巴结肿大　　E. 食欲减退、乏力、盗汗

5. 原发综合征 X 线可见
   A. 肺尖部浸润性病灶
   B. 肺门淋巴结团块状阴影
   C. 肺尖部渗出病灶，肺门淋巴结团块状阴影及两者之间的索条状阴影
   D. 肺尖部钙化灶及肺门淋巴结团块状影
   E. 肺中下野渗出病灶，肺门淋巴结团块状阴影及两者之间索条状阴影

题型　A2 型题

1. 患儿男，2 岁，低热 15 天，伴盗汗、消瘦、轻咳 10 天。胸部 X 线透视呈"双极影"，即原发综合征，诊断为原发性肺结核。不符合活动性肺结核的指标是
   A. 结核菌素试验硬结直径 > 15 mm　　　　　　　　　　B. 有发热及其他结核中毒症状
   C. 胃液找到抗酸杆菌　　　D. 胸部 X 线片示渗出性改变　　E. 血沉增快而无其他原因解释

2. 6 岁，男孩，低热，干咳，皮肤结节性红斑，疱疹性结膜炎，多发性一过性关节炎及颈淋巴结肿大。常见于
   A. 风湿热　　　　　　　　B. 传染性单核细胞增多症　　　C. 类风湿关节炎
   D. 原发性肺结核　　　　　E. 川崎病

三、结核性脑膜炎

题型　A1 型题

1. 小儿结核性脑膜炎早期主要临床表现是
   A. 脑膜刺激征阳性　　　　B. 急性高热伴剧烈呕吐　　　　C. 性格改变
   D. 出现惊厥　　　　　　　E. 昏睡伴意识蒙眬

2. 小儿结核性脑膜炎常引起的颅神经损害是
   A. 第Ⅶ对　　　　B. 第Ⅵ对　　　　C. 第Ⅴ对　　　　D. 第Ⅳ对　　　　E. 第Ⅲ对

3. 诊断结核性脑膜炎最可靠的依据是
   A. 脑脊液中找到抗酸杆菌　　B. 脑脊液中糖及氯化物下降　　C. 脑脊液中蛋白质含量增加
   D. 颅压高，脑脊液呈毛玻璃样　E. 脑脊液中细胞数增多，以淋巴细胞增多为主

4. 提示结核性脑膜炎进入晚期的临床表现是
   A. 昏迷、频繁惊厥　　　　B. 脑膜刺激征　　　　　　　　C. 脑神经障碍
   D. 性格改变　　　　　　　E. 肢体瘫痪或偏瘫

5. 结核性脑膜炎，抗结核强化治疗阶段应选择
   A. 异烟肼＋利福平＋吡嗪酰胺　　　　　　　　　　　　　B. 异烟肼＋利福平＋乙胺丁醇
   C. 异烟肼＋利福平＋链霉素　　　　　　　　　　　　　　D. 异烟肼＋利福平＋链霉素＋吡嗪酰胺
   E. 异烟肼＋利福平＋链霉素＋乙胺丁醇

题型　A2 型题

1. 男婴，6 个月，高热 3 天，惊厥 2 次，呕吐 2 次，不伴腹泻。查体：心、肺均无异常。血 WBC $18×10^9$/L，

N 0.85。查体最应注意的体征是
A. 前囟隆起　　　　　　　B. 颈强直　　　　　　　　C. Babinski 征（+）
D. Brudzinski 征（+）　　　E. Kernig 征（+）

2. 男孩，3 岁半，发热 2 周，头痛、呕吐 1 周，惊厥 1 次。查体：颈抵抗（+），双膝腱反射亢进，巴氏征（+）。脑脊液检查：WBC 265×10⁶/L，单核 0.76，多核 0.24，蛋白 1.5 g/L，糖 1.2 mmol/L，氯化物 92 mmol/L。目前最适宜的治疗是
A. 阿昔洛韦　　　　　　　B. 头孢曲松 + 万古霉素　　C. 四联抗结核药物
D. 泼尼松龙　　　　　　　E. 大剂量丙种球蛋白

3. 患儿，男，5 岁，患结核性脑膜炎。控制炎症首选的治疗是
A. 链霉素 + 异烟肼 + 利福平 + 吡嗪酰胺　　　　　B. 链霉素 + 异烟肼
C. 链霉素 + 对氨基水杨酸钠　　　　　　　　　　D. 链霉素 + 异烟肼 + 对氨基水杨酸钠
E. 异烟肼 + 对氨基水杨酸钠

4. 患儿，8 个月，发热伴间断呕吐 10 天。体检：精神可，较兴奋，方颅，前囟门稍饱满。脑脊液检查：外观呈毛玻璃样，细胞数 300×10⁶/L，N 0.60，蛋白 0.43 g/L，氯化物 108 mmol/L，糖 2.5 mmol/L。此患儿的诊断应该是
A. 化脓性脑膜炎　　　　　B. 结核性脑膜炎　　　　　C. 病毒性脑膜炎
D. 感染中毒性脑病　　　　E. 流行性脑膜炎

| 题型 | A3/A4 型题 |

（1～3 题共用题干）

女孩，5 岁，精神欠佳半个月，发热、头痛、呕吐 10 天。半个月前开始出现精神不佳，10 天来每天发热，最高体温 38.1 ℃，进食减少，伴头痛，呕吐。2 个月前曾患"麻疹"。查体：精神差，消瘦，右眼外展受限，颈抵抗（+），Kernig 征（+），Brudzinski 征（+）。PPD 试验（−）。

1. 最可能的诊断是
A. 化脓性脑膜炎　　　　　B. 结核性脑膜炎　　　　　C. 乙脑
D. 隐球菌性脑膜炎　　　　E. 流行性脑脊髓膜炎

2. 为明确诊断首选的检查是
A. 胸部 X 线　　　B. 脑脊液检查　　C. 血沉　　　D. 头颅 CT　　　E. 脑电图

3. 提示该疾病进入晚期的表现是
A. 颅神经受损　　B. 肢体偏瘫　　　C. 惊厥　　　D. 昏迷　　　　E. 腹壁反射消失

第十一节　儿童神经系统疾病

| 题型 | A1 型题 |

1. 符合单纯型热性惊厥诊断标准的是
A. 发作一周后 EEG 检查见棘波、尖波发放　　　　B. 多为局限性发作
C. 一次热程中有一次发作　　D. 惊厥持续时间 > 15 分钟　　E. 复发总次数 > 5 次

2. 不符合典型热性惊厥表现的是
A. 多数呈全身性强直-阵挛性发作　　　　　　　　B. 初期体温骤升达 39 ℃
C. 惊厥复发总次数 ≤ 4 次　　D. 发作短期嗜睡　　E. 惊厥持续 ≥ 10 分钟

3. 3 个月龄以下婴儿患化脓性脑膜炎，最主要的特点是
A. 强直-阵挛性惊厥　　　　B. 缺乏典型临床症状　　　C. 高热
D. 脑膜刺激征阳性　　　　　E. 喷射性剧烈呕吐

4. 不符合化脓性脑膜炎脑脊液改变的是
A. 外观混浊　　　　　　　　B. 糖和氯化物正常　　　　C. 压力增高
D. 白细胞总数 > 1000×10⁶/L　　E. 蛋白增高

5. 对病原菌尚未明确的化脓性脑膜炎患儿，首选的抗生素是
A. 氯霉素　　　B. 万古霉素　　　C. 头孢曲松　　　D. 阿奇霉素　　　E. 青霉素

6. 小儿化脓性脑膜炎，最可靠的诊断依据是
A. 脑脊液外观混浊或脓性　　B. 脑脊液细胞数显著增加　　C. 糖定量降低
D. 脑脊液检菌阳性　　　　　E. 脑膜刺激征阳性

7. 化脓性脑膜炎和结核性脑膜炎的主要区别为

A. 病史 B. OT 试验 C. 胸部 X 线检查
D. 周围血象变化 E. 脑脊液检查

8. 2 个月以下的婴儿患化脓性脑膜炎时，最常见的病原菌是
A. 大肠埃希菌、金黄色葡萄球菌 B. 肺炎链球菌、流感嗜血杆菌
C. 脑膜炎球菌、流感嗜血杆菌 D. 肺炎链球菌、脑膜炎球菌
E. 铜绿假单胞菌、β-溶血性链球菌

9. 新生儿时期最常见的脑膜炎是
A. 病毒性脑膜炎 B. 流行性脑膜炎 C. 大肠埃希菌脑膜炎
D. 流感嗜血杆菌脑膜炎 E. 脑膜炎球菌脑膜炎

10. 化脓性脑膜炎的致病菌可通过多种途径进入脑膜，以下哪种途径最多见
A. 呼吸道侵入 B. 皮肤黏膜 C. 新生儿脐部
D. 消化道 E. 腰骶部皮肤窦道使脑脊液与外界交通

11. 对脑水肿，何者疗效为佳
A. 可的松 B. 氢化可的松 C. 去氢化可的松
D. 促肾上腺素皮质激素 E. 地塞米松

12. 小儿化脓性脑炎的脑脊液变化为
A. 细胞数增高，蛋白正常，糖降低 B. 细胞数增高，蛋白增高，糖降低
C. 细胞数正常，蛋白增高，糖降低 D. 细胞数增高，蛋白升高，糖升高
E. 细胞数升高，蛋白正常，糖正常

| 题型 | A2 型题 |

1. 女婴，4 个月，1 个半月前诊断为"化脓性脑膜炎"，抗生素治疗 3 周后病情平稳出院。近 1 周患儿出现烦躁哭闹、呕吐，家长发现头颅进行性增大，前囟饱满扩大，头皮静脉扩张，头颅 CT 示脑室系统扩大。最可能的诊断是
A. 硬脑膜下积液 B. 脑脓肿 C. 脑积水
D. 脑室管膜炎 E. 抗利尿激素异常分泌综合征

2. 男孩，1 岁半，1 天前流清涕，今晨低热，2 小时后体温升高达 39.7 ℃，突发全身强直-阵挛性惊厥，面色发绀，意识丧失，持续 1 分钟自行停止。数分钟后患儿完全清醒，精神良好。查体：颈无抵抗，双侧巴氏征（+）。血常规：Hb 116 g/L，WBC 7.5×10^9/L，N 0.70，PLT 150×10^9/L。最可能的诊断是
A. 癫痫 B. 复杂型热性惊厥 C. 化脓性脑膜炎
D. 单纯型热性惊厥 E. 病毒性脑炎

3. 患儿，女，2 个月，拒食、吐奶、嗜睡 3 天。查体：面色青灰，前囟紧张，脐部少许脓性分泌物。为明确诊断，最关键的检查是
A. 脐分泌物培养 B. 头颅 CT C. 血培养 D. 血气分析 E. 脑脊液检查

4. 女婴，7 个月，诊断为"化脓性脑膜炎"，使用青霉素加头孢曲松钠治疗 5 天热退，一般情况好转，近两天又发热，伴间断抽搐 2 次。查体：T 39.2 ℃，前囟饱满。脑脊液检查：白细胞数 12×10^9/L，蛋白质 0.4 g/L，糖 3 mmol/L。患儿病情加重应考虑为
A. 并发脑脓肿 B. 脑膜炎复发 C. 并发硬脑膜下积液
D. 并发脑积水 E. 并发脑水肿

5. 男婴，3 个月，高热伴频繁呕吐 2 天，嗜睡 1 天，惊厥 2 次。查体：精神差，双眼凝视，前囟隆起，脑膜刺激征阴性。实验室检查：血 WBC 15.0×10^9/L，N 0.88，L 0.12。最可能的诊断是
A. 结核性脑膜炎 B. 化脓性脑膜炎 C. 热性惊厥 D. 病毒性脑炎 E. 中毒性脑病

6. 男婴，8 个月，发热 3 小时，体温 39.3 ℃，就诊过程中突然双眼上翻，肢体强直，持续半分钟后缓解。查体：咽充血，肺、心腹及神经系统无异常。2 个月前曾有同样发作，其表现考虑为
A. 癫痫 B. 中毒性脑病 C. 热性惊厥 D. 病毒性脑炎 E. 结核性脑膜炎

7. 男孩，2 岁，发热伴皮肤出血点 1 天，昏迷 2 小时于 2 月 3 日出诊。查体：昏迷，血压测不出，全身可见较多瘀点、瘀斑，双下肢有融合成片的紫癜。为快速临床诊断，最重要的检查是
A. 凝血功能 B. 头颅 MRI C. 血常规
D. 瘀点涂片做细菌学检查 E. 脑脊液常规

| 题型 | A3/A4 型题 |

（1～4 题共用题干）
女，8 个月，因发热 2 天，抽搐 2 次，伴呕吐，吃奶量减少，喜哭，易怒就诊，母乳喂养。查体：经检查，

前囟饱满，心肺腹无异常发现，肌张力增高。脑脊液检查：外观混浊，WBC $1\,000\times10^6$/L，中性粒细胞为主，糖 1 mmol/L，氯化物 107 mmol/L，蛋白质 2.0 g/L。

1. 最可能的诊断是
A. 病毒性脑膜炎　　　　　　B. 结核性脑膜炎　　　　　　C. 隐球菌性脑膜炎
D. 化脓性脑膜炎　　　　　　E. 中毒性脑病
2. 针对病因，首选的治疗药物是
A. 阿昔洛韦　　B. 异烟肼　　C. 甘露醇　　D. 头孢曲松　　E. 氟康唑
3. 如合并硬膜下积液，积液量较大，颅内压明显增高，应选择硬膜下穿刺放出积液，每次每侧放液量宜为
A. 21～25 mL　　B. 31～50 mL　　C. 小于 15 mL　　D. 15～20 mL　　E. 26～30 mL
4. 治疗期间，若出现抗利尿激素异常分泌综合征，开始宜选用静脉滴注氯化钠的浓度为
A. 2%　　B. 0.9%　　C. 0.45%　　D. 1.5%　　E. 3%

第十二节　儿童呼吸系统疾病

一、急性上呼吸道感染

题型　A1 型题

1. 疱疹性咽峡炎的病原体是
A. 流感病毒　　B. 柯萨奇病毒　　C. 副流感病毒　　D. 腺病毒　　E. 单纯疱疹病毒
2. 小儿上呼吸道感染的主要病原体是
A. 呼吸道合胞病毒　　B. 肺炎链球菌　　C. 肺炎支原体　　D. 衣原体　　E. 轮状病毒

题型　A2 型题

1. 男婴，9 个月，发热 3 天，烦躁、流涎 1 天。查体：一般状态可，前囟平坦，咽部充血，咽峡及软腭部可见直径 2～3 cm 的疱疹及溃疡，颈部无抵抗，心肺听诊正常。其病原体最可能为
A. 溶血性链球菌　　B. 腺病毒　　C. 柯萨奇病毒　　D. 副流感病毒　　E. 流感嗜血杆菌
2. 女孩，2 岁，发热 3 天。最高体温 39 ℃，伴流涎、厌食、呕吐。查体：急性热病容，咽部充血，在咽腭弓的黏膜上可见多个 2～4 mm 大小疱疹，有的破溃成小溃疡。该患儿最可能的诊断是
A. 疱疹性咽峡炎　　B. 流行性感冒　　C. 疱疹性口腔炎　　D. 咽结合膜热　　E. 化脓性扁桃体炎
3. 患儿女，3 岁，高热、咽痛、纳差 3 天。查体：咽部充血，眼结膜充血，颈部、耳后淋巴结肿大，心肺无异常。最可能的病原体是
A. 副流感病毒　　B. 腺病毒　　C. 单纯疱疹病毒　　D. 柯萨奇病毒　　E. 流感病毒
4. 患儿女，8 岁，发热伴头痛及肌肉酸痛 4 天。查体：咽充血，扁桃体Ⅰ度肿大。同学中有数人发病，最可能的诊断是
A. 急性上呼吸道感染　　　　B. 急性扁桃体炎　　　　C. 疱疹性咽峡炎
D. 流行性感冒　　　　　　　E. 川崎病

题型　A3/A4 型题

（1～3 题共用题干）
女孩，4 岁，夏季发病。发热、咽痛、眼痛、流泪 2 天，不伴咳嗽、腹泻。查体：咽充血明显，双眼结膜滤泡性改变，皮肤无皮疹及出血点，颈部、耳后淋巴结肿大，心肺腹部均无异常。
1. 该患者最可能的诊断是
A. 扁桃体炎　　B. 结膜炎　　C. 咽结合膜热　　D. 猩红热　　E. 流行性感冒
2. 最可能感染的病原体是
A. 溶血性链球菌　　B. 麻疹病毒　　C. 流感病毒　　D. 腺病毒　　E. 疱疹病毒
3. 不适宜的治疗是
A. 适当休息　　B. 抗病毒治疗　　C. 抗生素治疗　　D. 对症治疗　　E. 中成药治疗

题型　B1 型题

（1～3 题共用备选答案）
A. 柯萨奇病毒　　　　　　B. 带状疱疹病毒　　　　　　C. 腺病毒

D. 人类疱疹病毒 6 型　　　　　E. 呼吸道合胞病毒
1. 幼儿急疹的病原体是
2. 疱疹性咽峡炎的病原体是
3. 咽结合膜热的病原体是

二、支气管哮喘

题型　A1 型题

1. 目前对儿童支气管哮喘慢性持续期，首选的药物治疗是
A. 静脉应用氨茶碱　　　B. β₂受体激动剂吸入　　　C. 口服白三烯调节剂
D. M 受体拮抗剂吸入　　E. 糖皮质激素吸入
2. 支气管哮喘患儿长期控制治疗首选
A. M 受体阻断剂吸入　　B. 抗生素静脉滴注　　　　C. β₂受体激动剂吸入
D. 茶碱类（如氨茶碱）静脉滴注　　　　　　　　　　E. 糖皮质激素吸入
3. 有关支气管哮喘的描述，不恰当的是
A. 症状日间轻，清晨夜间重　　B. 严重时可出现端坐呼吸　　C. 呼吸困难常为呼气相
D. 哮鸣音消失即说明病情好转　　　　　　　　　　　　　　　E. 常伴有过敏性鼻炎症状
4. 缓解支气管哮喘急性发作的首选治疗方法为
A. 吸入短效 β₂ 受体激动剂　　B. 吸入色甘酸钠　　　　　C. 氨茶碱静脉注射
D. 口服抗组胺药　　　　　　　E. 静滴抗生素

题型　A2 型题

1. 男孩，6 岁，咳嗽伴喘息 1 天，无发热。既往有反复喘息发作 4～5 次。其外祖父患有支气管哮喘。查体：呼吸急促，可见轻度三凹征，呼气相延长，双肺满布哮鸣音。目前应首选的治疗是
A. 吸入沙丁胺醇　　　　B. 静脉滴注青霉素　　　C. 口服白三烯调节剂
D. 静脉注射地塞米松　　E. 口服西替利嗪
2. 患儿，女，6 岁，反复咳嗽 3 个月，活动后加重，常于夜间咳醒，痰不多，无发热。抗生素治疗无效。既往有湿疹史。查体：双肺呼吸音粗，余无异常。最可能的诊断是
A. 支气管炎　　　　　　B. 支气管异物　　　　　C. 咳嗽变异性哮喘
D. 支气管肺炎　　　　　E. 喘息性支气管炎
3. 男孩，8 岁，2 天前因"感冒"诱发咳嗽，口服糖皮质激素无缓解。3 岁至 8 岁类似喘息发作十余次，曾查：肺功能明显降低，支气管舒张试验阳性。查体：呼吸困难，大汗淋漓，不能平卧，面色青灰，三凹征，双肺呼吸音降低，无哮鸣音，心音较低钝。此时不适合的治疗是
A. 使用吸入型速效 β₂受体激动剂　　　　　　　　B. 必要时辅以机械通气
C. 使用吸入型糖皮质激素　　D. 氧疗　　　　　　E. 补液，纠正酸中毒
4. 男孩，4 岁，咳嗽 3 个月，痰不多，常于夜间咳醒，活动后加重，无发热，使用抗生素无明显好转。既往有湿疹史。查体：T 36.5 ℃，P 100 次/分，R 20 次/分，双肺呼吸音粗，未闻及干湿性啰音，腹软，无压痛。最可能的诊断是
A. 喘息性支气管炎　　　B. 支气管肺炎　　　　　C. 咳嗽变异性哮喘
D. 支气管异物　　　　　E. 支气管炎

题型　A3/A4 型题

（1～5 题共用题干）
3 岁，女孩，反复咳嗽 2 个月。查体：体温正常，浅表淋巴结（-），咽（-），两肺多哮鸣音，无水泡音。反复抗生素治疗不愈，以往无呛咳病史，有变态反应性鼻炎。
1. 此患儿可能的诊断是
A. 喘息性支气管炎　　　B. 毛细支气管炎　　　　C. 肺炎
D. 气管异物　　　　　　E. 咳嗽变异性哮喘
2. 首选的检查是
A. 胸片　　　　　　　　B. 支气管镜　　　　　　C. 血培养
D. 气管分泌物病毒分离　E. 心电图
3. 首选的治疗是

A. 抗生素　　　　B. 利巴韦林　　　C. 沙丁胺醇　　　D. 骨化三醇　　　E. 多巴酚丁胺
4. 如肺部哮鸣音广而且持续存在，则不能使用
A. 氨茶碱　　　　B. 美托洛尔　　　C. 地塞米松　　　D. 异丙肾上腺素　E. 碳酸氢钠
5. 如病情恶化，呼吸音减弱，应紧急采用
A. 纯氧吸入　　　B. 机械通气　　　C. 胸外心脏按压　D. 头部冰枕　　　E. 水合氯醛灌肠

| 题型 | B1 型题 |

（1～2 题共用备选答案）
A. 阵发性咳嗽，有痰　　　　　B. 喘息反复发作　　　　　C. 犬声样咳嗽
D. 喘憋明显　　　　　　　　　E. 夜间和（或）清晨发作或加重，干咳
1. 婴幼儿咳嗽变异性哮喘的表现是
2. 婴幼儿支气管哮喘的表现是

三、小儿肺炎

| 题型 | A1 型题 |

1. 判断小儿支气管肺炎严重程度的指标是
A. 白细胞高低　　　　　　　　B. 呼吸频率　　　　　　　　C. 有无累及其他系统
D. 胸片显示程度　　　　　　　E. 感染菌群
2. 小儿重症肺炎出现严重腹胀，最可能的原因是
A. 低钙血症　　　B. 消化不良　　　C. 低钾血症　　　D. 低钠血症　　　E. 中毒性肠麻痹
3. 支气管肺炎与支气管炎的主要区别点是
A. 发热、频咳　　　　　　　　B. 气促、喘憋　　　　　　　C. 呼吸音减弱
D. 肺部可闻及固定湿啰音　　　E. 白细胞增高
4. 小儿肺炎的病因分类中不包括
A. 病毒性肺炎　　　　　　　　B. 细菌性肺炎　　　　　　　C. 衣原体肺炎
D. 嗜酸性粒细胞性肺炎　　　　E. 间质性肺炎
5. 腺病毒肺炎最易出现的并发症是
A. 张力性气胸　　B. 心力衰竭　　　C. 肺脓肿　　　　D. 肺大疱　　　　E. 脓气胸、脓性胸腔积液
6. 小儿重症肺炎最常见的酸碱平衡紊乱是
A. 呼吸性酸中毒　　　　　　　B. 代谢性酸中毒　　　　　　C. 呼吸性碱中毒
D. 代谢性碱中毒　　　　　　　E. 混合性酸中毒
7. 婴幼儿时期易患的肺炎是
A. 大叶性肺炎　　B. 支气管肺炎　　C. 间质性肺炎　　D. 干酪性肺炎　　E. 支原体肺炎
8. 小儿肺部感染易引起肺间质性炎症是因为
A. 呼吸中枢不健全　　　　　　　　　　　　　　　　　　　B. 肺血管丰富，间质发育旺盛
C. 下呼吸道口径小，纤毛运动差　　　　　　　　　　　　　D. 呼吸肌不发达
E. 血 IgM 及 IgG 含量少
9. 以下哪项为金黄色葡萄球菌肺炎的临床特点
A. 起病缓慢　　　　　　　　　B. 多为低热　　　　　　　　C. 肺部体征出现较晚
D. 较易发展成脓胸、脓气胸、肺大疱　　　　　　　　　　　E. 氨苄西林有特效
10. 金黄色葡萄球菌肺炎患儿，突然出现呼吸急促，应优先考虑下列哪种情况
A. 高热　　　　　B. 酸中毒　　　　C. 心力衰竭　　　D. 脓气胸　　　E. 肺炎加重
11. 婴儿病毒性肺炎临床症状最重的是
A. 鼻病毒肺炎　　　　　　　　B. 副流感病毒肺炎　　　　　C. 腺病毒肺炎
D. 合胞病毒肺炎　　　　　　　E. 肠道病毒肺炎
12. 小儿肺炎应用抗生素治疗，一般停药时间为
A. 体温正常，咳嗽消失　　　　　　　　　　　　　　　　　B. 体温正常后 5～7 天，症状消失
C. 体温正常后 3～5 天，临床症状体征基本消失　　　　　　D. 体温正常后 2 周，肺部体征消失
E. 体温正常后 3～4 天，症状消失
13. 肺炎支原体肺炎治疗首选
A. 青霉素　　　　B. 链霉素　　　　C. 头孢呋辛　　　D. 红霉素　　　　E. 阿米卡星

14. 肺炎患儿，鼻前庭导管吸氧，氧流量应为
A. 0.5～1 L/min
B. 1.5～2 L/min
C. 2.5～3 L/min
D. 3.5～4 L/min
E. 4.5～5 L/min

题型　A2 型题

1. 女婴，9 个月，发热、咳嗽 3 天，喘憋半天。查体：T 37.8 ℃，P 180 次/分，R 60 次/分，精神烦躁，鼻翼煽动，三凹征阳性，双肺满布中小水泡音，心律齐，心音低钝，未闻及杂音，肝肋下 3.5 cm，前囟平。最可能的诊断是
A. 毛细支气管炎
B. 支气管肺炎合并中毒性脑病
C. 支气管肺炎合并心力衰竭
D. 支气管哮喘
E. 支气管异物

2. 男婴，4 个月，发热、咳嗽伴喘息 2 天。查体：T 38.5 ℃，呼吸急促，可见明显三凹征，肺部可闻及明显哮鸣音，背部可闻及湿啰音，心率 140 次/分，律齐，腹平软，肝肋下 2.5 cm。胸部 X 线片提示：肺气肿。其最可能的诊断是
A. 腺病毒肺炎
B. 呼吸道合胞病毒肺炎
C. 肺炎支原体肺炎
D. 金黄色葡萄球菌肺炎
E. 支气管哮喘

3. 患儿男，2 岁，发热、咳嗽 4 天，咳喘加重 1 天。查体：双肺可闻及散在中小水泡音。血白细胞 $10×10^9$/L，中性粒细胞 0.65，淋巴细胞 0.35。最可能的诊断是
A. 支气管炎
B. 支气管肺炎
C. 毛细支气管炎
D. 上呼吸道感染
E. 支气管哮喘

4. 患儿，女，5 个月。因咳喘 3 天，诊断为支气管肺炎，体温持续 39～40 ℃，近 2 小时来两眼上翻，惊厥多次，神志半昏迷，前囟门紧张。可能合并
A. 癫痫
B. 高热惊厥
C. 中毒性脑病
D. 婴儿手足搐搦症
E. 低血糖

题型　A3/A4 型题

（1～3 题共用题干）
男孩，3 岁，发热伴咳嗽 3 天，加重伴呼吸困难 1 天，自服抗生素治疗。查体：T 39 ℃，嗜睡，精神反应差，躯干可见散在脓疱疹，呼吸急促，双肺可闻及散在中、小水泡音。实验室检查：血 WBC $18×10^9$/L，N 0.85，L 0.12。

1. 该患儿最可能的诊断是
A. 肺炎支原体肺炎
B. 肺炎衣原体肺炎
C. 呼吸道合胞病毒肺炎
D. 金黄色葡萄球菌肺炎
E. 腺病毒肺炎

2. 患儿今晨起病突然加重，现高热及呼吸困难加重。查体：T 39.5 ℃，R 40 次/分，烦躁不安，鼻煽，出现三凹征，面色苍白，唇周发绀，心率 140 次/分，心音有力，律齐，无奔马律，右肺呼吸音减低，肝脾无增大。最可能的并发症是
A. 化脓性脑膜炎
B. 脓胸或脓气胸
C. 中毒性脑病
D. 急性心力衰竭
E. 中毒性心肌炎

3. 进一步有效的治疗措施是
A. 换用其他抗生素＋肾上腺皮质激素
B. 换用其他抗生素＋胸腔闭式引流
C. 换用其他抗生素＋胸腔内注射抗生素
D. 换用其他抗生素
E. 胸腔内注射抗生素

第十三节　儿童心血管系统疾病

一、儿童心血管系统生理特点

题型　A1 型题

1. 左向右分流型先天性心脏病出现显著肺动脉高压时，主要改变是
A. 右心房增大
B. 左心房、左心室增大
C. 左心室增大
D. 左心房增大
E. 右心室增大

2. 6 岁儿童正常收缩压应约为
A. 76 mmHg
B. 80 mmHg
C. 84 mmHg
D. 88 mmHg
E. 92 mmHg

题型　B1 型题

（1～2 题共用备选答案）
A. 生后 1～2 岁　　　　　　B. 生后 3～4 个月　　　　　　C. 生后 3 个月内
D. 生后 5～7 个月　　　　　　E. 生后 8～10 个月
1. 小儿卵圆孔解剖上关闭的时间是
2. 约 80% 的小儿动脉导管解剖上关闭的时间是

二、房间隔缺损

题型　A1 型题

1. 符合房间隔缺损 X 线特点的是
A. 右房右室大　　B. 左房左室大　　C. 左房右室大　　D. 左房右房大　　E. 左室右室大
2. 典型房间隔缺损患儿的心电图主要表现为
A. 电轴右偏，不完全性右束支传导阻滞　　　　　　B. 电轴右偏，右心室肥厚
C. 电轴左偏，左心室肥厚　　D. P-R 间期延长　　　　E. 右心房与右心室肥大
3. 胸骨左缘第 2、3 肋间闻及 2～3 级收缩期杂音，第二心音固定分裂常见于
A. 二尖瓣关闭不全　　　　B. 主动脉瓣关闭不全　　　　C. 室间隔缺损
D. 房间隔缺损　　　　　　E. 肺动脉瓣关闭不全
4. 血流动力学改变示左心房、右心房、肺循环、右心室血量增多，而左心室、体循环血量减少的先天性心脏病可能是
A. 房间隔缺损　　B. 室间隔缺损　　C. 动脉导管未闭　　D. 法洛四联症　　E. 肺动脉狭窄

题型　A2 型题

女孩，4 岁，自幼体弱，易患呼吸道感染。查体：心前区稍隆起，无震颤，胸骨左缘第 2 肋闻及 3/6 级收缩期杂音，P_2 亢进，固定分裂。最可能的诊断是
A. 动脉导管未闭　　　　　B. 风湿性心脏病　　　　　C. 室间隔缺损
D. 法洛四联症　　　　　　E. 房间隔缺损

题型　A3/A4 型题

（1～3 题共用题干）
女孩，2 岁，因体检发现心脏杂音就诊，平素体健。查体：胸骨左缘第 2 肋间闻及 2/6 级喷射性收缩期杂音，第二心音固定分裂。ECG：电轴右偏，V_1 导联呈 rsR 波型。
1. 最可能的诊断是
A. 肺动脉瓣狭窄　　　　　B. 室间隔缺损　　　　　C. 法洛四联症
D. 房间隔缺损　　　　　　E. 动脉导管未闭
2. 其心脏杂音产生的机理是
A. 血流通过缺损处　　　　B. 三尖瓣相对狭窄　　　　C. 肺动脉瓣相对狭窄
D. 主动脉瓣相对狭窄　　　E. 二尖瓣相对狭窄
3. 血流动力学改变表现为
A. 左心房增大　　　　　　B. 左心室增大　　　　　　C. 左心房、左心室增大
D. 右心房、右心室增大　　E. 左心室、右心室增大

三、室间隔缺损

题型　A1 型题

1. 先天性心脏病中最常见的类型是
A. 室间隔缺损　　B. 房间隔缺损　　C. 动脉导管未闭　　D. 法洛四联症　　E. 肺动脉狭窄
2. 大型室间隔缺损后期出现青紫时肺血管的主要改变是
A. 梗阻性肺动脉高压　　　B. 动力性肺动脉高压　　　C. 肺动脉痉挛
D. 肺血增多　　　　　　　E. 肺血减少
3. Roger 病指的是

A. 小型房间隔缺损 B. 大型房间隔缺损 C. 小型室间隔缺损
D. 大型室间隔缺损 E. 肺动脉狭窄
4. 室间隔缺损的先天性心脏病的主要杂音是
A. 第2肋间2级柔和的收缩期杂音 B. 第4肋间2级柔和的舒张期杂音
C. 第2肋间2级柔和的舒张期杂音 D. 第4肋间4级粗糙的收缩期杂音
E. 第4肋间4级粗糙的舒张期杂音
5. 最不可能出现右心室肥大的疾病是
A. 房间隔缺损 B. 小型室间隔缺损 C. 肺动脉狭窄
D. 艾森门格综合征 E. 法洛四联症
6. 室间隔缺损伴艾森门格综合征的临床表现为
A. 全身性青紫 B. 暂时性青紫 C. 持续性青紫 D. 不出现青紫 E. 差异性青紫

题型 A2型题

1. 女孩，3岁，反复肺炎5次。查体：身体瘦弱，胸骨左缘3～4肋间闻及4/6级全收缩期杂音，传导广泛，伴震颤，P_2亢进。最符合患儿目前情况的血流动力学改变是
A. 无分流 B. 右向左分流 C. 体循环血流量增加
D. 肺循环血流量增加 E. 肺动脉压正常
2. 男孩，3岁，乏力1周。查体：胸骨左缘第3～4肋间闻及4/6级吹风样收缩期杂音，肺动脉瓣区第二心音亢进，心尖部闻及短促舒张期杂音。胸部X线：双肺充血，左右心室均大，以左心为著，肺动脉段突出，主动脉结偏小。最可能的诊断是
A. 室间隔缺损合并动脉导管未闭 B. 动脉导管未闭
C. 室间隔缺损 D. 房间隔缺损 E. 房间隔缺损合并动脉导管未闭
3. 男孩，5岁，胸骨左缘第3～4肋间听到响亮而粗糙的全收缩期杂音，考虑患儿存在
A. 室间隔缺损 B. 房间隔缺损 C. 动脉导管未闭
D. 主动脉瓣狭窄 E. 主动脉瓣关闭不全
4. 患儿女，3岁，自幼呼吸较急促，消瘦，乏力，常患呼吸道感染。剧烈哭吵时，唇周青紫。体检胸骨左缘第3、4肋间可闻及3～4级粗糙的收缩期杂音。X线检查左、右心室增大，肺动脉段突出，可见肺门"舞蹈"。最可能的诊断是
A. 法洛四联症 B. 室间隔缺损 C. 动脉导管未闭 D. 肺动脉狭窄 E. 房间隔缺损

四、动脉导管未闭

题型 A1型题

1. 动脉导管未闭有显著肺动脉高压者出现发绀的部位是
A. 全身 B. 上肢发绀较下肢发绀明显 C. 右上肢发绀较左上肢发绀明显
D. 一侧肢体 E. 下半身
2. 差异性青紫可发生于下列哪一种情况下
A. 法洛四联症 B. 肺动脉狭窄 C. 房间隔缺损合并肺动脉高压
D. 室间隔缺损合并肺动脉高压 E. 动脉导管未闭合并肺动脉高压
3. 动脉导管未闭的特征性体征是
A. 心室增大 B. 外周血压脉压增宽 C. 胸骨左缘听到收缩期和舒张期杂音
D. 胸骨左缘听到连续性杂音 E. 肺动脉瓣区第二音增强
4. 肺循环血量增多，并伴左心房、左心室血量增多的先天性心脏病应是
A. 原发性房间隔缺损 B. 继发性房间隔缺损 C. 动脉导管未闭
D. 室间隔缺损 E. 法洛四联症

题型 A2型题

男孩，3岁，剧烈活动后伴气促，青紫不明显。自幼反复呼吸道感染。查体：BP 90/40 mmHg，胸骨左缘第2肋间可闻及粗糙响亮的连续机器样杂音，第4肋间可闻及4/6级粗糙的收缩期杂音伴震颤，心尖区可闻及舒张期隆隆样杂音，P_2亢进，闻及股动脉枪击音。胸部X线片示左心房及左、右心室增大，肺动脉段膨隆。最可能的诊断是
A. 法洛四联症 B. 室间隔缺损+动脉导管未闭

C. 房间隔缺损　　　　　　　D. 动脉导管未闭　　　　　　E. 室间隔缺损

五、法洛四联症

题型　A1 型题

1. 不符合左向右分流先天性心脏病共同特征的是
A. 胸骨左缘收缩期杂音　　　B. 容易并发肺部感染　　　C. 生长发育落后
D. 肺动脉瓣区第二心音增强　　E. 蹲踞现象
2. 决定法洛四联症临床严重程度及预后的主要因素是
A. 主动脉骑跨　　B. 右心室肥大　　C. 室间隔缺损　　D. 肺动脉狭窄　　E. 主动脉狭窄
3. 法洛四联症患者青紫的程度主要取决于
A. 肺动脉狭窄的程度　　　　B. 室间隔缺损的大小　　　C. 室间隔缺损的部位
D. 主动脉骑跨的程度　　　　E. 右心室肥厚的程度
4. 预防法洛四联症小儿缺氧发作，宜选用的药物是
A. 卡托普利　　B. 地高辛　　C. 螺内酯　　D. 普萘洛尔　　E. 布洛芬

题型　A2 型题

男婴，6 个月，出生时诊断为"法洛四联症"，近 2 天哭闹时突然四肢抽搐，青紫加重，神志不清，呼吸急促，持续时间 2～3 分钟，首先应考虑为
A. 脑栓塞　　B. 休克　　C. 脑脓肿　　D. 缺氧发作　　E. 心力衰竭

题型　A3/A4 型题

（1～3 题共用题干）

女孩，3 岁，生后发现口唇青紫，活动后加剧。平时喜蹲踞，哭吵时有突发呼吸急促，青紫加重，严重时伴晕厥，曾半年内晕厥 2 次，均于清晨或哭吵后发作，经 2～3 分钟自行恢复。今晨又出现晕厥，持续 5 分钟，即来急诊，查体：T 37.0 ℃，P 100 次/分，R 22 次/分，BP 82/55 mmHg。神志不清，双肺听诊未见异常，胸骨左缘第 2～4 肋间闻及收缩期杂音，无震颤，肺动脉第二心音减弱。口唇青紫，指、趾甲青紫。杵状指、趾，颈软，神经系统查体无异常
1. 最可能的诊断为
A. 房间隔缺损伴轻度肺动脉瓣狭窄　　　　　　　B. 室间隔缺损伴重度肺动脉高压
C. 法洛四联症　　　　　　D. 完全性大动脉转位　　　　　E. 单纯肺动脉瓣狭窄
2. 该疾病最典型的心电图改变是
A. 右心房扩大　　B. 左心室肥厚　　C. 右心室肥厚　　D. 预激综合征　　E. 不完全性右束支传导阻滞
3. 患儿晕厥的原因是
A. 长期缺氧　　　　　　　　B. 脑血栓形成　　　　　　　C. 血液黏稠
D. 肺动脉漏斗部痉挛　　　　E. 血流缓慢

第十四节　儿童消化系统疾病

一、先天性肥厚性幽门狭窄

题型　A1 型题

1. 婴儿出现无胆汁的喷射性呕吐、胃肠蠕动波和右上腹肿块，首先考虑的诊断是
A. 胃食管反流病　　　　　　B. 胃扭转　　　　　　　　　C. 先天性巨结肠
D. 幽门痉挛　　　　　　　　E. 先天性肥厚性幽门狭窄
2. 不符合小儿先天性肥厚性幽门狭窄临床特点是
A. 呕吐物常含胆汁　　　　　B. 多于生后 2～4 周发病　　C. 右季肋区下可触及橄榄样肿块
D. 少数病人有黄疸　　　　　E. 常见左向右的胃蠕动波

题型　A2 型题

男婴，2 个月，生后 4 周出现呕吐，有时呈喷射性，多发生于喂奶后半小时内，呕吐物不含胆汁，吐后食

欲好，体重明显下降。最可能的诊断是
A. 胃食管反流　　　　B. 十二指肠溃疡　　　　C. 慢性胃炎
D. 肠套叠　　　　　　E. 先天性肥厚性幽门狭窄

二、先天性巨结肠

题型　A1 型题

1. 对先天性巨结肠，既简单又具有诊断价值的检查是
A. B 超　　　　　　　B. 直肠黏膜活组织检查　　　C. 肌电图检查
D. 腹部立位 X 线平片　E. 直肠肛门测压
2. 先天性巨结肠最常见的并发症是
A. 肠梗阻　　B. 败血症　　C. 营养不良　　D. 小肠结肠炎　　E. 肠穿孔

题型　A2 型题

婴儿出生后 48 小时内无胎便或少量胎便，以后即有顽固性便秘和腹胀，最常见于
A. 继发性巨结肠　　　B. 特发性巨结肠　　　　C. 功能性便秘
D. 先天性肠闭锁　　　E. 先天性巨结肠

题型　A3/A4 型题

（1～2 题共用题干）
男婴，1 个月，腹胀、便秘 1 个月。查体：腹部明显隆起，腹壁静脉显露明显，肠鸣音较活跃，肛门指检时排出恶臭气体及大便。腹部立位 X 线平片可见多个阶梯状液平。
1. 首先考虑的诊断是
A. 先天性巨结肠　　　B. 胎粪阻塞综合征　　　C. 坏死性小肠结肠炎
D. 功能性便秘　　　　E. 先天性肠旋转不良
2. 为明确诊断，首选的检查是
A. 直肠肌层活检　　　B. 肛门、直肠测压　　　C. 直肠黏膜活检
D. 钡剂灌肠检查　　　E. 腹部 B 超

三、小儿腹泻病

题型　A1 型题

1. 低渗性脱水危及患儿生命的常见情况是
A. 低钾血症　　　　　B. 低钙血症　　　　　　C. 低血容量性休克
D. 代谢性酸中毒　　　E. 中枢神经系统并发症
2. 小儿腹泻病引起带泡沫豆渣样便的病原体是
A. 白念珠菌　　　　　B. 轮状病毒　　　　　　C. 致病性大肠埃希菌
D. 金黄色葡萄球菌　　E. 鼠伤寒沙门菌
3. 小儿腹泻易导致的酸碱平衡紊乱为
A. 代谢性酸中毒　　　B. 代谢性碱中毒　　　　C. 呼吸性碱中毒
D. 呼吸性碱中毒合并代谢性碱中毒　　　　　　E. 呼吸性酸中毒合并代谢性酸中毒
4. 轮状病毒肠炎容易出现
A. 败血症　　B. 脱水、酸中毒　　C. 中毒性脑病　　D. 肠穿孔　　E. 高钠血症
5. 婴儿腹泻治疗原则包括以下内容，除外的是
A. 调整和适当饮食限制　　B. 纠正水、电解质紊乱　　C. 加强护理，防止并发症
D. 控制肠道内外感染　　　E. 长期应用广谱抗生素
6. 中度脱水相当于体液丢失
A. 10～20 mL/kg　　　B. 30～50 mL/kg　　　C. 40～60 mL/kg
D. 50～100 mL/kg　　　E. 100～120 mL/kg
7. 重型与轻型婴儿腹泻的主要区别是
A. 每日大便次数达十余次　　B. 恶心、呕吐、纳差　　C. 体温升高达 37.5 ℃以上
D. 电解质明显紊乱　　　　　E. 粪便呈蛋花汤样或水样

8. 关于婴儿腹泻补钾原则，下列哪项是错误的
A. 一般见尿补钾　　　　　　B. 腹泻好转第 2 天不必补钾　　　　　C. 静脉补钾浓度不超过 0.3%
D. 补钾量通常为 150～300 mg/(kg·d)　　　　E. 滴注速度不宜过快

9. 下列哪项不符合严重低钾血症的临床表现
A. 腹胀明显、肠鸣音减少　　B. 四肢软弱、腱反射消失　　　　C. CO_2CP 可升高
D. 心电图 T 波低平，出现 U 波，QT 间期缩短　　　E. 心音低钝，严重者可出现心律失常

10. 婴儿急性腹泻所致中度脱水，判断脱水性质有困难时，补充累积损失量应选用
A. 1/2 张含钠液　　　　　　B. 1/3 张含钠液　　　　　　　　C. 2/3 张含钠液
D. 生理维持液　　　　　　　E. 1/4 张含钠液

11. 婴儿腹泻，重度脱水，重度酸中毒，静脉补液宜先给
A. 1/2 张含钠液　　　　　　B. 2/3 张含钠液　　　　　　　　C. 5% 碳酸氢钠 6 mL/kg
D. 1.4% 碳酸氢钠 20 mL/kg　　E. 1.87% 乳酸钠 20 mL/kg

12. 对迁延性和慢性腹泻的治疗，下列哪项是正确的
A. 及时足量、足疗程使用抗生素进行病原治疗
B. 因消化能力低，禁食时间要长，这样有利于消化功能的恢复
C. 消化酶分泌不足，最好长期选用脱脂奶
D. 寻找并解除病程迁延的原因
E. 尽快调整饮食，以防止和纠正营养不良

13. 关于婴儿腹泻的治疗，下列哪项是错误的
A. 早期应用抑制肠蠕动药物治疗急性腹泻可缩短病程
B. 非侵袭性细菌所致肠炎仅用支持疗法即可痊愈
C. 侵袭性细菌所致肠炎应选用敏感的抗生素
D. 病毒性肠炎无特效疗法，可试用中草药
E. 真菌性肠炎可口服制霉菌素或克霉唑

14. 小儿腹泻发病率高的年龄组是
A. <3 个月　　B. 3～5 个月　　C. 6 个月～2 岁　　D. 3～4 岁　　E. 5～6 岁

15. 下列哪项不是导致小儿腹泻病的内在因素
A. 消化系统发育不成熟　　　B. 消化道负担过重　　　　　　C. 肠道内感染
D. 血中免疫球蛋白及胃肠道分泌型 IgA 低　　　　　　　　　E. 胃内酸度低

16. 小儿腹泻时口服补液盐（ORS 液）的电解质渗透压是含钠液的
A. 1/4 张　　B. 1/3 张　　C. 2/5 张　　D. 1/5 张　　E. 2/3 张

17. 小儿重度脱水有明显周围循环障碍，扩容液输注时间为
A. 10～20 分钟　　　　B. 30～60 分钟　　　　C. 70～90 分钟
D. 100～120 分钟　　　E. 130～150 分钟

题型	A2 型题

1. 男婴，3 个月，腹泻 2 个月。大便 3～4 次/日，有时多达 5～6 次/日，稀水状或糊状，无脓血，食欲佳，精神好。生后一直母乳喂养。查体：体重 5.8 kg，面部湿疹，心肺查体正常。最可能的诊断
A. 病毒性肠炎　　B. 失氯性腹泻　　C. 真菌性肠炎　　D. 细菌性肠炎　　E. 生理性腹泻

2. 女婴，9 个月，腹泻 3～4 天，大便每天 10 余次，呈稀水样，伴呕吐，每天 2～3 次。查体：皮肤稍干，弹性差，心音低钝。入院时最重要的处理是
A. 纠正水、电解质紊乱　　B. 给肠道微生态制剂　　　　C. 给肠黏膜保护剂
D. 给止泻药　　　　　　　E. 控制感染

3. 女孩，2 岁，腹泻伴呕吐 3 天，大便 7～8 次/天，为黄绿色稀水样便，黏液较多，时有发热、腹痛，粪常规示白细胞（++）。不宜采用的治疗是
A. 液体治疗　　　　　　　B. 锌制剂　　　　　　　　　C. 止泻药
D. 肠道微生态制剂　　　　E. 肠道黏膜保护剂

4. 女婴，8 个月，发热、呕吐、腹泻、少尿 2 天。查体：哭无泪，眼窝、前囟明显凹陷，皮肤弹性差，呈花纹状，心音低钝，四肢末梢凉。实验室检查：粪常规未见红细胞、白细胞，可见脂肪滴，血清钠 135 mmol/L。患儿的脱水程度属于
A. 中度等渗性脱水　　　　B. 中度高渗性脱水　　　　　C. 重度低渗性脱水
D. 重度等渗性脱水　　　　E. 中度低渗性脱水

5. 患儿，女，9 个月，腹泻 4 天，约 10 次/日，呈稀水样，伴呕吐，每天 2～3 次，尿量减少。查体：皮肤干，

弹性差，眼窝、前囟凹陷，心音低钝。最重要的处理措施是
A. 控制感染　　　　　　B. 给予助消化药　　　　　C. 给予肠道微生态制剂
D. 纠正水电解质紊乱　　E. 给予止吐药

6. 男婴，3个月，出生体重 2.8 kg，母乳喂养，未添加辅食，食欲好。自出生至今大便 6～8 次/日，为黄色软便；无特殊臭味，经治疗无好转。现体重 5.5 kg，体格检查无异常。最可能的诊断是
A. 慢性细菌性痢疾　　　B. 肠结核　　　　　　　　C. 生理性腹泻
D. 真菌性肠炎　　　　　E. 迁延性腹泻

7. 患儿，女，1岁，于8月就诊。腹泻、呕吐4天，大便每日10余次，量中等，蛋花汤样，有黏液，霉臭味。查体：精神稍萎靡，皮肤弹性差，哭泪少。粪常规检查发现少量白细胞。最可能的病原体是
A. 致病性大肠埃希菌　　B. 真菌　　　　　　　　　C. 铜绿假单胞菌
D. 轮状病毒　　　　　　E. 痢疾杆菌

8. 患儿，女，6个月，腹泻4天，每日10余次，稀水样，少许黏液，尿少，精神萎靡。查体：呼吸深长，皮肤花纹、弹性差，前囟、眼窝明显凹陷，肢冷，脉弱，P 160 次/分，口唇樱桃红色。其可能诊断为婴儿腹泻病合并
A. 重度脱水+酸中毒　　　　　　B. 中度脱水+酸中毒+心力衰竭　　　C. 轻度脱水+低钾血症
D. 中度脱水+低钾血症　　　　　E. 重度脱水+高钾血症+心力衰竭

9. 男，11个月，发热咳嗽3～4天，进食后呕吐，腹泻5～6次/天，蛋花汤样。T 39.5 ℃，P 140 次/分，R 60 次/分，精神萎靡，气促，唇周青紫，口唇干燥，心音略低，双肺底湿啰音，腹部皮肤弹性减退，其酸碱平衡紊乱。血 pH 7.24，PaCO₂ 9.4 kPa，SB 24 mmol/L，BE −6 mmol/L。应考虑
A. 代谢性酸中毒，代偿性　　　B. 呼吸性酸中毒，代偿性　　　　C. 呼吸性酸中毒，失代偿性
D. 代谢性酸中毒，失代偿性　　E. 代谢性合并呼吸性酸中毒

题型　A3/A4 型题

（1～4题共用题干）
患儿，女，10个月，腹泻3天，加重2天。暗绿色水样便每日10余次，量多，腥臭，伴高热、呕吐、少尿。查体：精神萎靡，呈嗜睡状，前囟、眼窝凹陷，皮肤弹性差，心音较低钝，腹胀，肝脾不大。实验室检查：粪镜检有大量脓血细胞，血钠 135 mmol/L，血钾 3.5 mmol/L。

1. 患儿最可能的诊断是
A. 轮状病毒肠炎　　　　B. 大肠埃希菌肠炎　　　　C. 金黄色葡萄球菌肠炎
D. 细菌性痢疾　　　　　E. 真菌性肠炎

2. 该患儿腹泻脱水的程度与性质应是
A. 重度等渗性　　B. 中度等渗性　　C. 中度低渗性　　D. 中度高渗性　　E. 重度低渗性

3. 施行液体疗法，第一天补液的总量应是每千克体重
A. 160～180 mL　　　　B. 70～110 mL　　　　　C. 120～150 mL
D. 30～60 mL　　　　　E. 190～220 mL

4. 第一天补液所采用液体的成分应是
A. 2/3 张含钠液　　　　B. 1/2 张含钠液　　　　　C. 1/3 张含钠液
D. 1/5 张含钠液　　　　E. 等张含钠液

第十五节　儿童泌尿系统疾病

一、儿童泌尿系统解剖生理特点

题型　A1 型题

1. 肾脏在胎儿期合成较多的激素是
A. 1,25-(OH)₂D₃　　B. 前列腺素　　C. 促红细胞生成素　　D. 肾素　　E. 利尿钠激素

2. 婴儿少尿的标准是每日尿量少于
A. 50 mL　　B. 100 mL　　C. 150 mL　　D. 200 mL　　E. 250 mL

3. 幼儿少尿的标准是昼夜尿量少于
A. 100 mL　　B. 200 mL　　C. 300 mL　　D. 400 mL　　E. 500 mL

4. 正常儿童新鲜尿沉渣镜检时，红细胞数应
A. ＜5 个/HP　　B. ＜4 个/HP　　C. ＜3 个/HP　　D. ＜2 个/HP　　E. ＜1 个/HP

二、急性肾小球肾炎

题型　A1 型题

1. 急性肾小球肾炎患儿在病程早期突然发生惊厥，最可能的原因是
A. 高血压脑病　　B. 低钙惊厥　　C. 中毒性脑病　　D. 高热惊厥　　E. 低钠血症
2. 小儿急性肾小球肾炎起病前常有上呼吸道感染，其前驱期多为
A. 3～4 天　　B. 1 周以内　　C. 1～3 周　　D. 2～3 周　　E. 3～4 周
3. 急性肾炎补体恢复时间为
A. 8 周　　B. 12 周　　C. 6 个月　　D. 1 年　　E. 2～3 周
4. 急性肾炎引起水肿的主要机理是
A. 大量蛋白尿引起低蛋白血症　　　　　　　　B. 血压增高引起急性心衰
C. 肾小球滤过率下降　　D. 全身毛细血管通透性增加　　E. 抗利尿激素分泌过多
5. 诊断急性链球菌感染后肾炎，关键血清学检查应包括
A. 血沉　　B. 抗核抗体和肌酐　　C. 尿素氮和蛋白电泳
D. ASO 和补体 C3　　E. C 反应蛋白和免疫球蛋白
6. 急性肾炎小儿可参加体育活动的指标是
A. 补体 C3 正常　　B. 血压正常　　C. 血沉正常　　D. 血尿消失　　E. Addis 计数正常

题型　A2 型题

1. 男孩，6 岁，少尿、肉眼血尿 3 天。2 周前曾患化脓性扁桃体炎。查体：BP130/105 mmHg。尿常规：尿蛋白（++），RBC（++++）。该病活动期的主要治疗措施是
A. 补充液体　　B. 使用激素和免疫抑制剂　　C. 休息和控制感染
D. 使用利尿药　　E. 采用透析疗法
2. 患儿，男，8 岁，水肿 5 天，血尿、少尿 3 天入院。查体：P 110 次/分，R 32 次/分，BP 140/90 mmHg，烦躁，颜面、双下肢明显水肿，双肺底可闻及少量湿啰音，肝肋下 2 cm，尿常规，蛋白（++），RBC 70～80/HP，WBC 40～50/HP。首选的治疗药物是
A. 呋塞米　　B. 毛花苷 C　　C. 硝酸钠　　D. 糖皮质激素　　E. 低分子右旋糖酐
3. 男孩，8 岁，眼睑水肿 4 天，伴茶色尿 1 天。2 周前有发热、咽痛。查体：BP 120/90 mmHg。尿常规：蛋白（++）。尿沉渣镜检：红细胞 40～50/高倍视野，白细胞 8～10/高倍视野。最可能的临床诊断是
A. 急性肾小球肾炎　　B. 急进性肾炎　　C. IgA 肾病
D. 急性尿路感染　　E. 肾衰型肾病

题型　B1 型题

（1～2 题共用备选答案）
A. 泼尼松　　B. 螺内酯　　C. 呋塞米　　D. 多巴胺　　E. 硝普钠
1. 患儿，女，8 岁，浮肿、尿少 3 天，尿呈淡茶色。今天出现剧烈头痛、烦躁并惊厥 1 次，BP 160/120 mmHg。最适宜的治疗药物是
2. 患儿，女，10 岁，浮肿、尿少 2 天，BP 130/90 mmHg。尿常规检查：蛋白质（+），红细胞 12 个/HP。最适宜的治疗药物是

三、肾病综合征

题型　A1 型题

1. 诊断小儿肾病综合征的最基本条件是
A. 大量蛋白尿，高脂血症　　B. 明显水肿，高脂血症　　C. 大量蛋白尿，明显水肿
D. 低蛋白血症，明显水肿　　E. 低蛋白血症，大量蛋白尿
2. 肾病综合征并发电解质紊乱最常见的是
A. 低钠　　B. 低钾　　C. 低钙
D. 肾静脉血栓形成　　E. 高钾
3. 鉴别肾炎型肾病综合征与单纯型肾病综合征的指标是
A. 高血压　　B. 低蛋白血症　　C. 高胆固醇血症　　D. 高度水肿　　E. 大量蛋白尿

4. 小儿肾病综合征最常见的并发症是
　A. 低钠血症　　　B. 感染　　　　　C. 低钾血症　　　D. 肾静脉血栓形成　　E. 低钙血症
5. 肾病综合征患儿泼尼松短程疗法的总疗程为
　A. 8 周　　　　　B. 12 周　　　　　C. 6 个月　　　　D. 9 个月　　　　　E. 12 个月
6. 下列哪项是小儿肾病综合征最主要的病理生理改变
　A. 肾脏排钠障碍导致高度水肿
　B. 高血脂可引起系膜细胞增殖和系膜基质增加
　C. 低蛋白血症形成可导致高度水肿
　D. 脂蛋白分解代谢障碍所致高脂血症
　E. 因肾小球滤过膜的通透性增加导致大量蛋白尿

题型　A2 型题

男孩，7 岁，颜面水肿伴尿少 10 天，肉眼血尿合并腰痛 2 天。查体：水肿较重，腹胀，移动性浊音阳性，右侧肾区叩击痛阳性。血常规：Hb 156 g/L，WBC 12.6×10^9/L，PLT 658×10^9/L。纤维蛋白质 6.5 g/L，D-二聚体升高明显。血浆白蛋白 10 g/L，血胆固醇 9.56 mmol/L，肌酐 49 μmol/L。尿常规：蛋白（+++），红细胞满视野，畸形率约 50%。最可能诊断是
　A. 肾病综合征合并肾静脉血栓形成　　　　　　　B. 肾病综合征合并泌尿道感染
　C. IgA 肾病　　　　　　　　　　　　　　　　　D. 急性感染后肾炎合并肾功能不全
　E. 肾病综合征合并肾小管功能障碍

题型　A3/A4 型题

（1～3 题共用题干）
男孩，3 岁，水肿 1 周。尿中有泡沫，尿量减少。查体：T 36.7 ℃，P 120 次/分，R 25 次/分，BP 90/60 mmHg，眼睑水肿，双下肢凹陷性水肿，双肺呼吸音粗，未闻及啰音，心前区未闻及杂音，腹膨隆，移动性浊音（+）。尿常规：蛋白（+++），尿沉渣镜检：RBC 0～3/HP，WBC 0～3/HP。血清白蛋白 20 g/L，胆固醇 8.7 mmol/L。
1. 最可能的诊断是
　A. 泌尿道感染　　B. 急进性肾炎　　C. 肾炎型肾病综合征
　D. 单纯型肾病综合征　　E. 急性肾小球肾炎
2. 以下治疗方式不合适的是
　A. 降脂治疗　　　B. 少盐饮食　　　C. 给予泼尼松治疗
　D. 给予氢氯噻嗪利尿　　E. 给予青霉素抗感染
3. 患儿在治疗中出现发热，最常见的原因是
　A. 胃肠炎　　　　B. 尿路感染　　　C. 皮肤丹毒　　　D. 腹膜炎　　　　E. 呼吸道感染

（4～6 题共用题干）
男孩，10 岁，因高度水肿及大量蛋白尿，予泼尼松 60 mg/d 治疗 10 周，病情未缓解来诊。查体：T 36.5 ℃，P 80 次/分，颜面明显水肿，面色苍白，肺部未闻及啰音，心（-），腹部较膨隆，肝脾触及不清，四肢明显水肿。实验室检查蛋白尿（+++），尿沉渣镜检 RBC 50/HP，补体 C3 正常，肾功能正常。
4. 最可能的诊断是
　A. 先天性肾病综合征　　B. 肾炎型肾病综合征　　C. 单纯型肾病综合征
　D. 急性肾小球肾炎　　　E. 慢性肾小球肾炎
5. 对其激素疗效判断正确的是
　A. 激素耐药　　　B. 激素敏感　　　C. 肾病复发　　　D. 激素依赖　　　E. 肾病频复发
6. 该患儿皮肤感染后出现发热、腹痛、四肢冰凉、尿少。查体：BP 60/40 mmHg。实验室检查：血钠 121 mmol/L，血钾 5.8 mmol/L。此时患儿出现的并发症是
　A. 低血容量性休克　　B. 急性胃炎　　　C. 肾小管功能障碍
　D. 肾静脉血栓形成　　E. 急性肾衰竭

题型　B1 型题

（1～3 共用备选答案）
　A. 激素依赖型　　B. 激素部分敏感型　　C. 激素敏感型　　D. 激素耐药型　　E. 复发
1. 肾病综合征患儿，口服泼尼松 2 mg/（kg·d），治疗 2 周后尿蛋白完全转阴。疗效判断为

2. 肾病综合征患儿，口服泼尼松 2 mg/（kg·d），治疗 8 周后尿蛋白仍（++++）。疗效判断为
3. 肾病综合征患儿，口服泼尼松 2 mg/（kg·d），治疗 2 周后尿蛋白完全转阴，8 周后尿蛋白再次（++++）。疗效判断为

第十六节　儿童血液系统疾病

一、儿童贫血概述

题型　A1 型题

1. 关于小儿时期白细胞总数的特点，正确的是
   A. 初生时为（30～40）×10⁹/L　　　　　　　B. 1 周时平均为 20×10⁹/L
   C. 1 个月时平均 15×10⁹/L　　D. 婴儿期约 10×10⁹/L　　E. 3 岁时接近成人
2. 小儿生理性贫血发生的时期是在出生后
   A. 7～8 个月　　B. 2～3 个月　　C. 6～7 个月　　D. 1 个月内　　E. 4～5 个月
3. 小儿白细胞分类中，粒细胞与淋巴细胞的交叉发生于
   A. 4～6 天，4～6 岁　　　　　B. 7 天，1 岁　　　　　　C. 4～6 周，4～6 岁
   D. 4～6 天，4～6 周　　　　　E. 1 岁，6 岁

二、缺铁性贫血

题型　A1 型题

1. 6 个月以后婴儿容易发生小细胞低色素性贫血的最主要原因是
   A. 未及时添加含铁丰富的辅食　　　　　　　B. 人工喂养铁的吸收率低
   C. 膳食总热量不足　　D. 生长发育需要量增大　　E. 添加淀粉类食品过多
2. 血红素合成障碍所致的贫血是
   A. 缺铁性贫血　　　　　　B. 再生障碍性贫血　　　　　C. 海洋性贫血
   D. 巨幼细胞贫血　　　　　E. 慢性病贫血
3. 下列预防小儿营养性缺铁性贫血的措施中，不正确的是
   A. 铁强化婴幼儿食品　　　B. 牛乳喂养应加热　　　　　C. 提倡母乳喂养
   D. 早产儿早期补铁　　　　E. 早产儿补足维生素 B₁₂
4. 缺铁性贫血早期最可靠的诊断依据是
   A. 血清铁减少　　　　　　B. 血清铁蛋白降低　　　　　C. 血清总铁结合力增高
   D. 运铁蛋白饱和度降低　　E. 红细胞内原卟啉增高
5. 营养性缺铁性贫血的临床表现，错误的是
   A. 年长儿可有头晕、眼前发黑、耳鸣等　　　B. 注意力不集中，记忆力减退
   C. 食欲减退，可出现异食癖　　　　　　　　D. 免疫功能低下，易合并感染
   E. 年龄愈大，肝脾大越明显

题型　A2 型题

1. 女婴，8 个月，母乳喂养，未添加辅食。查体：面色苍白，肝脾肿大。外周血象：Hb 75 g/L，RBC 3.5×10¹²/L，MCV 70 fl，MCH 26 pg，MCHC 30%。其贫血的细胞形态是
   A. 大细胞性　　　　　　　B. 正细胞正色素性　　　　　C. 正细胞低色素性
   D. 小细胞低色素性　　　　E. 单纯小细胞性
2. 男婴，6 个月，双胞胎之一，早产出生。查体：面色苍白，欠活泼，心肺无异常，腹软，肝脾肋下均可触及。实验室检查：血清铁蛋白 10μg/L，血清铁 9μmol/L，外周血涂片可见红细胞大小不等，以小细胞为主。考虑诊断为
   A. 缺铁性贫血　　　　　　B. 铁粒幼细胞贫血　　　　　C. 生理性贫血
   D. 感染性贫血　　　　　　E. 地中海贫血
3. 患儿，4 个月，不活泼，食欲差，面色苍白，血红蛋白 80g/L，红细胞计数 3×10¹²/L。考虑为
   A. 地中海贫血　　　　　　B. 再生障碍性贫血　　　　　C. 维生素 B₁₂ 缺乏性贫血
   D. 营养性缺铁性贫血　　　E. 营养性巨幼细胞贫血

4. 患儿，男，10个月，牛奶喂养，面色苍白2个月，烦躁。肝肋下2 cm，脾肋下触及。血象：血红蛋白80g/L，红细胞 $3.6×10^{12}$/L，网织红细胞0.01，外周血涂片红细胞大小不等，中心淡染区扩大。初步诊断是
A. 营养性巨幼细胞贫血　　　B. 地中海贫血　　　　　C. 维生素 B_6 缺乏性贫血
D. 再生障碍性贫血　　　　　E. 营养性缺铁性贫血

题型　B1型题

（1~2题共用备选答案）
A. MCV > 94 fl，MCH > 32 pg，MCHC > 38%
B. MCV < 80 fl，MCH 28~32 pg，MCHC 32%~38%
C. MCV 80~94 fl，MCH 28~32 pg，MCHC 32%~38%
D. MCV < 80 fl，MCH < 28 pg，MCHC < 32%
E. MCV > 94 fl，MCH > 32 pg，MCHC 32%~38%
1. 营养性巨幼细胞贫血的检查结果为
2. 缺铁性贫血的检查结果为

三、营养性巨幼细胞贫血

题型　A1型题

维生素 B_{12} 缺乏与叶酸缺乏所致营养性巨幼细胞贫血临床表现的主要区别点是
A. 骨髓象改变　　B. 神经系统症状　　C. 肝脾大　　D. 贫血症状　　E. 血象改变

题型　A2型题

女婴，10个月，动作发育倒退2个月。人工喂养，未正规添加辅食。查体：面色蜡黄，哭时无泪，舌颤。最可能的诊断是
A. 营养性巨幼细胞贫血　　　B. 脑性瘫痪　　　　　　C. 营养性维生素D缺乏性佝偻病
D. 蛋白质-能量营养不良　　　E. 缺铁性贫血

题型　A3/A4型题

（1~3题共用题干）
8个月男孩，母乳喂养，未加辅食，生后6个月内生长发育良好，2个月来面色黄、反应呆滞。查体：面色蜡黄，嗜睡，舌震颤，心肺无异常，肝肋下3 cm，腱反射亢进，踝阵挛阳性。实验室检查：MCV > 100 fl，骨髓呈增生活跃，红系细胞增生明显增多。红系各阶段细胞均较正常大。
1. 最可能的诊断为
A. 缺铁性贫血　　　　　　　B. 营养性巨幼细胞贫血　　C. 混合性贫血
D. 溶血性贫血　　　　　　　E. 再生障碍性贫血
2. 为确定诊断，选用的检查方法为
A. 血涂片检查　　　　　　　B. 骨髓穿刺检查　　　　　C. 血清铁测定
D. 血清叶酸、维生素 B_{12} 测定　E. 红细胞寿命测定
3. 应选择下列哪项治疗最佳
A. 肌注维生素 B_{12}　　　　　B. 口服铁剂治疗　　　　　C. 输血治疗
D. 激素治疗　　　　　　　　E. 叶酸 + 维生素C

第二十四章 传染病、性传播疾病

第一节 传染病总论

题型 A1型题

1. 下列五种感染过程中最常见的是
A. 病原体被清除 　　　　　　B. 隐性感染 　　　　　　C. 显性感染
D. 病原携带状态 　　　　　　E. 潜伏性感染
2. 参与传染病感染过程中可以引起特异性的免疫应答，不引起或轻微引起组织损伤的是
A. 病原体被清除　　B. 病原携带状态　　C. 隐性感染　　D. 显性感染　　E. 潜伏性感染

第二节 常见传染病

一、病毒性肝炎

题型 A1型题

1. 我国乙型肝炎的最主要传播途径是
A. 输血 　　　　B. 呼吸道飞沫 　　　　C. 共用注射器 　　　　D. 性传播 　　　　E. 母婴传播
2. 肝细胞弥漫性水样变性主要见于
A. 急性重型肝炎 　　　　　　B. 亚急性重型肝炎 　　　　　　C. 胆汁淤积型肝炎
D. 急性普通型肝炎 　　　　　E. 慢性持续性肝炎
3. 预防乙型肝炎最有效的措施是
A. 严格管理血制品 　　　　　B. 应用一次性医疗器械 　　　　C. 饮食饮水卫生
D. 接种疫苗 　　　　　　　　E. 注射丙种球蛋白
4. 病情恢复后不发生病原携带状态的传染病是
A. 乙型肝炎 　　　　B. 甲型肝炎 　　　　C. 细菌性痢疾 　　　　D. 丙型肝炎 　　　　E. 伤寒
5. 属于DNA病毒的肝炎病毒是
A. HBV 　　　　B. HEV 　　　　C. HDV 　　　　D. HCV 　　　　E. HAV

题型 A2型题

1. 男，44岁，10年前体检时发现HBsAg阳性，当时ALT正常，未给予治疗。未定期复查。近1年ALT反复升高，未进行抗病毒治疗。3周前劳累后出现食欲下降，尿黄，明显乏力。症状逐渐增重，出现腹胀，尿量减少入院。查体：神志清楚，反应迟钝，扑翼样震颤阳性，心肺查体未见异常，腹部膨隆，无压痛及反跳痛，移动性浊音阳性。实验室检查：ALT 176 U/L，TBil 432 μmol/L，凝血酶原活动度32%。最可能诊断是
A. 慢性乙型肝炎 　　　　　　B. 乙型肝炎肝硬化，失代偿期 　　　　C. 急性黄疸型肝炎
D. 慢性重型乙型肝炎 　　　　E. 急性重型乙型肝炎
2. 患者，男，22岁，在一次体检中发现HBsAg阳性，当时无自觉症状及体征。肝功能正常。次年5月，因突然乏力、恶心、厌食、尿黄而入院。化验：ALT 500 U，血清总胆红素85 μmol/L。抗-HAV IgM（＋）。该患者的诊断可能为
A. 乙型肝炎，慢性迁延型，既往感染过甲型肝炎
B. 乙型肝炎，慢性活动型，既往感染过甲型肝炎
C. 急性甲型黄疸型肝炎，乙型肝炎病毒携带者
D. 急性乙型肝炎，合并甲型肝炎
E. 急性黄疸型肝炎，甲、乙型肝炎病毒混合感染
3. 女孩，16岁，3天来低热伴乏力、纳差、恶心、呕吐，来诊当日家长发现眼黄。出生时曾注射乙肝疫苗。实验室检查：ALT 860 U/L，TBil 120 μmol/L。本病的病理特点不包括
A. 假小叶形成 　　　　　　　B. 肝细胞气球样变性 　　　　　C. 肝细胞点状坏死
D. 炎症细胞浸润 　　　　　　E. 毛细胆管内胆栓形成

4. 男，50 岁，乏力、腹胀伴尿黄 1 月余。15 年前检查 HBsAg（+），肝功能反复异常，但未诊治。既往有食管胃底静脉曲张破裂出血史。查体：皮肤巩膜重度黄染，肝掌及蜘蛛痣（+），腹水征（+）。实验室检查：ALT 250 U/L，TBiL 320 μmol/L，HBsAg（+），PTA 18%。最可能的诊断是
A. 急性肝衰竭 B. 慢性肝炎急性发作 C. 亚急性肝衰竭
D. HBsAg 携带者 E. 慢性肝衰竭

5. 女，35 岁，既往无肝病，2 个月前因手术输血 800 mL，近日出现腹胀、乏力，ALT 200 U/L。实验室检查：甲肝抗体（−），HBsAg（−），抗 -HBc（−），抗 -HBs（+），抗 -HCV（+）。诊断应考虑
A. 术后引起中毒性肝炎 B. 甲型肝炎 C. 乙型肝炎
D. 输血后肝炎 E. 输血所致急性丙型肝炎

6. 男，40 岁，恶心、呕吐、尿色变深 2 天。既往无肝炎病史。查体：巩膜黄染，肝肋下 2 cm。实验室检查：ALT 800 U/L，TBil 60 μmol/L，抗 -HAV IgM（−），HBsAg（+），抗 -HBs（−），抗 -HBc IgM（+）。该患者最可能的诊断是
A. 急性甲型肝炎 B. 急性肝炎，HBsAg 携带者 C. 乙型肝炎恢复期
D. 甲型肝炎恢复期 E. 急性乙型肝炎

7. 女，48 岁，乏力、腹胀伴尿黄 3 周。慢性乙型肝炎 5 年，肝功能反复异常。查体：重病容，巩膜与皮肤重度黄染，见肝掌及蜘蛛痣，腹水征（+）。实验室检查：ALT 200 U/L，TBil 370 μmol/L，HBsAg（+）。该患者最可能的诊断是
A. 慢性重型肝炎 B. 慢性肝炎急性发作 C. 急性重型肝炎
D. 慢性肝炎 E. 亚急性重型肝炎

题型 A3/A4 型题

（1～3 题共用题干）
男，45 岁，乏力、纳差、眼黄、尿黄 6 天入院。病前 2 个月外出旅游 20 多天，多在餐馆进餐及进食生冷食物。实验室检查：ALT 860 U/L，AST 620 U/L，TBil 260 μmol/L，DBil 160 μmol/L，PTA 85%。

1. 为明确诊断，应追问的病史不包括
A. 饮酒史 B. 服用损肝药物史 C. 输血史
D. 既往肝炎病史 E. 宠物接触史

2. 如查体发现患者有肝掌，脾大。化验抗 -HAV IgM、抗 HCV、抗 HEV 均（−），HBsAg、HBeAg 及抗 -HBc 均（+），HBV DNA 5.1×10^{6}copies/mL。应诊断为
A. HBsAg 携带者 B. 肝衰竭乙型 C. HBV 携带者
D. 急性乙型肝炎 E. 慢性乙型肝炎

3. 最重要的治疗是
A. 中药治疗 B. 抗 HBV 治疗 C. 对症治疗
D. 抗肝纤维化治疗 E. 保肝治疗

（4～5 题共用题干）
男，45 岁，近 3 个月自觉轻度乏力，母亲 HBsAg（+）。实验室检查：血 ALT 420 U/L，TBil 64 μmol/L，PTA 88%，HBsAg（+），HBeAg（+），抗 -HBc（+），HBV DNA 4.5×10^{5}copies/mL。

4. 首选的治疗药物是
A. 恩替卡韦 B. 护肝片 C. 茵栀黄口服液 D. 甘草酸二胺 E. 干扰素

5. 化验结果正常后的随访间隔时间最好是
A. 30 天 B. 15 天 C. 180 天 D. 60 天 E. 90 天

题型 B1 型题

（1～2 题共用备选答案）
A. 消化道传播 B. 输血、注射 C. 呼吸道传染 D. 性接触 E. 生活接触

1. 戊型肝炎的主要传播途径是
2. 丙型肝炎的主要传播途径是

二、肾综合征出血热（流行性出血热）

题型 A1 型题

肾综合征出血热的临床分期不包括

A. 少尿期　　　B. 多尿期　　　C. 发热期　　　D. 肾衰期　　　E. 低血压休克期

题型　A2 型题

1. 男，35 岁，因发热 5 天，尿少 1 天于 1 月 10 日就诊。查体：T 37.8 ℃，P 108 次 / 分，BP 80/50 mmHg。面部潮红，球结膜充血水肿，腋下可见出血点。验室检查：血 WBC 19×10⁹/L，异型淋巴结 15%，尿蛋白（+++）。首先考虑的诊断是
　A. 急性肾盂肾炎　　　　　B. 肾综合征出血热　　　　C. 钩端螺旋体病
　D. 伤寒　　　　　　　　　E. 流感

2. 男，45 岁，农民，发热 5 天，呕吐、腹泻伴少尿 1 天。查体：神志清楚，结膜充血，双腋下可见"搔抓样"出血点。实验室检查：WBC 25×10⁹/L，PLT 30×10⁹/L，ALT 80 U/L，TBil 45 μmol/L，尿蛋白（+++）。最可能的诊断是
　A. 急性细菌性痢疾　　　　B. 肾综合征出血热　　　　C. 钩端螺旋体病
　D. 急性黄疸型肝炎　　　　E. 疟疾

3. 男，47 岁，农民，持续高热 3 天，尿少 1 天。查体：意识清楚，皮肤及巩膜轻度黄染，面部及前胸不明显充血，双腋下可见"鞭击样"出血点。实验室检查：血 WBC 18.2×10⁹/L，PLT 60×10⁹/L，ALT 140 U/L，TBil 45 μmol/L，尿蛋白（++）。最可能的诊断是
　A. 肾综合征出血热　　　　B. 急性肾小球肾炎　　　　C. 急性黄疸型肝炎
　D. 钩端螺旋体病　　　　　E. 败血症

4. 男，35 岁，农民，发热 5 天，尿少 1 天。查体：体温 37.5℃，面部红，结膜充血水肿，腋下可见数个出血点。实验室检查：血 WBC 19×10⁹/L，有异型淋巴细胞，尿蛋白（3+）。最可能的诊断是
　A. 肾综合征出血热　　　　B. 地方性斑疹伤寒　　　　C. 钩端螺旋体病
　D. 败血症　　　　　　　　E. 急性肾盂肾炎

题型　A3/A4 型题

（1～3 题共用题干）

男，47 岁，发热 3 天，少尿 1 天，于 12 月 16 日入院。查体：BP 60/30 mmHg，神志清，球结膜充血、水肿，双腋下有出血点。实验室检查：血 WBC 26×10⁹/L，PLT 52×10⁹/L，尿蛋白（+++）。

1. 最可能的诊断是
　A. 立克次体病　　　　　　B. 急性肾炎　　　　　　　C. 肾综合征出血热
　D. 流行性感冒　　　　　　E. 钩端螺旋体病

2. 为明确诊断应进行的检查是
　A. 外斐反应　　　　　　　B. 尿培养　　　　　　　　C. 血清汉坦病毒特异性抗体检测
　D. 咽拭子培养　　　　　　E. 钩端螺旋体显微凝集试验

3. 病原治疗首选的药物是
　A. 四环素　　　B. 环丙沙星　　　C. 利巴韦林　　　D. 金刚烷胺　　　E. 青霉素

题型　B1 型题

（1～2 题共用备选答案）
　A. 羊　　　　　B. 犬　　　　　C. 啮齿动物　　　D. 猪　　　　　E. 病人

1. 肾综合征出血热的传染源是
2. 流行性乙型脑炎的传染源是

三、流行性乙型脑炎

题型　A1 型题

1. 关于乙脑下列哪项正确
　A. 高热、意识障碍、呼吸衰竭是乙脑极期的三大严重症状
　B. 高热、抽搐、呼吸衰竭是乙脑极期的三大严重症状
　C. 高热、抽搐、脑膜刺激征是乙脑极期的三大严重症状
　D. 意识障碍、抽搐、呼吸衰竭是乙脑极期的三大严重症状
　E. 高热、脑膜刺激征、呼吸衰竭是乙脑极期的三大严重症状

2. 乙型脑炎病毒感染已经确诊，下列病理表现不合适的是
A. 神经胶质内空泡形成　　　B. 蛛网膜下腔脓性分泌物堆积
C. 脑内血管扩张、充血　　　D. 小胶质细胞增生　　　E. 灶性神经细胞坏死
3. 下列病毒性疾病中，血白细胞总数及中性粒细胞比例升高的是
A. 病毒性肝炎　　B. 麻疹　　C. 艾滋病　　D. 流行性腮腺炎　　E. 流行性乙型脑炎

题型　A2 型题

6月初，7岁小儿突然发热，头痛。无抽搐，神志清。查体：T 38.5 ℃，BP 102/60 mmHg，角膜反射、对光反射正常，呼吸节律正常。以下诊断正确的是
A. 流行性乙型脑炎轻型　　　B. 流行性乙型脑炎中型　　　C. 流行性乙型脑炎重型
D. 流行性乙型脑炎极重型　　E. 流行性乙型脑炎普通型

题型　B1 型题

（1～2 题共用备选答案）
A. 灭虱　　　B. 灭鼠　　　C. 灭蜱　　　D. 灭蚤　　　E. 灭蚊
1. 流行性乙型脑炎的防御措施是
2. 肾综合征出血热的防御措施是

四、细菌性痢疾

题型　A1 型题

1. 细菌性痢疾病理改变的主要部位是
A. 盲肠　　B. 回肠末端　　C. 直肠和乙状结肠　　D. 升结肠　　E. 降结肠
2. 成人急性细菌性痢疾病原治疗的首选药物是
A. 环丙沙星　　B. 头孢菌素　　C. 链霉素　　D. 红霉素　　E. 青霉素

题型　A2 型题

1. 女，20 岁，发热、腹痛、腹泻伴里急后重 2 天。查体：T 39 ℃，BP 120/80 mmHg，意识清楚，腹软，脐周压痛（+），无反跳痛。实验室检查：血 WBC $20.1×10^9$/L，N 0.89，L 0.11。粪镜检：WBC 20～30/HP，RBC 10～15/HP。最可能的诊断是
A. 霍乱　　　　　　　　　　B. 急性肠炎　　　　　　　　C. 伤寒
D. 急性细菌性痢疾　　　　　E. 肾综合征出血热
2. 患者，男，8 岁，一日前食多量不清洁生黄瓜后突发高热，并迅速出现精神萎靡、面色灰白、四肢厥冷、脉速。大便呈黏液脓血便，镜检有多量脓细胞、红细胞和吞噬细胞。最有可能的诊断是
A. 高热惊厥　　　　　　　　B. 流行性乙型脑炎　　　　　C. 肠结核
D. 中毒型细菌性痢疾　　　　E. 肠伤寒

五、流行性脑脊髓膜炎

题型　A1 型题

普通型流行性脑脊髓膜炎临床分期不包括
A. 恢复期　　B. 败血症期　　C. 前驱期　　D. 脑膜炎期　　E. 发热期

题型　A2 型题

1. 男，7 岁，发热、头痛、恶心、呕吐 2 天，嗜睡 1 天。查体：T 39.5℃，浅昏迷，瞳孔等大，对光反射存在，腹部可见多个出血点，颈抵抗（+），克氏征（+）。实验室检查：血 WBC $19×10^9$/L，N 0.85。最可能的诊断是
A. 结核性脑膜炎　　　　　　B. 流行性脑脊髓膜炎　　　　C. 流行性乙型脑炎
D. 中毒型细菌性痢疾　　　　E. 肾综合征出血热
2. 男，15 岁，发热 3 天，嗜睡 1 天。于 2 月 6 日就诊，查体：T 39 ℃，P 110 次/分，BP 100/70 mmHg，下肢皮肤可见少量瘀点，颈抵抗（+）。实验室检查：脑脊髓压力 210 mmH$_2$O，细胞总数 $5000×10^9$/L，

多核 0.90，糖 2.2 mmol/L，蛋白 2 g/L。最可能的诊断是
A. 结核性脑膜炎　　　　　　　B. 流行性乙型脑炎　　　　　　C. 流行性出血热
D. 流行性脑脊髓膜炎　　　　　E. 病毒性脑膜炎
3. 男孩，4 岁，发热、头痛、皮疹 12 小时，频繁抽搐、昏迷 2 小时。查体：全身可见大量瘀点、瘀斑，双下肢有部分融合成片，血压测不出，右侧瞳孔散大，对光反射消失。下列处理不正确的是
A. 吸氧及心电监护　　　　　　B. 瘀点涂片检菌　　　　　　　C. 立刻腰椎穿刺做脑脊液常规检查
D. 20% 甘露醇立即静脉滴注　　E. 急查 DIC 指标

六、疟疾

题型　A2 型题

1. 男，46 岁，间断发热 2 周，伴寒战、大汗，于 9 月 10 日就诊。发病前 10 天曾去泰国旅游，有蚊虫叮咬史。查体：T 40.5 ℃，P 100 次 / 分，R 23 次 / 分，BP 125/80 mmHg，心肺未见异常，腹软，肝肋下未触及，脾肋下可触及。血液检查：Hb 98 g/L，RBC $2.4×10^{12}$/L，WBC $8.5×10^9$/L。该患者最可能的诊断是
A. 疟疾　　　　　B. 斑疹伤寒　　　　　C. 钩端螺旋体病　　　　　D. 伤寒　　　　　E. 流行性感冒
2. 患者，女，26 岁，已婚。畏寒、寒战，继之发热，体温达 39 ℃，伴剧烈头痛，持续 4～6 小时后热退，退热后患者感体力尚正常，能进食，每 2 日发作一次，共 3 次。血象：WBC $7.7×10^9$/L，N 0.72，L 0.28。追问病史，已停经 4 个月。应采取的治疗措施是
A. 氯喹 + 伯氨喹　　　　　　B. 氯喹快速静脉推注　　　　　C. 奎宁注射液做快速静脉推注
D. 米帕林 + 伯氨喹　　　　　E. 奎宁 + 伯氨喹
3. 男，35 岁，4 个月前从非洲旅行回国出现寒战、高热、大汗。当地医院考虑为疟疾。给予氯喹治疗后体温正常。之后再次去过流行区。1 周前再次出现寒战、高热、大汗。应考虑为
A. 再燃　　　　　B. 疟原虫产生耐药　　　　　C. 再次感染疟原虫
D. 混合感染　　　E. 复发

题型　B1 型题

（1～2 题共用备选答案）
A. 伯氨喹　　　　B. 乙胺嘧啶　　　　C. 奎宁　　　　D. 氯喹　　　　E. 青蒿素
1. 控制普通型疟疾发作多选用的药物是
2. 预防疟疾复发选用的药物是

七、日本血吸虫病

题型　A1 型题

1. 日本血吸虫病的临床分型不包括
A. 急性血吸虫病　　　　　　　B. 异位血吸虫病　　　　　　　C. 晚期血吸虫病
D. 肝硬化型血吸虫病　　　　　E. 慢性血吸虫病
2. 血吸虫病病原治疗首选的药物是
A. 氯喹　　　　　B. 甲苯达唑　　　　　C. 酒石酸钠　　　　　D. 甲硝唑　　　　　E. 吡喹酮

题型　A2 型题

男，50 岁，湖北渔民。腹胀、乏力、纳差 3 年，尿少、全身浮肿 1 个月。无饮酒史及病毒性肝炎史。查体：T 36.2℃，慢性病容，消瘦，巩膜无黄染，有蜘蛛痣，腹膨隆，脾肋下平脐，腹水征（＋），下肢凹陷性水肿。最可能的诊断是
A. 血吸虫病　　　　B. 丙肝肝硬化　　　　C. 结肠癌　　　　D. 结核性腹膜炎　　　　E. 乙肝肝硬化

题型　B1 型题

（1～2 题共用备选答案）
A. 喹诺酮类药物　　B. 吡喹酮　　　　C. 氯喹　　　　D. 奎宁　　　　E. 伯氨喹
1. 治疗血吸虫病的药物是
2. 用于杀灭肝细胞内迟发型疟原虫的药

八、艾滋病

题型　A1 型题

1. 艾滋病患者中，最常见的恶性肿瘤是
   A. 霍奇金淋巴瘤　　　B. 非霍奇金淋巴瘤　　　C. 卡波西肉瘤
   D. 子宫颈癌　　　　　E. 阴茎癌
2. 下列哪项是人类免疫缺陷病毒（HIV）在人体内作用的靶细胞
   A. $CD4^+T$ 淋巴细胞　　　B. $CD8^+T$ 淋巴细胞　　　C. B 淋巴细胞
   D. NK 细胞　　　　　　　E. CTL 细胞

题型　A2 型题

1. 男，32 岁，腹泻 3 个月。大便每日 7～10 次，稀便，无脓血黏液，伴乏力，体重减轻 5 kg。患者 7 年前曾到东南亚某国打工 3 年。查体：慢性病容，肛门周围有疱疹，疱疹内容物镜下检查偶见白细胞。最可能的诊断是
   A. 艾滋病　　　　　　　B. 慢性细菌性痢疾　　　C. 溃疡性结肠炎
   D. 慢性肠炎　　　　　　E. 结肠癌
2. 男，45 岁，发热、腹泻 2 个月，咳嗽 4 天。T 37.6～38.8 ℃，腹泻 4～6 次/天，水样便，体重下降 5 kg。有静脉吸毒史。实验室检查：血 $CD4^+T$ 淋巴细胞减少。最可能的诊断是
   A. 慢性细菌性痢疾　　　B. 艾滋病　　　　　　　C. 肺结核
   D. 细菌性肺炎　　　　　E. 溃疡性结肠炎

题型　A3/A4 型题

（1～2 题共用题干）
男，40 岁，间断发热、腹泻 3 个月。体温最高达 38.8 ℃，腹泻 4～6 次/日，水样便，体重下降 5 kg。有静脉吸毒史。查体：T 38.6 ℃，消瘦，肺部未闻及干湿啰音，腹软，无明显压痛及反跳痛，肝脾肋下未及。
1. 最可能的诊断是
   A. 肺结核　　　　　　　B. 艾滋病　　　　　　　C. 溃疡性结肠炎
   D. 慢性细菌性痢疾　　　E. 慢性阿米巴痢疾
2. 对明确诊断最有价值的检查是
   A. 粪培养　　B. 粪常规　　C. 胸部 X 线片　　D. 血清抗体　　E. 血常规

九、钩端螺旋体病（助理不考）

题型　A1 型题

钩端螺旋体病的临床类型不包括
   A. 黄疸出血型　B. 肾衰竭型　C. 胃肠型　D. 流感伤寒型　E. 肺出血型

题型　A2 型题

1. 患者，男，50 岁，突发高热，T 39.2 ℃，伴寒战，自述头痛、乏力、全身酸痛。查体：可见眼结膜充血，双侧腓肠肌压痛，腹股沟、腋窝淋巴结肿大。最有可能的诊断是
   A. 伤寒　　B. 肺炎　　C. 钩端螺旋体病　　D. 流行性出血热　　E. 败血症
2. 患者，29 岁，农民。因发热、头痛、全身酸痛、软弱无力 1 周入院。当天起出现心慌、气促，T 39.5 ℃。体检：面色苍白，腓肠肌压痛，心率 125 次/分，呼吸 36 次/分，肺部散在湿啰音。血象：WBC $9.0×10^9$/L，N 0.76，淋巴细胞 0.24。X 线片示：两肺纹理增多，有散在性点状阴影。本病例最可能的诊断是
   A. 粟粒型肺结核　　　　B. 支气管肺炎　　　　　C. 流行性出血热
   D. 钩端螺旋体病　　　　E. 急性血吸虫病
3. 男，45 岁，农民。发热伴发冷、头痛、全身痛、乏力 4 天，咳嗽、血痰及咯血 1 天，于 8 月 25 日来诊。当地正值洪水灾害，有数十人发病。查体：T 39 ℃，神志清，球结膜充血，腓肠肌压痛，腹股沟淋巴结蚕豆大，最有可能的诊断是
   A. 肾综合征出血热　　　B. 败血症　　　　　　　C. 钩端螺旋体病
   D. 大叶性肺炎　　　　　E. 流感

十、伤寒（助理不考）

题型　A1 型题

1. 典型伤寒的临床表现不包括
A. 脾大　　　B. 相对缓脉　　　C. 表情淡漠　　　D. 持续发热　　　E. 出血性皮疹
2. 确诊伤寒最常用的检测方法是
A. 粪便培养　　B. 血培养　　　C. 尿培养　　　D. 骨髓培养　　　E. 胆汁培养
3. 伤寒最严重的并发症是
A. 中毒性脑病　B. 肠穿孔　　　C. 急性胆囊炎　　D. 肠出血　　　E. 肺炎
4. 肠伤寒最具特征的病理改变是
A. 回肠下段黏膜下层的病变　　　　　　　　　B. 回肠上段孤立淋巴滤泡的病变
C. 直肠下段集合淋巴结与孤立淋巴滤泡的病变　D. 回肠下段集合淋巴结与孤立淋巴滤泡的病变
E. 回肠上段毛细血管壁的病变

题型　A3/A4 型题

（1~2题共用题干）
男，40岁，持续高热8天，伴恶心、纳差、腹泻。查体：皮肤巩膜无黄染，前胸部可见散在的淡红色斑丘疹，脾肋下可触及，质软、有压痛。实验室检查：WBC $3.2×10^9$/L，N 0.72，L 0.25，E 0，PLT $120×10^9$/L。ALT 108 U/L，TBil 12 μmol/L。
1. 最可能的诊断是
A. 伤寒　　　　　　B. 细菌性痢疾　　　　C. 肾综合征出血热
D. 流行性斑疹伤寒　　E. 急性无黄疸型肝炎
2. 为确定诊断，最有意义的检查是
A. 外斐试验　　　　B. 汉坦病毒特异性抗体　　C. 肝炎病毒标志物
D. 血培养　　　　　E. 粪培养

十一、霍乱（助理不考）

题型　A1 型题

1. 霍乱传播途径不包括
A. 经空气传播　　　B. 经水传播　　　C. 经食物传播
D. 经日常生活接触传播　E. 经苍蝇传播
2. 霍乱流行的最重要的传播形式是通过
A. 食物　　　B. 水　　　C. 生活接触　　　D. 苍蝇媒介　　　E. 呼吸道
3. 典型霍乱患者，发病后最先出现的常见症状是
A. 畏寒、发热　　　B. 声嘶　　　　C. 剧烈腹泻、继之呕吐
D. 腹部绞痛　　　　E. 腓肠肌痉挛

题型　A2 型题

男，40岁，半日来腹泻20多次，稀水样便。无明显发热及腹痛。查体：T 36℃，P 100次/分，R 20次/分，BP 90/60 mmHg，神智清，轻度脱水，腹软无压痛，肠鸣音活跃。粪便常规检查：白细胞0~1/HP。最可能的诊断是
A. 急性肠炎　　　B. 阿米巴痢疾　　　C. 胃肠型食物中毒
D. 霍乱　　　　　E. 急性细菌性痢疾

十二、囊尾蚴病（助理不考）

题型　A1 型题

脑囊尾蚴病的临床表现复杂多样，但最常见的临床类型是
A. 脑皮质型　　B. 脑室型　　C. 软脑膜型　　D. 脊髓型　　E. 混合型

第三节 性传播疾病

一、淋病

题型　A1型题

淋菌性生殖道感染常见的传播途径为
A. 经淋巴系统蔓延　　　　B. 经血循环传播　　　　C. 沿生殖道黏膜上行蔓延
D. 经血管和淋巴系统传播　　E. 条件致病菌自发感染

题型　A2型题

患者，男，30岁，尿痛、排尿困难，龟头红肿流脓5天，8天前有不洁性接触史。检查：包皮龟头红肿，尿道口肿胀外翻，有大量黄色脓液自尿道口溢出。最可能的诊断是
A. 非淋菌性尿道炎　　　　B. 非特异性尿道炎　　　　C. 淋病
D. 生殖器念珠菌病　　　　E. 滴虫性尿道炎

题型　B1型题

（1～2题共用备选答案）
A. 四环素　　B. 头孢曲松　　C. 红霉素　　D. 多西环素　　E. 青霉素
1. 治疗淋病首选的药物是
2. 孕妇患梅毒时首选的治疗药物是

二、梅毒

题型　A2型题

女，28岁，阴道分泌物增多5天。有不洁性交史。检查：右侧大阴唇可见1.0 cm×1.0 cm、质硬、无痛隆起物。本例最可能的诊断是
A. 巨细胞病毒感染　　　　B. 淋病　　　　C. 生殖器疱疹
D. 尖锐湿疣　　　　　　　E. 梅毒

题型　B1型题

（1～2题共用备选答案）
A. 单纯疱疹病毒　　　　B. 苍白密螺旋体　　　　C. 人类免疫缺陷病毒
D. 人乳头瘤病毒　　　　E. 革兰氏阴性双球菌
1. 尖锐湿疣的病原体是
2. 梅毒的病原体是

（3～4题共用备选答案）
A. 氧氟沙星　　B. 红霉素　　C. 头孢曲松　　D. 青霉素　　E. 多西环素
3. 孕妇感染梅毒首选治疗药物是
4. 孕妇生殖道感染沙眼衣原体首选治疗药物是

三、生殖道沙眼衣原体感染

（尚未出题）

四、生殖道病毒感染

题型　A1型题

孕早期患下列何种疾病，应终止妊娠
A. 细菌性阴道炎　　　　B. 巨细胞病毒感染　　　　C. 沙眼衣原体感染
D. 外阴阴道念珠菌感染　　E. 生殖道尖锐湿疣

五、尖锐湿疣

题型　A2 型题

1. 患者，女，25 岁，未婚。有性生活史。发现外阴赘生物 5 天，无痒、无痛。查体：外阴、阴道及宫颈可见多数淡红色的菜花状赘生物，触之易出血，阴道中量黄色分泌物。本病最可能的诊断是
A. 尖锐湿疣　　　　　　　　B. 扁平湿疣　　　　　　　　C. 生殖器鲍温样丘疹病
D. 假性湿疣　　　　　　　　E. 宫颈癌

2. 女，22 岁，妊娠 30 周。外阴灰白色疣状物伴瘙痒、灼痛不适半个月。外阴皮损组织学检查见挖空细胞。最可能的
A. 梅毒　　　B. 尖锐湿疣　　　C. 淋病　　　D. 细菌性阴道病　　　E. 滴虫阴道炎

3. 女，23 岁，外阴瘙痒、白带增多 5 天，有不洁性交史。妇科检查：外阴皮肤黏膜充血，小阴唇内侧见多个小菜花状赘生物，宫颈光滑，子宫正常大，附件无异常。最可能的诊断是
A. 淋病　　　　　　　　　　B. 梅毒　　　　　　　　　　C. 尖锐湿疣
D. 外阴阴道念珠菌病　　　　E. 滴虫阴道炎

题型　B1 型题

（1～2 题共用备选答案）
A. 苍白密螺旋体　　　　　　B. 淋病奈瑟球菌　　　　　　C. 人乳头瘤病毒
D. 沙眼衣原体　　　　　　　E. 单纯疱疹病毒

1. 导致生殖道尖锐湿疣并且与宫颈癌发病有关的病原体是
2. 引起生殖器水疱样病变的病原体是

第二十五章 其他

第一节 围术期处理

题型　A1 型题

1. 疝手术患者入院时血压为 150/96 mmHg，正确的处理是
   A. 术中用降压药　　B. 术前不用降压药　　C. 术前用降压药
   D. 术后不用降压药　E. 术后用降压药
2. 重症糖尿病患者施行择期手术前，血糖和尿糖应控制在
   A. 血糖 5.6～11.2 mmol/L，尿糖（＋）～（＋＋）　　B. 血糖＜5.6 mmol/L，尿糖（＋）
   C. 血糖 11.2 mmol/L 以下，尿糖（－）　　D. 血糖 5.6 mmol/L 以下，尿糖（－）
   E. 无需控制血糖
3. 下腹部手术的拆线日期是
   A. 4～5 日　　B. 6～7 日　　C. 7～9 日　　D. 10～12 日　　E. 13～14 日
4. 腹部手术切口感染，错误的处理是
   A. 局部理疗　　　　B. 敞开切口清创后立即再缝合　　C. 碘伏纱布湿敷
   D. 拆除缝线，敞开切口　　E. 酌情应用抗生素
5. 预防术后肺不张最主要的措施是
   A. 应用大量抗生素　　B. 蒸汽吸入　　C. 多翻身多做深呼吸，鼓励咳嗽
   D. 应用祛痰药物　　　E. 氧气吸入
6. 手术病人一般在术前 12 小时开始禁食、4 小时开始禁饮的理由是
   A. 让胃肠道适当的休息　　B. 防止麻醉或手术过程中发生呕吐　　C. 减少胃肠道手术时的污染
   D. 防止术后腹胀　　　　　E. 减少术后排便
7. 患者不必做特殊准备即可进行择期手术的术前情况是
   A. 血清蛋白 28 g/L　　B. 血压 150～159/95～99 mmHg　　C. 心房纤颤，心室率 112 次/分
   D. 血糖 12.2 mmol/L　E. 上呼吸道感染
8. 术后患者体位不正确的是
   A. 全身麻醉而未清醒的患者，平卧，头转向一侧　　B. 蛛网膜下腔麻醉患者，头低卧位
   C. 腹部手术后斜坡卧位　　D. 肥胖患者取侧卧位
   E. 休克患者取下肢抬高 5°，头部、躯干抬高 20° 的特殊体位
9. 病人术后处理中哪项不正确
   A. 胃肠道手术病人肛门排气后，可开始进食　　B. 腹部的减张缝线一般在术后 2 周左右拆除
   C. 伤口的乳胶片引流一般在术后 4～7 日拔　　D. 一般性手术后的病人，应鼓励早期活动
   E. 术后尿潴留导尿量超过 500 mL 者，应留置尿管 1～2 天
10. 择期手术患者，手术前需要进行特殊准备的是
    A. 血红蛋白 120 g/L　　B. 空腹血糖 5.6 mmol/L　　C. 血压 160/100 mmHg
    D. 血小板 100×10^9/L　E. 白细胞 7.0×10^9/L
11. 急性阑尾炎手术后尿潴留，下列处理措施首选
    A. 耻骨上膀胱穿刺　　B. 无菌导尿后拔除尿管　　C. 协助起床，试行自行排尿
    D. 应用利尿药　　　　E. 留置导尿 4～5 天
12. 按手术期限，下列属于限期手术的是
    A. 慢性阑尾炎切除术　　B. 直肠癌根治术　　C. 完全性肠梗阻造瘘术
    D. 可复性股疝修补术　　E. 急性上消化道穿孔修补术
13. 引起手术切口血肿最主要的原因是
    A. 伤口裂口　　B. 术前服用阿司匹林　　C. 高血压控制不满意
    D. 术中止血不彻底　　E. 伤口感染继发出血

题型　A2 型题

1. 男，70 岁，右腹股沟区可复性肿物 15 年。糖尿病病史 7 年，口服降糖药控制，空腹血糖近 1 个月来

维持 6.2～9.0 mmol/L，吸烟 20 余年，20～30 支/日。查体：P 84 次/分，R 20 分/次，BP 160/100 mmHg。拟行右腹股沟无张力疝修补术。其围手术期处理错误的是

A. 术前禁食 12 小时　　　　B. 口服降压药控制血压　　　C. 练习床上排便
D. 术前戒烟 2 周　　　　　　E. 手术当日晨起应用胰岛素

2. 女，74 岁，行胃癌根治后 7 天，咳嗽后腹部切口内有大量淡红色液体流出，最可能的情况是

A. 切口下血肿　　B. 切口裂开　　C. 切口皮下积液　　D. 伤口裂开　　E. 切口脂肪液化

3. 女，31 岁，甲状腺次全切除术后 6 小时，觉憋气、烦躁、迅速加重。查体：P 110 次/分，BP 120/90 mmHg，神志清楚，颈部肿胀，口唇发绀，无声音嘶哑，呼吸急促，双肺呼吸音粗，未闻及啰音。此时应给予的紧急处理措施是

A. 立即面罩高流量吸氧　　　B. 开放伤口，据情况行气管切开　　　C. 立即注射呼吸兴奋剂
D. 保持引流管通畅　　　　　E. 半坐位，充分吸痰

4. 女，30 岁，平素体健，甲状腺腺瘤切除术后换药，切口无红肿，手术切口拆线时间段应是术后

A. 6～7 天　　B. 2～3 天　　C. 10～12 天　　D. 7～9 天　　E. 4～5 天

5. 女，64 岁，拟行直肠癌根治术，2 型糖尿病病史 20 余年。现每日皮下注射胰岛素 12 U，空腹血糖常为 7～10 mmol/L，尿糖（+～++）。下列围手术期处理不恰当的是

A. 手术当日测定空腹血糖　　　B. 必须将空腹血糖控制到正常水平　　　C. 术前应用葡萄糖及胰岛素
D. 尿糖可维持原水平　　　　　E. 手术日晨停用胰岛素

6. 女，55 岁，垂体腺瘤切除术后 1 小时。查体：P 96 次/分，R 30 次/分，BP 110/55 mmHg，神志清楚。可采取的体位是

A. 侧卧位　　　　　　　　　　B. 高半坐位　　　　　　　　　C. 平卧位
D. 15°～30° 头高脚底斜坡卧位　　　　　　　　　　　　　　　E. 下肢抬高 15°～20°

7. 男，49 岁，拟行甲状腺癌根治术。既往有 2 型糖尿病病史 10 余年，平素糖尿病饮食，长期口服短效降糖药控制血糖。术前正确的处理措施是

A. 提前 1 天改服长效降糖药物　　　　　　　　　B. 提前 1 周换用普通胰岛素
C. 服用降糖药物至手术前一天晚上　　　　　　　D. 提前 3 天换用普通胰岛素
E. 术中皮下注射胰岛素

8. 男，28 岁，急性化脓性阑尾炎接受阑尾切除术后 5 小时，再次出现腹痛，伴烦躁、焦虑。查体：T 37.8 ℃，P 130 次/分，BP 80/60 mmHg，面色苍白，皮肤湿冷，双肺呼吸音清，未闻及啰音，腹胀，全腹轻度压痛，轻度肌紧张，未闻及肠鸣音。该病人首先要注意排除的危急情况是

A. 术后出血　　B. 肠瘘　　C. 粘连性肠梗阻　　D. 盆腔脓肿　　E. 切口裂开

9. 女，67 岁，2 型糖尿病史 20 年。二甲双胍 0.25 g 及格列齐特 80 mg，每日 3 次，糖尿病控制良好。近 2 个月感乏力，体重下降 4～5 kg。肠镜检查发现乙状结肠癌，拟行手术治疗。围术期糖尿病处理

A. 停服降糖药、减少饮食量　　　B. 改用长效胰岛素　　　C. 改用短效胰岛素
D. 胰岛素及胰岛素增敏剂联合治疗　　　　　　　　　　　　E. 术后给予抗生素

10. 患者，女性，51 岁，胃大部切除术后 3 天出现阵发性腹痛、腹胀，无肛门排气，生命体征稳，主要考虑为

A. 吻合口炎　　　　　　　B. 腹腔内血肿形成　　　　　C. 肠系膜血管缺血性疾病
D. 肠扭转　　　　　　　　E. 手术后肠蠕动功能失调

题型	A3/A4 型题

（1～2 题共用题干）

患者，女性，18 岁，因转移性右下腹痛 12 小时入院，诊断为"急性阑尾炎"，当晚行阑尾切除术，病理为坏疽性阑尾炎。自术后次晨起，患者表现为腹痛、烦躁不安、未解小便。查体：面色较苍白，皮肤湿冷，P 110 次/分，BP 80/60 mmHg，腹稍胀，全腹压痛，轻度肌紧张，肠鸣音减弱。

1. 该患者目前情况，考虑可能为

A. 术后肠麻痹　　　　　　B. 术后疼痛所致　　　　　C. 术后尿潴留
D. 术后腹腔内出血　　　　E. 机械性肠梗阻

2. 为明确诊断，最佳选择何种措施

A. 继续观察病情变化　　　B. 腹部 X 线透视　　　　　C. 腹部 B 超
D. 诊断性腹腔穿刺　　　　E. 导尿

第二节　外科患者的营养代谢

题型　A1型题

1. 外科患者鼻饲输注营养液时，为预防吸入性肺炎最主要的措施是
 A. 尽量减少液体总量　　　B. 降低输液速度　　　C. 输注营养液时采取半卧位
 D. 同时给予促胃动力药　　　E. 控制营养液输注速度
2. 鼻饲肠内营养时最严重的并发症是
 A. 急性胃肠炎　　B. 急性胆管炎　　C. 肠易激综合征　　D. 急性胰腺炎　　E. 吸入性肺炎
3. 手术创伤并术后禁食期间，患者机体代谢变化为
 A. 蛋白分解减少、糖异生减少、脂肪分解减少
 B. 蛋白分解增加、糖异生减少、脂肪分解增加
 C. 蛋白分解增加、糖异生增加、脂肪分解增加
 D. 蛋白分解增加、糖异生减少、脂肪分解减少
 E. 蛋白分解减少、糖异生增加、脂肪分解减少
4. 全胃肠外营养糖代谢紊乱所致最严重的并发症是
 A. 低血糖　　　　　　　　B. 高渗性非酮症性昏迷　　　C. 血胆红素浓度升高
 D. 转氨酶升高　　　　　　E. 感染性休克
5. 一般的择期手术病人的静息能量消耗值（REE）约增加
 A. 10%　　　B. 20%　　　C. 30%　　　D. 40%　　　E. 50%
6. 下列各项关于全胃肠外营养的指征中，不包括
 A. 短肠综合征　　　　　　B. 大面积烧伤　　　　　　C. 急性坏死性胰腺炎
 D. 溃疡性结肠炎急性期　　E. 肢体外伤性失血
7. 长期采用肠外营养，理想的输注静脉是
 A. 颈内静脉或锁骨下静脉　　B. 颈外静脉　　　　　　C. 头静脉
 D. 大隐静脉　　　　　　　　E. 上肢静脉
8. 中心静脉导管感染时的首要处理措施是
 A. 应用抗真菌药物　　　　B. 控制高热　　　　　　C. 预防感染性休克
 D. 广谱抗生素预防细菌性心内膜炎　　　　　　　　E. 拔除静脉导管，导管尖端送细菌培养
9. 肠内营养最常见的并发症是
 A. 胆汁淤积　　B. 胆石形成　　C. 腹泻　　D. 肠源性感染　　E. 消瘦

题型　A2型题

1. 女，50岁，腹痛伴剧烈呕吐2天，诊断为轻症急性胰腺炎。身高160 cm，体重60 kg。予禁食，按基本需要量计算全胃肠外营养，其每天需要的总热量约为
 A. 1200 kcal　　B. 2000 kcal　　C. 2800 kcal　　D. 1600 kcal　　E. 2400 kcal
2. 男，60岁，身高170 cm，体重65 kg，每日基础能量消耗约是
 A. 1000 kcal　　B. 1200 kcal　　C. 1400 kcal　　D. 1600 kcal　　E. 2500 kcal

题型　B1型题

（1～2题共用备选答案）
A. 氮平衡试验　　B. 三头肌皮褶厚度　　C. 血清转铁蛋白　　D. 上臂中部周长　　E. 肌酐/身高指数
1. 反映机体蛋白质营养状况的是
2. 评价患者营养摄入水平和分解代谢状况的是

第三节　感染

一、软组织急性化脓性感染

题型　A1型题

1. 关于下肢丹毒临床表现的描述，正确的是

A. 在中央部的表面有脓栓　　　B. 局部多呈紫红色　　　C. 境界清楚
D. 局部硬肿　　　E. 常累及双侧肢体

2. 有关痈的处理方法错误的是
A. 中央部坏死组织多、全身症状重者，应手术治疗　　　B. 切口应超出炎症范围
C. 切开至皮肤全层　　　D. 尽量剪除坏死组织　　　E. 唇痈不宜切开

3. 下列有关体表感染的描述错误的是
A. 疖是毛囊与邻近皮脂腺的化脓性感染　　　B. 痈是多数散在的、不相关联的疖病
C. 丹毒是皮内网状淋巴管的炎症病变　　　D. 急性蜂窝织炎是皮下结缔组织的感染
E. 脓肿是急性感染后的局限性脓液积聚

4. 上唇部疖或痈的主要危险是导致
A. 颈部蜂窝织炎　　　B. 大脑脓肿　　　C. 眼球感染　　　D. 上颌骨骨髓炎　　　E. 海绵状静脉窦炎

5. 口底及下颌的急性蜂窝织炎危及生命的并发症是
A. 颅内化脓性海绵状静脉窦炎　　　B. 喉头水肿，压迫气管，呼吸困难，窒息　　　C. 纵隔化脓感染
D. 化脓性心包炎　　　E. 脓毒症

6. 不能引起特异性感染的是
A. 破伤风梭菌　　　B. 结核分枝杆菌　　　C. β溶血性链球菌　　　D. 真菌　　　E. 梭状芽孢杆菌

7. 明确脓肿诊断并确定其致病菌的可靠方法是
A. 抗生素治疗观察　　　B. 血液细菌培养　　　C. 穿刺细菌培养　　　D. 气味　　　E. 涂片

8. 甲沟炎、甲下积脓宜采用的手术方法是
A. 两侧甲沟纵切口　　　B. 甲根部横切口　　　C. 拔甲术
D. 一侧纵切口　　　E. 切除甲根部

9. 气性坏疽最关键的治疗措施是
A. 大剂量青霉素　　　B. 高压氧疗法　　　C. 输血、输液　　　D. 紧急手术处理　　　E. 补充足够的营养

10. 脓性指头炎最常见的致病菌是
A. 铜绿假单胞菌　　　B. 拟杆菌　　　C. 变形杆菌　　　D. 金黄色葡萄球菌　　　E. 链球菌

题型	A2 型题

1. 男，62岁，背部皮肤红肿7天。初起时为小片皮肤硬肿约3 cm×2 cm，有多个脓点，随后皮肤肿胀范围增大，出现浸润性水肿，局部疼痛加重，表面皮肤呈紫褐色，范围约6 cm×5 cm，体温39.2 ℃，既往有糖尿病史。来院就诊，拟手术治疗，下列处理方法中不正确的是
A. 清除脓液及失活的组织　　　B. 切口应超过病变边缘　　　C. 做"++"形切口
D. 一期缝合切口　　　E. 切口内可填塞纱条

2. 女，35岁，左手示指末节肿胀、疼痛3天。3天前洗鱼时被鱼刺扎伤左手示指末节。起病时指尖有针刺样疼痛，轻度肿胀，继而肿胀明显加重，有剧烈的跳痛。查体：T 37.9 ℃，左示指末节肿胀明显，指腹张力明显增高，触痛明显。血常规：WBC 13.0×10⁹/L，N 0.89。如行手术治疗，正确的操作是
A. 脓腔较大可做对口引流　　　B. 在末节指腹正中做纵切口　　　C. 切口远侧应超过甲沟的1/2
D. 切口近侧应超过指节横纹　　　E. 切口要做成鱼口形

3. 男，8岁，额部多发性疖肿，未治，红肿扩大，弛张性高热，4天后臀部皮下又发现一肿块，疼痛，压痛明显，且有波动感。治疗方案为
A. 醇浴退热　　　B. 额部疖肿换药　　　C. 臀部脓肿切开引流及抗生素治疗
D. 加强营养，增强抵抗力　　　E. 综合应用多种抗生素

4. 患者，男性，31岁，背部肿块、红、肿、疼痛3天，寒战、发热39 ℃。查体：背部有肿物3 cm×5 cm，波动感明显。当病灶做局部引流和全身应用抗生素后，仍有寒战、高热，最好
A. 联合应用抗生素，并加大剂量　　　B. 尽快明确细菌种类和药敏试验
C. 寻找有无其他感染病灶　　　D. 使用抗真菌药物治疗　　　E. 加用肾上腺皮质激素

5. 男性，30岁，左下肢局部皮肤红、肿、热、痛，中央部缺血坏死流出脓液稀薄，粉红色，其致病菌是
A. 金黄色葡萄球菌　　　B. β溶血性链球菌　　　C. 大肠埃希菌
D. 铜绿假单胞菌　　　E. 变形杆菌

题型	A3/A4 型题

（1～3题共用题干）

男，60岁，发热4天，37.5℃左右，伴左脚趾痛。检查：血压114/70 mmHg，左脚趾甲沟部红肿，血白细胞计数为10×10⁹/L，中性粒细胞为82%。

1. 初步诊断是
   A. 左脚趾甲沟炎　　　　　　B. 右脚趾坏疽　　　　　　C. 左侧小腿丹毒
   D. 左小腿蜂窝织炎　　　　　E. 感染性休克
2. 左脚趾经切开引流处理后应给予
   A. 大剂量青霉素　　B. 激素　　　　C. 退热剂　　　　D. 庆大霉素　　　　E. 维生素
3. 经处理3天后病人体温突然升高达40℃，呈稽留热，并出现皮疹，呕吐，腹泻，血白细胞20×10⁹/L，中性粒细胞为89%。此时病人可能合并有
   A. 败血症　　　　　　　　　B. DIC　　　　　　　　　C. 急性胃肠炎
   D. 过敏性皮疹（对青霉素过敏）　　　　　　　　　　E. 菌血症

（4～6题共用题干）
患者，女性，34岁。2天前施工时左下肢被石板砸伤，X线片未见骨折，行清创缝合。现突然出现烦躁不安，伴恐惧感、大汗淋漓，自述左下肢伤处疼痛加重、胀裂感。T 38.5℃，P 128次/分，BP 146/92 mmHg，左小腿肿胀明显，大量浆液血性渗出物自切口渗出，皮肤表面呈大理石样花纹，渗出物有恶臭味。

4. 本病可诊断为
   A. 芽孢菌性蜂窝织炎　　　　B. 厌氧性链球菌性蜂窝织炎　　　C. 大肠埃希菌性蜂窝织炎
   D. 梭状芽孢杆菌感染　　　　E. 肺炎链球菌感染
5. 治疗上不恰当的是
   A. 左下肢广泛、多处切开　　B. 800万U青霉素静脉注射　　　C. 输200 mL同型新鲜血
   D. 左下肢截肢　　　　　　　E. 高压氧疗法
6. 出现本病的可能原因为
   A. 清创不彻底　　　　　　　B. 患者有复合创伤　　　　　　C. 未注射TAT
   D. 患者低蛋白血症　　　　　E. 切口包扎过紧

（7～8题共用题干）
男，50岁，颈后肿痛5天，疼痛逐渐加重，伴畏寒、发热。有糖尿病史10年。查体：颈后红肿，范围约5 cm，边界不清，中央多个脓点。

7. 该患者最可能的诊断是
   A. 皮脂腺囊肿感染　　B. 颈部丹毒　　　C. 颈部痈　　　D. 颈部疖　　　E. 蜂窝织炎
8. 若行切开引流术，下列错误的处理措施是
   A. 未化脓但颜色已暗紫的组织也要清除　　　　　　B. 可行"++"形切口切开引流
   C. 切口线不宜超过病变边缘　　　　　　　　　　　D. 切口线要深达筋膜
   E. 创面内填塞敷料压迫止血

题型　B1型题

（1～2题共用备选答案）
A. 口腔　　　　B. 颈部及背部　　　C. 臀部　　　D. 下腹与会阴　　　E. 手
1. 痈好发于
2. 产气性皮下蜂窝织炎多发生于

（3～4题共用备选答案）
A. 肺炎链球菌　　　　　　B. 拟杆菌　　　　　C. 大肠埃希菌
D. β溶血性链球菌　　　　E. 金黄色葡萄球菌
3. 丹毒的致病菌是
4. 脓液恶臭，普通细菌培养阴性的是

二、全身化脓性感染

题型　A1型题

1. 全身性外科感染的综合性治疗中，最关键的是
   A. 保护最重要脏器功能　　B. 全身支持治疗　　　　C. 处理原发感染灶
   D. 对症治疗　　　　　　　E. 应用抗菌药物
2. 脓毒症早期典型的临床表现是
   A. 呼吸困难　　B. 休克　　　C. 少尿　　　D. 昏迷　　　E. 寒战、高热
3. 对败血症有确诊依据的是
   A. 血常规　　B. 中毒症状　　C. 血培养　　D. 血涂片　　E. 血浆白蛋白测定

题型	A2 型题

女，45 岁，前额部疖肿 10 天。多次挤压排脓。今突发寒战、高热，伴头晕，无抽搐。查体：T 40 ℃，P 90 次 / 分，R 26 次 / 分，BP 100/70 mmHg，神志清楚，前额红肿，伴脓头，胸壁及肢体皮下可见瘀斑。血 WBC 20.2×10⁹/L，核左移，血培养（－）。该患者目前的主要诊断是
A. 脓毒症　　　　B. 额部蜂窝织炎　　C. 菌血症　　　　D. 颅内感染　　　　E. 感染性休克

三、破伤风

题型	A1 型题

1. 破伤风发作期出现典型的肌肉强烈收缩，最先表现在
A. 咀嚼肌　　　　B. 颈项肌　　　　C. 胸肌　　　　D. 背肌　　　　E. 四肢肌
2. 在破伤风的治疗措施中，下列哪项是关键
A. 彻底清创，引流伤口，消除毒素来源　　　　B. 使用破伤风抗毒素中和游离的毒素
C. 控制和解除痉挛，预防窒息　　　　　　　　D. 给予大量青霉素，控制破伤风梭菌
E. 积极支持治疗
3. 破伤风病人应用破伤风抗毒素的目的是
A. 减少毒素的产生物　　　　B. 中和游离毒素　　　　C. 控制和解除痉挛
D. 防治并发症　　　　　　　E. 抑制破伤风梭菌

题型	A2 型题

1. 男孩，13 岁，右足底被铁钉刺伤，已清创，伤口已愈合。7 天后发热、咳嗽、咀嚼无力、多痰，局部肌肉紧张，继而频繁四肢抽搐，一般镇静药治疗无效。为保证患者安全应立即采取的治疗措施是
A. 再扩大清创 + 注射 TAT　　B. 气管切开　　　　C. 大剂量青霉素治疗 + 肠外营养
D. 隔离 + 避光刺激　　　　　E. 高压氧
2. 男，21 岁，足底被生锈钉刺伤后 8 天，四肢抽搐 2 天，发作时头颈部后仰、强直、牙关紧闭、口唇青紫，大汗淋漓。该患者最严重的并发症是
A. 骨折　　　　B. 舌咬伤　　　　C. 肺部感染　　　　D. 窒息　　　　E. 脑疝
3. 男，37 岁，右脚心被铁钉刺伤 24 小时，伤处红肿、剧痛，周围边界不清，创口中心皮肤坏死。最可能感染的致病菌是
A. 梭状芽孢杆菌　　　　B. 表皮葡萄球菌　　　　C. 肺炎链球菌
D. 金黄色葡萄球菌　　　E. 溶血性链球菌

题型	A3/A4 型题

（1～2 题共用题干）
患者，男，35 岁。田间劳动时右足底被割破，伤口长 3 cm，深达肌腱，自行包扎，11 天后感乏力、畏光、咀嚼无力、下肢痛。无神经系统疾病史。查体：满面大汗，苦笑脸，张口困难，角弓反张，阵发性四肢痉挛，心肺查体无异常，腹肌强直，无压痛。
1. 破伤风最早出现的典型的肌肉强烈收缩的是
A. 背肌　　　　B. 颈项肌　　　　C. 腹肌　　　　D. 四肢肌　　　　E. 咀嚼肌
2. 下列治疗中最重要的是
A. 控制肌肉痉挛　　　　B. 中和血中毒素　　　　C. 应用大剂量青霉素
D. 纠正水、电解质失衡　　E. 吸氧

第四节　创伤和火器伤

题型	A1 型题

1. 关于创伤时应用止血带，正确的是
A. 止血带一般使用时间不超过 4 小时
B. 止血带每隔 2 小时松开 2～3 分钟
C. 紧急时可用电线充当止血带

D. 松开止血带时，伤口处不应加压，以免影响血供
E. 止血带的位置应在伤处的上一个关节处
2. 下列开放性创伤中可以进行清创缝合的是
A. 面部锐器伤6小时的伤口　　B. 已有脓性分泌物的伤口　　C. 有明显局部红、肿、热、痛的伤口
D. 刚被手术缝针刺伤的伤口　　E. 四肢损伤超过18小时的伤口
3. 面颊部开放性损伤后4小时，局部处理宜
A. 按感染伤口对待，只换药，不清创　　　　　　　　　　B. 清创后不缝合
C. 清创后延期缝合　　　　D. 清创后一期缝合　　　　E. 换药观察后，延期缝合
4. 小腿中段火器伤初期处理时错误的措施是
A. 要做全身检查　　　　　B. 输血补液　　　　　　　C. 清创后缝合伤口
D. 使用破伤风抗毒素血清　　E. 给予有效的抗生素

题型　A2型题

1. 男，45岁，左腿车轮碾压伤2小时。查体：T 37.2 ℃，P 145次/分，R 28次/分，BP 89/55 mmHg。神情淡漠，面色苍白，口唇干燥，两肺呼吸音清。腹软，无压痛，左小腿中部开放性外伤，伤口近端在院外已用止血带缚扎30分钟，伤口无明显渗血。足背动脉搏动弱。此时该患者处理措施中错误的是
A. 补充血容量　　　　　　B. 放开止血带，以免远端肢体缺血　　　C. 做好术前准备，急诊手术
D. 备血　　　　　　　　　E. 中心静脉置管
2. 一患者车祸后3小时送至医院，主诉咳嗽、胸部疼痛。查体：T 36.5 ℃，P 130次/分，R 30次/分，BP 90/60 mmHg，神志清，左胸部压痛明显，左肺呼吸音低，下肢有骨折征。胸片示：左侧液气胸。此创伤种类为
A. 穿透伤　　　　　B. 盲管伤　　　　　C. 开放伤　　　　　D. 混合伤　　　　　E. 闭合伤
3. 男，30岁，右小腿贯穿性枪伤，X线检查未发现骨折及异物残留，正确的处理是
A. 清创，开放引流3～5天，延期缝合　　　　　　　　　　B. 清创，去除异物，缝合
C. 清创，切除周围皮肤3 mm，缝合　　　　　　　　　　D. 清创，充分引流，包扎伤口，直至愈合
E. 切开弹道全程，清创，缝合

题型　A3/A4型题

（1～3题共用题干）
地震现场，一工人右腰及下肢被倒塌砖墙压住，震后7小时救出，5小时后送抵医院。诉口渴、尿少、呈暗红色。查体：P 120次/分，BP 95/70 mmHg，右下肢明显肿胀，皮肤有散在瘀斑及水疱，足背动脉搏动较健侧弱，趾端凉，无骨折征。
1. 诊断首先考虑
A. 感染性休克　　　B. 肾挫伤　　　　C. 右下肢挫伤　　　D. 骨折　　　　　E. 挤压综合征
2. 静脉输液宜首选
A. 代血浆　　　　　　　　B. 血浆　　　　　　　　　C. 左旋糖酐
D. 等渗盐水加入1.25%碳酸氢钠溶液　　　　　　　　E. 5%葡萄糖溶液
3. 首先应采取的处理是
A. 止痛　　　B. 右下肢固定　　　C. 抗生素　　　D. 右下肢切开减压　　　E. 吸氧

第五节　烧伤

题型　A1型题

1. 对浅Ⅱ度烧伤的描述，正确的是
A. 常有增生性瘢痕　　　　B. 如无感染，需3～4周恢复　　C. 伤及真皮层及皮下组织
D. 皮肤有水疱，去疱皮后创面红润、潮湿　　　　　　　　E. 创面痛觉较迟钝
2. 成年男性右侧膝关节以下烧伤，其烧伤面积占人体体表面积的百分比为
A. 5%　　　　　　　B. 6%　　　　　　　C. 8%　　　　　　　D. 10%　　　　　　　E. 20%
3. 深Ⅱ度烧伤创面处理不正确的是
A. 1:2 000氯已定清洗创面，去除异物　　　　　　　　　B. 去除水疱皮
C. 油质纱布包扎创面　　　D. 面部创面不包扎　　　　E. 创面使用抗生素预防全身感染
4. 属于成人中度烧伤的是

A. 烧伤总面积达 30%～50%　　B. Ⅱ度烧伤面积＜10%　　C. Ⅱ度烧伤面积＜20% 伴休克
D. Ⅲ度烧伤面积达 10%～20%　　E. Ⅲ度烧伤面积＜10%

5. 男，36 岁，不慎跌入热水池中烫伤臀部及双下肢，按新九分法其烧伤面积是
A. 27%　　B. 36%　　C. 46%　　D. 54%　　E. 87%

6. 女性，躯干部和臀部烧伤，烧伤占全身面积的
A. 29%　　B. 31%　　C. 32%　　D. 33%　　E. 34%

7. 下列不符合电烧伤特点的是
A. 皮肤损伤轻微，而全身性损伤较重　　　　　　　B. 主要损害心脏，引起血流动力学改变
C. 可发生电休克，甚至心跳、呼吸骤停　　　　　　D. 有入口和出口，均为Ⅲ度烧伤
E. 深部损伤范围不超过皮肤入口处

题型　A2 型题

1. 男，18 岁，右足和右小腿被开水烫伤，有水疱伴剧痛，创面基底部肿胀发红。该病人烧伤面积和深度的诊断为
A. 5%，浅Ⅱ度　　B. 5%，深Ⅱ度　　C. 10%，浅Ⅱ度
D. 10%，深Ⅱ度　　E. 15%，浅Ⅱ度

2. 患者，女性，43 岁，烧伤总面积 35%，其中Ⅲ度烧伤面积 10%。该患者属于烧伤的类型是
A. 轻度烧伤　　B. 中度烧伤　　C. 重度烧伤　　D. 特重烧伤　　E. 小面积烧伤

3. 女，29 岁，体重 60 kg，烧伤后 2 小时入院。查体：BP 86/63 mmHg，P 130 次/分，脉搏细弱，面色苍白，口渴明显。双下肢（包括双足、臀部、双大小腿）及会阴区布满大小不等的水疱，小部分创面呈灰黄色，无水疱。伤后 8 小时内补液应为
A. 3500 mL　　B. 3900 mL　　C. 2700 mL　　D. 3100 mL　　E. 2300 mL

4. 男，体重 50 kg，躯干部、双臀及双大腿Ⅱ度烧伤，双小腿及双足Ⅲ度烧伤。第 1 个 24 小时应补充的胶体量约为
A. 1500 mL　　B. 1800 mL　　C. 2700 mL　　D. 3200 mL　　E. 4000 mL

5. 患者，女性，40 岁，体重 80 kg，躯干背侧全部烧伤，2/3 为浅Ⅱ度，1/3 为深Ⅱ度，入院后最初 8 小时的补液量是
A. 1560 mL　　B. 1780 mL　　C. 1872 mL　　D. 1936 mL　　E. 4000 mL

6. 女，49 岁，烧伤后 3 小时入院。双大腿、小腿及足部布满大小不等水疱，可见潮红创面，疼痛明显。该患者的烧伤面积是
A. 45%　　B. 20%　　C. 40%　　D. 35%　　E. 32%

题型　A3/A4 型题

（1～2 题共用题干）
女，50 岁，2 小时前烧伤双侧臀部、双下肢（不包括双足），皮肤明显红肿，疼痛较剧，伤处满布大小水疱，内含黄色液体，去疱皮见创面红润、潮湿。血压等生命体征正常。

1. 估计该患者烧伤深度及面积是
A. Ⅲ度，47%　　B. Ⅲ度，40%　　C. 浅Ⅱ度，40%　　D. 浅Ⅱ度，47%　　E. 深Ⅱ度，47%

2. 其初期处理中不适合的是
A. 清创后创面全部包扎　　B. 保留小水疱，消毒，不包扎
C. 大水疱消毒，抽去液体　　D. 注射破伤风抗毒素　　E. 按烧伤输液公式补液

（3～4 题共用题干）
男，40 岁，体重 60 kg，右上肢肩关节以下、右下肢膝关节以下烧伤深度为Ⅱ度至深Ⅱ度，右足部烧伤深度为Ⅲ度。

3. 该患者的烧伤总面积为
A. 20%　　B. 38%　　C. 37%　　D. 19%　　E. 18%

4. 该患者第一个 24 小时的补液量应为
A. 2500 mL　　B. 1700 mL　　C. 2000 mL　　D. 3700 mL　　E. 4000 mL

（5～6 题共用题干）
女，22 岁，右手及前臂沸水烫伤 1 小时。查体：右手及前臂红肿明显，有水疱，部分水疱皮脱落，可见创面红白相间。疼痛迟钝。

5. 理论上判断患者烧伤面积占体表面积的百分比是

A. 5.5%　　　　　B. 4.5%　　　　　C. 3%　　　　　D. 6.5%　　　　　E. 9%
6. 该患者烧伤深度及严重程度分度是
A. 深Ⅱ度，中度烧伤　　　　B. 浅Ⅱ度，中度烧伤　　　　C. 浅Ⅱ度，轻度烧伤
D. 深Ⅱ度，轻度烧伤　　　　E. 深Ⅱ度，重度烧伤

第六节　乳房疾病

一、急性乳腺炎

题型　A1 型题

1. 急性乳腺炎的两大诱因是
A. 乳汁淤积 + 细菌入侵　　　B. 全身和局部抵抗力下降　　　C. 乳腺组织发育不良
D. 哺乳次数增多　　　　　　　E. 乳腺分泌障碍
2. 急性乳腺炎脓肿形成后，主要治疗措施是
A. 应用广谱抗生素　　　　　　B. 促使乳汁通畅排出　　　　　C. 局部注射抗生素
D. 切开引流　　　　　　　　　E. 局部热敷

题型　A2 型题

女，35 岁，自然分娩后 3 周，母乳喂养，右乳外红肿，疼痛伴发热 3 天。查体：体温 39.3℃，右乳外上象限 5 cm 范围皮肤红肿，触痛，波动性明显。实验室检查：WBC 16.6×10^9/L。最主要的治疗是
A. 应用广谱抗生素　　　　　　B. 切开引流　　　　　　　　　C. 局部热敷
D. 脓液穿刺抽吸　　　　　　　E. 停止哺乳

题型　A3/A4 型题

（1～2 题共用题干）
女，30 岁，初产妇，哺乳期间左侧乳房胀痛，发热 3 天。查体：T 39.2℃，P 106 次/分，左乳房外上象限 6 cm×4 cm 红肿，有明显压痛和波动感。
1. 该患者下一步最主要的治疗措施是
A. 穿刺抽脓　　　　　　　　　B. 局部应用鱼石脂软膏　　　　C. 切开引流
D. 止痛对症治疗　　　　　　　E. 局部热敷
2. 该患者经治疗后康复，避免再次发生的预防措施不包括
A. 养成定时哺乳习惯　　　　　B. 预防性应用抗生素　　　　　C. 避免乳汁淤积
D. 预防乳头损伤　　　　　　　E. 注意婴儿口腔卫生

二、乳腺纤维腺瘤

题型　A2 型题

1. 女，30 岁，左乳肿块 3 年，增长缓慢。查体：左乳外上象限扪及 2.5 cm 分叶肿块，质硬、光滑、边界清楚、活动、无压痛，左侧腋窝未触及肿大淋巴结。最可能的诊断是
A. 乳腺癌　　　B. 乳腺纤维腺瘤　　　C. 乳房肉瘤　　　D. 乳腺炎　　　E. 乳管内乳头状瘤
2. 女，23 岁，左乳外上象限肿块 2 cm×2 cm 大小，质硬如橡皮球，肿块表面光滑，活动。其诊断可能是
A. 乳腺皮下脂肪瘤　　　　　　B. 乳腺纤维腺瘤　　　　　　　C. 皮脂腺囊肿
D. 乳腺增生　　　　　　　　　E. 神经纤维瘤

三、乳腺囊性增生病

题型　A1 型题

关于乳腺囊性增生病，下述哪项不正确
A. 常两侧乳房　　　　　　　　B. 25～40 岁妇女多见　　　　C. 基本病变是乳腺腺泡的增生
D. 可以发生癌变　　　　　　　E. 与内分泌功能失调有关

| 题型 | A2 型题 |

女,40 岁,双侧乳房月经前明显胀痛,月经后可自行缓解。乳腺超声提示双侧乳腺多发小结节,大小约 0.4 cm,无明显血流信号,双侧腋窝未见肿大淋巴结。最可能的诊断是
A. 乳腺囊性增生病　　　　B. 乳腺结核　　　　C. 乳腺纤维腺瘤
D. 非哺乳期乳腺炎　　　　E. 乳腺癌

四、乳腺癌

| 题型 | A1 型题 |

1. 下列乳腺癌病理类型中,预后最差的是
A. 浸润性小叶癌　　B. 黏液癌　　C. 小管癌　　D. 乳头湿疹样癌　　E. 导管内癌
2. 下列有关乳腺癌叙述不正确的是
A. 内分泌治疗是乳腺癌治疗的一个重要组成部分　　　　B. 乳腺癌早期表现为无症状性乳房肿块
C. 乳腺癌的大小决定其预后　　　　D. 乳腺癌最常见的远处转移为肺、骨、肝
E. 乳腺癌发病率与雌激素水平有明显关系
3. 乳腺癌局部检查中,下列哪项体征提示预后最差
A. 乳头抬高,内陷　　　　B. 癌块表面皮肤凹陷　　　　C. 局部皮肤充血、发红,呈现急性炎症改变
D. 乳头、乳晕湿疹样改变　　E. 局部皮肤"橘皮样"改变
4. 乳腺癌术后必须辅以放疗、化疗的术式是
A. 乳腺癌根治术　　　　B. 乳腺癌扩大根治术　　　　C. 乳腺癌改良根治术
D. 保留乳房的乳腺癌切除术　　E. 单纯乳房切除术
5. 乳腺癌患者乳腺皮肤出现"酒窝征"的原因是
A. 肿瘤侵犯了胸大肌　　　　B. 肿瘤侵犯了 Cooper 韧带　　　　C. 癌细胞堵塞了局部皮下淋巴结
D. 肿瘤侵犯了周围腺体　　　　E. 肿瘤侵犯了局部皮肤

| 题型 | A2 型题 |

1. 女,45 岁,左乳房无痛性肿物 3 个月余。查体:左乳外上象限有 1.5 cm×1.0 cm×1.0 cm 肿块,表面不光滑,界限不清,活动度尚可。为明确性质,最确切的检查是
A. CT　　　　B. PET　　　　C. 钼靶 X 线检查　　　　D. 红外线扫描　　　　E. 肿物完整切除病理检查
2. 女,55 岁,发现左乳房包块 2 个月。体检:左乳房外上象限触及一肿块,质硬、不光滑、活动度差,皮肤略回缩。左腋下触及 3 枚肿大淋巴结,质硬。经确诊为左乳腺浸润性导管癌。行乳腺癌根治术治疗,术后查雌激素和孕激素受体检测均为阳性。为降低复发率,首选的治疗是
A. 糖皮质激素治疗　　B. 环磷酰胺化疗　　C. 他莫昔芬　　D. 米非司酮　　E. 卵巢切除
3. 女性,46 岁,左乳头刺痒伴乳晕发红、糜烂 3 个月。查体:双侧腋窝无肿大淋巴结,乳头分泌物涂片细胞学检查见癌细胞。该病人癌变的类型是
A. 乳头湿疹样癌　　B. 髓样癌　　C. 鳞状细胞癌　　D. 黏液细胞癌　　E. 大汗腺样癌
4. 女性,46 岁,左乳外上象限无痛性肿物直径 3 cm,与皮肤轻度粘连,左腋下触及 2 个可活动的淋巴结,诊断为"乳腺癌"。按 TNM 分期,应为
A. $T_1N_0M_0$　　B. $T_1N_1M_0$　　C. $T_2N_0M_0$　　D. $T_2N_1M_0$　　E. $T_2N_2M_0$
5. 患者,女性,45 岁,乳腺癌伴腋窝淋巴结转移,ER(+),行根治术后,辅助治疗应选
A. 放射治疗　　　　B. 放射治疗或化疗 + 雌激素治疗
C. 放射治疗或化疗 + 抗雌激素的药物　　　　D. 放射治疗或化疗 + 双侧卵巢切除
E. 抗癌药物治疗
6. 女,29 岁,右乳红肿 3 个月。查体:右乳皮肤红肿,呈橘皮样改变,未触及肿块,右腋窝可触及多个肿大、质硬、融合淋巴结。皮肤活检在真皮淋巴管内查见癌栓、ER、PR 阳性,C-erbB2(HER-2)阴性。最可能的诊断是
A. 乳头状癌　　　　B. 鳞样癌　　　　C. 乳头湿疹样乳腺癌
D. 绒线癌　　　　E. 炎性乳腺癌

| 题型 | A3/A4 型题 |

(1～2 题共用题干)

女，55岁，右乳房肿块6个月，不伴疼痛，无乳头溢液。查体：右乳外象限可触及6 cm×5 cm肿块，质硬，边界不清。右腋窝可触及数个肿大淋巴结，部分融合。
1. 肿块穿刺活检确诊为乳腺癌后，首选的治疗方式是
A. 保乳手术　　　　　　B. 改良根治术　　　　　　C. 放射治疗
D. 术前化疗　　　　　　E. 靶向治疗
2. 确定该患者是否需要进行内分泌治疗的指征是
A. HER2表达情况　　　　B. 肿瘤大小　　　　　　　C. ER表达情况
D. 是否伴有淋巴结转移　E. 是否伴有全身转移
（3～4题共用题干）

女，56岁，右乳头间断血性溢液1年，触及肿物6个月，无疼痛不适。查体：T 36.5 ℃，P 80次/分，R 18次/分，BP 120/80 mmHg，右腋窝可触及成团融合并固定的淋巴结。心肺腹查体未见异常。右乳头轻度内陷。按压乳晕周围可见右乳头单孔少量血性溢液，右乳乳晕深面可及5.5 cm×4 cm包块，质硬、边界不清，与胸壁粘连固定。
3. 为明确诊断，最佳的检查方法是
A. 乳管镜检查　　　　　B. 乳头溢液涂片细胞学检查　C. 乳腺及腋窝超声
D. 乳腺肿物切除活检　　E. 乳腺肿物穿刺活检
4. 下一步首选的治疗是
A. 术前化疗　　　　　　B. 右乳单纯乳房切除术　　　C. 术前放疗
D. 右乳腺癌改良根治术　E. 右乳保留乳房乳腺癌切除术

第七节　中毒

一、总论

题型　A1型题

1. 属于有机磷杀虫药物中毒，毒蕈碱样症状是
A. 头晕　　　B. 昏迷　　　C. 肌纤维颤动　　　D. 瞳孔缩小　　　E. 皮肤
2. 关于急性中毒的治疗原则，不正确的是
A. 酸性毒物污染皮肤、黏膜后应用碱性液体冲洗、中和　　B. 立即终止接触毒物
C. 迅速清除进入体内已经吸收和尚未被吸收的毒物　　　　D. 及早应用特效解毒剂和拮抗剂
E. 根据患者不同情况进行对症治疗
3. 氰化物中毒时，患者呼吸气味可呈
A. 烂苹果味　　B. 大蒜味　　C. 腥臭味　　D. 酒味　　E. 苦杏仁味
4. 服毒后的洗胃处理，下列哪项不正确
A. 一般在服毒后6小时内洗胃有效　　　　　　　　B. 超过6小时多数洗胃已无必要
C. 吞服强腐蚀性毒物者不宜洗胃　　　　　　　　D. 惊厥患者不宜插管洗胃
E. 昏迷患者插胃管易致吸入性肺炎，洗胃应慎重

题型　A2型题

女，40岁，1小时前服敌百虫200 mL。查体：躁动，瞳孔缩小，四肢强直，肺部可闻及湿啰音。下列处理措施不恰当的是
A. 药物导泻　　　　　　B. 清洗呕吐物污染的皮肤　　C. 静脉应用阿托品
D. 应用解磷定　　　　　E. 2%碳酸氢钠溶液洗胃

二、急性有机磷杀虫药中毒

题型　A1型题

1. 有机磷中毒时应用阿托品，以下哪项是不正确的
A. 用量应根据病情适当使用　　　　　　　　　　B. 达到阿托品化后减少阿托品的剂量或停用
C. 与胆碱酯酶复活剂合用时，阿托品的剂量应减少　D. 重度中毒时应静脉给药
E. 当出现阿托品中毒时应立即间隔给药

2. 与有机磷中毒无关的临床表现是
A. 肌肉颤动　　　B. 多汗　　　　　C. 瞳孔缩小　　　D. 呕吐物有酸醇味　　E. 唾液多
3. 某患者因有机磷中毒入院治疗，在治疗过程中出现阿托品中毒，应立即给予
A. 吸氧　　　　　B. 输液及毛果芸香碱　　　　C. 毛花苷 C
D. 哌甲酯　　　　E. 呋塞米
4. 有机磷杀虫药中毒所致的呼吸肌麻痹选用
A. 新斯的明　　　B. 阿托品　　　C. 尼可刹米　　　D. 碳酸氢钠　　　　E. 解磷定

题型　A2 型题

1. 女，30 岁，误服有机磷杀虫药 60 mL 后出现恶心、呕吐、流涎、全身湿冷，双侧瞳孔呈针尖样 1 小时来诊，经初步洗胃、胆碱酯酶复能药、阿托品治疗后症状缓解，但继之出现躁动，因而停用静脉阿托品。16 小时后患者上述症状再次出现，呼吸心跳停止，心肺复苏抢救成功。患者心搏骤停的原因最可能是
A. 中间型综合征　　　　　　B. 迟发性神经病变　　　　　C. 呼吸肌受累致呼吸、循环衰竭
D. 中毒性心肌炎　　　　　　E. 阿托品减量过快
2. 女，21 岁，1 小时前被人发现昏迷，身边有空瓶，瓶内有刺激性气味。查体：P 60 次/分，全身大汗，呼吸有蒜臭味，瞳孔针尖大小，两肺满布湿啰音。最可能的诊断是
A. 糖尿病酮症酸中毒　　　　B. 镇静剂催眠药中毒　　　　C. 一氧化碳中毒
D. 乙醇中毒　　　　　　　　E. 有机磷杀虫药中毒
3. 女，22 岁，头晕、呕吐伴流涎半小时。1 小时前曾少量饮酒并进食较多凉拌蔬菜。查体：P 55 次/分，BP 100/70 mmHg，神智清晰，皮肤潮湿，双瞳孔针尖样大小，双下肺可闻及湿啰音。最可能的诊断是
A. 亚硝酸盐中毒　　B. 杀鼠药中毒　　C. 吗啡中毒　　　D. 有机磷农药中毒　　E. 乙醇中毒

三、急性一氧化碳中毒

题型　A1 型题

1. 下列不属于急性一氧化碳中度中毒表现的是
A. 视物模糊　　　B. 全身乏力　　　C. 判断力降低　　D. 腹痛　　　　　　E. 运动失调
2. 重度一氧化碳中毒患者最有效的治疗措施是
A. 鼻导管间断低流量吸氧　　B. 高压氧舱治疗　　　　　　C. 鼻导管吸入纯氧
D. 持续低流量吸氧　　　　　E. 吸氧面罩吸氧

题型　A2 型题

1. 女，70 岁，家中浴室洗澡 2 小时后，被发现昏迷在浴室内，室内燃气炉取暖，门窗紧闭。查体：昏迷，呼吸不规则，BP 110/70 mmHg。现场急救的首要措施是
A. 搬离现场　　　　　　　　B. 吸入高浓度氧气　　　　　C. 给予气管插管呼吸机辅助呼吸
D. 口对口人工呼吸　　　　　E. 保持呼吸道通畅
2. 女，60 岁，被家人发现其昏迷在浴室内，浴室使用的是燃气热水器。急诊入院。查体：皮肤潮红，瞳孔大小正常，口唇樱桃红色。最可能的诊断是
A. 阿托品中毒　　　　　　　B. 一氧化碳中毒　　　　　　C. 乙醇中毒
D. 有机磷杀虫药中毒　　　　E. 安眠药中毒
3. 男，26 岁，因急性一氧化碳中毒入院，治疗 1 周后症状消失出院，2 个月后突然出现意识障碍。既往无高血压及脑血管病史。最可能的诊断是
A. 脑出血　　　　B. 脑梗死　　　　C. 肝性脑病　　　D. 中毒迟发型脑病　　E. 中间综合征

第八节　中暑

题型　A1 型题

中暑的病因不包括
A. 汗腺功能障碍　　　　　　B. 散热障碍　　　　　　　　C. 饮水过多
D. 人体产热增加　　　　　　E. 环境温度过高

| 题型 | A2 型题 |

男,19岁,在烈日下打篮球1小时,大汗后出现头痛、头晕、胸闷、心悸、恶心,并有腹肌疼痛。T 38.3 ℃,P 108次/分,BP 90/60 mmHg。神志清楚,面色潮红,双肺未闻及干湿性啰音,心律齐。最可能的诊断是
A. 热痉挛　　　　B. 热衰竭　　　　C. 低血糖　　　　D. 热射病　　　　E. 脱水

第二十六章　中医学基础

第一节　中医基本特点

一、整体观念

题型　A1型题

1. 中医学的基本特点是
A. 整体观念和阴阳五行　　B. 四诊八纲和辨证论治　　C. 同病异治和异病同治
D. 整体观念和辨证论治　　E. 阴阳五行和五运六气
2. 中医学整体观念的内涵是
A. 人体是一个有机整体　　B. 人和自然界是一个整体　　C. 人和社会是一个整体
D. 五脏与六腑是一个整体　　E. 人体是一个有机整体，人和环境相互统一
3. 人体自身的整体性主要体现在
A. 脏腑一体和形神一体　　B. 心脑一体和五脏一体　　C. 五脏一体和形神一体
D. 脏腑一体和心脑一体　　E. 五脏一体和经络一体

二、辨证论治

题型　A1型题

1. 下列表述中属于证的是
A. 水痘　　B. 麻疹　　C. 血虚　　D. 头痛　　E. 恶寒
2. 下列表述中属于症的是
A. 肺痈　　B. 消渴　　C. 肝阳上亢　　D. 心血亏虚　　E. 恶寒
3. 下列表述中属于证的是
A. 气滞　　B. 疟疾　　C. 感冒　　D. 头痛　　E. 发热
4. 采取同病异治方法的原因是
A. 疾病相同　　B. 症状不同　　C. 阶段相同　　D. 证候不同　　E. 体征不同
5. 采取异病同治方法的原因是
A. 疾病不同　　B. 症状相同　　C. 证候相同　　D. 阶段不同　　E. 体征不同

第二节　中医基础理论

一、阴阳学说

题型　A1型题

1. 昼夜分阴阳，属于"阳中之阴"的时间是
A. 前半夜　　B. 下午　　C. 上午　　D. 中午　　E. 后半夜
2. 昼夜分阴阳，属于"阴中之阴"的时间是
A. 上午　　B. 中午　　C. 下午　　D. 前半夜　　E. 后半夜
3. 导致实热证的阴阳失调是
A. 阳偏盛　　B. 阳偏衰　　C. 阴偏盛　　D. 阴偏衰　　E. 阴胜则阳病
4. 引起虚热证的阴阳失调是
A. 阳偏盛　　B. 阳偏衰　　C. 阴偏盛　　D. 阴偏衰　　E. 阴胜则阳病
5. 引起虚寒证的阴阳失调是
A. 阳偏盛　　B. 阳偏衰　　C. 阴偏盛
D. 阴偏衰　　E. 阴胜则阳病

6. 引起实寒证的阴阳失调是
A. 阳偏盛　　　　B. 阳偏衰　　　　C. 阴偏盛　　　　D. 阴偏衰　　　　E. 阴阳两虚
7. 下列症状选项中，属于阴的是
A. 面色鲜明　　　B. 咳声有力　　　C. 脉象滑数　　　D. 声低气微　　　E. 脉象洪大
8. "热者寒之"适用于的病证是
A. 阳偏盛　　　　B. 阳偏衰　　　　C. 阴偏盛　　　　D. 阴偏衰　　　　E. 阴阳两虚
9. "寒者热之"适用于的病证是
A. 阳偏盛　　　　B. 阳偏衰　　　　C. 阴偏盛　　　　D. 阴偏衰　　　　E. 阴阳两虚
10. 适用于阴偏衰的治疗方法是
A. 阳病治阴　　　B. 阴病治阳　　　C. 阴中求阳　　　D. 阳病治阳　　　E. 阴病治阴
11. "阳病治阴"的病理基础是
A. 阴虚　　　　　B. 阳虚　　　　　C. 阴盛　　　　　D. 阳盛　　　　　E. 阴阳两虚
12. "阴病治阳"的病理基础是
A. 阴虚　　　　　B. 阳虚　　　　　C. 阴盛　　　　　D. 阳盛　　　　　E. 阴阳两虚
13. 对阴阳偏衰采用的治疗原则是
A. 损其有余　　　B. 补其不足　　　C. 寒者热之　　　D. 热者寒之　　　E. 实则泻之
14. 对阴阳偏盛采用的治疗原则是
A. 损其有余　　　B. 补其不足　　　C. 阳病治阴　　　D. 阴病治阳　　　E. 虚则补之
15. "益火之源，以消阴翳"体现的治则是
A. 阴病治阳　　　B. 阳病治阴　　　C. 热者寒之　　　D. 寒者热之　　　E. 阳中求阴
16. "壮水之主，以制阳光"体现的治则是
A. 阴病治阳　　　B. 阳病治阴　　　C. 热者寒之　　　D. 寒者热之　　　E. 阳中求阴

二、五行学说

| 题型 | A1型题 |

1. 五行中具有"曲直"特性的是
A. 木　　　　　　B. 火　　　　　　C. 土　　　　　　D. 金　　　　　　E. 水
2. 五行中具有"润下"特性的是
A. 木　　　　　　B. 火　　　　　　C. 土　　　　　　D. 金　　　　　　E. 水
3. 五行中具有"稼穑"特性的是
A. 木　　　　　　B. 火　　　　　　C. 土　　　　　　D. 金　　　　　　E. 水
4. 五行中"木"的特性是
A. 炎上　　　　　B. 润下　　　　　C. 稼穑　　　　　D. 曲直　　　　　E. 从革
5. 五行中"金"的特性是
A. 炎上　　　　　B. 润下　　　　　C. 稼穑　　　　　D. 曲直　　　　　E. 从革
6. 五行中，"木"的"母"行是
A. 水　　　　　　B. 火　　　　　　C. 土　　　　　　D. 金　　　　　　E. 木
7. 五行中，"水"的"子"行是
A. 金　　　　　　B. 木　　　　　　C. 土　　　　　　D. 火　　　　　　E. 水
8. 五行中，"金"的"所不胜"之行是
A. 火　　　　　　B. 水　　　　　　C. 土　　　　　　D. 木　　　　　　E. 金
9. 五行中，"金"的"所胜"之行是
A. 火　　　　　　B. 水　　　　　　C. 土　　　　　　D. 木　　　　　　E. 金
10. 肺病及肝的五行传变是
A. 母病及子　　　B. 相乘　　　　　C. 子病犯母　　　D. 相侮　　　　　E. 相生
11. 肺病及肾的五行传变是
A. 母病及子　　　B. 相乘　　　　　C. 子病犯母　　　D. 相侮　　　　　E. 相克
12. 肺病及脾的五行传变是
A. 母病及子　　　B. 相乘　　　　　C. 子病犯母　　　D. 相侮　　　　　E. 相克
13. 肺病及心的五行传变是
A. 母病及子　　　B. 相乘　　　　　C. 子病犯母　　　D. 相侮　　　　　E. 相生
14. 属于"母病及子"的脏病传变是

A. 心病及脾　　　　B. 心病及肾　　　　C. 心病及肺　　　　D. 心病及肝　　　　E. 肾病及心
15. 属于"子病犯母"的脏病传变是
A. 心病及脾　　　　B. 心病及肾　　　　C. 心病及肺　　　　D. 心病及肝　　　　E. 肝病及肺

三、脏象学说

题型　A1 型题

1. 胆的生理功能是
A. 受盛化物　　　　B. 传化糟粕　　　　C. 主持诸气　　　　D. 受纳腐熟　　　　E. 主决断
2. 胃的生理功能是
A. 受盛化物　　　　B. 传化糟粕　　　　C. 主持诸气　　　　D. 受纳腐熟　　　　E. 通调水道
3. 具有"通降"生理特性的是
A. 胆　　　　　　　B. 胃　　　　　　　C. 小肠　　　　　　D. 大肠　　　　　　E. 膀胱
4. 泌别清浊是
A. 胆的生理功能　　　　B. 胃的生理功能　　　　C. 小肠的生理功能
D. 大肠的生理功能　　　　E. 膀胱的生理功能
5. 具有"受盛化物"生理功能的脏腑是
A. 胆　　　　　　　B. 胃　　　　　　　C. 小肠　　　　　　D. 大肠　　　　　　E. 膀胱
6. "主液"的腑是
A. 胆　　　　　　　B. 胃　　　　　　　C. 小肠　　　　　　D. 大肠　　　　　　E. 膀胱
7. 大肠的生理功能是
A. 排泄胆汁　　　　B. 受纳通降　　　　C. 受盛化物　　　　D. 传化糟粕　　　　E. 运行水液
8. "主津"的腑是
A. 胆　　　　　　　B. 胃　　　　　　　C. 小肠　　　　　　D. 大肠　　　　　　E. 膀胱
9. 五脏关系中主要体现在气血方面的两脏是
A. 心与肺　　　　　B. 心与肾　　　　　C. 肺与脾　　　　　D. 脾与肾　　　　　E. 肺与肾
10. 与血液生成及运行关系密切的是
A. 心与肺　　　　　B. 心与肾　　　　　C. 心与脾　　　　　D. 脾与肝　　　　　E. 肺与肝
11. "水火既济"指的是
A. 心肺关系　　　　B. 肺肝关系　　　　C. 肝脾关系　　　　D. 脾肾关系　　　　E. 心肾关系
12. 下列属于五脏的是
A. 心　　　　　　　B. 胃　　　　　　　C. 胆　　　　　　　D. 三焦　　　　　　E. 脑

四、精、气、血、津液学说

题型　A1 型题

1. 与气的生成密切相关的脏腑是
A. 心、肝、脾胃　　　　B. 肺胃、肝、肾　　　　C. 肺、脾胃、肾
D. 肝、脾胃、肾　　　　E. 心、肺胃、肾
2. "生气之根"指的是
A. 肝　　　　　　　B. 心　　　　　　　C. 脾胃　　　　　　D. 肺　　　　　　　E. 肾
3. "生气之源"指的是
A. 肝　　　　　　　B. 心　　　　　　　C. 脾胃　　　　　　D. 肺　　　　　　　E. 肾
4. "生气之主"指的是
A. 肝　　　　　　　B. 心　　　　　　　C. 脾胃　　　　　　D. 肺　　　　　　　E. 肾
5. 临床出现自汗、多尿，说明气之功能减退的是
A. 推动与调控作用　　　　B. 温煦与凉润作用　　　　C. 防御作用
D. 固摄作用　　　　　　E. 中介作用
6. 易于感冒表明气的哪项功能减退
A. 推动作用　　　　B. 温煦作用　　　　C. 防御作用　　　　D. 固摄作用　　　　E. 中介作用
7. 主管人体生长发育是气的
A. 推动作用　　　　B. 温煦作用　　　　C. 防御作用　　　　D. 固摄作用　　　　E. 中介作用

387

8. 化生元气的主要是
   A. 肾中精气　　　　　B. 水谷精气　　　　C. 气血　　　　　　D. 脏腑精气　　　　E. 经气
9. 人体最根本、最重要的气是
   A. 元气　　　　　　　B. 宗气　　　　　　C. 营气　　　　　　D. 卫气　　　　　　E. 脏腑之气
10. 灌注于骨节、脏腑、脑髓，具有濡养作用的是
    A. 精　　　　　　　　B. 气　　　　　　　C. 血　　　　　　　D. 津　　　　　　　E. 液
11. 布散于皮肤、肌肉和孔窍中，具有滋润作用的是
    A. 精　　　　　　　　B. 气　　　　　　　C. 血　　　　　　　D. 津　　　　　　　E. 液
12. 与津液代谢关系最密切的是
    A. 肝、脾、肾的功能　　　　B. 脾、肺、肾的功能　　　　C. 心、肝、脾的功能
    D. 脾、肺、心的功能　　　　E. 肝、肺、肾的功能
13. 气随血脱的生理基础是
    A. 气能生血　　　　　B. 气能行血　　　　C. 气能摄血　　　　D. 血能载气　　　　E. 血能养气
14. 治疗血虚配伍补气药的理论基础是
    A. 气能生血　　　　　B. 气能行血　　　　C. 气能摄血　　　　D. 血能载气　　　　E. 血能养气
15. 气虚引起血虚的理论基础是
    A. 气能生血　　　　　B. 气能行血　　　　C. 气能摄血　　　　D. 血能载气　　　　E. 血能养气
16. 治疗大出血时用益气固脱法的理论基础是
    A. 气能生血　　　　　B. 气能行血　　　　C. 气能摄血　　　　D. 血能载气　　　　E. 血能养气
17. 气随汗脱的理论依据是
    A. 气能生津　　　　　B. 气能化津　　　　C. 气能摄津　　　　D. 津能载气　　　　E. 气能行津

第三节　中医四诊

一、望诊

| 题型 | A1 型题 |

1. 下列各项，不属于得神表现的是
   A. 目光精彩　　　　　B. 神志清楚　　　　C. 颧赤如妆　　　　D. 面色荣润　　　　E. 呼吸调匀
2. 下列各项，不属于失神表现的是
   A. 神志昏迷　　　　　B. 形羸色败　　　　C. 呼吸微弱　　　　D. 目无精彩　　　　E. 壮热面赤
3. 病人表现为得神提示的是
   A. 痰迷心窍，或痰火扰心，精神失常
   B. 精气充足，体健神旺
   C. 精气大伤，机能衰减，或邪气亢盛，功能障碍
   D. 精气不足，机能减退
   E. 精气衰竭，阴不敛阳，虚阳外越
4. 神气不足的表现是
   A. 形体羸瘦　　　　　B. 精神不振　　　　C. 两目晦暗　　　　D. 面色无华　　　　E. 动作艰难
5. 下列各项，不是精亏神衰失神表现的是
   A. 动作艰难　　　　　B. 呼吸气微　　　　C. 肌肉瘦削　　　　D. 神昏谵语　　　　E. 面色无华
6. 病人表情淡漠，神识痴呆，喃喃自语，哭笑无常属于
   A. 狂病　　　　　　　B. 脏躁　　　　　　C. 痫病　　　　　　D. 惊风　　　　　　E. 癫病
7. 病人狂躁妄动，胡言乱语，少寐多梦，打人毁物，不避亲疏属
   A. 狂病　　　　　　　B. 脏躁　　　　　　C. 痫病　　　　　　D. 惊风　　　　　　E. 癫病
8. 下列各项，不属于黑色所主病证的是
   A. 寒证　　　　　　　B. 水饮　　　　　　C. 瘀血　　　　　　D. 肾虚　　　　　　E. 脾虚
9. 面色黧黑，肌肤甲错的临床意义是
   A. 痛证　　　　　　　B. 水饮　　　　　　C. 寒证　　　　　　D. 瘀血　　　　　　E. 肾虚
10. 脾胃气虚的面色表现是
    A. 面色青灰　　　　　B. 面色萎黄　　　　C. 面目一身俱黄　　D. 面色青黄　　　　E. 面黄虚浮
11. 满面通红的临床意义是

A. 真寒假热　　　　B. 虚阳上越　　　　C. 邪热亢盛　　　　D. 阴虚火旺　　　　E. 阳气暴脱
12. 阳气暴脱病人的面色表现是
A. 面色青黑　　　　B. 面色淡白　　　　C. 面色苍白　　　　D. 面色青紫　　　　E. 面白无华
13. 下列各项，不属于面色发青临床意义的是
A. 血瘀　　　　　　B. 寒证　　　　　　C. 惊风　　　　　　D. 痰饮　　　　　　E. 痛证
14. 病人面色淡白无华，唇舌色淡多属于
A. 阳气暴脱　　　　B. 血虚　　　　　　C. 阳虚　　　　　　D. 阳虚水泛　　　　E. 气虚
15. 病人面色㿠白虚浮多属于
A. 阳气暴脱　　　　B. 血虚　　　　　　C. 阳虚　　　　　　D. 阳虚水泛　　　　E. 气虚
16. 一般面色白不见于以下何证
A. 亡阳证　　　　　B. 血虚证　　　　　C. 阴虚证　　　　　D. 阳虚证　　　　　E. 气虚证
17. 下列何种病人多见面黄虚浮
A. 阴黄　　　　　　B. 脾虚湿蕴　　　　C. 肝脾不调　　　　D. 阳黄　　　　　　E. 脾胃气虚
18. 下列各项，多见面目一身俱黄、色鲜明如橘皮色的是
A. 脾胃气虚　　　　B. 脾虚湿蕴　　　　C. 肝脾不调　　　　D. 阳黄　　　　　　E. 阴黄
19. 不会出现面黄的是
A. 阴黄　　　　　　B. 脾虚湿蕴　　　　C. 阳黄　　　　　　D. 脾胃气虚　　　　E. 肾虚
20. 面色苍白而泛红如妆可见于
A. 亡阳证　　　　　B. 阴虚证　　　　　C. 肝胆湿热　　　　D. 戴阳证　　　　　E. 实热证
21. 下列各项不属于面赤临床意义的是
A. 肝火上炎　　　　B. 阴虚证　　　　　C. 戴阳证　　　　　D. 实热证　　　　　E. 肾精久耗
22. 下列各项，不属于白色主病的是
A. 夺气　　　　　　B. 寒证　　　　　　C. 水饮　　　　　　D. 脱血　　　　　　E. 虚证
23. 下列各项，是青色和黑色共同所主之病证的是
A. 寒证　　　　　　B. 惊风　　　　　　C. 水饮　　　　　　D. 肾虚　　　　　　E. 气滞
24. 舌尖所候的脏腑是
A. 肝胆　　　　　　B. 肾　　　　　　　C. 心肺　　　　　　D. 脾胃　　　　　　E. 三焦
25. 下列各项，是正常舌象表现的是
A. 舌质红　　　　　B. 舌体瘦薄　　　　C. 舌体淡嫩少苔　　D. 舌苔薄白　　　　E. 舌体短缩
26. 阳热有余，蒸腾胃中秽浊之邪上泛，其舌苔表现是
A. 糙苔　　　　　　B. 滑苔　　　　　　C. 腻苔　　　　　　D. 腐苔　　　　　　E. 无根苔
27. 观察舌苔以辨别病邪深浅，主要依据是
A. 舌苔的有无　　　B. 舌苔的厚薄　　　C. 舌苔的颜色　　　D. 舌苔的润燥　　　E. 舌苔的真假
28. 阴寒内盛的舌色是
A. 淡紫舌　　　　　B. 淡白舌　　　　　C. 绛紫舌　　　　　D. 青紫舌　　　　　E. 淡红舌
29. 舌绛少苔或无苔的临床意义是
A. 阴虚火旺　　　　B. 气分实热　　　　C. 热入营血　　　　D. 阳明热盛　　　　E. 瘀血阻滞
30. 外感秽浊与热毒之邪相合的舌象表现是
A. 黄腻苔　　　　　B. 白腻苔　　　　　C. 积粉苔　　　　　D. 灰黑苔　　　　　E. 腐苔
31. 舌体肿胀，舌色红绛的临床意义是
A. 气血壅滞将要发斑　B. 心脾热盛　　　　C. 脾胃湿热　　　　D. 湿热酒毒　　　　E. 中毒
32. 舌有点、刺，色绛紫的临床意义是
A. 阴虚火旺　　　　B. 热入营血　　　　C. 气滞血瘀　　　　D. 痰浊凝滞　　　　E. 脾虚湿盛
33. 舌中部芒刺的临床意义是
A. 心火亢盛　　　　B. 肝胆火盛　　　　C. 肺热壅盛　　　　D. 胃肠热盛　　　　E. 膀胱湿热
34. 舌苔薄黄的临床意义是
A. 湿热盛　　　　　B. 上焦热盛　　　　C. 胃肠有热　　　　D. 风热表证　　　　E. 热盛津伤
35. 阴寒内盛，血行凝滞的舌象是
A. 舌红有裂纹　　　B. 舌红而干　　　　C. 舌红肿胀　　　　D. 舌淡紫而湿润　　E. 舌绛紫而干
36. 舌质胖嫩，淡白湿润并有齿痕的临床意义是
A. 气虚　　　　　　B. 脾虚　　　　　　C. 湿热痰浊　　　　D. 阳虚水湿　　　　E. 血虚不润
37. 邪热深入营血所表现的舌象是
A. 红舌　　　　　　B. 青舌　　　　　　C. 绛舌　　　　　　D. 淡舌　　　　　　E. 紫舌

38. 舌色淡白的临床意义是
   A. 心火上炎证　　　　　　B. 外感表热证　　　　　　C. 外感表寒证
   D. 阳虚水湿内停　　　　　E. 阴虚火旺证
39. 紫舌的临床意义是
   A. 湿困　　　　B. 血瘀　　　　C. 痰阻　　　　D. 中毒　　　　E. 津亏
40. 热盛伤津、气血壅滞的舌象是
   A. 红绛舌　　　B. 淡红舌　　　C. 青紫舌　　　D. 舌绛紫而干　　　E. 舌红而燥
41. 舌苔干燥的临床意义是
   A. 食滞胃肠　　B. 风寒表证　　C. 瘀血内阻　　D. 湿浊壅滞　　E. 津液亏耗
42. 下列各项，不出现舌苔薄白的是
   A. 外感初起　　B. 正常人　　　C. 气血亏虚　　D. 痰浊内阻　　E. 里邪不甚
43. 下列各项，不出现厚苔的是
   A. 痰浊停滞　　B. 胃肠食滞　　C. 病位在里　　D. 外感风寒　　E. 肠热腑实

二、闻诊

题型　A1型题

1. 寒湿痰浊停肺咳嗽的特点是
   A. 咳声轻清低微　　　　　B. 咳声重浊沉闷　　　　　C. 咳声不扬痰黄稠
   D. 干咳无痰或少痰　　　　E. 阵发性痉挛性咳嗽
2. 不属于喘证临床表现的是
   A. 鼻翼扇动　　B. 呼吸困难　　C. 张口抬肩　　D. 喉中痰鸣　　E. 难以平卧
3. 呕吐呈喷射状的临床意义是
   A. 脾胃阳虚　　B. 热伤胃肠　　C. 热扰神明　　D. 食滞胃脘　　E. 饮邪犯胃
4. 热邪犯胃的呕吐特点是
   A. 呕声壮厉，吐黏稠黄水　　B. 呕吐呈喷射状　　　　　C. 呕吐酸腐食糜
   D. 呕吐物清稀　　　　　　　E. 吐势徐缓，声音微弱
5. 嗳气频作响亮，嗳后脘腹胀减，发作与情志相关的临床意义是
   A. 胃阳虚　　　B. 宿食内停　　C. 寒邪犯胃　　D. 肝气犯胃　　E. 胃虚气逆
6. 咳声不扬，痰黄难咯的临床意义是
   A. 痰湿阻肺　　B. 热邪犯肺　　C. 燥邪犯肺　　D. 寒邪犯肺　　E. 肺肾阳虚
7. 哮病的临床意义是
   A. 痰饮内伏，复感外邪　　B. 寒邪、热邪袭肺　　　C. 水气上凌心肺
   D. 肺肾亏虚，气失摄纳　　E. 肺脾气虚，内生痰湿
8. 病人口气酸臭，脘腹胀满的临床意义是
   A. 胃肠蕴热　　B. 肝胃蕴热　　C. 食积胃肠　　D. 内有脓疡　　E. 口腔不洁
9. 病人口气腐臭或吐脓血的临床意义是
   A. 牙痛　　　　B. 内有脓疡　　C. 胃热　　　　D. 龋齿　　　　E. 口腔不洁
10. 下列与虚喘发作关系密切的是
    A. 肝肺　　　　B. 心脾　　　　C. 肺肾　　　　D. 脾肺　　　　E. 脾肾
11. 引起哮病发作最常见的诱因是
    A. 瘀血内阻　　B. 感受外邪　　C. 劳倦过度　　D. 情志失调　　E. 过食辛辣
12. 喘声低微，呼吸短促难续，得一长息为快，动则喘甚的临床意义是
    A. 痰湿阻肺　　B. 风寒袭肺　　C. 痰热壅肺　　D. 肺肾气虚　　E. 肺脾气虚
13. 咳声轻清低微的临床意义是
    A. 风热犯肺　　B. 风寒束表　　C. 肺气虚　　　D. 肺阴虚　　　E. 燥邪犯肺
14. 干咳无痰或少痰而黏的临床意义是
    A. 风热犯肺　　B. 燥邪犯肺　　C. 热邪犯肺　　D. 痰热壅肺　　E. 痰湿阻肺
15. 久病体虚之人出现嗳气的特点是
    A. 嗳气频作，声音响亮　　B. 嗳气频作，脘腹冷痛　　C. 嗳气声低而断续
    D. 嗳气有酸腐味　　　　　E. 饱食之后偶有嗳气

三、问诊

| 题型 | A1 型题 |

1. 发热为午后夜间低热的临床意义是
A. 阳明腑实　　　　B. 阴虚火旺　　　　C. 湿温内蕴　　　　D. 温病入营　　　　E. 热邪客表
2. 小儿夏季长期发热，秋凉自愈的临床意义是
A. 血虚　　　　　　B. 气虚　　　　　　C. 阴虚　　　　　　D. 气血两虚　　　　E. 气阴两虚
3. 长期微热，兼疲乏、少气、自汗的临床意义是
A. 气虚　　　　　　B. 阴虚　　　　　　C. 血虚　　　　　　D. 阳虚　　　　　　E. 气阴两虚
4. 恶寒战栗与高热交替发作，发有定时，属于
A. 少阳病　　　　　B. 疟疾　　　　　　C. 热入血室　　　　D. 表寒证　　　　　E. 阳明病
5. 自汗的临床意义是
A. 气虚　　　　　　B. 阴虚　　　　　　C. 血虚　　　　　　D. 气滞　　　　　　E. 痰盛
6. 半身汗出的临床意义是
A. 阳气虚损　　　　B. 中焦湿热　　　　C. 阴虚火旺　　　　D. 中风截瘫　　　　E. 气阴两虚
7. 手足心汗出量多的临床意义是
A. 阴经郁热　　　　B. 阳经郁热　　　　C. 阴虚　　　　　　D. 阳虚　　　　　　E. 气虚
8. 外感病恶寒战栗后汗出热退，脉静身凉的临床意义是
A. 真热假寒　　　　B. 表邪入里　　　　C. 邪去正复　　　　D. 汗出亡阳　　　　E. 邪盛正衰
9. 下列各项，不属于头汗临床意义的是
A. 进食辛辣　　　　B. 气阴两虚　　　　C. 上焦热盛　　　　D. 虚阳上越　　　　E. 中焦湿热
10. 久病畏寒的临床意义是
A. 寒邪表证　　　　B. 风邪表证　　　　C. 内湿证　　　　　D. 里虚寒证　　　　E. 里虚热证
11. 酸痛的临床意义是
A. 寒邪阻滞经络　　B. 火邪窜至经络　　C. 湿侵肌肉关节　　D. 气血亏虚　　　　E. 风邪偏胜
12. 头晕而重，如物缠裹的临床意义是
A. 肝阳上亢　　　　B. 肝火上炎　　　　C. 痰湿内阻　　　　D. 肾精亏虚　　　　E. 气血亏虚
13. 下列各项，不属于头晕的临床意义是
A. 肝阳上亢　　　　B. 瘀阻脑络　　　　C. 痰湿内阻　　　　D. 外感风寒　　　　E. 肾虚精亏
14. 视物昏暗不明，模糊不清者称为
A. 目痒　　　　　　B. 目昏　　　　　　C. 目眩　　　　　　D. 目痛　　　　　　E. 雀目
15. 下列各项，不属于目眩的临床意义是
A. 风热上袭　　　　B. 痰湿上蒙　　　　C. 肝火上炎　　　　D. 肝阳化风　　　　E. 阴精不足
16. 突发耳鸣，声大如潮，按之不减的临床义是
A. 阴虚火旺　　　　B. 肾精亏损　　　　C. 肝肾阴虚　　　　D. 肝胆火盛　　　　E. 肝血不足
17. 下列各项，不会导致失眠的是
A. 营血亏虚　　　　B. 痰湿困脾　　　　C. 心胆气虚　　　　D. 阴虚火旺　　　　E. 食积胃肠
18. 耳聋逐渐加重且有腰酸眩晕的临床意义是
A. 温病耳聋　　　　B. 伤寒耳聋　　　　C. 肾虚耳聋　　　　D. 痰浊耳聋　　　　E. 血瘀耳聋
19. 下列各项，不会导致头晕目眩的是
A. 血虚　　　　　　B. 气虚　　　　　　C. 阴虚　　　　　　D. 阳虚　　　　　　E. 肝阳
20. 雀目的临床意义是
A. 心血不足　　　　B. 肾精不足　　　　C. 脾气亏虚　　　　D. 肝阴不足　　　　E. 肝经风热
21. 口干，但欲漱水不欲咽的临床意义是
A. 湿热内蕴　　　　B. 营分热盛　　　　C. 阴虚津亏　　　　D. 痰饮内停　　　　E. 瘀血内停
22. 常见饭后嗜睡的临床意义是
A. 脾失健运　　　　B. 湿邪困脾　　　　C. 心肾阳虚　　　　D. 痰热内扰　　　　E. 邪闭心神
23. 厌食，脘腹胀痛，嗳腐食臭的临床义是
A. 脾胃气虚　　　　B. 湿邪困脾　　　　C. 食滞胃肠　　　　D. 肝胆湿热　　　　E. 脾胃阳虚
24. 大便时干时稀的临床意义是
A. 脾阳虚　　　　　B. 脾气虚　　　　　C. 脾肾阳虚　　　　D. 肝脾不调　　　　E. 食滞胃肠
25. 大便先干而后稀的临床意义是
A. 命门火衰　　　　B. 脾气虚　　　　　C. 脾阳虚　　　　　D. 肝脾不调　　　　E. 湿邪困脾

26. 消渴病的临床表现是
   A. 口渴不欲饮　　　　　　B. 大渴引饮，小便量多　　C. 口渴喜冷饮
   D. 口渴漱水不欲咽　　　　E. 口渴喜热饮
27. 下列各项，不会导致月经先期的是
   A. 阳气虚衰　　B. 脾气亏虚　　C. 肾气不足　　D. 肝郁化热　　E. 阳盛血热
28. 妇女带下色白，清稀如涕，无臭味的临床意义是
   A. 脾虚气弱　　B. 冲任亏虚　　C. 寒湿下注　　D. 湿热下注　　E. 肝经郁热
29. 下列各项，不属于月经先期临床意义的是
   A. 肾气不足　　B. 脾气亏虚　　C. 阴虚火旺　　D. 寒凝血瘀　　E. 阳盛血热
30. 下列各项，不属于月经后期临床意义的是
   A. 肾精不足　　B. 营血亏虚　　C. 阴虚火旺　　D. 阳气虚衰　　E. 痰湿阻滞
31. 月经淡红、质稀、量少的临床意义是
   A. 气虚　　　　B. 血虚　　　　C. 血热　　　　D. 寒凝　　　　E. 气郁

四、切诊

题型　A1型题

1. 濡脉与弱脉的临床表现不同之处是
   A. 脉形粗细　　B. 脉位浮沉　　C. 脉力强弱　　D. 脉之紧张程度　　E. 脉之频率快慢
2. 下列各项，不主气血两虚证的脉象是
   A. 缓脉　　　　B. 细脉　　　　C. 微脉　　　　D. 虚脉　　　　E. 弱脉
3. 肝胆病常见的脉象是
   A. 滑脉　　　　B. 紧脉　　　　C. 牢脉　　　　D. 弦脉　　　　E. 动脉
4. 既主疼痛又主痰饮病的脉象是
   A. 紧脉　　　　B. 滑脉　　　　C. 动脉　　　　D. 牢脉　　　　E. 弦脉
5. 具有脉形细特征的一组脉象是
   A. 滑、弱、伏脉　　　　　B. 微、弱、弦脉　　　　C. 微、弱、虚脉
   D. 微、弱、濡脉　　　　　E. 伏、弱、牢脉
6. 下列各项，不属于弦脉临床意义的是
   A. 肝胆病　　　B. 痰饮　　　　C. 疼痛　　　　D. 血瘀　　　　E. 老年健康者
7. 数脉的特征是
   A. 一息五至　　　　　　　B. 一息四至　　　　　　C. 一息五至以上，不足七至
   D. 一息七至以上　　　　　E. 一息八至
8. 具有脉体宽大而浮，充实有力，来盛去衰特点的脉象是
   A. 濡脉　　　　B. 缓脉　　　　C. 洪脉　　　　D. 实脉　　　　E. 弦脉
9. 浮而细软无力的脉象是
   A. 微脉　　　　B. 细脉　　　　C. 弱脉　　　　D. 濡脉　　　　E. 虚脉
10. 具有沉细无力特征的脉象是
    A. 细脉　　　　B. 濡脉　　　　C. 弱脉　　　　D. 微脉　　　　E. 虚脉
11. 可以见于正常人的脉象是
    A. 缓脉　　　　B. 洪脉　　　　C. 数脉　　　　D. 弱脉　　　　E. 滑脉